侧颅底显微外科解剖图谱

Atlas of Lateral Skull Base Microsurgical Anatomy

汤文龙　邱书奇　著

人民卫生出版社

图书在版编目（CIP）数据

侧颅底显微外科解剖图谱/汤文龙，邱书奇著.
—北京：人民卫生出版社，2015
ISBN 978-7-117-20621-1

Ⅰ. ①侧… Ⅱ. ①汤…②邱… Ⅲ. ①颅-显微外科
学-人体解剖-图谱 Ⅳ. ①R651. 1-64

中国版本图书馆 CIP 数据核字（2015）第 082665 号

| 人卫社官网 | www. pmph. com | 出版物查询，在线购书 |
| 人卫医学网 | www. ipmph. com | 医学考试辅导，医学数据库服务，医学教育资源，大众健康资讯 |

侧颅底显微外科解剖图谱

著　　者：汤文龙　邱书奇
出版发行：人民卫生出版社（中继线 010-59780011）
地　　址：北京市朝阳区潘家园南里 19 号
邮　　编：100021
E - mail：pmph @ pmph. com
购书热线：010-59787592　010-59787584　010-65264830
印　　刷：北京人卫印刷厂
经　　销：新华书店
开　　本：889×1194　1/16　印张：24
字　　数：726 千字
版　　次：2015 年 6 月第 1 版　2016 年 9 月第 1 版第 2 次印刷
标准书号：ISBN 978-7-117-20621-1/R·20622
定　　价：258.00 元

打击盗版举报电话：010-59787491　E -mail：WQ @ pmph. com
（凡属印装质量问题请与本社市场营销中心联系退换）

作者简介

汤文龙　男,1988 年 6 月生,遵义医学院在读硕士研究生。目前在深圳市龙岗中心医院耳鼻咽喉科医院和深圳市耳鼻咽喉研究所从事颅底解剖学研究和临床工作,师从邱书奇教授。

主要研究方向包括侧颅底显微外科解剖研究、内镜颅底解剖学研究、颅脑血管应用解剖学研究、人脑白质纤维束解剖等。已发表学术论文 3 篇,主持多项省市级基础研究课题。

在长治医学院本科学习期间曾在该校人体解剖学教研室接受为期一年的大体解剖学训练和三年的颅脑显微外科解剖学研究,陆续解剖尸头 40 余例。毕业后考入遵义医学院攻读耳鼻咽喉专业硕士研究生,目前在深圳市龙岗中心医院耳鼻咽喉科医院和深圳市耳鼻咽喉科研究所进行侧颅底显微外科、内镜颅底解剖学研究和临床工作。

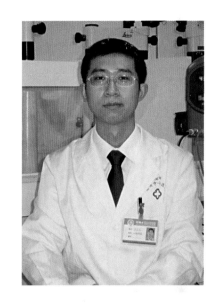

邱书奇　男,1953 年 1 月生,教授、研究生导师、主任医师,香港中文大学兼职副教授。现任深圳市龙岗中心医院耳鼻咽喉科医院院长,深圳市耳鼻咽喉研究所所长,广东省临床重点专科和深圳市医学重点专科首席专家。深圳市名医,深圳市医学会耳鼻咽喉专业委员会副主任委员,广东省耳鼻咽喉医学工程专业委员会副主任委员,广东省中西医结合学会耳鼻咽喉专业委员会副主任委员,《中国耳鼻咽喉头颈外科》《中国医学文摘耳鼻咽喉科学》等杂志编委。

曾公派日本琦玉医科大学研修并担任山西省人民医院耳鼻喉主任多年,从事耳鼻咽喉临床、教学科研工作三十余年;带教和指导研究生近 20 名。先后主持国家级、省部级、粤港合作、深港合作等课题 30 余项,取得发明及实用专利多项,先后发表 SCI 及核心期刊论文 50 余篇。

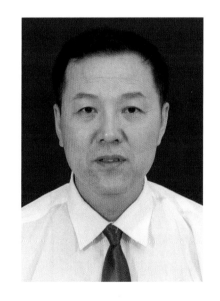

序 1

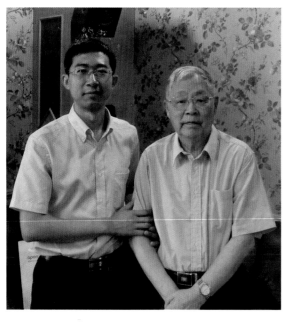

20世纪60年代，美国 W. House 和瑞士 U. Fisch 先后开创了颞骨入路摘除听神经瘤和颞下窝入路摘除颈静脉体瘤的手术方法。至20世纪80年代，文献中出现了主要包含这两类手术内容的新词——"侧颅底外科"。

侧颅底在解剖学者作品中是指以两条矢向线等分颅底，居其左右两侧的部分，而耳科医师则更愿意将侧颅底范围划在以颞骨为中心，向蝶骨大翼、枕斜坡、破裂孔和包含颈内动脉、颈静脉球及其邻近颅神经的颅底神经血管区辐射。侧颅底解剖的上述特点决定了侧颅底外科的高难性质。

侧颅底外科因超越耳外科传统范围，它在耳鼻喉科内最初开展的辐射面相对比较小。

历经半个世纪，侧颅底外科已在包括中国在内的多个国家开展和发展。近年，信息和生物科技的大发展，大大促进了侧颅底外科的诊疗水平。

但是，侧颅底毕竟是手术不易达到的、手术风险也大的人体深部区域。为了安全高效地完成侧颅底手术，先驱和专家们无不认为手术者进行侧颅底手术解剖学学习和标本训练是踏上这一征途的必由之路。模仿规范手术入路，逐层展示解剖关联的标本训练是其最主要的核心学习内容。因此，一本能指导和帮助入门侧颅底手术的手术解剖学参考书具有不凡的意义。

本书作者本着上述宗旨，以其多年来从事侧颅底外科的临床实践和科研积累，严谨求实和刻苦细致地做了侧颅底显微解剖学的详尽研究，写成了这本著作。本书结合临床，书写系统，图片清晰。在本书付梓之际，我乐于为之作序，深信此书能为推动我国侧颅底外科学的发展起到积极作用。

王正敏

中国科学院院士

2014年8月于上海

序 2

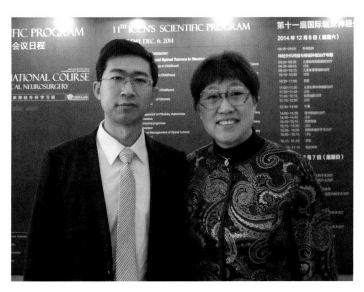

勤能补拙，毅可摧坚

"咚咚"的敲门声正如推门而进的年轻人一样，轻轻地，怯生生地似乎都不敢出大气，但捧上来请求写序的著作却很厚很沉。

"这是你写的吗?"

"是。"清瘦的年轻人低声地说。

翻开这本精美的《侧颅底显微外科解剖图谱》，我的确是被惊住了! 每一幅干净、清晰的解剖图片，标示清楚，由表及里，层层深入，的确是学习颅底手术的一本重要的参考书。由此我突然想起，这不就是鲍遇海主任给我介绍过的那位长治医学院的大学生吗? 因没有机会到北京来读硕士研究生，他转道深圳耳鼻喉科研究所，师从于邱书奇教授。

我不太懂耳鼻喉科，故无从对此书有太多的评价，倒是这位作者的经历引起我的兴趣。

本书的作者汤文龙医生是位年仅二十几岁的年轻人。能够在短时间里写出这样的著作，我想应该是因为以下几个特点:

1. 强烈的求知欲望:兴趣和热爱是求知欲的原动力。汤文龙医生在大学时认为:"人体解剖学是我在本科期间最感兴趣的一门课程(前言)"。二年级时，他得到了利用课余时间在解剖室里亲自进行尸体解剖的机会。以至于到本科毕业，他已陆续解剖了一整具尸体标本和40余例尸头标本。当其他活力四射的年轻人在打球、旅游、吃饭、唱歌时，他却把所有的业余时间花在带有浓厚福尔马林气味的解剖地下室里，春夏秋冬，跟肌肉、骨骼、神经、血管打交道。这需要何等的定力! 若不是兴趣和热爱，还有什么能比此强大?

2. 持之以恒的吃苦精神:兴趣有时也可能一风吹，没有持久性，万事成蹉跎。汤文龙医生几年如一日，持之以恒，坚持不懈，不仅在大学干了几年，考上硕士研究生后又干了两年。同时学会了磨钻、手术显微镜、显微器械的应用，"夜以继日的将全部精力都投入到对于颞骨和颅底的解剖研究之中"，"这一切的进步使得我对颅底外科显微解剖有了全新的认识,也促成了这本图谱的诞生"。

3. 细致周密的计划性:其实在汤文龙医生开始做解剖时,就已有了长期的学习计划和发展蓝图。他认真读了许多大师的著作,跟随着大师的脚印前行。在模仿之后必然要有创新,这才是学习的目的。

最近我得刘承基教授的一幅墨宝:"勤能补拙,毅可摧坚"。其笔法润厚如行云流水,更突显字迹背后所深藏着对年轻医生的殷殷期望。古今中外,凡是有卓越贡献者,无不是由兴趣和热爱使然,驱动了锲而不舍的卓越,再加上细致周密的计划,必成大业!在我刚走上神经外科道路之际,刘承基教授就这样教导过我。如今我已到退休年龄,看到青年才俊能如此为了心中的理想去奋斗,充满欣慰和敬佩。尽管限于条件和标本的质量,灌注和色彩不够鲜亮,且这本图谱在对临床指导上还稍显稚嫩,但是这些都不能遮盖汤文龙医生学识的提高,他在这条道路上已迈出了可喜的一步。就凭他这股精神,一定会有更好的佳作问世!

在这里,我更要浓墨重彩地介绍邱书奇教授。虽然我并不认识他,但从小汤的工作中就可看出,邱教授不但学识渊博,更有识得千里马的慧眼。在他的精心指导下,汤文龙医生如鱼得水,尽情地在知识的海洋中徜徉。我们需要这样的伯乐,需要对年轻一代的倾心培养。我由衷地坚信,有若干像邱书奇教授这样的伯乐,更有一大批像汤文龙这样优秀的青年才俊,中国的医学事业何愁不兴旺发达?

中国医师协会副会长
中国神经外科医师分会会长
首都医科大学神经外科教授
2014 年 12 月于北京

Foreword 3

It is a pleasure and a privilege to write a foreword to this excellent book on Lateral Skull Base Surgery. I have had the good fortune of having many fellows visit me from China and I have also visited the country many times in the last few years. In all my visits and interactions I have seen that Skull Base Surgery in China is growing by leaps and bounds, led by enthusiastic and bright young men like Tang Wenlong. The development of this speciality will be a boon for many patients in a country as vast as this and I consider it my responsibility to extend my support to this cause in the best possible way.

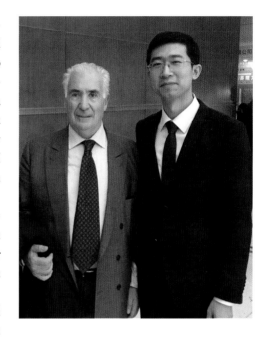

The evolution of Skull Base Surgery has followed the evolution of my career. In many ways the specialty and I have both grown together. Way back in 1971 when I visited the House Ear Institute in New York I was fortunate to have witnessed William House, one of the founding fathers of Skull Base Surgery at work. Against many odds he had formulated the translabyrinthine and the middle fossa approaches. Later I visited Ugo Fisch in 1981 in Zurich, another legend who pioneered many developments in skull base surgery including the description of the infratemporal fossa approaches. Combining my experiences learnt and skills acquired from both the giants of skull base surgery, I set myself on a path of exploration of the vistas of this developing sub-specialty, finding better and effective ways to deal with some of the challenges posed by this very demanding field. Over time and experience we at the Gruppo Otologico developed effective techniques like the enlarged translabyrinthine approach with transapical extensions to deal with large vestibular schwannomas, modification of the infratemporal fossa approaches to deal with complex temporal bone paragangliomas and many technical refinements to minimize the surgical complications which was the bane of skull base surgery in the past. We have today one of the largest series of vestibular schwannomas, temporal bone paragangliomas, petrous bone cholesteatomas and other skull base pathology. At the Gruppo Otologico we perform the entire gamut of Skull Base Surgery along with routine otology and implantology as is evident from our textbooks published. This according to me should be the collective work spectrum of every proficient Skull Base center.

The subspecialty of Skull Base Surgery will continue to grow and broaden its horizons and books like this one are meant to play an important part in that journey. The book is well organized and includes excellent dissection pictures. I am sure that the efforts of Tang Wenlong will translate into an important reference book in Skull Base Surgery.

Mario Sanna MD
Chairman,
Gruppo Otologico,
Piacenza-Rome, Italy

序3 译文

我非常荣幸能为这部对侧颅底外科方面进行了出色描述的图谱作序。最近这些年来,非常高兴能够有许多来自中国的住院医师访问我的耳科中心,同时我也多次到访中国。在中国的访问和交流期间我认识到,在像汤文龙医生一样充满了热情和智慧的年轻人的引领下,我看到中国的颅底外科有了突飞猛进的发展。这一专科的发展势必将会造福中国这片幅员辽阔地域的许多患者,同时我认为支持这本书最好的办法就是为之作序,这也是我的职责所在。

颅底外科学的演化也伴随着我职业生涯的演化。在许多方面,我与颅底外科是共同成长起来的。早在1971年,当我访问位于纽约的House耳科研究所时,我很幸运地目睹了工作中的颅底外科学奠基人之一的William House教授。他在创立经迷路和颅中窝入路的过程中克服了很多的困难。随后在1981年我访问了苏黎世的Ugo Fisch教授。他是另一位传奇人物,开创了包括颞下窝入路在内的许多发展。在结合了我从两位颅底外科巨匠身上所学到的技术和理念,我开始探索这一发展中的亚专科道路,尝试找到更好并且更有效的途径去处理这一要求极高的领域的一些挑战。随着时间的推移以及经验的积累,我们在Gruppo Otologico开创了许多卓有成效的技术,诸如扩大经迷路入路伴经岩尖扩展切除大型前庭神经鞘瘤,改良颞下窝入路处理复杂颞骨副神经节瘤,以及许多技术上的改良,以减少颅底手术的术后并发症,这些都是之前限制颅底外科发展的因素。如今我们拥有前庭神经鞘瘤、颞骨副神经节瘤、岩骨胆脂瘤和其他颅底病变的大宗病例。在Gruppo Otologico我们完成了包括常规耳科和听觉植入在内的所有颅底手术,这些可以从我们已经出版的教科书中得以证实。我认为,各大颅底手术中心都应该通力合作,促进该学科的进一步发展。

今后,颅底外科学将会继续发展壮大并拓展其蓝图,这本著作必定会在推动颅底外科发展进程中发挥至关重要的作用。这本书编排有序,并包含了非常出色的解剖图片。我坚信,汤文龙医生的佳作必将成为在颅底外科领域中一部重要的参考书。

Mario Sanna, 医学博士

Gruppo Otologico 耳科中心主任

皮亚琴察-罗马,意大利

前言

近年来,随着颅底外科学的不断发展,该学科的概念也在悄然发生着变化。Robert K. Jackler 教授提出,鉴于颅底外科大多数操作的目的不是针对颅底病变本身,而是为了帮助显露深部血管和相邻脑干区域难以接近的颅内病变,所以他认为"经颅底开颅术"较"颅底外科学"更能准确地体现该学科的特点。经颅底开颅术的基本概念是通过切除颅底骨质,从而尽量减少甚至避免对于脑组织的牵拉,并为无创显微分离操作提供兼具深度和角度优势的手术方法。对于侧颅底显微外科手术而言,Ugo Fisch 教授总结了以下三条原则:①移去骨质而尽可能不牵拉脑组织;②尽可能保持在硬脑膜外(或多数情况下蛛网膜外)清除肿瘤;③在术野暴露、功能和结果之间寻求平衡,即宁愿以手术造成的一些破损去换取更重要结构的保存和避免术后并发症的发生。

因为颅底区域所处的位置特殊,所以全面了解神经外科和耳鼻喉科知识是必不可少的。在神经外科领域,关于幕上病变的手术入路主要以 Gazi M. Yaşargil 教授所创立的额颞翼点入路最为经典,而幕下区域则以 Madjid Samii 教授所推崇的乙状窦后入路以及远外侧入路最为常用。而在神经耳科领域,幕下区域则以 William House 所开创的经迷路入路最具代表性。但是不论是哪种入路,都有它的优势和不足,例如围绕着星点区域的手术入路,就包括了颅中窝入路、经迷路入路、经耳蜗入路、经耳囊入路和乙状窦后入路,但如何根据后颅窝病变的具体位置和情况选取合适的手术入路,则要求术者非常深刻地理解该区域的复杂解剖结构。本图谱则是在两个学科具有代表性的手术入路的基础上根据我的自身实践和理解加以整合所编写的。

本图谱共分为 16 章,近 400 张高清解剖图片,全部选自我近期在实验室所解剖的尸头标本。从前向后基本上囊括了整个侧颅底区域的常用手术入路,并侧重于颞骨及其周围区域以及颅内神经血管结构的描述。每一章节均提供了结构层次清晰的解剖图片和详尽实用的解剖学描述,在展现了手术路径区域的结构关系的同时,也扩展暴露了术野周围的解剖结构,以便加深读者对颅底解剖的整体认识,这样做可避免因不了解手术周边的重要解剖结构而对患者造成的不必要伤害,与此同时许多章节都在凸显着神经耳科对于磨钻使用的艺术。考虑到颞骨解剖的三维结构复杂性,为进一步加深读者对该区域的理解,特别在与颞骨解剖相关的章节增加了配套尸头解剖视频。本图谱的特点是集多学科之间的交叉,充分的融合了神经外科和耳鼻咽喉科两个学科的各自优势,并在整本书中贯穿一个思想,即在不影响功能的前提下,尽可能用磨除骨质以及沿着蛛网膜下腔的自然通道并释放脑脊液来获取手术空间,从而减少对于脑组织的牵拉,从而实现真正意义上的微侵袭手术。

我虽然很少有和世界上该领域大师面对面交流的机会,但通过阅读大师们的著作,就仿佛在聆听着大师们的教诲一样。从一开始学习神经耳科和颅底外科,意大利 Mario Sanna 教授的名字就深深地烙在我的心里。阅读 Sanna 教授的一系列著作使我受益匪浅。书中代表了意大利学派手术风格的解剖和手术图片时常令我拍案叫绝,Sanna 教授无愧于颞骨雕刻家的称号。而书中所提到的对于手术技巧和经验教训的总结无疑对初学者来说是一笔巨大的财富。美国佛罗里达的 Albert L Rhoton Jr. 教授则是颅脑显微外科解剖学领域的巨匠,其编著的《颅脑解剖与手术入路》一书堪称经典,其内容涉及颅脑手术的各个方面,是显微神经外科解剖研究的精华。王正敏院士师从瑞士 Ugo Fisch 教授,最早将耳显微外科和侧颅底手术引入中国,并出版了国内该领域的第一本专著。王院士长期以来严谨治学的风范一直鞭策着我,激励着我不断进步。由首都医科大学宣武医院神经外科的凌锋和鲍遇海教授主译的《显微神经外科学》则是引领我最早接触神经外科学的启蒙教材,这 4 卷 6 本由 Yaşargil 教授所著的经典图书无疑是神经外科领域最具权威,论述最透彻的教科书,书中的理念深深地影响了我对神经外科的理解与思考。通过对两个学科的学习,使我对于颅底解剖的认识变得更加全面和独特。

从事外科领域工作的医生都深知解剖对于手术成功的重要性,而在解剖结构纷繁复杂的颅底外科领域这一点更显得尤为明显。人体解剖学是我在本科学习期间最感兴趣的一门课程,我很幸运在读书期间得到了在课余时间在解剖室亲自进行尸体解剖的机会,在最初的一年时间里,我完成了一整具尸体的解剖操作,从颈部到四肢,从胸腔到腹腔,这为我接下来进行的神经系统解剖奠定了坚实的基本功。在接下来直到本科毕业的三年时间里,在附属医院进行实习的同时,我陆续解剖了40余例尸头标本。在对解剖的逐步深入过程中,我意识到对于颅脑的解剖必须与临床手术实践相结合才会更有意义。对颅底的解剖,则是在2013年考上耳鼻咽喉科硕士研究生之后开始的,处在深圳这个站在改革开放最前沿的城市,赋予了我国际化的开阔视野,来到设备一流的颞骨解剖实验室短短半年之后,在导师邱书奇教授无微不至的关怀和指导下,让我可以夜以继日地将全部精力都投入到对于颞骨和颅底的解剖研究之中。每天从日出到日落,伴随着电钻磨骨所发出的轻快的声音,反复地钻磨和冲水,直至在显微镜下那神奇的视野里暴露清楚颅骨中的每一个细微结构,就这样度过了数不清的不眠之夜。在这里我熟练地掌握了磨钻的使用方法,学会了使用手术显微镜以及灵活的运用各种显微器械,这一切的进步使得我对颅底显微外科解剖有了全新的认识,也促成了这本图谱的诞生。

在本书即将面世之际,我十分感谢意大利 Piacenza-Roma Gruppo Otologico 的 Sanna 教授对该图谱的赞赏并欣然应允为本书作序。感谢瑞士的 Ugo Fisch 教授和法国的 Pierre Rabischong 教授对本书所提出的宝贵意见。同时非常感谢复旦大学眼耳鼻喉科医院的王正敏院士以及北京宣武医院神经外科的凌锋教授为本书作序。

感谢我的恩师,深圳市龙岗中心医院耳鼻咽喉科医院院长,深圳市耳鼻咽喉研究所所长邱书奇教授在我读研期间能够让我有机会在设施一流的解剖实验室进行颅底解剖研究以及长期以来对本图谱出版所提供的无私支持和帮助,感谢二字实在轻微,没有邱老师给予我在解剖实验室里学习的机会,就没有这本图谱的诞生。

同时感谢在长治医学院本科读书期间一直支持和鼓励我在解剖实验室进行颅脑解剖研究的李建伟老师;感谢在长治医学院附属和平医院临床实习期间无私的教授我神经外科知识的刘庆国主任。各位在不同时期引导我不断成长的恩师们的优秀品德、精湛的医术和渊博的知识时刻鞭策着我,使我在多年的解剖学习过程中能够始终保持着严谨的态度。而源自心底的那一份对医学执着的热爱和对于病患的责任感则是我一直以来鞭策自己坚持颅脑解剖研究的不竭动力。

最后,我要感谢人民卫生出版社以过人的胆识和敏锐的眼光选定出版此书,并以最好的质量、最快的速度出版,感谢在本书准备出版的过程中李海凌编辑热情的帮助和提出的宝贵建议。

希望这本图谱能够对耳鼻喉科和神经外科医生学习颅底区域的显微外科解剖有所帮助。由于作者本人资历尚浅,水平有限,而本图谱中又涉及多个学科交叉的内容,所以难免会有不足和错误认识的存在,还恳请广大读者和同仁批评指正。

汤文龙　邱书奇

深圳市龙岗中心医院耳鼻咽喉科医院

深圳市耳鼻咽喉研究所

2015 年 4 月

目录

第一章　眶部解剖 ………………………………………………………………………………………………… 1

Chapter 1　Anatomy of Orbital Cavity …………………………………………………………………………… 1

第二章　额颞眶颧入路 …………………………………………………………………………………………… 16

Chapter 2　Orbitozygomatic Approach ……………………………………………………………………… 16

第三章　额颞翼点入路 …………………………………………………………………………………………… 30

Chapter 3　Frontotemporal Approach（Pterional Approach）…………………………………………………… 30

第四章　骨性颞骨的解剖关系 …………………………………………………………………………………… 54

Chapter 4　Osseous Relationships of the Temporal Bone ……………………………………………………… 54

第五章　颅中窝解剖 ……………………………………………………………………………………………… 70

Chapter 5　Anatomic View of the Middle Fossa ………………………………………………………………… 70

第六章　扩大颅中窝入路及岩前切除术 ………………………………………………………………………… 91

Chapter 6　Extended Middle Fossa Approach and Anterior Petrosectomy …………………………………… 91

第七章　颞骨与侧颅底之间的解剖关系 ………………………………………………………………………… 126

Chapter 7　Relationships of the Temporal Bone to the Lateral Cranial Base ………………………………… 126

第八章　耳前颞下—颞下窝入路 ………………………………………………………………………………… 138

Chapter 8　Preauricular Subtemporal-infratemporal Fossa Approach ………………………………………… 138

第九章　乙状窦前经迷路入路 …………………………………………………………………………………… 163

Chapter 9　Enlarged Translabyrinthine Approach ……………………………………………………………… 163

第十章　经耳蜗入路 ……………………………………………………………………………………………… 181

Chapter 10　Transcochlear Approach …………………………………………………………………………… 181

第十一章　经耳囊入路 …………………………………………………………………………………………… 204

Chapter 11　Transotic Approach ………………………………………………………………………………… 204

第十二章　脑桥小脑角和乙状窦后入路 ………………………………………………………………………… 224

Chapter 12　Cerebellopontine Angle and Retrosigmoid Approach …………………………………………… 224

第十三章　颈静脉孔区解剖 ……………………………………………………………………………………… 269

Chapter 13　Anatomy of the Jugular Foramen ………………………………………………………………… 269

第十四章　颞下窝入路 A 型 ……………………………………………………………………………………… 282

Chapter 14　Infratemporal Fossa Approach Type A …………………………………………………………… 282

第十五章　远外侧入路 …………………………………………………………………………………………… 319

Chapter 15　Far Lateral Approach ……………………………………………………………………………… 319

第十六章　颈部解剖 ……………………………………………………………………………………………… 348

Chapter 16　Neck Dissection …………………………………………………………………………………… 348

参考文献 ……… 366

References …… 366

第一章　眶部解剖

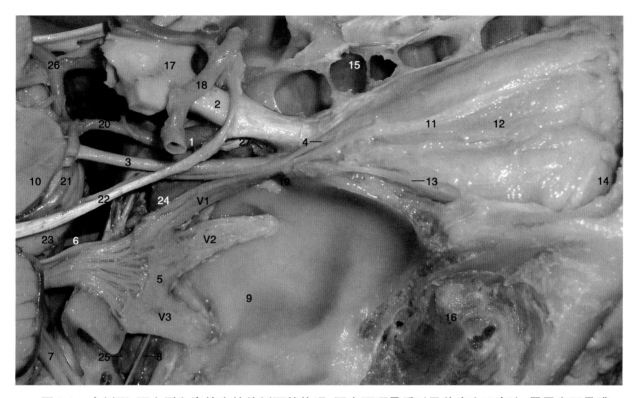

图 1-1　右侧眶、眶上裂和海绵窦的外侧面整体观，图中眶顶骨质以及前床突已磨除，暴露出眶骨膜

几乎所有构成颅前窝、颅中窝的颅骨都参与了眼眶壁的构成。眼眶向后与颅前窝、颅中窝相通，向下与翼腭窝和颞下窝相通。进出眼眶的神经和血管经过视神经孔和眶上裂，部分被直肌起源的总腱环所包绕。实际上进入眼眶的神经和血管不仅通过骨性管道，而且还通过总腱环，这增加了眼眶尤其是眶尖部位的病变的手术入路选择的复杂性。海绵窦与眶部联系紧密，包括静脉引流以及神经走行等。起自三叉神经半月节的眼神经以及发自脑干的动眼神经、滑车神经和展神经均需经过海绵窦后才进入眶内

1. 颈内动脉床突上段 supraclinoid portion of internal carotid artery；2. 视神经 optic nerve；3. 动眼神经 oculomotor nerve；4. 滑车神经 trochlear nerve；5. 三叉神经半月节 trigeminal ganglion（ V 1 为眼神经，V 2 为上颌神经，V 3 为下颌神经）；6. 展神经 abducent nerve；7. 面听束 acousticofacial bundle；8. 岩大神经 greater petrosal nerve；9. 颅中窝底 floor of middle fossa；10. 中脑 midbrain；11. 额神经 frontal nerve；12. 眶脂体 adipose body of orbit；13. 泪腺神经 lacrimal nerve；14. 泪腺 lacrimal gland；15. 筛窦 ethmoidal sinus；16. 颞肌 temporalis muscle；17. 视交叉 optic chiasm；18. 大脑前动脉 anterior cerebral artery（ACA）；19. 眶上裂 superior orbital fissure；20. 后交通动脉 posterior communicating artery；21. 小脑上动脉 superior cerebellar artery；22. 小脑幕缘 tentorial edge；23. 脑桥 pons；24. 颈内动脉海绵窦段 cavernous portion of internal carotid artery；25. 岩骨段颈内动脉 petrous carotid artery；26. 大脑后动脉 posterior cerebral artery（PCA）；27. 视柱 optic strut

1

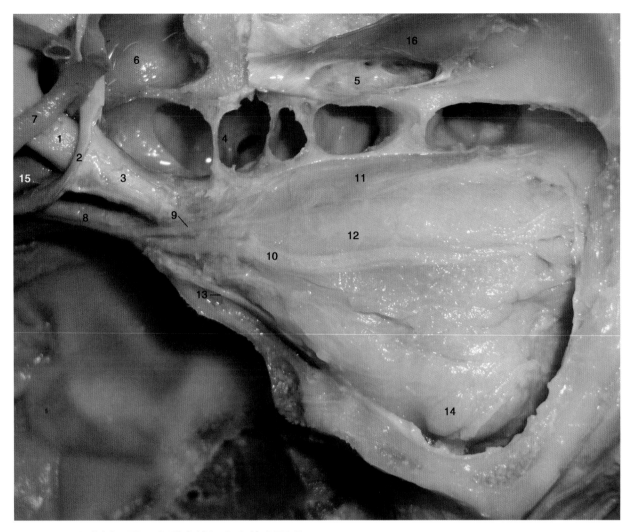

图 1-2　右侧眶及眶上裂内神经和血管上面观

去除眶和视神经管的顶壁,磨去前床突,打开眶骨膜,暴露出滑车神经、额神经、泪腺神经,这些神经均走行于眶骨膜下方的眶脂肪内。筛窦和蝶窦位于眶的内侧。额神经为三叉神经中最大的终末支,经眶上裂入眶,行至前方近眶缘处分为眶上神经、滑车上神经以及额支。滑车神经主要成分是运动纤维,在海绵窦外侧壁内位于动眼神经的下方和眼神经的上方,然后在总腱环的外面穿过眶上裂狭窄的外侧部上缘,经额神经和上睑提肌的上方走向内侧,到达上斜肌

1. 视神经 optic nerve;2. 镰状韧带 falciform ligament;3. 视神经鞘 optic sheath;4. 筛窦 ethmoidal sinus;5. 筛板 cribriform plate;6. 蝶窦 sphenoid sinus;7. 大脑前动脉 anterior cerebral artery(ACA);8. 动眼神经 oculomotor nerve;9. 滑车神经 trochlear nerve;10. 额神经 frontal nerve;11. 上斜肌 superior oblique muscle;12. 眶脂体 adipose body of orbit;13. 泪腺神经 lacrimal nerve;14. 泪腺 lacrimal gland;15. 颈内动脉 internal carotid artery;16. 鸡冠 crista galli

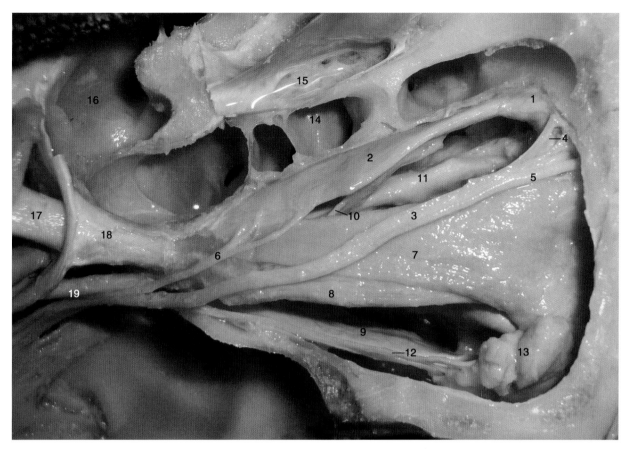

图 1-3 已去除眶内脂肪,眼神经所发出的额神经走行于上睑提肌的上方。泪腺神经沿上直肌的外缘,外直肌的上方向前走行,支配泪腺,传导眶上缘外侧部周围区域的感觉。上斜肌的肌腱穿过位于眶缘上内侧的滑车,在上直肌的下方止于眼球

总腱环发出的四条直肌,包绕着穿过总腱环的神经和血管,形成一个圆锥。上直肌起自总腱环,向前到角膜缘后面的巩膜,其附着线轻度倾斜和弯曲。上斜肌起自视神经管上内侧的蝶骨体表面的眶骨膜,向前走行,绕过滑车(滑车是附着于额骨滑车窝的一个圆形肌腱),绕过滑车以后其肌腱在上直肌的下方向后外走行,在上直肌和外直肌之间止于巩膜。外直肌起自总腱环和邻近部分的蝶骨大翼,以一条垂直线附着于角膜边缘后方的巩膜。下直肌起自总腱环,附着线倾斜,内侧端较外侧端略靠前。下斜肌并不起自眶尖,而是起自鼻泪管稍外侧由上颌骨眶面形成的部分眶底,向外和向后经过下直肌与眶底之间和外直肌与眼球之间,在上直肌与外直肌之间、上斜肌止点附近止于巩膜。内直肌起自总腱环,向前走行,以一条垂直线附着于巩膜

1. 滑车 trochlea;2. 上斜肌 superior oblique muscle;3. 额神经 frontal nerve;4. 滑车上神经 supratrochlear nerve;5. 眶上神经 supraorbital nerve;6. 滑车神经 trochlear nerve;7. 上睑提肌 superior levator palpebra;8. 上直肌 superior rectus muscle;9. 外直肌 lateral rectus muscle;10. 鼻睫神经 nasociliary nerve;11. 内直肌 medial rectus muscle;12. 泪腺神经 lacrimal nerve;13. 泪腺 lacrimal gland;14. 筛窦 ethmoidal sinus;15. 筛板 cribriform plate;16. 蝶窦 sphenoid sinus;17. 视神经 optic nerve;18. 视神经鞘 optic sheath;19. 动眼神经 oculomotor nerve

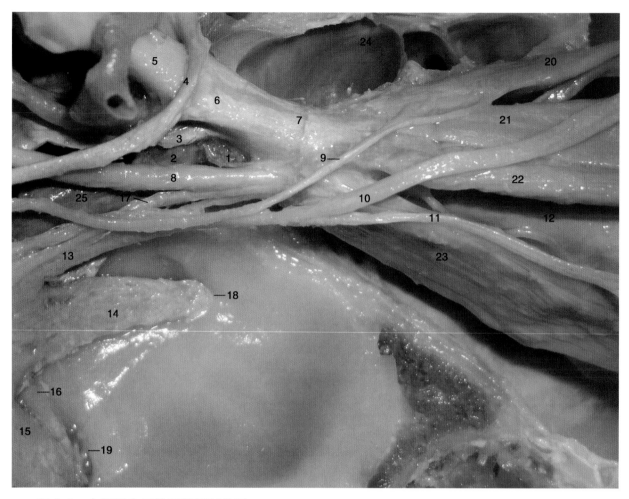

图 1-4 右侧眶尖区的局部解剖关系

进一步解剖眶尖部的神经结构,暴露眶上裂和总腱环内走行的神经,各条直肌均起源于总腱环。眶上裂与视神经孔之间由视柱相隔。滑车神经于动眼神经和眼神经的上方向内侧走行,进入并支配上斜肌。由总腱环外进入眶部的神经包括额神经、泪腺神经和滑车神经,总腱环内穿过的神经有鼻睫神经、动眼神经和展神经

1. 视柱 optic strut;2. 颈内动脉床突段 clinoid portion of internal carotid artery;3. 硬膜上环 upper dural ring;4. 镰状韧带 falciform ligament;5. 视神经 optic nerve;6. 视神经鞘 optic sheath;7. 总腱环 anular tendon;8. 动眼神经 oculomotor nerve;9. 滑车神经 trochlear nerve;10. 额神经 frontal nerve;11. 泪腺神经 lacrimal nerve;12. 视神经眶内段 intraorbital part of optic nerve;13. 眼神经(三叉神经第 1 支) ophthalmic nerve(Ⅴ1);14. 上颌神经(三叉神经第 2 支) maxillary nerve(Ⅴ2);15. 下颌神经(三叉神经第 3 支) mandibular nerve(Ⅴ3);16. 三叉神经运动根 motor root of trigeminal nerve;17. 展神经 abducent nerve;18. 圆孔 foramen rotundum;19. 卵圆孔 foramen ovale;20. 上斜肌 superior oblique muscle;21. 上睑提肌 superior levator palpebra;22. 上直肌 superior rectus muscle;23. 外直肌 lateral rectus muscle;24. 筛窦 ethmoidal sinus;25. 颈内动脉海绵窦段 cavernous portion of internal carotid artery

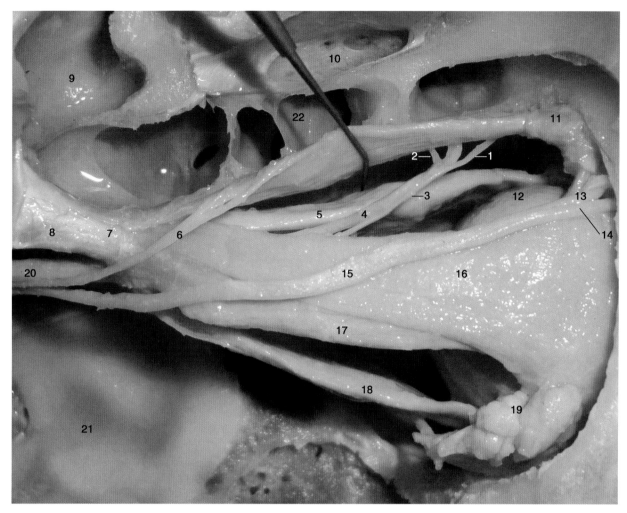

图1-5 内侧入路经过上斜肌与上睑提肌之间的间隙,在这一入路中,除了在肌锥外面经过上睑提肌上方的滑车神经以外,眼动脉和眶尖之间没有神经与血管结构。眼上静脉、眼动脉和鼻睫神经在眶尖处位于视神经的外侧,但在前方近眶缘处,这些神经血管都跨过视神经到达眶内侧

向内侧牵开上斜肌,通过上斜肌和上睑提肌之间的间隙暴露眼动脉和鼻睫神经。鼻睫神经终末分为前后三支,即筛前、筛后和滑车下神经。眼动脉与鼻睫神经伴行,于眶的前内侧分为筛前、筛后动脉,分别于筛前、筛后神经一起穿过筛前孔和筛后孔

1. 筛前动脉 anterior ethmoidal artery;2. 筛后动脉 posterior ethmoidal artery;3. 鼻睫神经 nasociliary nerve;4. 眼动脉 ophthalmic artery;5. 内直肌 medial rectus muscle;6. 滑车神经 trochlear nerve;7. 总腱环 annular tendon;8. 视神经鞘 optic sheath;9. 蝶窦 sphenoid sinus;10. 筛板 cribriform plate;11. 滑车 trochlea;12. 眼球 globe;13. 滑车上神经 supratrochlear nerve;14. 眶上神经 supraorbital nerve;15. 额神经 frontal nerve;16. 上睑提肌 superior levator palpebra;17. 上直肌 superior rectus muscle;18. 外直肌 lateral rectus muscle;19. 泪腺 lacrimal gland;20. 动眼神经 oculomotor nerve;21. 颅中窝底 floor of middle fossa;22. 筛窦 ethmoidal sinus

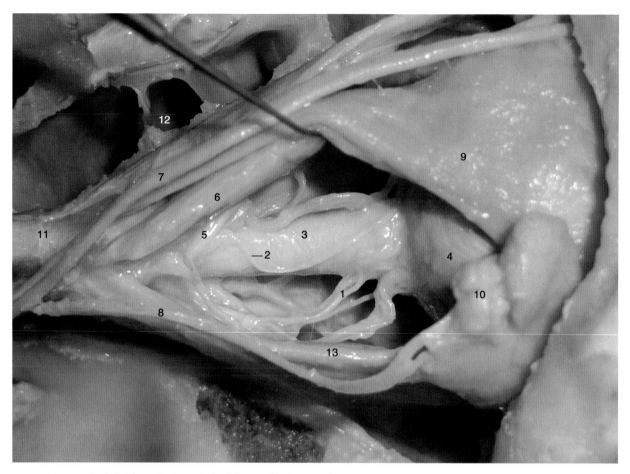

图1-6　向内侧牵开上直肌和上睑提肌,从外侧入路可到达视神经,相比内侧入路能够提供更充足的操作空间。在此间隙内可暴露视神经、眼动脉、睫状长、短神经和血管。睫状长、短动脉起自眼动脉,分别与睫状长、短神经相伴行,穿过视神经周围的巩膜,供应脉络膜被和睫状突

1. 睫状短动脉 short ciliary arteries;2. 睫状短神经 short ciliary nerves;3. 视神经 optic nerve;4. 眼球 globe;5. 鼻睫神经 nasociliary nerve;6. 上直肌 superior rectus muscle;7. 额神经 frontal nerve;8. 泪腺神经 lacrimal nerve;9. 上睑提肌 superior levator palpebra;10. 泪腺 lacrimal gland;11. 总腱环 annular tendon;12. 筛窦 ethmoidal sinus;13. 外直肌 lateral rectus muscle

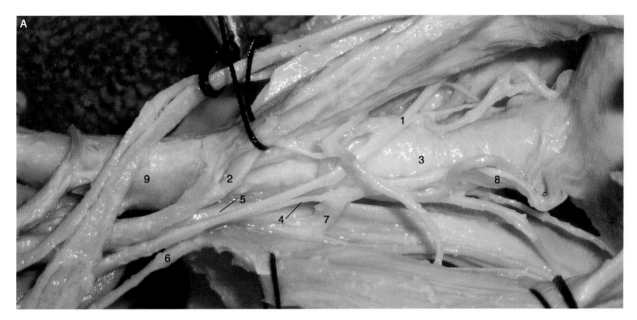

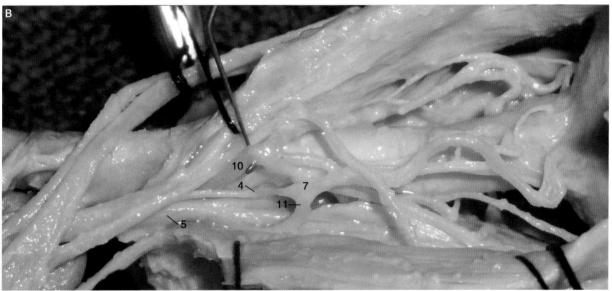

图 1-7 A. 在上、外直肌之间间隙切开总腱环;**B.** 用探针挑起行于视神经表面的眼动脉主干,探针末端前下方为睫状神经节

眼动脉、动眼神经、展神经、鼻睫神经和视神经均穿过总腱环。动眼神经进入总腱环后分为上、下两支,上支支配上直肌和上睑提肌,下支共发出三条分支,一支经视神经下方支配内直肌,第二支进入下直肌上表面,第三支沿着下直肌的外缘向前,进入下斜肌,该支的分支发出运动根(副交感根)至睫状神经节。鼻睫神经起自眼神经的内侧面,发出感觉根到达睫状神经节。睫状短神经起自睫状神经节在视神经的周围进入眼球。展神经在鼻睫神经的下方向外穿过总腱环,到达外直肌的内侧面并支配该肌

1. 鼻睫神经 nasociliary nerve;2. 动眼神经上支 superior branch of oculomotor nerve;3. 视神经 optic nerve;4. 睫状神经节感觉根 sensory root of ciliary ganglion;5. 动眼神经下支 inferior branch of oculomotor nerve;6. 展神经 abducent nerve;7. 睫状神经节 ciliary ganglion;8. 睫状短神经 short ciliary nerves;9. 视神经鞘 optic sheath;10. 眼动脉 ophthalmic artery;11. 睫状神经节运动根 motor root of ciliary ganglion

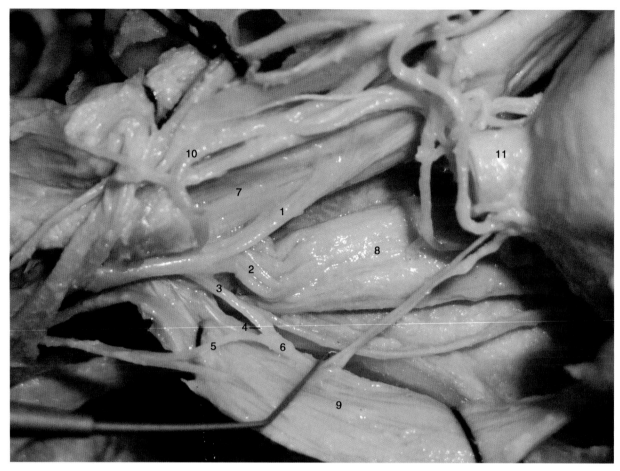

图1-8 切断视神经眶内段,暴露动眼神经下支的分支及其所支配的内直肌和下直肌。睫状神经节位于视神经的下外侧和外直肌的内侧。它接受三个分支:运动根(副交感)来自动眼神经下支,感觉根来自鼻睫神经,交感神经来自颈内动脉交感神经丛。副交感神经在睫状神经节内交换神经元,而交感神经纤维经过神经节而不换元

1. 动眼神经内直肌支 medial rectus branch of oculomotor nerve;2. 动眼神经下直肌支 inferior rectus branch of oculomotor nerve;3. 动眼神经下斜肌支 inferior oblique branch of oculomotor nerve;4. 睫状神经节运动根 motor root of ciliary ganglion;5. 睫状神经节感觉根 sensory root of ciliary ganglion;6. 睫状神经节 ciliary ganglion;7. 内直肌 medial rectus muscle;8. 下直肌 inferior rectus muscle;9. 外直肌 lateral rectus muscle;10. 眼动脉 ophthalmic artery;11. 视神经 optic nerve

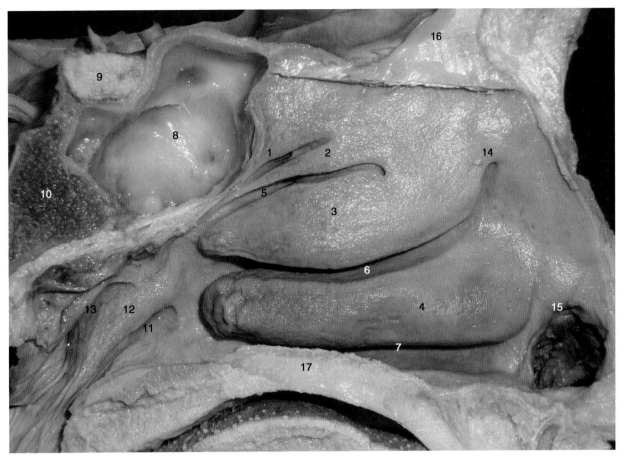

图1-9 正中矢状位切开鼻腔,去除鼻中隔,显露左侧鼻腔外侧壁。由内向外逐层解剖鼻腔和眶部

鼻腔被上、中、下鼻甲分为蝶筛隐窝、上鼻道、中鼻道和下鼻道。下鼻道位于下鼻甲的下方,有蝶窦开口的蝶筛隐窝位于上鼻甲的上方。中颅底的内侧部是蝶骨体,蝶骨体包括蝶窦和容纳垂体的蝶鞍。筛板位于鼻腔的顶部。鼻咽部和咽鼓管的开口位于蝶窦的下方。下鼻甲是一块与上颌骨相连的独立骨。中、上鼻甲都是筛骨的一部分

1. 最上鼻甲 supreme nasal concha;2. 上鼻甲 superior turbinate;3. 中鼻甲 middle turbinate;4. 下鼻甲 inferior turbinate;5. 上鼻道 superior nasal meatus;6. 中鼻道 middle nasal meatus;7. 下鼻道 inferior nasal meatus;8. 蝶窦 sphenoid sinus;9. 垂体 pituitary gland;10. 斜坡 clivus;11. 咽鼓管 eustachian tube;12. 圆枕 tubal elevation;13. 咽隐窝 Rosenmüller's fossa;14. 鼻丘 agger nasi;15. 鼻阈 limen nasi;16. 鸡冠 crista galli;17. 腭骨水平板 horizontal plate of palatine bone

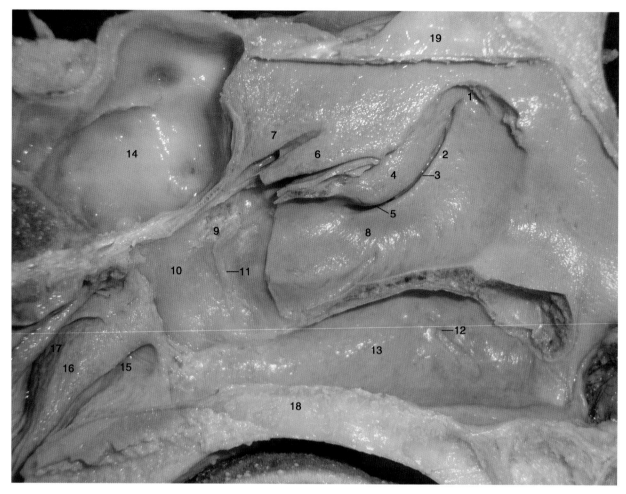

图 1-10 切除中鼻甲和下鼻甲,暴露出中鼻道和下鼻道内的结构

鼻泪管开口于下鼻道外侧壁的前下部,蝶筛隐窝为上鼻甲上方的狭窄裂隙,将蝶窦前壁与上鼻甲分开,是连通蝶窦和鼻腔的开口所在之处。咽鼓管在咽隐窝的前方开口于鼻咽部。中鼻道外侧壁包括了除中鼻甲以外的全部窦口鼻道复合体(ostiomeatal complex,OMC)结构,是鼻腔外侧壁结构中最重要和复杂的部位,中鼻道外侧壁的结构由前向后依次是钩突、筛泡、半月裂、筛漏斗、鼻囟和上颌窦自然口。后组筛窦开口于上鼻道;额窦、前组筛窦和上颌窦分别开口于中鼻道前部、中部和后部。中鼻道前上端的穹隆状空间为额隐窝

1. 额隐窝 frontal recess;2. 钩突 uncinate process;3. 半月裂孔 semilunar hiatus;4. 筛泡 ethmoid bulla;5. 上颌窦开口 maxillary ostium;6. 上鼻甲 superior turbinate;7. 最上鼻甲 supreme turbinate;8. 中鼻道 middle nasal meatus;9. 蝶腭孔 sphenopalatine foramen;10. 翼突内侧板 medial pterygoid plate;11. 腭大动脉 greater palatine artery;12. 鼻泪管开口 nasolacrimal duct ostium;13. 下鼻道 inferior nasal meatus;14. 蝶窦 sphenoid sinus;15. 咽鼓管 eustachian tube;16. 圆枕 tubal elevation;17. 咽隐窝 Rosenmüller's fossa;18. 腭骨水平板 horizontal plate of palatine bone;19. 鸡冠 crista galli

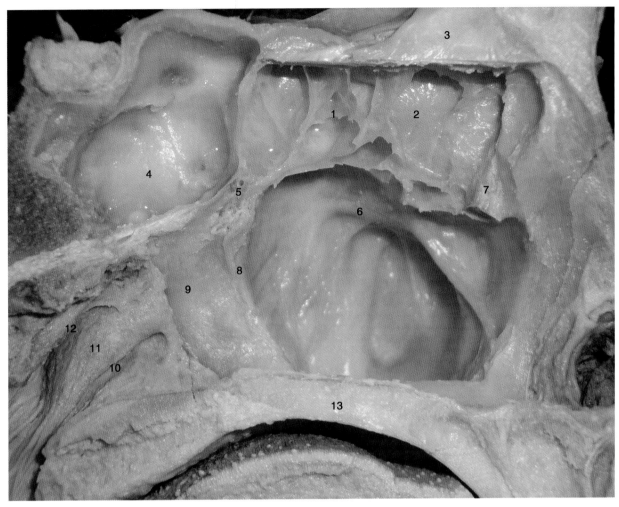

图 1-11 切除筛板和筛窦的内侧壁，菲薄的筛窦和蝶窦外侧壁构成眶的内侧壁。蝶腭动脉是上颌动脉的终末分支，穿过翼腭窝内侧壁的蝶腭孔，并发出鼻后外侧动脉。切除上颌窦的内侧壁，暴露构成眶底的上颌窦顶壁。位于眶底的眶下沟和眶下管在上颌窦顶壁形成隆起

1. 筛窦气房 ethmoid air cells；2. 眶内侧壁 medial wall of the orbit；3. 鸡冠 crista galli；4. 蝶窦 sphenoid sinus；5. 蝶腭孔 sphenopalatine foramen；6. 眶下管 infraorbital canal；7. 鼻泪管 nasolacrimal duct；8. 腭大动脉 greater palatine artery；9. 翼突内侧板 medial pterygoid plate；10. 咽鼓管 eustachian tube；11. 圆枕 tubal elevation；12. 咽隐窝 Rosenmüller's fossa；13. 腭骨水平板 horizontal plate of palatine bone

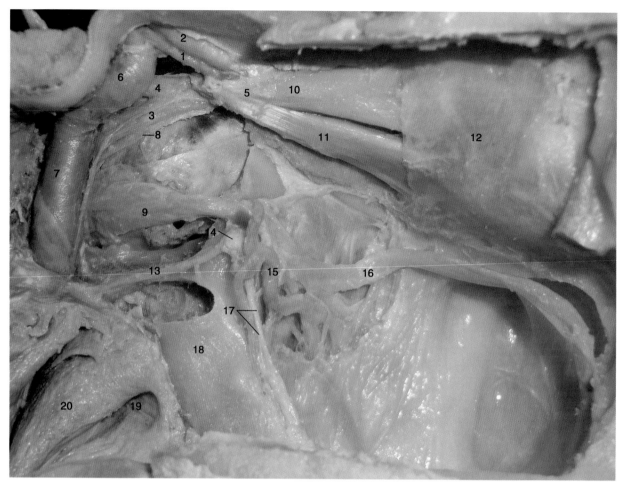

图1-12 切除构成眶内侧壁的筛窦外侧壁，显露出眶骨膜和眶内容物，去除上颌窦的顶壁和部分外侧壁，暴露出眶下神经

视神经在眶上裂上方入眶，上颌神经出圆孔进入翼腭窝。翼管神经行于翼管内，向前穿翼腭窝后壁，进入翼管神经节。颈内动脉海绵窦段外侧可见展神经。翼腭窝位于蝶窦前方，眶尖下方。打开眶骨膜并去除眶内脂肪暴露出内直肌、下直肌和总腱环，总腱环为增厚的眶骨膜，是各条直肌的起点，它围绕在视神经管和眶上裂内侧部的周围。腭大动脉和神经沿着翼突的前缘下降

1. 眼动脉 ophthalmic artery；2. 视神经 optic nerve；3. 展神经 abducent nerve；4. 动眼神经 oculomotor nerve；5. 总腱环 annular tendon；6. 海绵窦段颈内动脉 cavernous segment of the carotid artery；7. 斜坡旁段颈内动脉 paraclival segment of the carotid artery；8. 眼神经 ophthalmic nerve；9. 上颌神经 maxillary nerve；10. 内直肌 medial rectus muscle；11. 下直肌 inferior rectus muscle；12. 眶骨膜 periorbita；13. 翼管神经 vidian nerve；14. 翼腭神经节 pterygopalatine ganglion；15. 蝶腭动脉 sphenopalatine artery；16. 眶下神经 infraorbital nerve；17. 腭大动脉和神经 greater palatine artery and nerve；18. 翼突内侧板 medial pterygoid plate；19. 咽鼓管 eustachian tube；20. 圆枕 tubal elevation

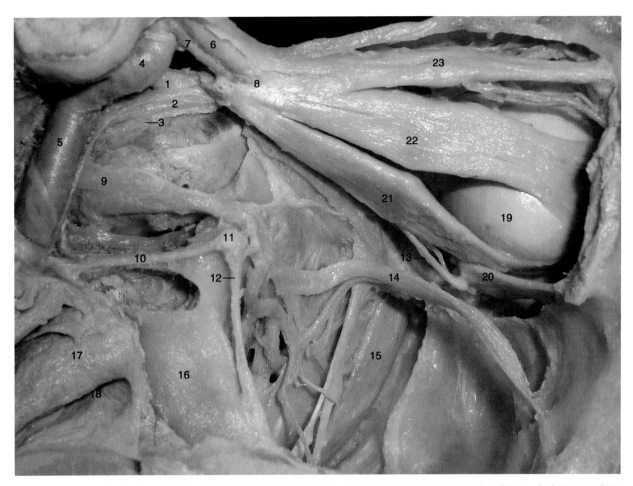

图 1-13　全部切除眶骨膜，从内侧面显露眶内容物。从内侧面由上至下可见上斜肌、内直肌、下直肌和下斜肌。在下直肌的下方可见由动眼神经下支所发出的支配下斜肌的神经进入该肌。同时进一步去除上颌窦外侧壁骨质，暴露其外侧的颞肌和咬肌纤维

　　1. 动眼神经 oculomotor nerve；2. 展神经 abducent nerve；3. 眼神经 ophthalmic nerve；4. 海绵窦段颈内动脉 cavernous segment of the carotid artery；5. 斜坡旁段颈内动脉 paraclival segment of the carotid artery；6. 视神经 optic nerve；7. 眼动脉 ophthalmic artery；8. 总腱环 annular tendon；9. 上颌神经 maxillary nerve；10. 翼管神经 vidian nerve；11. 翼腭神经节 pterygopalatine ganglion；12. 腭大动脉和神经 greater palatine artery and nerve；13. 动眼神经下斜肌支 inferior oblique branch of oculomotor nerve；14. 眶下神经 infraorbital nerve；15. 颞肌 temporalis muscle；16. 翼突内侧板 medial pterygoid plate；17. 圆枕 tubal elevation；18. 咽鼓管 eustachian tube；19. 眼球 globe；20. 下斜肌 inferior oblique muscle；21. 下直肌 inferior rectus muscle；22. 内直肌 medial rectus muscle；23. 上斜肌 superior oblique muscle

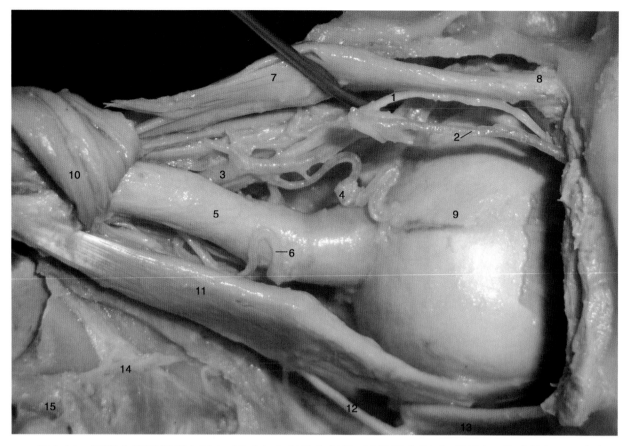

图 1-14 切断内直肌并翻向后方,同时向上牵开上斜肌,可暴露出眼球、视神经、鼻睫神经、眼动脉及其发出的视网膜中央动脉

眼动脉通常起自颈内动脉前曲上方的内侧半。在视神经管内,眼动脉位于视神经鞘内、视神经的下方,其穿过总腱环后从外侧越过视神经上方,到达视神经内侧,并在上斜肌和内直肌之间发出筛前和筛后动脉。视网膜中央动脉是眼动脉的第一个分支,也是最细的一个分支,自睫状神经节的内侧发出,行于视神经的下方,在硬膜鞘内走行很短的距离后到达视神经的中央。视网膜中央动脉是终末支,没有血管吻合,损伤或闭塞该血管会导致失明

1. 鼻睫神经 nasociliary nerve;2. 筛前动脉 anterior ethmoidal artery;3. 眼动脉 ophthalmic artery;4. 睫状短动脉 short ciliary arteries;5. 视神经 optic nerve;6. 视网膜中央动脉 central artery of retina;7. 上斜肌 superior oblique muscle;8. 滑车 trochlea;9. 眼球 globe;10. 内直肌(向后牵开)medial rectus muscle(retracted);11. 下直肌 inferior rectus muscle;12. 动眼神经下斜肌支 inferior oblique branch of oculomotor nerve;13. 下斜肌 inferior oblique muscle;14. 颧神经 zygomatic nerve;15. 上颌神经 maxillary nerve

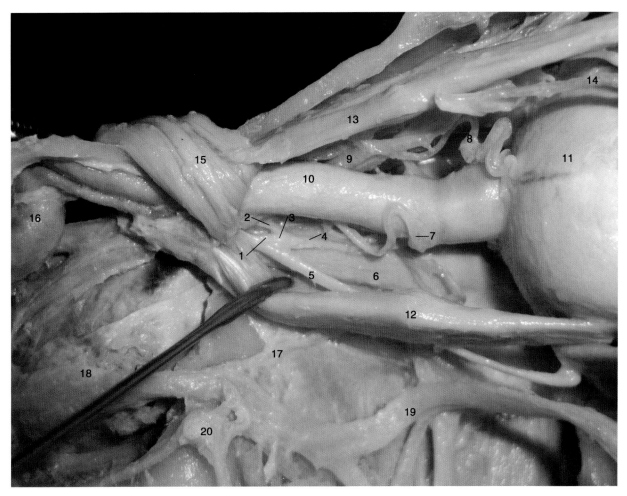

图 1-15 向下牵开下直肌,暴露出睫状神经节,同时可见视网膜中央动脉自视神经的下表面穿过鞘膜进入视神经内

1. 睫状神经节运动根 motor root of ciliary ganglion;2. 睫状神经节感觉根 sensory root of ciliary ganglion;3. 睫状神经节 ciliary ganglion;4. 睫状短神经 short ciliary nerves;5. 动眼神经下斜肌支 inferior oblique branch of oculomotor nerve;6. 外直肌 lateral rectus muscle;7. 视网膜中央动脉 central artery of retina;8. 睫状短动脉 short ciliary arteries;9. 眼动脉 ophthalmic artery;10. 视神经 optic nerve;11. 眼球 globe;12. 下直肌 inferior rectus muscle;13. 上斜肌 superior oblique muscle;14. 筛前动脉 anterior ethmoidal artery;15. 内直肌 (向后牵开) medial rectus muscle(retracted);16. 海绵窦段颈内动脉 cavernous segment of the carotid artery;17. 颧神经 zygomatic nerve;18. 上颌神经 maxillary nerve;19. 眶下神经 infraorbital nerve;20. 翼腭神经节 pterygopalatine ganglion

第二章　额颞眶颧入路

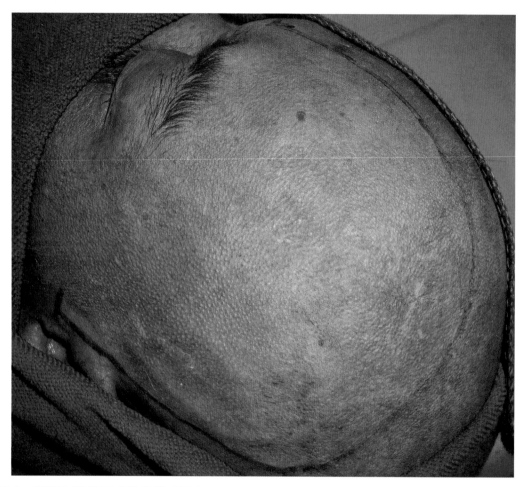

图 2-1　眶颧入路的手术体位及皮肤切口

眶颧入路广泛应用于颅底区大型肿瘤手术,颞骨前部的颅底是幕上最低的部位,对此部位的扩大暴露使得从幕上到达鞍上、鞍旁及脚间池区成为可能。位于鞍旁区域和脚间窝高位的病变,由于位置深在,周围重要结构繁多,常难以到达。通过磨除眶骨的后外侧壁和棘孔外侧大部分蝶骨嵴,可到达鞍旁区域和脚间窝,而离断颧弓可将颞肌向下方进一步牵拉,从而更有助于此入路的暴露。现代颅底外科手术的基本原则是尽可能通过去除骨质以获得更大的手术暴露范围和最佳的操作角度,同时减轻术中对大脑的牵拉。该入路主要适用于处理前中颅底、海绵窦、鞍旁区域和脚间窝,以及上 1/3 斜坡的病变。对位于鞍旁或其侧方,并向球后和颞下窝生长、伴眶壁及蝶骨广泛浸润的脑膜瘤,本入路更有其独到的优势。患者头向对侧旋转 30°～45°,使颧骨隆凸位于手术野的最高点,这样可使额叶利用重力作用从眶顶自然脱落。一般采用发际内至中线或跨中线到达对侧眶上切迹的额颞头皮切口。切口起始于病变侧耳屏下缘,平颧弓下缘 1～2cm 水平,耳屏前 1cm,沿发际内弧形向上延伸至中线。为避免损伤面神经,切口应紧贴耳垂前缘而且尽可能靠近耳屏软骨。面神经的颞支和颧支出腮腺后,于皮下越过颧弓前、中 1/3,向前行于颞浅筋膜浅深二层之间表面的脂肪垫内

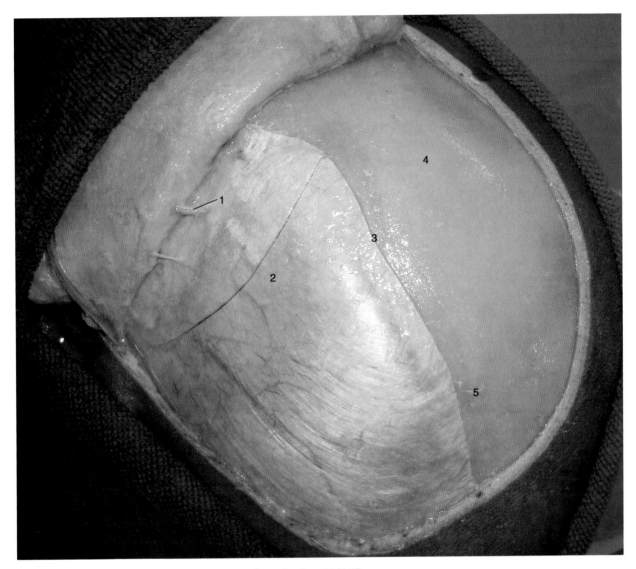

图 2-2 全层切开头皮,额部深达骨膜,颞部达颞肌筋膜

为保护面神经额支,皮肤切口应紧贴耳屏前缘,并尽可能靠向耳屏软骨。掀起皮瓣至颧弓眶后缘和颧弓下缘,并使面神经分支保留其上

1. 面神经颞支 temporal branches of facial nerve;2. 颞浅筋膜浅层 superior layer of the superficial temporalis fascia;3. 颞上线 superior temporal line;4. 额骨 frontal bone;5. 冠状缝 coronal suture

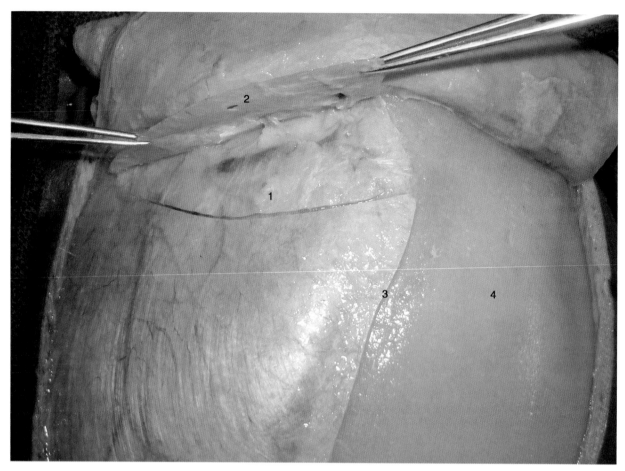

图 2-3 掀开颞顶筋膜,可暴露走行于帽状腱膜下脂肪中的面神经颞支,三叉神经颧颞支走行于颞肌脂肪垫中

颞浅筋膜与脂肪组织附着在皮瓣上一起掀开,沿切口及颞线切开并掀起骨膜,暴露额骨

1. 脂肪垫 fat pad;2. 颞浅筋膜浅层 superior layer of the superficial temporalis fascia;3. 颞上线 superior temporal line;4. 额骨 frontal bone

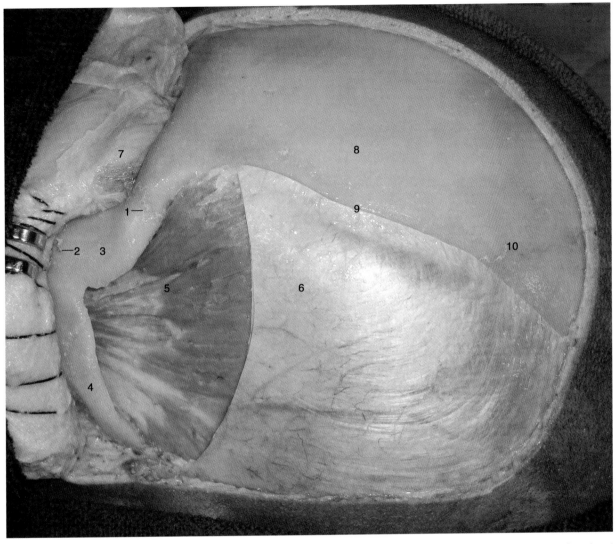

图 2-4　暴露眶上外侧壁、额骨颧突和颧弓复合体,分离至眶上缘时需从眶上孔游离出眶上神经加以保护,并要注意保持眶骨膜的完整性和眶周的连续性

为保护面神经的颞支和颧支,需小心地分离覆盖颞下颌关节囊的筋膜,垂直分离下颌关节突前方覆盖颧弓外表面的骨膜,颧弓的外表面就完整的在骨膜下显露出来。沿切口和颞线切开并掀起骨膜,骨膜下暴露眶上缘,再循眶外侧缘向外侧作骨膜下分离即可暴露眶壁

1. 额颧缝 frontozygomatic suture;2. 颧面孔 zygomaticofacial foramen;3. 颧骨 zygoma;4. 颧弓 zygomatic arch;5. 颞肌 temporalis muscle;6. 颞浅筋膜浅层 superior layer of the superficial temporalis fascia;7. 眶脂体 adipose body of orbit;8. 额骨 frontal bone;9. 颞上线 superior temporal line;10. 冠状缝 coronal suture

19

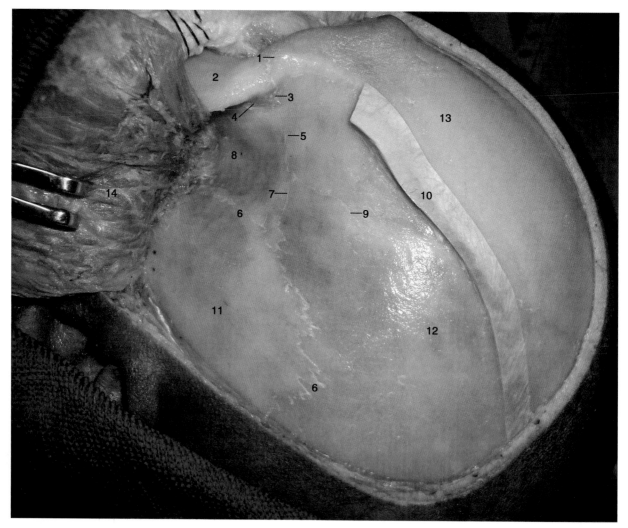

图2-5 颞肌分离采用逆向钝性骨膜下分离法将颞肌从附着点一起完整地分离下来。将颞肌瓣向下翻转,于颞上线处保留窄条筋骨膜以便术后复位颞肌用

　　横向切断附着于颧弓外面的骨膜,游离其上下附着的颞肌及咬肌深筋膜,显露颧弓额突和颞突。沿颞上线下5mm处及切口后缘切开颞肌及其筋膜,保留游离骨瓣上的肌—筋膜袖套,以便关颅时颞肌的解剖缝合复位。切开颞肌后,采用逆向的骨膜下钝性分离技术掀起颞肌瓣,注意保护颞深神经,防止术后颞肌萎缩的发生

　　1. 额颧缝 frontozygomatic suture;2. 颧骨 zygoma;3. 三缝交点 three-suture junction;4. 蝶颧缝 sphenozygomatic suture;5. 蝶额缝 frontosphenoid suture;6. 鳞状缝 squamous suture;7. 蝶顶缝 parietosphenoid suture;8. 蝶骨大翼 greater wing of sphenoid bone;9. 冠状缝 coronal suture;10. 颞上线 superior temporal line;11. 颞骨鳞部 squamosal part of the temporal bone;12. 顶骨 parietal bone;13. 额骨 frontal bone;14. 颞肌 temporalis muscle(retracted)

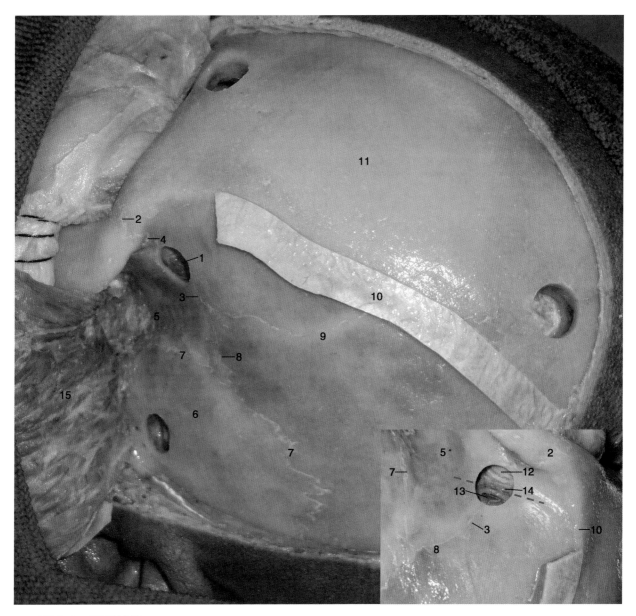

图 2-6 颅骨钻孔

单一骨瓣成形开颅时,颅骨上钻四孔。第一孔为 MacCarty 关键孔,位于三缝结合处(即额颧缝、蝶颞缝和蝶额缝结合处)后方 5mm 处的蝶额缝上,钻此孔后可同时暴露额部硬膜、眶骨膜以及二者之间的眶顶骨质。第二孔钻在眶上切迹的外上方。第三孔在冠状缝前方的颞上线上;第四孔钻在颧弓后根上方

插图所示为 MacCarty 关键孔的钻孔位置,位于三缝交点的后方 5mm 处的蝶额缝上,钻此孔可同时暴露出眶骨膜、额部硬膜以及二者之间的眶顶。红色虚线所示为眶顶的走行方向

1. MacCarty 关键孔 MacCarty keyhole;2. 额颧缝 frontozygomatic suture;3. 蝶额缝 frontosphenoid suture;4. 三缝交点 three-suture junction;5. 蝶骨大翼 greater wing of sphenoid bone;6. 颞骨鳞部 squamosal part of the temporal bone;7. 鳞状缝 squamous suture;8. 蝶顶缝 parietosphenoid suture;9. 冠状缝 coronal suture;10. 颞上线 superior temporal line;11. 额骨 frontal bone;12. 眶骨膜 periorbita;13. 额部硬膜 frontal dura;14. 眶顶 orbital roof;15. 颞肌 temporalis muscle(retracted)

21

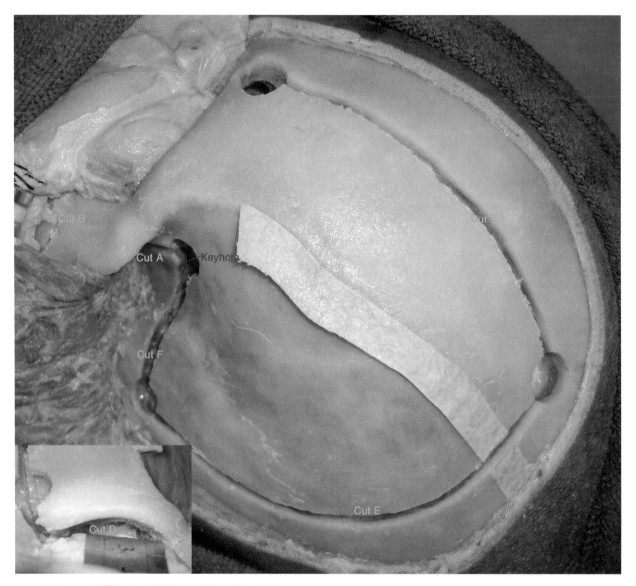

图 2-7　颅骨切开(插图显示的为第四锯)

单一骨瓣成形需进行六步颅骨切开,第一锯(Cut A):从 MacCarty 关键孔的眶部向下直至眶下裂;第二锯(Cut B):在颧骨的额突和颞突之间所成夹角的下方 1cm 处横断颧骨,同样延伸进入眶下裂;第三锯(Cut C,因颞肌遮挡,图中未显示):斜行锯断颧弓后端;第四锯(Cut D):牵开眶内容物,从关键孔处向内侧锯开眶顶骨质。第五锯(Cut E):用铣刀连接中线旁额部和颞部的钻孔,横跨骨瓣上缘和后缘的额骨、顶骨和颞骨。在此切割线路上也可适当增加几个钻孔,以帮助将硬脑膜从颅骨上分离;第六锯(Cut F):用磨钻磨除关键孔与第四孔之间的骨质,磨出一骨槽,当最后掀起骨瓣时可使蝶骨骨折。至此,骨瓣游离已完成

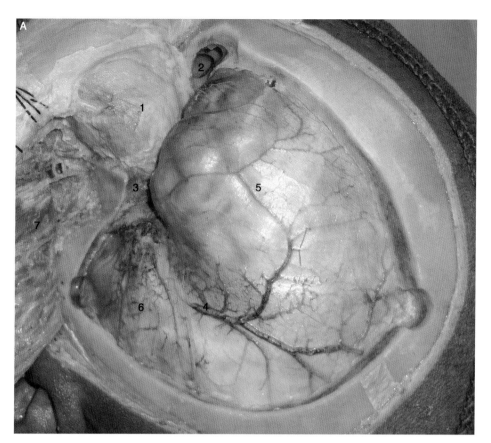

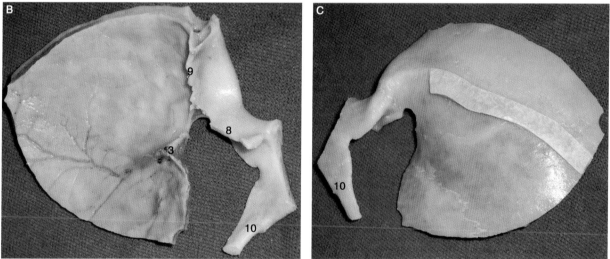

图 2-8 **A.** 掀开骨瓣，暴露眶骨膜和额、颞部的硬脑膜。**B.** 已取下的游离骨瓣的内侧面观。骨瓣包含接近一半的眶缘，能够很好地显露眶上和眶外侧部。翼点相当于蝶骨嵴的外侧缘和外侧裂的位置。**C.** 游离骨瓣的外侧面观

1. 眶 orbit；2. 额窦 frontal sinus；3. 蝶骨嵴 sphenoid ridge；4. 脑膜中动脉 middle meningeal artery；5. 额部硬膜 frontal dura；6. 颞部硬膜 temporal dura；7. 颞肌 temporalis muscle(retracted)；8. 眶外侧壁 lateral wall of the orbit；9. 眶顶 orbital roof；10. 颧弓 zygomatic arch

23

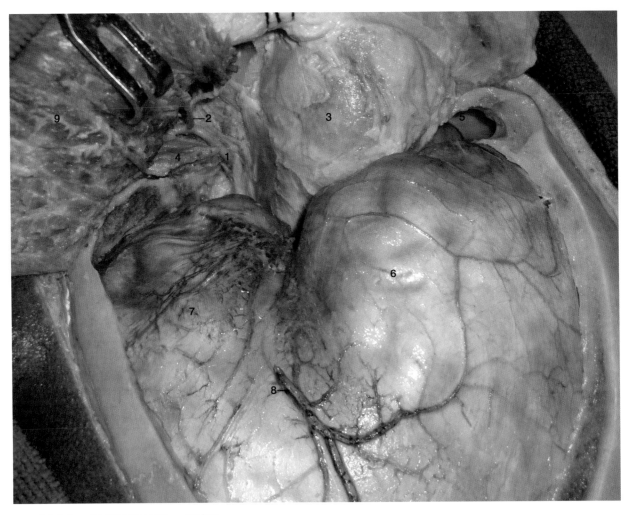

图 2-9　颅底骨质的进一步磨除

磨除或咬除剩余的蝶骨嵴,使手术野尽可能地靠近颅底,进一步向下牵开颞肌,磨除余下的眶顶和中颅底骨质,达眶上裂、圆孔和卵圆孔平面。进一步切除眼眶的上外侧壁,视神经管外侧壁和前床突的外侧部分。此时可显露眶内容物、翼腭窝、颞下窝、眶尖和海绵窦的前、外侧壁

1. 颌内动脉前袢 anterior loop of internal maxillary artery;2. 颞深动脉前支 anterior branch of deep temporal artery;3. 眶 orbit;4. 翼外肌上头 upper head of lateral pterygoid muscle;5. 额窦 frontal sinus;6. 额部硬膜 frontal dura;7. 颞部硬膜 temporal dura;8. 脑膜中动脉 middle meningeal artery;9. 颞肌 temporalis muscle(retracted)

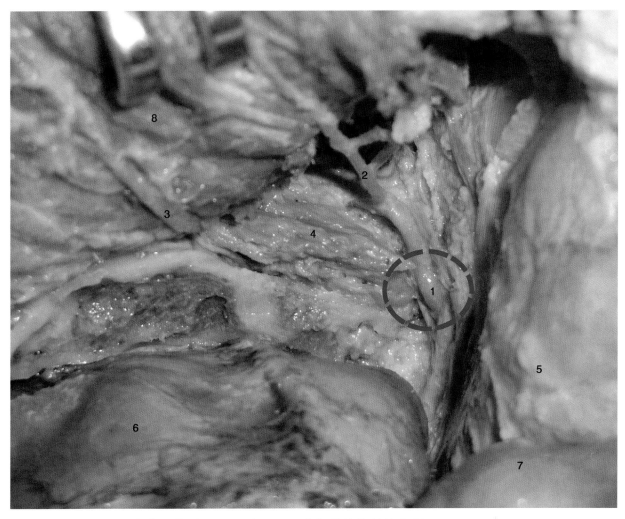

图2-10　在进一步磨除骨质后,翼腭窝和颞下窝部分结构的放大观

图中可见上颌动脉第三段,即翼腭窝段,起自翼外肌上下头之间,经翼上颌裂进入翼腭窝并位于翼腭神经节的前方。在该段上颌动脉发出颞深动脉前支并有颞深神经与之伴行进入颞肌深面。翼腭段形成一个向上的袢,即颌内动脉前袢〔anterior loop of internal maxillary artery(IMAX)〕,即图中蓝色虚线圆圈所示。此袢可作为高流量颅内外搭桥手术的供体血管,可通过辨认位于三叉神经第2支和第3支之间的前外侧三角,磨除颞下嵴骨质而得以暴露。此种术式由Saleem I. Abdulrauf教授首次提出

1. 颌内动脉前袢 anterior loop of internal maxillary artery;2. 颞深动脉前支 anterior branch of deep temporal artery;3. 颞深动脉后支 posterior branch of deep temporal artery;4. 翼外肌上头 upper head of lateral pterygoid muscle;5. 眶 orbit;6. 颞部硬膜 temporal dura;7. 额部硬膜 frontal dura;8. 颞肌 temporalis musile

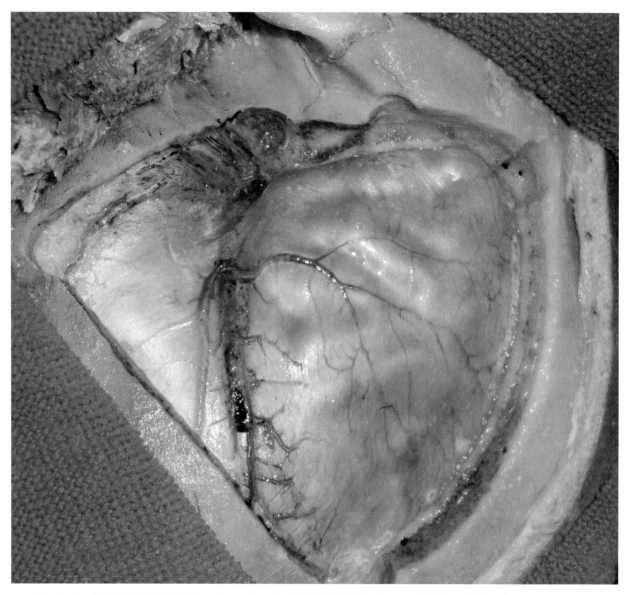

图 2-11 双骨瓣成形的眶颧入路中,第一步先取额颞骨瓣,第二步再进行眶颧切除

双骨瓣成形中眶外侧壁和眶顶截骨的位置更容易确定,这是由于将硬膜从眶顶和外侧壁分离后,从颅内即可轻易地看到眶骨切除的位置。而单一骨瓣成形中,只能从眶骨膜和眶骨之间的狭小空间辨认眶顶切除的位置,并且由于不能先行将硬膜从眶顶分离而增加了额外的风险。在使用铣刀完成额颞骨瓣后,再使用骨锯进行六次切割将眶颧骨质游离。首先斜行切开颧弓根,注意保护颞下颌关节。第二步和第三步都在颧骨上进行切割,首先从颧骨的下外侧缘到眶缘的外侧,再从眶下裂到同一点,这样形成 V 型切缘,能使复位时颧骨放置稳定。第四步是沿着内侧眶顶在眶上切迹的外侧切割。第五步是切割后部眶顶,第六步是切割眶外侧壁到达眶下裂。由此可将眶颧骨瓣整块取下,同时可去除眶上裂周围骨质

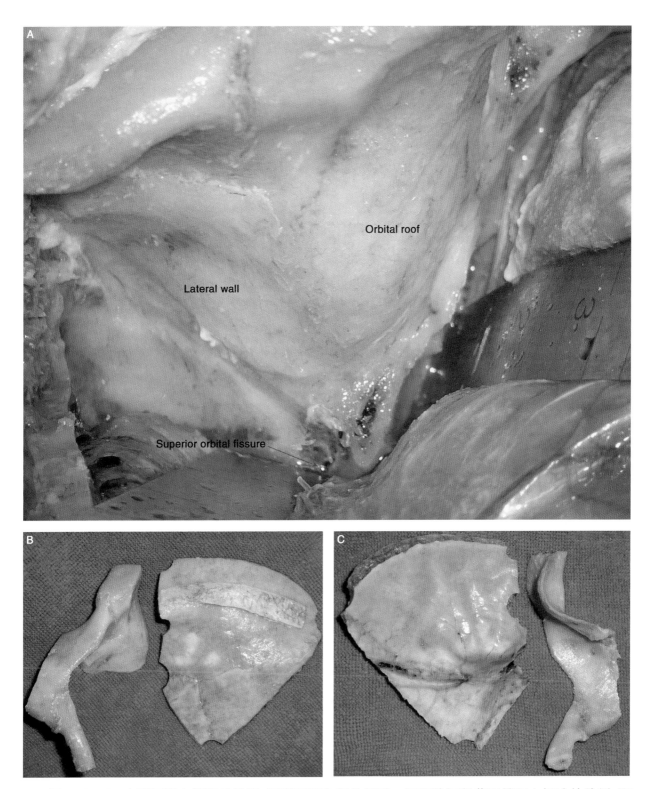

图 2-12 A. 在取下翼点额颞骨瓣后,锯断眶顶和眶外侧壁。眶顶的切割范围是眶上切迹的外侧,眶外侧壁的切割范围是眶上裂的外侧缘。B. 和 C. 分别为入路完成后取下的两块游离骨瓣的外侧面观和内侧面观

27

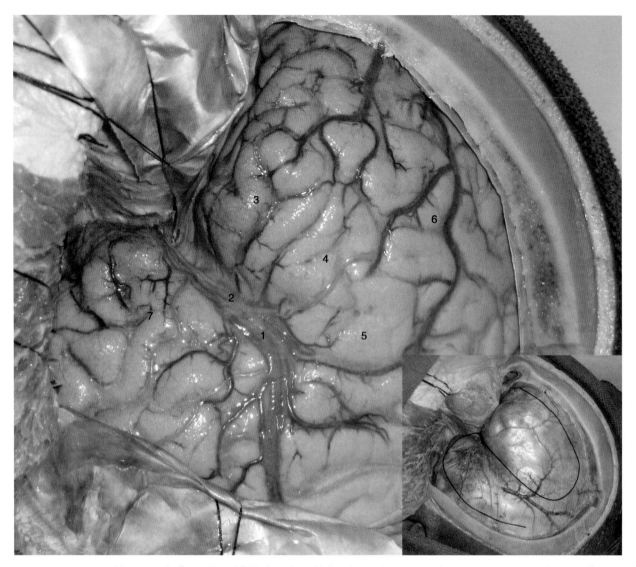

图2-13 S型切开硬脑膜,显露以蝶骨嵴为中心的额叶、颞叶及外侧裂。插图中黑线示意硬脑膜切口的切开路线

眶颧入路到达鞍旁区和脚间窝区病变的操作距离,比翼点或颞下入路缩短约3cm,同时由于消除了眶顶等骨质的阻挡,使得视野角度也较翼点入路向颅底低1～2cm

1. 侧裂浅静脉 superficial sylvian vein;2. 外侧裂 sylvian fissure;3. 额下回眶部 orbital part of inferior frontal gyrus;4. 额下回三角部 triangular part of inferior frontal gyrus;5. 额下回岛盖部 opercular part of inferior frontal gyrus;6. 额中回 middle frontal gyrus;7. 颞极 temporal pole

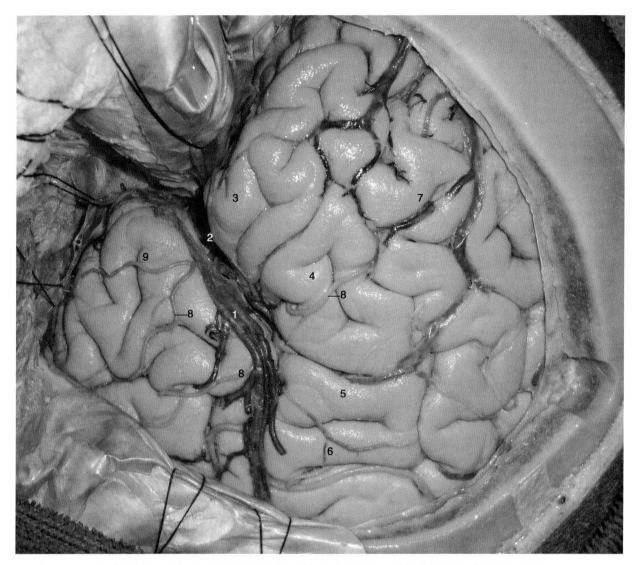

图2-14 去除覆盖于脑组织表面的蛛网膜,以便更加清晰地观察脑回及脑表面血管结构

在进入硬脑膜后,眶颧入路和翼点入路的操作就相同了。两种入路的区别在于前者所提供的操作空间更大,对颅底结构的显露更好

1. 侧裂浅静脉 superficial sylvian vein;2. 外侧裂 sylvian fissure;3. 额下回眶部 orbital part of inferior frontal gyrus;4. 额下回三角部 triangular part of inferior frontal gyrus;5. 额下回岛盖部 opercular part of inferior frontal gyrus;6. 中央前回 precentral gyrus;7. 额中回 middle frontal gyrus;8. 大脑中动脉 M₄段 M_4 segment of the middle cerebral artery;9. 颞极 temporal pole

第三章　额颞翼点入路

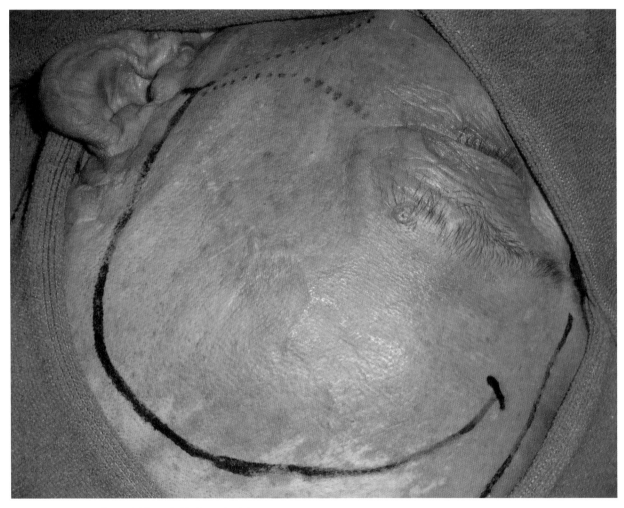

图 3-1　翼点入路的手术体位及皮肤切口

　　翼点入路是由 Yaşargil 教授于 1973 年首次命名的。翼点开颅术主要应用于前循环和基底动脉上端的动脉瘤以及眶部、鞍区、鞍旁、海绵窦、视交叉底部和脑桥前部的肿瘤。该入路的手术理念是利用颅底自然的平面和空间而不过多地牵拉脑组织。这个颅底平面即是将额叶和颞叶分开的蝶骨嵴以及眶顶和前床突。通过这一平面可从脑表面直接投射到鞍旁区,形成一个小的圆锥形空间。圆锥的尖端指向额叶和颞叶的连接处。通过颅底外科的理念,在显微镜下充分而细致地磨除蝶骨嵴和眶顶的骨质后,可将这个自然空间沿其底面扩大。沿圆锥尖端分开外侧裂,可进一步扩大该空间,从而形成一个大圆锥形的操作区域,锥尖指向岛阈。圆锥的高度是颅骨表面到达蝶鞍的最短距离。通过这一圆锥区间可以打开视交叉、颈内动脉、侧裂和额叶底面之间的蛛网膜,因此很轻微地牵拉,甚至不用牵拉脑叶便可使额叶从颅底牵开。再利用手术显微镜的放大、照明和立体透视作用,整个脑底从鞍旁和视交叉上部直至脚间池均可暴露

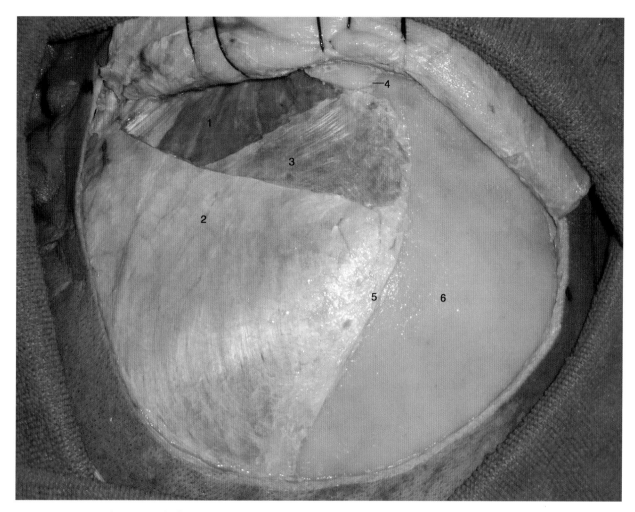

图 3-2　皮瓣沿帽状腱膜向前翻开,于颞肌脂肪垫下分离,以保护在脂肪中走行的面神经颞支。图中清晰显示了颞部翼点区域的软组织解剖层次

患者取仰卧位,头部轻微抬高,头顶下垂 20°,向开颅对侧旋转 30°,使颧骨隆凸处于术野的最高点。这个体位可使术野轻微向术者倾斜,使额叶通过自身重力自然下垂从眶顶分离。蝶骨嵴在术野内呈垂直方向。正确的头位非常重要,可通过手术显微镜沿蝶骨嵴至前床突和鞍旁区建立一个无阻挡的视线轴。头皮切口一般开始于耳前、上方各 1cm,垂直于颧弓方向上达颞线。切开时应注意保护靠近前部的颞浅动脉及面神经颞支,从颞线起切口急转向前于发际内达中线旁 1~2cm 处。由于有颞肌和筋膜的存在所以使得翼点区的软组织解剖较其他部位复杂。颞浅筋膜的前 1/4 分为两层,浅层含有脂肪、面神经颞支和一支较大的颞静脉。在颞浅筋膜下有一薄层筋膜完整地包裹着颞肌。基于以上解剖关系,颞肌和筋膜是从颞浅筋膜的浅、深两层之间牵开的。从骨膜和颞肌上分离帽状腱膜至距眶缘 4cm 处,保留一部分筋膜覆盖在颞肌的前 1/4,此时皮瓣牵向眶部,沿此界面切开颞浅筋膜,该筋膜分上下两层,中间有少量脂肪可资鉴别。从颞线下方沿皮瓣返折面向下切至筋膜在颧骨的附着点,于下层分开,翻向皮瓣,这样可以保护位于上层脂肪内的面神经颞支。完成这一步分离后可显示出镰状的前 1/4 颞肌,表面覆盖着颞浅筋膜深层和少量脂肪组织

1. 颞肌 temporalis muscle;2. 颞浅筋膜浅层 superior layer of the superficial temporalis fascia;3. 颞浅筋膜深层 inferior layer of the superficial temporalis fascia;4. 额颧缝 frontozygomatic suture;5. 颞上线 superior temporal line;6. 额骨 frontal bone

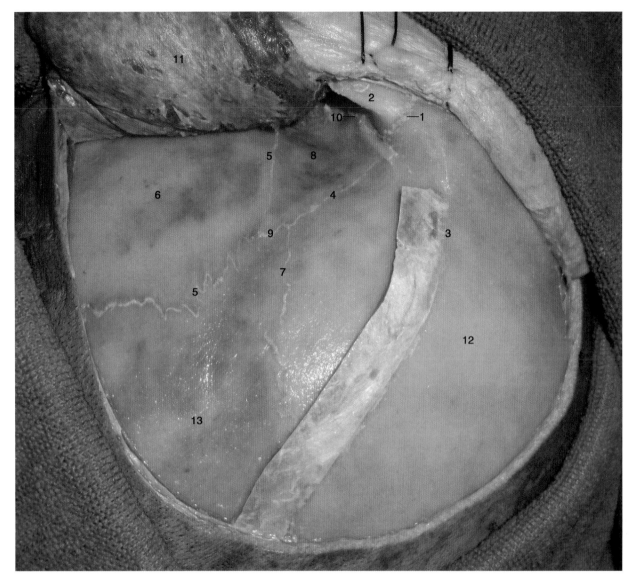

图 3-3 翻开颞肌,并沿颞上线留一窄条颞肌附着处的筋骨膜以便颞肌复位时用。颅骨暴露内侧前缘尽量接近眶上缘,外侧前缘暴露眶外侧缘,颞肌尽量向下牵拉以免影响蝶骨嵴和颅底区域的暴露。肌筋膜牵开后注意观察翼点区域的骨缝,估测蝶骨嵴和关键孔的位置,为下一步颅骨钻孔做准备

颞肌筋膜的下层在颧骨和额颧突的内侧附着点上切开,邻近的骨膜、颞深筋膜在额颧突内侧面的起始处也一并切开,然后沿颞上线向后呈半圆形切开,跨过冠状缝终止于皮瓣附近。颞肌及其筋膜从颞线向下剥离,直至到达与颧弓平行的颅中窝底。将颞肌及其筋膜向后下翻开,这样,即暴露了颞窝的大部分结构,包括翼点、颞鳞的大部分、蝶骨、颧骨和顶骨

1. 额颧缝 frontozygomatic suture;2. 颧骨 zygoma;3. 颞上线 superior temporal line;4. 蝶额缝 frontosphenoid suture;5. 鳞状缝 squamous suture;6. 颞骨鳞部 squamosal part of temporal bone;7. 冠状缝 coronal suture;8. 蝶骨大翼 greater wing of sphenoid bone;9. 蝶顶缝 parietosphenoid suture;10. 蝶颧缝 sphenozygomatic suture;11. 颞肌 temporalis muscle(retracted);12. 额骨 frontal bone;13. 顶骨 parietal bone

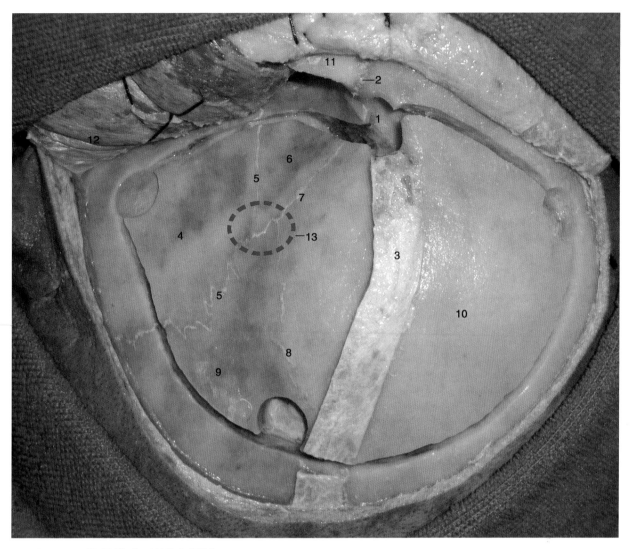

图3-4　颅骨钻孔,并游离骨瓣

骨瓣上的第一孔应先钻额骨孔,也称关键孔,该孔恰好位于额颧缝的上方,颞上线前端的下方;第二孔位于眶上切迹(眶上孔)的上方;第三孔位于冠状缝后方的颞上线上;第四孔位于蝶鳞缝后面的颞骨鳞部。除第一孔和最后一孔之间的骨质以外,其他相邻骨孔间的骨质均由铣刀完成。用磨钻将骨瓣下缘第一和第四孔间的骨质磨出一个骨槽,在颧弓线上折断蝶骨大翼。磨骨槽时要求轻柔、精确,骨瓣抬起时应局限于蝶骨骨折

1. 关键孔 keyhole;2. 额颧缝 frontozygomatic suture;3. 颞上线 superior temporal line;4. 颞骨鳞部 squamosal part of the temporal bone;5. 鳞状缝 squamous suture;6. 蝶骨大翼 greater wing of sphenoid bone;7. 蝶额缝 frontosphenoid suture;8. 冠状缝 coronal suture;9. 顶骨 parietal bone;10. 额骨 frontal bone;11. 颧骨 zygoma;12. 颞肌 temporalis muscle(retracted) ;13. 翼点 pterion

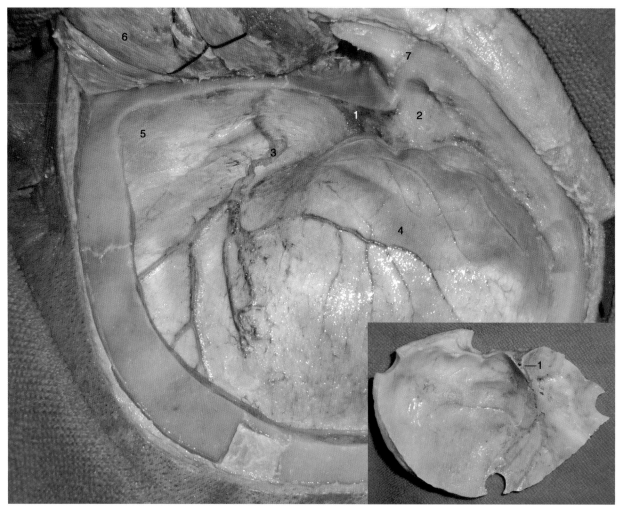

图 3-5 取下骨瓣,悬吊周围硬膜,继续向下用咬骨钳咬去颞骨鳞部和蝶骨大翼至颅中窝底。插图所示为游离骨瓣的内侧面观,可见骨瓣下缘凸出的蝶骨嵴外缘和颅骨内板表面的脑膜中动脉沟

1. 蝶骨嵴 sphenoid ridge;2. 眶顶 orbital roof;3. 脑膜中动脉前支 anterior branch of middle meningeal artery;4. 额部硬膜 frontal dura;5. 颞部硬膜 temporal dura;6. 颞肌 temporalis muscle(retracted);7. 额颧缝 frontozygomatic suture

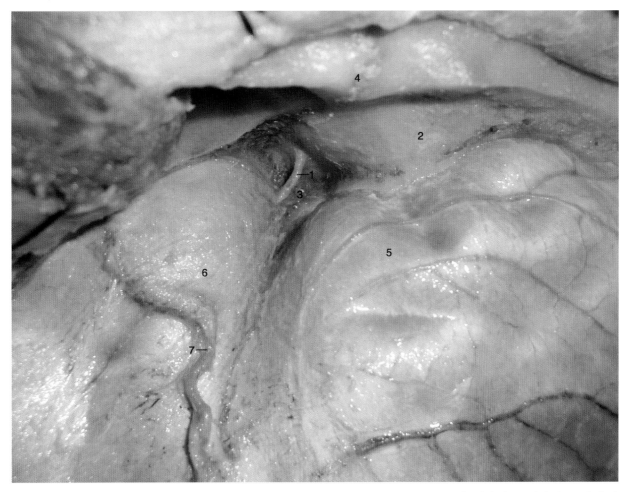

图3-6　显微镜下磨除蝶骨嵴和眶上壁,扩大圆锥。在接近蝶骨小翼外侧部时常会遇到来自眶脑膜动脉的出血

在手术显微镜下,用吸引器头端轻轻牵拉额部硬膜,用磨钻将眶顶后外侧部近蝶额缝处的粗糙面磨平,去除颅骨内板和板障,保留颅骨外板的完整性。若颅内压力很高,可先在硬脑膜的切口线上切开一两个小口,释放出部分脑脊液,这样操作时可以减少对于脑组织的牵拉。尽管眶上壁薄厚程度不同,有经验的术者只切除内板和板障,以防损伤外板导致不慎进入眶内和鼻窦情况的发生。同样方法将蝶骨大翼的后嵴磨光,直至后嵴变小,接近蝶骨小翼的外侧部。在此处可见到一小的桥血管即眶脑膜动脉(眼动脉与脑膜中动脉的交通支)。在此操作过程中,供应蝶骨嵴中部的眶脑膜动脉会有不同程度的渗血,出血可以通过电凝、骨蜡填塞等方法来控制

1. 眶脑膜动脉 orbitomeningeal artery;2. 眶顶 orbital roof;3. 蝶骨嵴 sphenoid ridge;4. 额颧缝 frontozygomatic suture;5. 额部硬膜 frontal dura;6. 颞部硬膜 temporal dura;7. 脑膜中动脉前支 anterior branch of middle meningeal artery

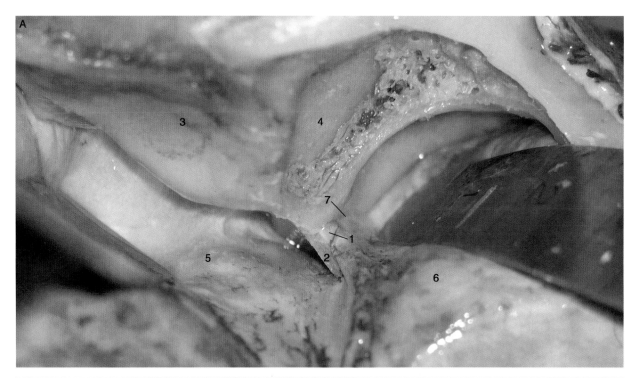

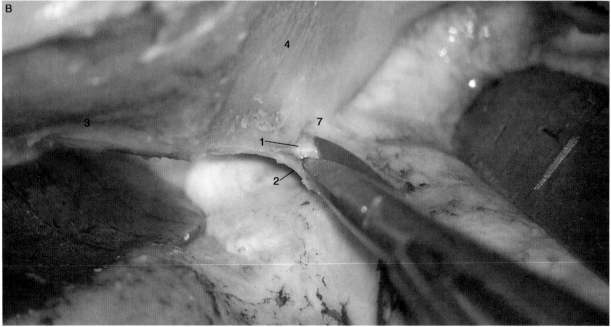

图 3-7　翼点开颅的扩展入路——海绵窦的硬膜外入路。**A.** 磨平蝶骨嵴,在眶顶和眶外侧壁上保留薄层骨质。将硬脑膜从眶顶和眶外侧壁上剥离,一直到达眶上裂外缘硬脑膜于眶骨膜返折的硬膜皱襞处。**B.** 用显微剪刀剪断此硬膜皱襞,以便能够继续剥离海绵窦外侧壁的外层硬膜,然后用剥离子仔细地将外层与包裹神经的海绵窦内层硬膜分离开

　　1. 眶颞硬膜皱襞 orbitotemporal periosteal fold;2. 蝶骨小翼 lesser wing of sphenoid bone;3. 眶顶 orbital roof;4. 眶外侧壁 lateral wall of the orbit;5. 额部硬膜 frontal dura;6. 颞部硬膜 temporal dura;7. 眶上裂 superior orbital fissure

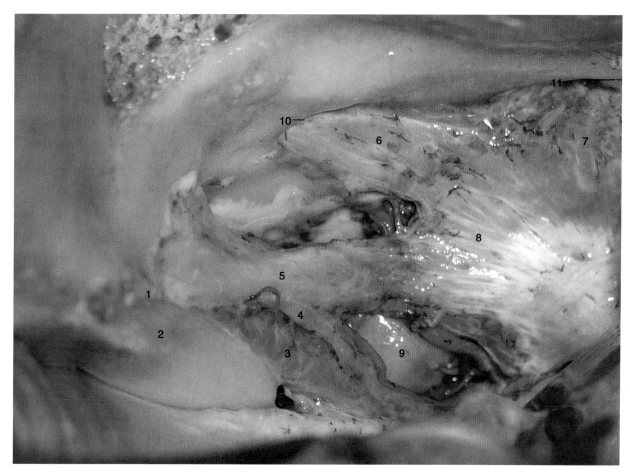

图3-8 翻开海绵窦外侧壁和 Meckel 囊上的硬膜,暴露三叉神经的分支,这些分支走行在海绵窦外侧壁菲薄的内层硬膜内。在分离眶上裂区域时,剪断外侧的硬膜系带区域至关重要,在眶上裂外侧部分并无重要神经血管分布,而在分离眶上裂内侧部时,则要小心避免损伤汇集于此处的动眼神经、滑车神经以及眼神经。从前床突上剥离硬膜,然后向后沿海绵窦壁继续剥离

1. 眶上裂 superior orbital fissure;2. 前床突 anterior clinoid process;3. 动眼神经 oculomotor nerve;4. 滑车神经 trochlear nerve;5. 眼神经 ophthalmic nerve;6. 上颌神经 maxillary nerve;7. 下颌神经 mandibular nerve;8. 三叉神经节 trigeminal ganglion;9. 颈内动脉海绵窦段 cavernous portion of internal carotid artery;10. 圆孔 foramen rotundum;11. 卵圆孔 foramen ovale

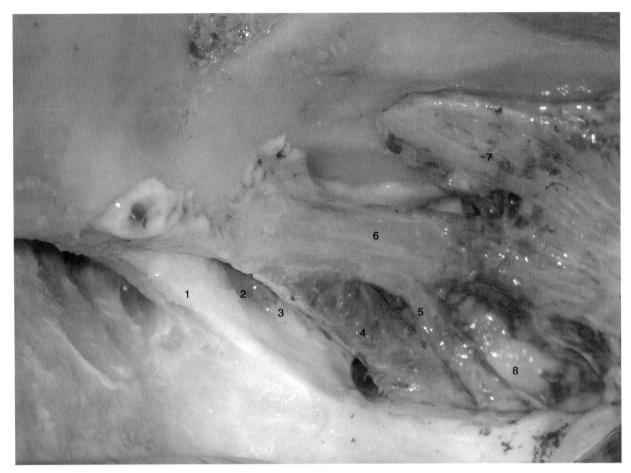

图 3-9 磨除前床突,当磨成蛋壳状时,再用剥离子将其从视神经和颈内动脉上剥离,从而暴露床突三角。该步骤可暴露颈内动脉床突段和海绵窦顶壁的前部,顶壁前部由前床突下表面的硬膜构成

切除前床突暴露颈内动脉床突段时,应牢记颈内动脉不仅沿着床突内缘走行,还紧靠前床突下表面的内侧半向上走行,并常在此处形成压迹。切除前床突时应小心操作,避免损伤其内侧的视神经和下方的动眼神经,因为这些神经仅靠前床突表面菲薄的硬膜与之相隔。滑车神经的一段向内侧走行于动眼神经上表面和前床突下表面之间,因此在切除前床突或其外侧的眶上裂上缘的过程中也可能损伤该神经。在切除视柱时,也应同样小心,避免损伤其上缘的视神经和下缘的动眼神经。前床突或视柱内都有可能存在气房与蝶窦相通,如果术中开放必须及时修补,以防止脑脊液鼻漏的发生

1. 视神经鞘 optic sheath;2. 视柱 optic strut;3. 颈内动脉-动眼神经膜 carotico-oculomotor membrane;4. 动眼神经 oculomotor nerve;5. 滑车神经 trochlear nerve;6. 眼神经 ophthalmic nerve;7. 上颌神经 maxillary nerve;8. 颈内动脉海绵窦段 cavernous portion of internal carotid artery

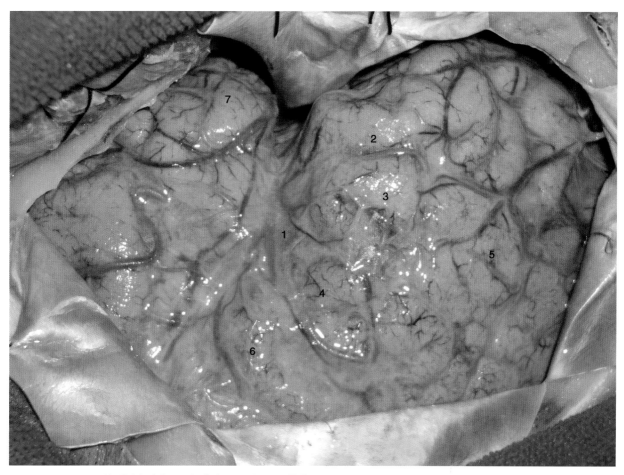

图 3-10　围绕外侧裂将硬脑膜半圆形切开,蒂朝向蝶骨嵴和眶部。硬脑膜瓣紧贴在蝶骨嵴上悬吊,保证蝶骨嵴至颅底视线无阻。打开硬膜后,可见外侧裂位于视野中央,前方为额叶下部,后方为颞叶前部

1. 外侧裂 sylvian fissure;2. 额下回眶部 orbital part of inferior frontal gyrus;3. 额下回三角部 triangular part of inferior frontal gyrus;4. 额下回岛盖部 opercular part of inferior frontal gyrus;5. 额中回 middle frontal gyrus;6. 中央前回 precentral gyrus;7. 颞极 temporal pole

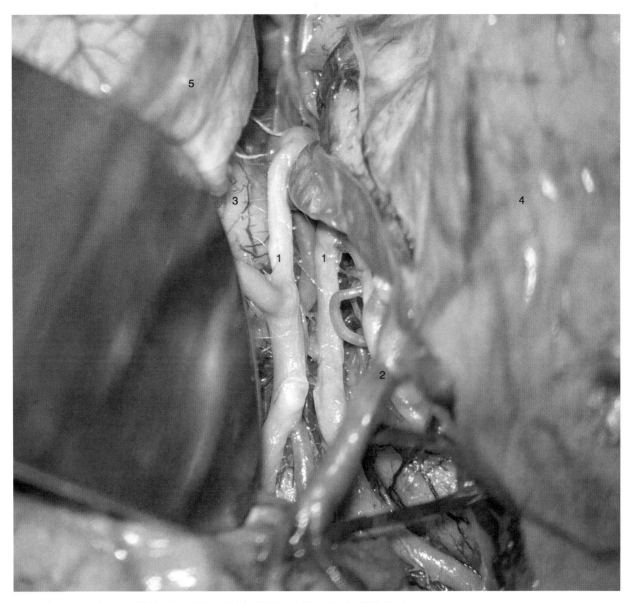

图3-11　分开侧裂池,可显露走行于侧裂池内的大脑中动脉分支

通过翼点入路处理大部分病变,都需要首先打开额叶底面和颞叶之间的侧裂池,进而打开黏附于额叶及视神经、颈内动脉之间的颈动脉池。用蛛网膜刀在额下回盖部水平锐性分离进入侧裂池,侧裂池的蛛网膜一般薄而透明,容易辨认其中的结构,但蛛网膜下腔出血后其有时呈白色或黄色甚至浑浊。在额颞叶表面之间一般有2~3mm空间,通过此空间可以很容易进入侧裂池并快速辨认出主要血管。仔细分离,避免损伤大脑中动脉和大脑中浅静脉系统。大脑中浅静脉是一条或多条走在侧裂颞侧的大的静脉通道。它们通常汇入蝶顶窦或海绵窦,偶尔会绕过颞极汇入岩上窦。侧裂池的蛛网膜应从这些静脉的额侧打开,这样再牵拉额叶时,就不会因这些静脉跨过侧裂而影响操作了

1. 大脑中动脉 M_2 段 M_2 segment of middle cerebral artery;2. 侧裂浅静脉 superficial sylvian vein;3. 岛叶 insula;4. 额叶 frontal lobe;5. 颞叶 temporal lobe

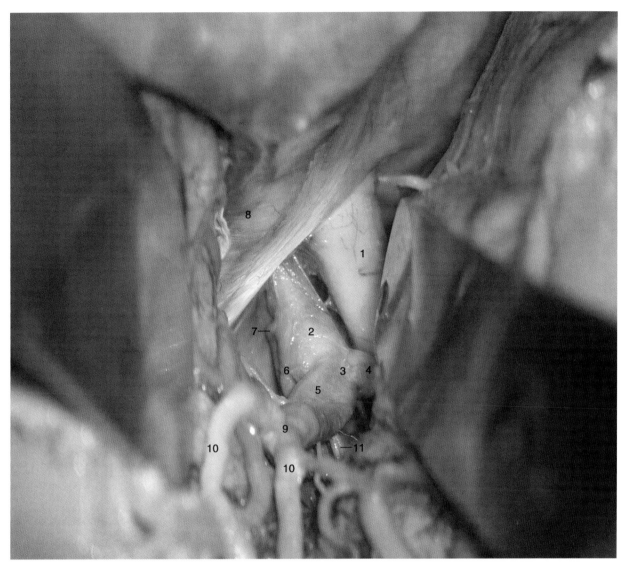

图 3-12　进一步分离外侧裂蝶部,并将颈动脉池、终板池依次打开,扩大锥形空间。暴露出视神经、颈内动脉及其分叉、大脑中动脉 M_1 段和大脑前动脉 A_1 段、后交通动脉和脉络膜前动脉起始处

在侧裂分离的最后阶段是锐性分离颞叶的最前内侧部分,由于此处与额叶粘连紧密,所以也是分离最困难的阶段。常可见到眶额回紧紧地压在相应的颞叶上,因此扭曲了该区域的侧裂池。当分开侧裂池后,额叶和颞叶从蝶骨嵴及眶顶上分离开,使锥体尖端的空间扩大。这个圆锥形空间突出了翼点入路的价值,即手术可轻度牵拉甚至不牵拉脑组织,通过自然间隙,形成从外科医生眼睛通过手术显微镜直到脑底的一条视线

1. 视神经 optic nerve;2. 颈内动脉 internal carotid artery;3. 颈内动脉分叉 bifurcation of internal carotid artery;4. 大脑前动脉 A_1 段 A_1 segment of anterior cerebral artery;5. 大脑中动脉 M_1 段 M_1 segment of middle cerebral artery;6. 脉络膜前动脉 anterior choroidal artery;7. 后交通动脉 posterior communicating artery;8. 前床突 anterior clinoid process;9. 大脑中动脉分叉 bifurcation of middle cerebral artery;10. 大脑中动脉 M_2 段 M_2 segment of the middle cerebral artery;11. 豆纹动脉 lenticulostriate artery

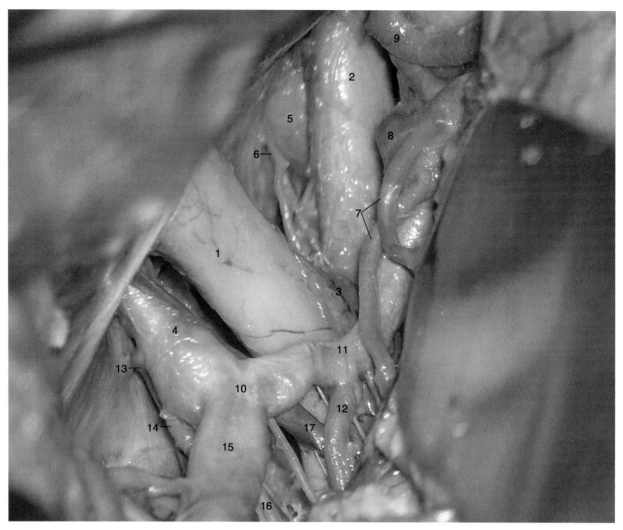

图 3-13 进一步牵拉额叶眶面,可暴露两侧的视神经和视交叉、两侧颈内动脉和同侧的颈内动脉分叉、大脑前动脉 A₁ 段、前交通动脉和 Heubner 回返动脉

翼点入路所利用的主要是基底池的三个蛛网膜下腔间隙。视交叉之前、两侧视神经之间为视交叉前池,也称第一间隙;视神经和颈内动脉之间为颈动脉池,也称第二间隙;颈内动脉和动眼神经之间为第三间隙。大脑前动脉(anterior cerebral artery,ACA)的回返支由 Heubner 于 1874 年首先描述,它与其他分支的不同之处在于,此血管自 ACA 的 A₁ 和 A₂ 段之间发出后向后折反,经过颈内动脉分叉和大脑中动脉(middle cerebral artery,MCA)的上方,进入外侧裂内侧部,然后再进入前穿质。它到达前穿质的行程长而冗余,有时向前成襻达直回和额叶的下面。Heubner 回返动脉通常起自 ACA 的 A₁ 段远端,或起自前交通动脉(anterior communicating artery,AComA)的远侧邻近部位的 A₂ 段,但它可起自 A₁ 段的任意一点。此标本中 Heubner 回返动脉起自 ACA 的 A₁ 段。Heubner 回返动脉供应尾状核前部、壳核的前 1/3、苍白球的前外部、内囊前肢的前下部、钩束和少数下丘脑前部。在处理前交通动脉瘤时要特别注意避免对该穿动脉的不必要干扰和误夹

1. 左侧视神经 left optic nerve;2. 右侧视神经 right optic nerve;3. 视交叉 optic chiasm;4. 左侧颈内动脉 left internal carotid artery;5. 右侧颈内动脉 right internal carotid artery;6. 垂体上动脉 superior hypophysial artery;7. 眶额动脉 orbitofrontal artery;8. 前交通动脉 anterior communicating artery;9. 额极动脉 frontopolar artery;10. 颈内动脉分叉 bifurcation of internal carotid artery;11. 大脑前动脉 A₁ 段 A₁ segment of the anterior cerebral artery;12. Heubner 回返动脉 recurrent artery of Heubner;13. 后交通动脉 posterior communicating artery;14. 脉络膜前动脉 anterior choroidal artery;15. 大脑中动脉 M₁ 段 M₁ segment of the middle cerebral artery;16. 豆纹动脉 lenticulostriate artery;17. 大脑前静脉 anterior cerebral vein

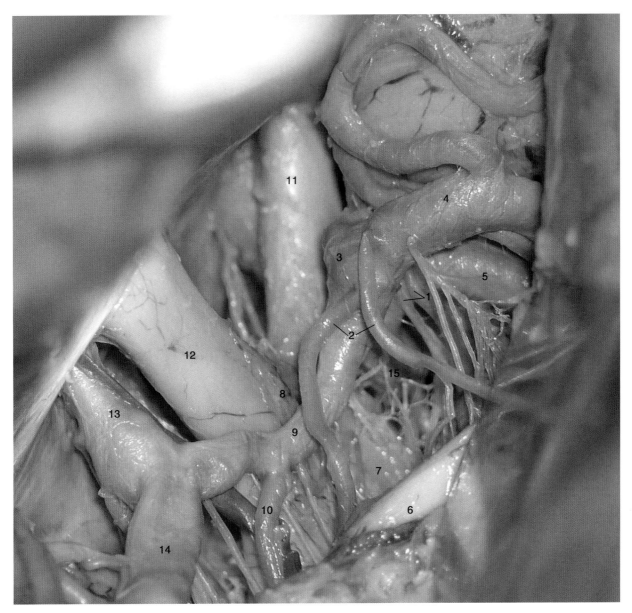

图 3-14　分开纵裂的蛛网膜,将同侧半球眶面牵开,暴露前交通动脉复合体及大脑前动脉的重要分支

　　眶额动脉为 ACA 远端的第一个皮层支,几乎出现于所有标本中。常起自 ACA 的 A₂段,可以与额极动脉共干,少数情况下在 AComA 的近端起自 A₁段。发出后,向下向前向前颅底走行,到达蝶骨平台水平。该动脉为直回、嗅球和嗅束以及额叶眶面的内侧部供血。此标本眶额动脉有两支,均起自 AComA 附近。额极动脉为第二个皮层支,90% 额极动脉起自胼周动脉 A₂段,10% 起自胼缘动脉。发出后,沿半球内侧面向前、向额极走行。跨过额底脑沟供应部分额极内侧面和外侧面

　　1. 下丘脑穿支动脉 hypothalamic perforators;2. 眶额动脉 orbitofrontal artery;3. 前交通动脉 anterior communicating artery;4. 左侧大脑前动脉 A₂段 A₂ segment of left anterior cerebral artery;5. 右侧大脑前动脉 A₂段 A₂ segment of right anterior cerebral artery;6. 直回 gyrus rectus;7. 终板 lamina terminalis;8. 视交叉 optic chiasm;9. 左侧大脑前动脉 A₁段 A₁ segment of left anterior cerebral artery;10. Heubner 回返动脉 recurrent artery of Heubner;11. 右侧视神经 right optic nerve;12. 左侧视神经 left optic nerve;13. 左侧颈内动脉 left internal carotid artery;14. 左侧大脑中动脉 M₁段 M₁ segment of left middle cerebral artery;15. 右侧大脑前动脉 A₁段 A₁ segment of right anterior cerebral artery

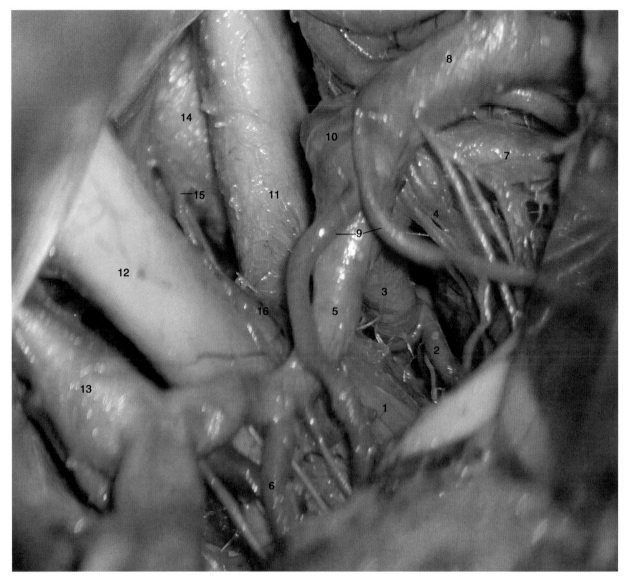

图 3-15 暴露对侧大脑前动脉 A_1 段和 Heubner 回返动脉。在视交叉后方可见终板，双侧 A_1 段位于终板上方

前交通动脉的后壁经常发出穿支动脉，其终止于视交叉上方的下丘脑前部区域。AComA 经常发出 1～2 支，最多可达 4 个分支，它们终止的区域按降序依次为视交叉上区、视交叉的背侧面、前穿质和额叶，它们还供应穹窿、胼胝体和膈区以及扣带回前部，大多数分支起自 AComA 的上壁或后壁

1. 终板 lamina terminalis；2. 右侧 Heubner 回返动脉 right recurrent artery of Heubner；3. 右侧大脑前动脉 A_1 段 A_1 segment of the right anterior cerebral artery. 4. 下丘脑穿支动脉 hypothalamic perforators；5. 左侧大脑前动脉 A_1 段 A_1 segment of the left anterior cerebral artery；6. 左侧 Heubner 回返动脉 left recurrent artery of Heubner；7. 右侧大脑前动脉 A_2 段 A_2 segment of right anterior cerebral artery；8. 左侧大脑前动脉 A_2 段 A_2 segment of the left anterior cerebral artery；9. 眶额动脉 orbitofrontal artery；10. 前交通动脉 anterior communicating artery；11. 右侧视神经 right optic nerve；12. 左侧视神经 left optic nerve；13. 左侧颈内动脉 left internal carotid artery；14. 右侧颈内动脉 right internal carotid artery；15. 垂体上动脉 superior hypophysial artery；16. 视交叉 optic chiasm

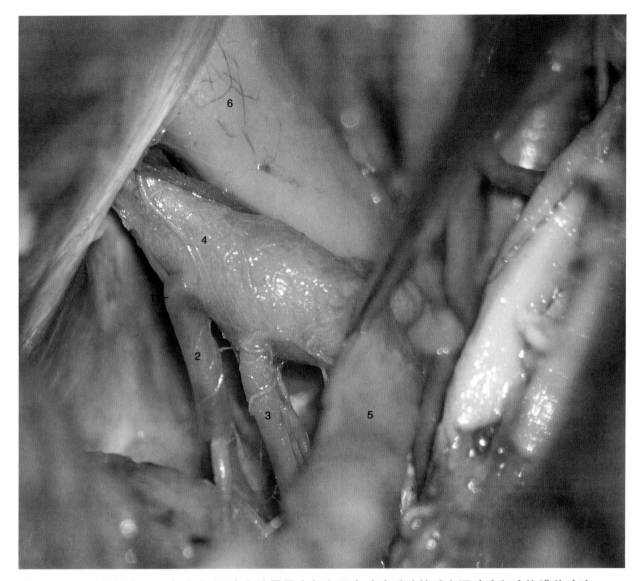

图 3-16　向前牵开颈内动脉,更清晰地暴露出起自颈内动脉后壁的后交通动脉和脉络膜前动脉

后交通动脉大致在眼动脉到分叉部之间的颈内动脉 C₄段的中部起自血管的后壁,发出后先向外,然后急转向内侧,形成一个关节样结构:后交通动脉关节样结构(posterior communicating artery knuckle,PComA knuckle)。经灰结节的下方、蝶鞍的上方向后和内侧走行,于动眼神经的上内侧与大脑后动脉(posterior cerebral artery,PCA)相连。脉络膜前动脉(anterior choroidal artery,AChA)通常以单干起自 C₄段,多数情况下起点靠近 PComA 的起点而远离分叉处。AChA 自颈内动脉后壁发出后向后走行于视束下方和 PCA 外侧,绕钩回内侧面上升,经脉络裂进入颞角,沿途发出重要穿支供应内囊等区域

1. 后交通动脉关节样结构 PComA knuckle;2. 后交通动脉 posterior communicating artery;3. 脉络膜前动脉 anterior choroidal artery;4. 颈内动脉 internal carotid artery;5. 大脑中动脉 M₁段 M₁ segment of middle cerebral artery;6. 视神经 optic nerve

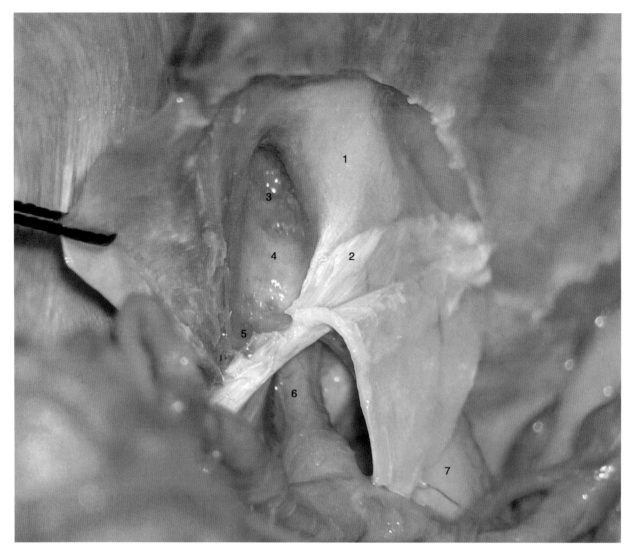

图 3-17　磨除前床突,将前床突骨质轮廓化成菲薄的蛋壳状

为更好地暴露鞍旁和海绵窦旁区域,应该磨除前床突。首先分离前床突中外侧部的硬膜并使其游离,然后用高速磨钻磨除前床突的颈部,直至将其磨断,然后慢慢取出残余的前床突尖部。视神经、动眼神经和颈内动脉均位于前床突的末端,所以此处骨质只能用细的金刚砂钻头慢慢磨除。颈内动脉床突段位于海绵窦的一个硬膜套环内,此处有海绵窦的静脉属支经过,这一概念对于此区域的手术十分重要

1. 视神经鞘 optic sheath;2. 镰状韧带 falciform ligament;3. 视柱 optic strut;4. 颈内动脉-动眼神经膜 carotico-oculomotor membrane;5. 床突尖 tip of the anterior clinoid process;6. 颈内动脉 internal carotid artery;7. 视神经 optic nerve

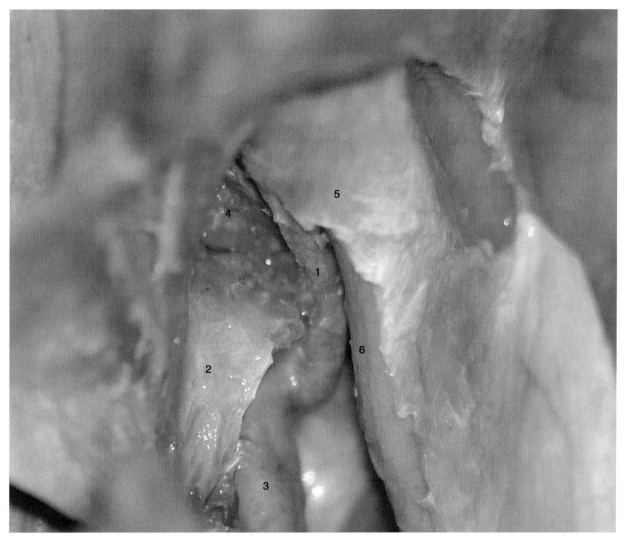

图3-18　去除已蛋壳化的菲薄骨质,暴露出眼动脉在颈内动脉上的起始处。进一步打开镰状韧带和视神经鞘的后部,在视神经管底壁水平更充分地暴露硬膜上环

切除前床突有助于显露眼动脉的发出处,后者位于前床突内侧,低于前床突上缘水平。但切除前床突对于硬膜上环的暴露有限,硬膜上环由从视柱上表面向后延伸的硬膜构成。为增加对视柱上表面和硬膜上环前部的暴露,通常需要切除视神经管的顶壁和邻近的眶顶后部,再进一步打开镰状韧带和视神经鞘的后部,从而可抬起视神经,在视神经管底壁水平更充分地暴露硬膜上环。如果病变累及眼动脉的起点,部分开放硬膜上环有助于暴露病变近端的颈内动脉。上环的切开范围一般限制在颈内动脉的外侧、前方和前内侧,以暴露足够的空间在眼动脉起点近端放置临时阻断夹,或直接夹闭眼动脉瘤瘤颈

1. 眼动脉 ophthalmic artery;2. 颈内动脉-动眼神经膜 carotico-oculomotor membrane;3. 颈内动脉 internal carotid artery;4. 视柱 optic strut;5. 视神经鞘 optic sheath;6. 视神经 optic nerve

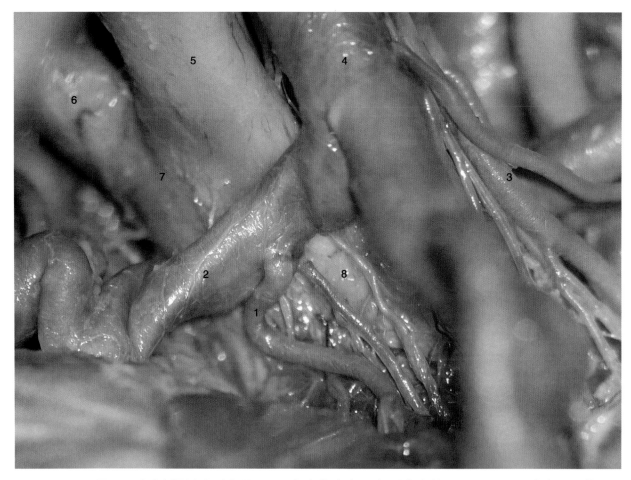

图3-19 同一尸头右侧翼点入路视野,可见大脑前动脉 A₁ 段所发出的 **Heubner** 回返动脉以及若干支供应基底节区的穿支动脉

1. Heubner 回返动脉 recurrent artery of Heubner;2. 大脑前动脉 A₁段 A₁ segment of anterior cerebral artery;3. 脉络膜前动脉 anterior choroidal artery;4. 颈内动脉 internal carotid artery;5. 右侧视神经 right optic nerve;6. 左侧视神经 left optic nerve;7. 视交叉 optic chiasm;8. 视束 optic tract

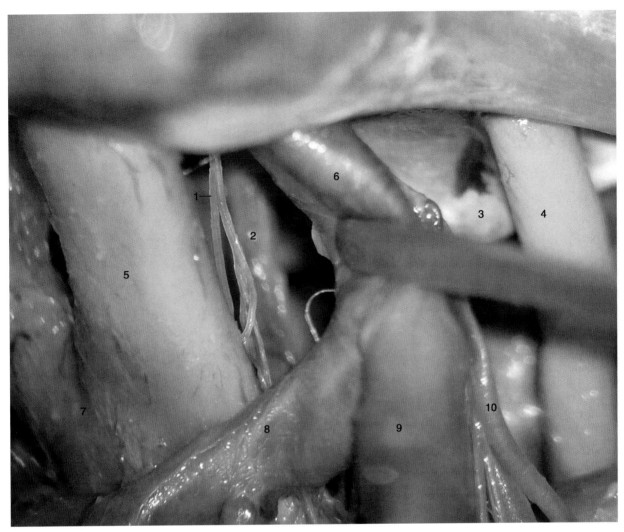

图 3-20 向下牵开颈内动脉可从第二间隙观察到自颈内动脉内侧壁发出的垂体上动脉以及深部的垂体柄。后方可见动眼神经经海绵窦上壁的动眼神经三角进入海绵窦内

1. 垂体上动脉 superior hypophysial artery；2. 垂体柄 pituitary stalk；3. 后床突 posterior clinoid process；4. 动眼神经 oculomotor nerve；5. 右侧视神经 right optic nerve；6. 颈内动脉 internal carotid artery；7. 视交叉 optic chiasm；8. 大脑前动脉 A_1 段 A_1 segment of anterior cerebral artery；9. 大脑中动脉 M_1 段 M_1 segment of middle cerebral artery；10. 脉络膜前动脉 anterior choroidal artery

49

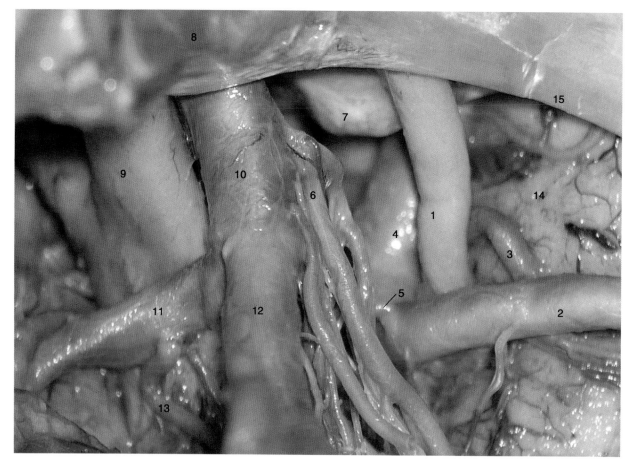

图 3-21　向后牵拉颞极和钩回,显露脚间池内结构

动眼神经自脚间窝发出后,从 PCA 和小脑上动脉(superior cerebellar artery,SCA)之间穿出,其走行与后交通动脉非常密切,后者走行于其内上方。在动眼神经的进入海绵窦上壁处的内侧可见后床突,后床突的隆起阻挡了对基底动脉下部的暴露。本侧的脉络膜前动脉(AChA)并不是单支,而是由若干束共同组成,并遮挡住了 PComA 的起始处

1. 动眼神经 oculomotor nerve;2. 大脑后动脉 P_2A 段 P_2A segment of posterior cerebral artery;3. 小脑上动脉 superior cerebellar artery;4. 基底动脉 basilar artery;5. 后交通动脉 posterior communicating artery;6. 脉络膜前动脉 anterior choroidal artery;7. 后床突 posterior clinoid process;8. 前床突 anterior clinoid process;9. 右侧视神经 right optic nerve;10. 颈内动脉 internal carotid artery;11. 大脑前动脉 A_1 段 A_1 segment of anterior cerebral artery;12. 大脑中动脉 M_1 段 M_1 segment of middle cerebral artery;13. Heubner 回返动脉 Heubner recurrent artery of Heubner;14. 脑桥 pons;15. 小脑幕缘 tentorial edge

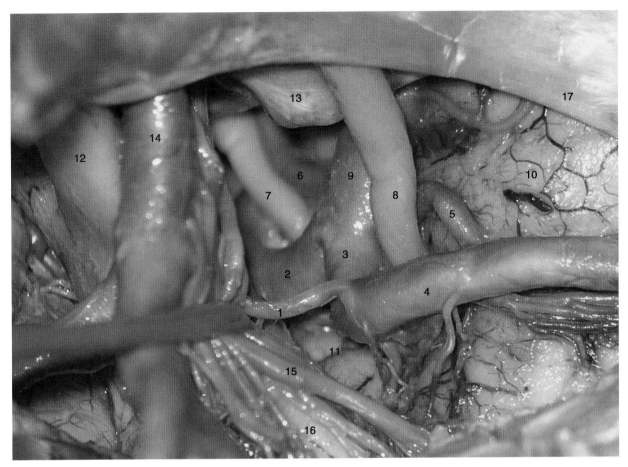

图 3-22 牵开颈内动脉和脉络膜前动脉,显露出后交通动脉,可见后交通动脉向后连接大脑后动脉。从此图中可很好地显示基底动脉顶端和双侧大脑后动脉 P_1 段和双侧小脑上动脉(SCA),见乳头体位于基底动脉顶端和双侧 P_1 段的上方

1. 后交通动脉 posterior communicating artery;2. 左侧大脑后动脉 P_1 段 P_1 segment of the left posterior cerebral artery;3. 右侧大脑后动脉 P_1 段 P_1 segment of right posterior cerebral artery;4. 右侧大脑后动脉 P_2A 段 P_2A segment of right posterior cerebral artery;5. 右侧小脑上动脉 right superior cerebellar artery;6. 左侧小脑上动脉 left superior cerebellar artery;7. 左侧动眼神经 left oculomotor nerve;8. 右侧动眼神经 right oculomotor nerve;9. 基底动脉 basilar artery;10. 脑桥 pons;11. 乳头体 mamillary body;12. 右侧视神经 right optic nerve;13. 后床突 posterior clinoid process;14. 颈内动脉 internal carotid artery;15. 脉络膜前动脉 anterior choroidal artery;16. 视束 optic tract;17. 小脑幕缘 tentorial edge

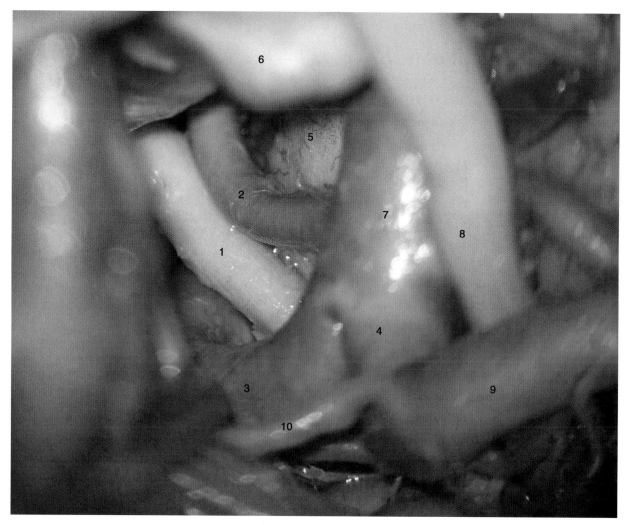

图 3-23 放大观。牵开同侧后交通动脉,可以更好地显露对侧的动眼神经和小脑上动脉之间的局部关系

1. 左侧动眼神经 left oculomotor nerve;2. 左侧小脑上动脉 left superior cerebellar artery;3. 左侧大脑后动脉 P_1 段 P_1 segment of left posterior cerebral artery;4. 右侧大脑后动脉 P_1 段 P_1 segment of right posterior cerebral artery;5. 脑桥 pons;6. 后床突 posterior clinoid process;7. 基底动脉 basilar artery;8. 右侧动眼神经 right oculomotor nerve;9. 右侧大脑后动脉 P_2A 段 P_2A segment of right posterior cerebral artery;10. 后交通动脉 posterior communicating artery

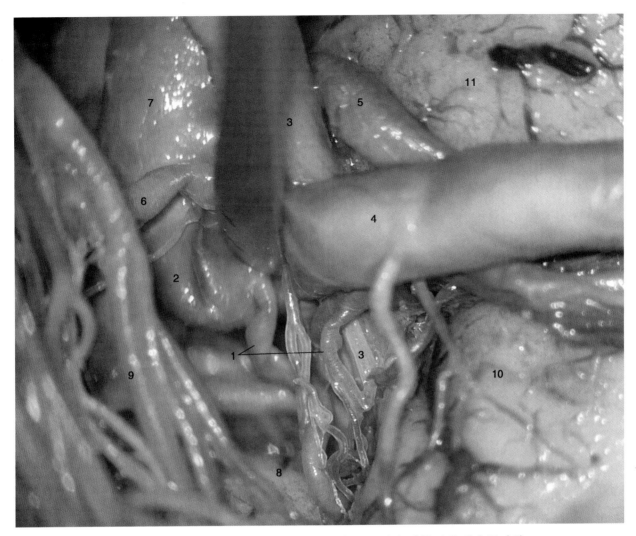

图 3-24　向下牵开同侧大脑后动脉 P_1 段,可见其发出进入后穿质的丘脑后穿通动脉

　　大脑后动脉的中央穿支分为两组:直穿支和旋支。直穿支起自动脉主干,直接到达脑干,包括 P_1 段发出的丘脑后穿通动脉以及 P_2 段发出的丘脑膝状体动脉和大脑脚穿动脉;旋支环绕脑干,根据围绕脑干的距离分为长支和短支,进入中脑和间脑。丘脑后穿通动脉起自 P_1 段,经后穿质和大脑脚内侧入脑,位于脚间窝上部的乳头体后方。进入同一区域的 PComA 的分支称为乳头体前动脉。多数丘脑后穿通动脉起自 P_1 段的中 1/3,几乎总是起自该段动脉的后壁或上壁。术中损伤这些穿支动脉往往会导致非常严重的并发症

　　1. 丘脑后穿通动脉 posterior perforating thalamic artery;2. 右侧大脑后动脉 P_1 段 P_1 segment of right posterior cerebral artery;3. 右侧动眼神经 right oculomotor nerve;4. 右侧大脑后动脉 P_2A 段 P_2A segment of right posterior cerebral artery;5. 右侧小脑上动脉 right superior cerebellar artery;6. 后交通动脉 posterior communicating artery;7. 基底动脉 basilar artery;8. 乳头体 mamillary body;9. 脉络膜前动脉 anterior choroidal artery;10. 大脑脚 cerebral peduncle;11. 脑桥 pons

第四章 骨性颞骨的解剖关系

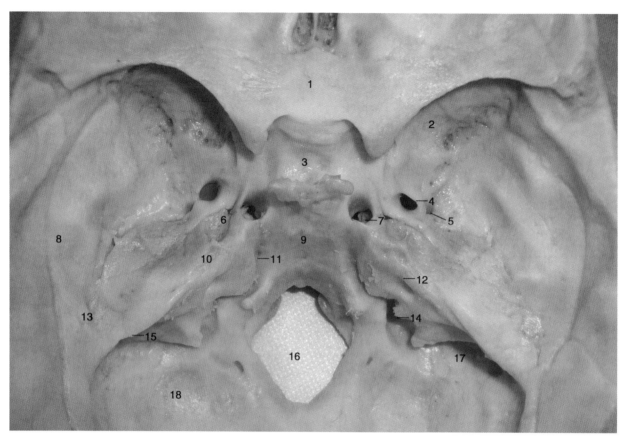

图 4-1 颞骨及其邻近颅底的解剖关系

由蝶骨、颞骨和枕骨组成的颅中窝底和颅后窝底的上面观。颞骨由鳞部、岩部、乳突部、鼓部和茎突部组成。从上方只能看到鳞部、岩部和乳突部。因为茎突部和鼓部位于颞骨的下面，所以在此不能看到。鳞部的上面构成了颅中窝的部分底壁和外侧壁。鳞部的下面构成了容纳下颌骨髁突的下颌窝。颞骨岩部容纳内耳道、听觉前庭迷路、颈动脉管及面神经管。乳突部包括乳突气房和鼓窦。颞骨鳞部向前方与蝶骨大翼结合构成颅中窝底。岩部向内侧与蝶骨体和枕骨斜坡在岩斜裂处相结合，形成颅后窝的前壁。乙状窦沟沿颞骨乳突部的后表面下降，然后向前转向枕骨的上表面进入颈静脉孔。位于颞骨，蝶骨和枕骨三者结合处的破裂孔，通常在颈动脉管的终末部分由软骨封闭。棘孔和卵圆孔位于岩尖前外侧。岩大神经沿着岩蝶结合部的内侧走行

1. 蝶骨平台 planum sphenoidale；2. 蝶骨大翼 greater wing of the sphenoid bone；3. 蝶骨体 sphenoid body；4. 卵圆孔 foramen ovale；5. 棘孔 foramen spinosum；6. 三叉神经压迹 trigeminal impression；7. 破裂孔 foramen lacerum；8. 颞骨鳞部 squamosal part；9. 斜坡 clivus；10. 颞骨岩部 petrous part；11. 岩斜裂 petroclival fissure；12. 内耳道 internal acoustic meatus；13. 颞骨乳突部 mastoid part；14. 颈静脉孔 jugular foramen；15. 岩骨嵴 petrous ridge；16. 枕骨大孔 foramen magnum；17 乙状窦沟 sigmoid sulcus；18. 枕骨 occipital bone

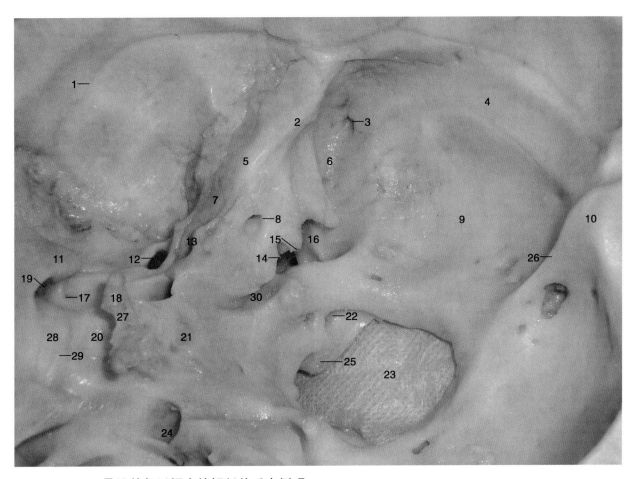

图4-2　颞骨及其邻近颅底的解剖关系内侧观

颞骨的岩部和乳突部向后方与枕骨形成颅后窝前壁的外侧部分。在内侧,颞骨岩部沿着岩斜裂与枕骨斜坡和蝶骨体相连形成颅后窝前壁的内侧部分。颈静脉孔位于岩斜裂下外侧端的枕骨和颞骨之间。颞骨岩部构成颈静脉孔的前缘,枕骨髁部构成其后缘。颈静脉孔分为三部分:位于外侧的乙状部,有乙状窦走行;较小的内侧部(岩部)有岩下窦走行;中间部或颈静脉孔内部走行的有舌咽、迷走和副神经

1. 脑膜中动脉沟 groove for middle meningeal artery;2. 岩骨嵴 petrous ridge;3. 乳突导静脉孔 mastoid emissary vein foramen;4. 横窦沟 transverse sinus sulcus;5. 岩上窦沟 groove for superior petrosal sinus;6. 乙状窦沟 sigmoid sulcus;7. 道上压迹 meatal depression;8. 内耳道 internal acoustic meatus;9. 枕骨鳞部 squamosal part of occipital bone;10. 枕内隆凸 internal occipital protuberance;11. 前床突 anterior clinoid process;12. 卵圆孔 foramen ovale;13. 三叉神经压迹 trigeminal impression;14. 颈静脉孔岩部 petrosal part of jugular foramen;15. 颈静脉孔中间部 intrajugular part of jugular foramen;16. 颈静脉孔乙状部 sigmoid part of jugular foramen;17. 视柱 optic strut;18. 后床突 posterior clinoid process;19. 视神经管 optic canal;20. 垂体窝 pituitary fossa;21. 斜坡 clivus;22. 舌下神经管 hypoglossal canal;23. 枕骨大孔 foramen magnum;24. 颈动脉管 carotid canal;25. 枕髁 occipital condyle;26. 枕内嵴 internal occipital crest;27. 鞍背 dorsum sellae;28. 视交叉沟 chiasmatic sulcus;29. 鞍结节 tuberculum sellae;30. 岩斜裂 petroclival fissure

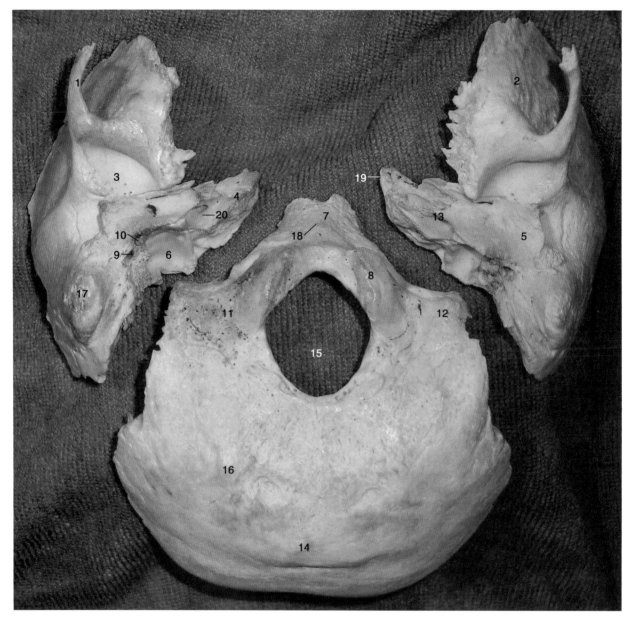

图4-3　颞骨和枕骨的下面观

　　岩尖沿着岩斜裂与枕骨的斜坡部相接。颈静脉孔位于岩斜裂与枕乳缝的下端之间。位于颞骨岩部下表面的颈静脉窝内容纳颈静脉球。茎乳孔位于颈静脉孔的正外侧。颈动脉管外口位于颈静脉孔的前方。通常右侧颈静脉孔较左侧的大。下颌骨髁突所在的下颌窝位于颞骨颧突根部的内侧

　　1. 颞骨颧突 zygomatic process；2. 颞骨鳞部 squamosal part；3. 下颌窝 mandibular fossa(glenoid fossa)；4. 岩尖 petrous apex；5. 颞骨鼓部 tympanic part；6. 颈静脉窝 jugular fossa；7. 枕骨斜坡部 clival part；8. 枕髁 occipital condyle；9. 茎乳孔 stylomastoid foramen；10. 茎突 styloid process；11. 枕骨髁部 condylar part of occipital bone；12. 枕骨颈静脉突 jugular process of the occipital bone；13. 颞骨岩部 petrous part；14. 枕骨 occipital bone；15. 枕骨大孔 foramen magnum；16. 枕骨鳞部 squamosal part of occipital bone；17. 乳突 mastoid process；18. 咽结节 pharyngeal tubercle；19. 岩尖破裂孔部 foramen lacerum component of the petrous apex；20. 颈动脉管 carotid canal

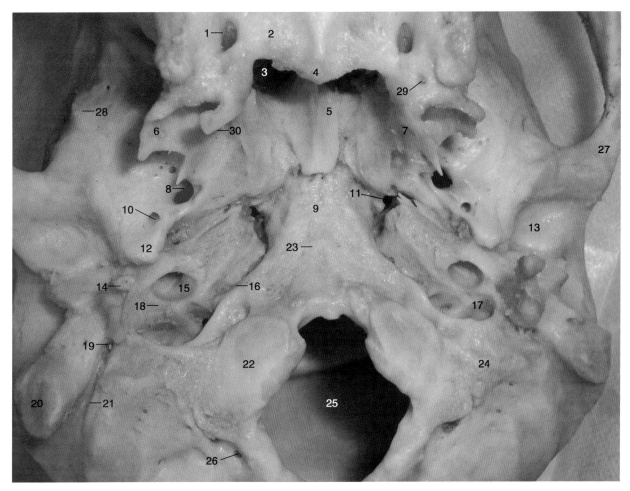

图 4-4　由蝶骨、颞骨及枕骨组成的颅底中后部的下面观

颞骨鳞部构成了颅中窝底的后部和颅中窝的外侧壁及容纳有下颌骨髁突的下颌窝还有颧弓的后部。颞骨鼓部构成了外耳道的前、下壁和部分后壁,鼓室的底和邻近的咽鼓管的骨性部分及下颌窝的后壁。乳突部包括乳突气房和鼓窦。岩部容纳有听觉及前庭迷路、颈动脉管、面神经管和内耳道。颈动脉管外口开口于颈静脉孔的前方。颈静脉球所处的颈静脉窝位于岩部的下表面。茎乳孔开口于二腹肌沟的前缘和茎突之间。茎突在鼓部后方向下突出,有三条茎突肌附着其上

1. 腭大孔 greater palatine foramen;2. 腭骨水平板 horizontal plate of palatine bone;3. 鼻后孔 posterior nasal aperture(choana);4. 鼻后棘 posterior nasal spine;5. 犁骨 vomer;6. 翼突外侧板 lateral pterygoid plate;7. 翼突内侧板 medial pterygoid plate;8. 卵圆孔 foramen ovale;9. 斜坡 clivus;10. 棘孔 foramen spinosum;11. 破裂孔 foramen lacerum;12. 蝶骨棘 spine of sphenoid bone;13. 下颌窝 mandibular fossa(glenoid fossa);14. 茎突 styloid process;15. 颈动脉管 carotid canal;16. 岩斜裂 petroclival fissure;17. 颈静脉窝 jugular fossa;18. 动静脉嵴 jugulocarotid spine;19. 茎乳孔 stylomastoid foramen;20. 乳突 mastoid process;21. 二腹肌沟 digastric groove;22. 枕髁 occipital condyle;23. 咽结节 pharyngeal tubercle;24. 枕骨颈静脉突 jugular process of the occipital bone;25. 枕骨大孔 foramen magnum;26. 髁导静脉孔 condylar emissary vein foramen;27. 颞骨颧突 zygomatic process;28. 颞下嵴 infratemporal crest;29. 腭小孔 lesser palatine foramen;30. 翼突钩 pterygoid hamulus

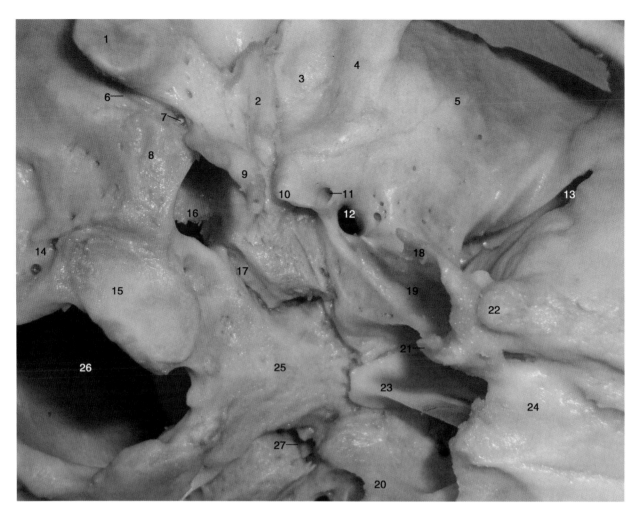

图 4-5　右侧颞骨、蝶骨和枕骨下面的斜位放大观

颞骨的鼓部位于前方的鳞部和后方的岩部和乳突部之间。颞骨岩部楔入蝶骨与枕骨之间。岩尖指向破裂孔并且通过岩斜裂与枕骨斜坡相隔。容纳有颈静脉球的颈静脉窝的顶，位于岩部的下表面。颞下窝的骨性边界前方为上颌骨的后外侧面，前内侧为翼突外板，外侧为下颌支，后方为颞骨的鼓部和茎突。颞下窝的顶前方为蝶骨大翼的颞下面，是卵圆孔和棘孔所在的部位，后方为颞骨鳞部。颞下窝外侧与容纳颞肌的颞窝，二者以蝶骨大翼外侧面的颞下嵴相区分。颞下窝的下方、后内侧面和上外侧面开放，无骨壁围绕

1. 乳突 mastoid process；2. 颞骨鼓部 tympanic part；3. 下颌窝 mandibular fossa（glenoid fossa）；4. 颧骨前结节 anterior zygomatic tubercle；5. 颞下嵴 infratemporal crest；6. 二腹肌沟 digastric groove；7. 茎乳孔 stylomastoid foramen；8. 枕骨颈静脉突 jugular process of the occipital bone；9. 茎突 styloid process；10. 蝶骨棘 spine of sphenoid bone；11. 棘孔 foramen spinosum；12. 卵圆孔 foramen ovale；13. 眶下裂 inferior orbital fissure；14. 枕髁窝 condylar fossa；15. 枕髁 occipital condyle；16. 颈静脉窝 jugular fossa；17. 岩斜裂 petroclival fissure；18. 翼突外侧板 lateral pterygoid plate；19. 舟状窝 scaphoid fossa；20. 翼突内侧板 medial pterygoid plate；21. 翼突钩 pterygoid hamulus；22. 上颌结节 tuberosity of maxilla；23. 犁骨 vomer；24. 腭骨水平板 horizontal plate of palatine bone；25. 斜坡 clivus；26. 枕骨大孔 foramen magnum；27. 破裂孔 foramen lacerum

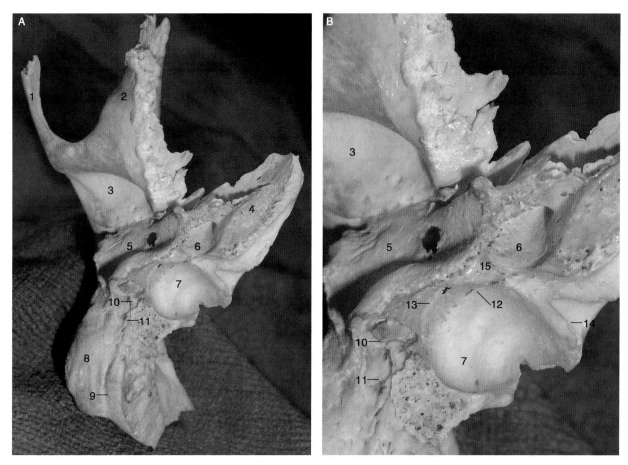

图 4-6 右侧颞骨下面观,其中 A 为整体观,B 为放大观

颞骨鳞部构成了颅中窝的部分底壁和颅中窝的整个外侧壁。同时它也构成了容纳下颌骨髁的下颌窝的顶壁。鼓部构成了外耳道的前、下壁及部分后壁,下颌窝的后壁及部分鼓室的底壁以及咽鼓管的骨性部分。乳突部包含乳突气房和鼓窦。岩部含有听觉和前庭迷路、内耳道、颈动脉管和面神经管。岩部还构成了颈静脉孔的前缘和容纳颈静脉球的颈静脉窝。颈内动脉进入了位于颈静脉窝前方的颈动脉管外口,从位于岩尖的颈动脉管内口穿出,在此处颈内动脉转向上进入海绵窦。颈动脉管位于颈静脉孔的前方。鼓室小管位于颈静脉窝和颈动脉管之间,内有舌咽神经的 Jacobson 支通过,其在小管内走行到达鼓室腔,最终到达颅中窝并变成岩小神经。茎突部突向下方并被包于由鼓部的基底所形成的骨鞘内。茎乳孔位于茎突后方,二腹肌沟的前方附近

1. 颞骨颧突 zygomatic process;2. 颞骨鳞部 squamosal part;3. 下颌窝 mandibular fossa(glenoid fossa);4. 颞骨岩部 petrous part;5. 颞骨鼓部 tympanic part;6. 颈动脉管 carotid canal;7. 颈静脉窝 jugular fossa;8. 乳突 mastoid process;9. 二腹肌沟 digastric groove;10. 茎突 styloid process;11. 茎乳孔 stylomastoid foramen;12. Jacobson 神经管 Jacobson's nerve canal;13. Arnold 神经管 arnold's nerve canal;14. 蜗导水管 cochlear aqueduct canal;15. 动静脉嵴 jugulocarotid spine

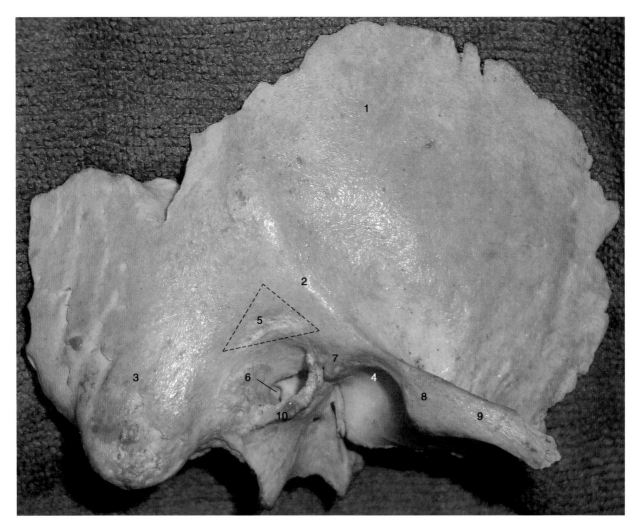

图 4-7 右侧颞骨外侧观

鳞部构成了颅中窝的部分外侧壁和底壁及颧弓的后部,下颌窝的上面。在颧弓水平以上,鳞骨垂直部延伸向上覆盖大脑颞叶。颧突实际上是鳞部的一部分,位于鳞骨的垂直部与水平部的交界处,由外耳道的前方开始向前,其根部起始端膨大,称为颧骨后结节。再向前可见颧弓根逐渐变细形成下颌关节窝,然后再次变厚形成颧骨前结节。最后颧弓逐渐变细变薄,止于颧骨颞突。在外耳道后上方,颧弓向乳突上方延伸,形成乳突上嵴,也称为颞线,代表了颅中窝底水平。乳突上嵴向后上方与颞上线相延续。骨性外耳道的前后壁上半部分亦由鳞骨构成,外耳道后上方可见 Henle 棘。鼓部构成了下颌窝的后壁,外耳道的前壁、下壁及部分后壁,鼓室的底和邻近的咽鼓管的骨性部分。茎突包于由鼓部的基底所形成的骨鞘内,并突向下方,作为三块茎突肌的附着点。乳突部位于外耳道的后部并包含乳突气房以及由气房融合所形成的一个大的腔隙,即鼓窦。迷路后入路、经迷路入路和经耳蜗入路均直接通过乳突部。二腹肌附着于乳突尖内侧的二腹肌沟。蜗窗暴露于鼓室的内侧壁

1. 颞骨鳞部 squamosal part;2. 乳突上嵴 supramastoid crest;3. 乳突部 mastoid part;4. 下颌窝 mandibular fossa(glenoid fossa);5. 筛区(Macewen 三角)cribriform area(Macewen's triangle);6. 蜗窗 cochlear window;7. 颧骨后结节 posterior zygomatic tubercle;8. 颧骨前结节 anterior zygomatic tubercle;9. 颧突 zygomatic process;10. 颞骨鼓部 tympanic part

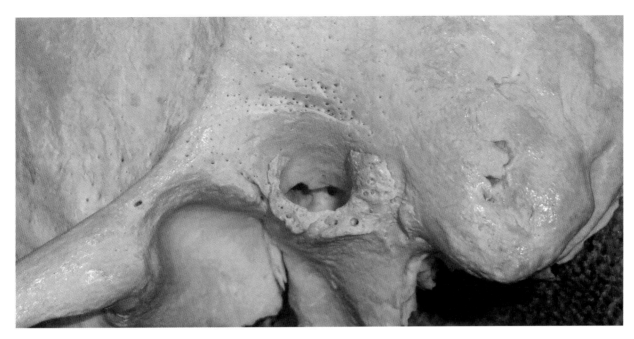

图 4-8　左侧颞骨外侧观

此图可更清晰地显示筛区结构。由于数条小的引流中央气房或鼓窦的导静脉在外耳道后上方穿过乳突皮质,构成了 Macewen 三角内凹陷筛状的结构,故又名筛区。通过骨性外耳道,可看到鼓室内侧面的鼓岬和蜗窗等结构。鼓岬位于鼓室的内侧壁,覆盖于耳蜗基底转、蜗窗和前庭窗的表面。镫骨底板位于前庭窗上。蜗窗由蜗窗膜所封闭

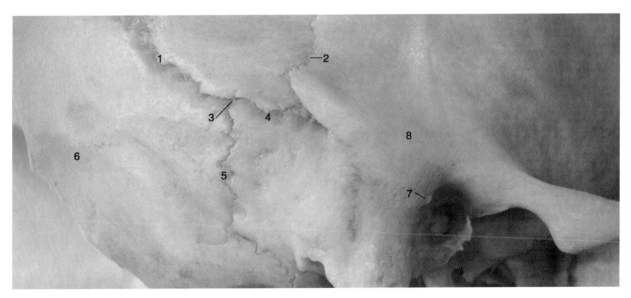

图 4-9　右侧颞骨及周围骨质的外侧观

通过此图,可看到颞骨周围的骨缝关系,在外耳道后上壁可看到较为明显的 Henle 棘。Henle 棘沿着外耳道的后上缘突出,位于浅表,外半规管和鼓室段与乳突段面神经的移行处位于 Henle 棘深部。鼓窦位于 Henle 棘后上方被称为道上三角的浅表凹陷区域的深处

1. 人字缝 lambdoid suture;2. 鳞状缝 squamosal suture;3. 星点 asterion;4. 顶乳缝 parietomastoid suture;5. 枕乳缝 occipitomastoid suture;6. 枕骨鳞部 squamosal part;7. Henle 棘 Henle's spine;8. 乳突上嵴 supramastoid crest

61

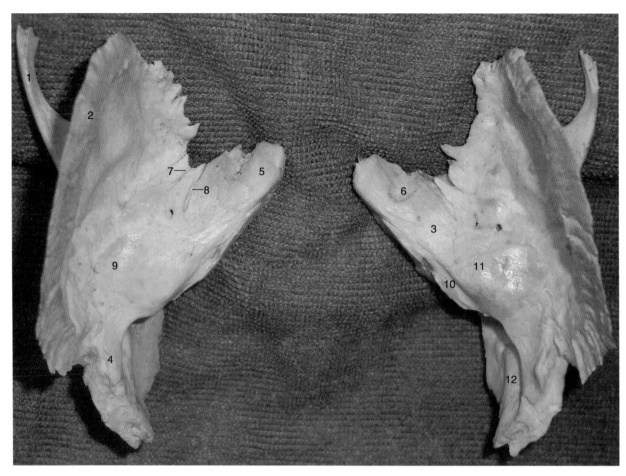

图 4-10　左右两侧颞骨的上面观

颞骨上表面的内侧部分有由三叉神经节及 Meckel 囊所覆盖的三叉神经压迹。其后外侧是覆盖在前半规管表面的弓状隆起。弓状隆起的外侧是鼓室盖。鼓室盖是一薄层骨板,构成了鼓窦、鼓室上隐窝和外耳道的顶壁。在前方靠近岩尖部有两个小孔,内侧者为面神经裂孔,起自面神经膝状神经节的岩大神经由此裂孔穿出,并有脑膜中动脉发出的岩动脉伴行。外侧裂孔较小,有岩小神经和鼓上动脉走行。面神经裂孔前方是颈动脉管和破裂孔。在面神经裂孔外侧平行的骨管为鼓膜张肌半管。颞骨向前与蝶骨,向上与顶骨,向后与枕骨相连接。鳞部的颧突有一前一后两个根,下颌骨髁突位于两根之间的下面

1. 颧突 zygomatic process;2. 颞骨鳞部 squamosal part;3. 颞骨岩部 petrous part;4. 颞骨乳突部 mastoid part;5. 岩尖 petrous apex;6. 三叉神经压迹 trigeminal impression;7. 岩小神经沟 hiatus and groove for lesser petrosal nerve;8. 岩大神经沟 hiatus and groove for greater petrosal nerve;9. 鼓室盖 tegmen;10. 岩骨嵴 petrous ridge;11. 弓状隆起 arcuate eminence;12. 乙状窦沟 sigmoid sulcus

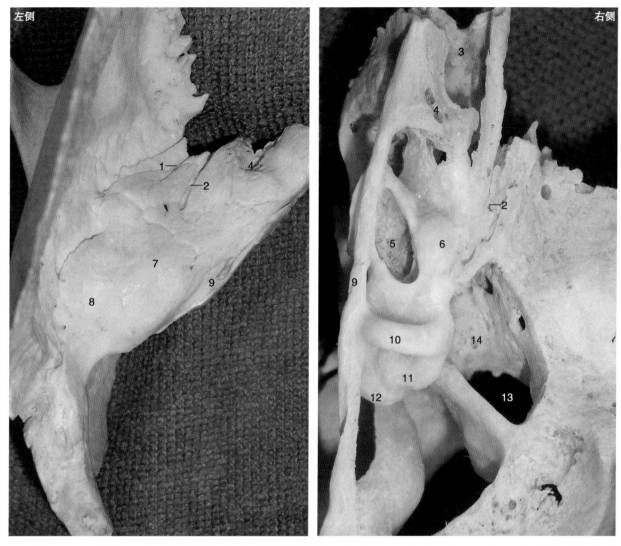

图 4-11 磨除颅中窝底的骨质和气房并暴露骨性的耳蜗囊腔、三个半规管以及内耳道,并与未磨除的完整颞骨标本进行对比。耳蜗位于内耳道底的前内侧。前、外和后半规管位于内耳道底的后外侧。横嵴将内耳道底分为上下两部分。面神经和前庭上神经走行于横嵴上方,蜗神经和前庭下神经走行于其下方

1. 岩小神经沟 hiatus and groove for lesser petrosal nerve;2. 岩大神经沟 hiatus and groove for greater petrosal nerve;3. 颈动脉管 carotid canal;4. 三叉神经压迹 trigeminal impression;5. 内耳道 internal acoustic meatus;6. 耳蜗 cochlea;7. 弓状隆起 arcuate eminence;8. 鼓室盖 tegmen;9. 岩骨嵴 petrous ridge;10. 前半规管 anterior semicircular canal;11. 外半规管 lateral semicircular canal;12. 后半规管 posterior semicircular canal;13. 骨性外耳道 bony part of external auditory canal;14. 颞骨鼓部 tympanic part

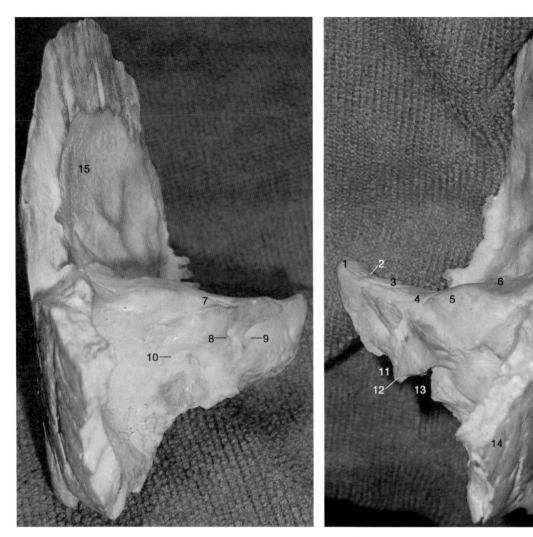

图 4-12 左右两侧颞骨后面观

颞骨鳞部组成颅中窝的外侧壁和部分底壁。乙状窦沟沿着乳突部内侧面下降。内耳门开口于岩部后表面的中央。三叉神经压迹、三叉神经隆起、道上压迹和弓状隆起位于岩部的上表面。弓状下窝位于内耳道的上外侧,有小脑前下动脉发出的弓状下动脉通过,向内直接到达前半规管弓。前庭导水管又称内淋巴导管,开口在弓状下窝的后方,此裂隙样的外口由一个很薄的叶片状骨悬盖,在孔的远端骨表面有一个压迹,内淋巴囊的脑膜段位于此。在内耳道下方有一漏斗状的开口,为蜗导水管,也称外淋巴管。内耳门位于岩骨后面中央,前唇圆钝,后唇锐利。内耳道长度约为 1cm。内淋巴管连接着位于岩部的前庭和位于岩部后表面、内耳道下外侧的内淋巴囊。颈内突分隔了颈静脉孔的岩部和乙状部

1. 岩尖 petrous apex;2. 三叉神经压迹 trigeminal impression;3. 三叉神经隆起 trigeminal prominence;4. 道上压迹 meatal depression;5. 弓状隆起 arcuate eminence;6. 鼓室盖 tegmen;7. 岩骨嵴 petrous ridge;8. 弓状下窝 subarcuate fossa;9. 内耳道 internal acoustic meatus;10. 内淋巴导管 endolymphatic duct;11. 颈静脉孔岩部 petrosal part of jugular foramen;12. 颈静脉孔中间部 intrajugular part of jugular foramen;13. 颈静脉孔乙状部 sigmoid part of jugular foramen;14. 颞骨乳突部 mastoid part;15. 颞骨鳞部 squamosal part

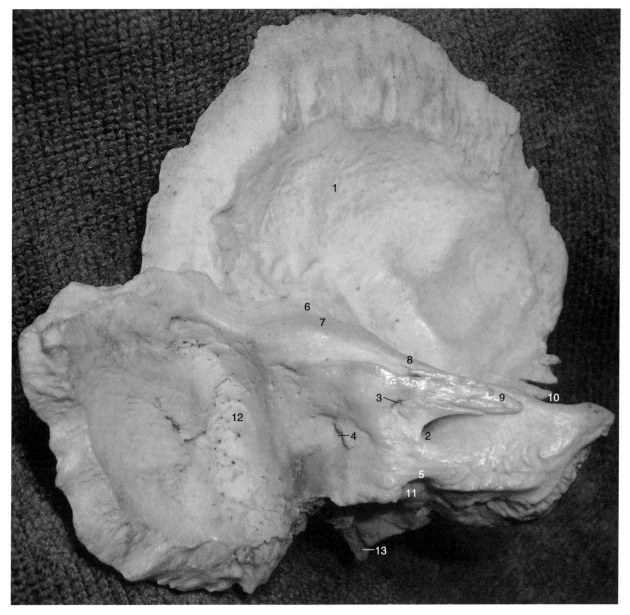

图 4-13　另一左侧颞骨的后斜位观

　　乙状窦沿着乙状窦沟的乳突部后表面下降并沿着岩部的下表面转向上,形成位于颈静脉窝内的颈静脉球。内耳道开口于岩部后表面的中央。三叉神经压迹和弓状隆起位于岩部的上表面。内耳门在道上压迹的下方。道上压迹位于三叉神经隆起的外缘和弓状隆起之间。内淋巴管连接着位于岩部的前庭和位于内耳道后表面下外侧的内淋巴囊。鼓室盖位于弓状隆起的外侧上表面,是一层菲薄的骨质,它构成了外耳道、鼓窦和鼓室的顶壁

　　1. 颞骨鳞部 squamosal part;2. 内耳道 internal acoustic meatus;3. 弓状下窝 subarcuate fossa;4. 内淋巴导管 endolymphatic duct;5. 蜗导水管 cochlear aqueduct canal;6. 鼓室盖 tegmen;7. 弓状隆起 arcuate eminence;8. 道上压迹 meatal depression;9. 三叉神经隆起 trigeminal prominence;10. 三叉神经压迹 trigeminal impression;11. 颈静脉窝 jugular fossa;12. 乙状窦沟 sigmoid sulcus;13. 茎突 styloid process

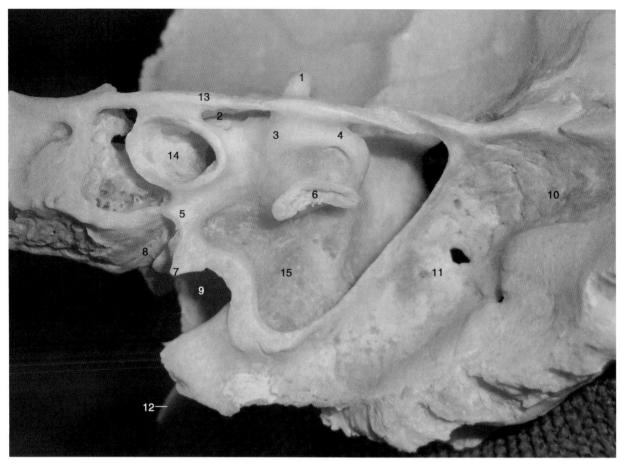

图 4-14　磨除右侧颞骨的后壁,同时保留内耳道、半规管和耳蜗。前半规管向上方突出于颅中窝底的弓状隆起。后半规管被暴露于前半规管的外侧。前半规管的后端与后半规管的上端连接形成总脚,并开口于前庭。已去除岩尖部的乳突气房。耳蜗在内耳道底的前内侧向上突起。去除乙状窦沟内侧的部分乳突气房。保留终止于颈静脉孔岩部的蜗导水管。内淋巴囊位于颞骨后壁上、外半规管的下方。颞骨和枕骨的颈静脉突将颈静脉孔分为岩部和乙状部。舌咽、迷走和副神经通过位于颈静脉孔岩部和乙状部之间的颈静脉孔中间部出颅

1. 前半规管 anterior semicircular canal;2. 耳蜗 cochlea;3. 总脚 common crus;4. 后半规管 posterior semicircular canal;5. 蜗导水管 cochlear aqueduct canal;6. 内淋巴导管 endolymphatic duct;7. 颞骨颈内突 intrajugular processes of temporal bone;8. 颈静脉孔岩部 petrosal part of jugular foramen;9. 颈静脉孔乙状部 sigmoid part of jugular foramen;10. 横窦沟 transverse sinus sulcus;11. 乙状窦沟 sigmoid sulcus;12. 茎突 styloid process;13. 岩骨嵴 petrous ridge;14. 内耳道 internal acoustic meatus;15. 乳突气房 mastoid air cells

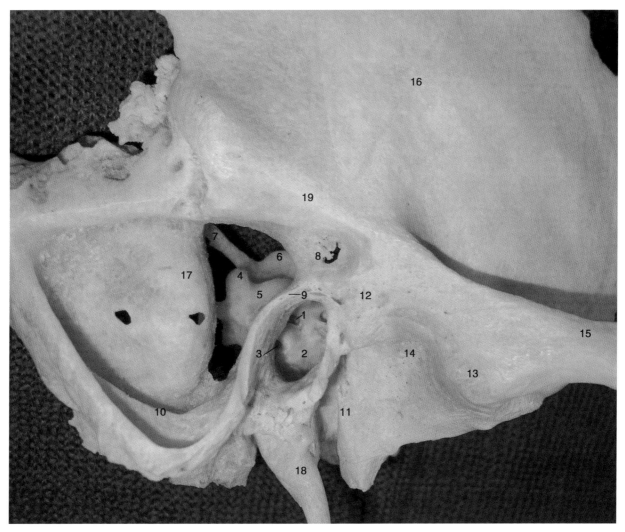

图 4-15　磨除右侧颞骨的外侧壁,同时保留外耳道、半规管和耳蜗以及颅中窝、乙状窦和颅后窝表面的薄层骨板。可见位于骨性外耳道后上部的 Henle 棘大致与深部的面神经鼓室段和外半规管的位置相对应,鼓窦位于 Henle 棘后面,外耳道的后上壁与颅中窝底之间的凹陷深部。经过骨性外耳道,可见其深部的鼓室内侧壁表面的蜗窗、前庭窗和鼓岬结构。通过乳突切除术,磨除了乳突气房并暴露了 Trautman 三角后,轮廓化三个半规管,比较其与浅表骨性结构之间的位置关系

1. 前庭窗 vestibular window;2. 鼓岬 promontory;3. 蜗窗 cochlear window;4. 后半规管 posterior semicircular canal;5. 外半规管 lateral semicircular canal;6. 前半规管 anterior semicircular canal;7. 岩骨嵴 petrous ridge;8. 颅中窝脑板 middle fossa plate;9. Henle 棘 Henle spine;10. 二腹肌嵴 digastric ridge;11. 颞骨鼓部 tympanic part;12. 颧骨后结节 posterior zygomatic tubercle;13. 颧骨前结节 anterior zygomatic tubercle;14. 下颌窝 mandibular fossa(glenoid fossa);15. 颧突 zygomatic process;16. 颞骨鳞部 squamosal part;17. 乙状窦骨板 sigmoid sinus plate;18. 茎突 styloid process;19. 乳突上嵴 supramastoid crest

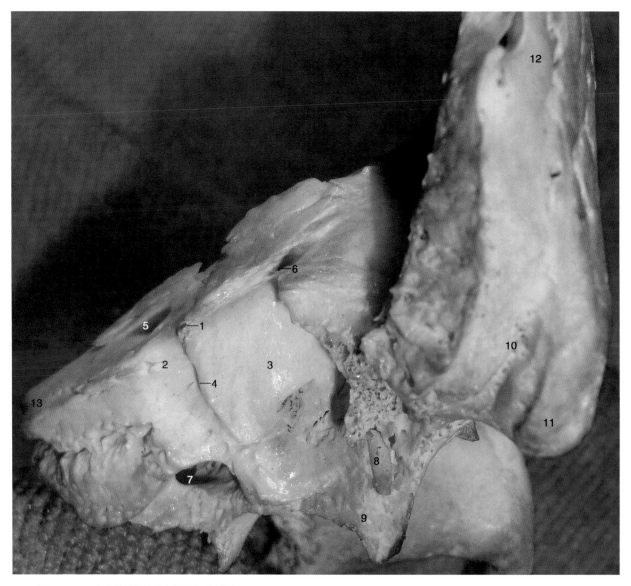

图 4-16　右侧颞骨下表面的后面观

　　容纳有颈静脉球的颈静脉窝位于颞骨岩部的下外侧。颈内嵴沿着颈静脉窝的内侧部向前延伸分隔颈静脉孔的岩部和乙状部。颈动脉管开口于颞骨下表面,其在颞骨内直接向上走行,而后向内侧到达岩尖。位于二腹肌沟前缘的茎乳孔隐藏在乳突尖内侧。茎突突向下方并且包于由颞骨鼓部的后缘沿着茎突的前缘所形成的骨鞘内

　　1. 颞骨颈内突 intrajugular processes of the temporal bone;2. 颈静脉孔岩部 petrosal part of jugular foramen;3. 颈静脉孔乙状部 sigmoid part of jugular foramen;4. 颈内嵴 intrajugular ridge;5. 内耳道 internal acoustic meatus;6. 内淋巴导管 endolymphatic duct;7. 颈动脉管 carotid canal;8. 茎突 styloid process;9. 颞骨鼓部 tympanic part;10. 二腹肌沟 digastric groove;11. 乳突尖 mastoid tip;12. 颞骨鳞部 squamosal part;13. 岩尖 petrous apex

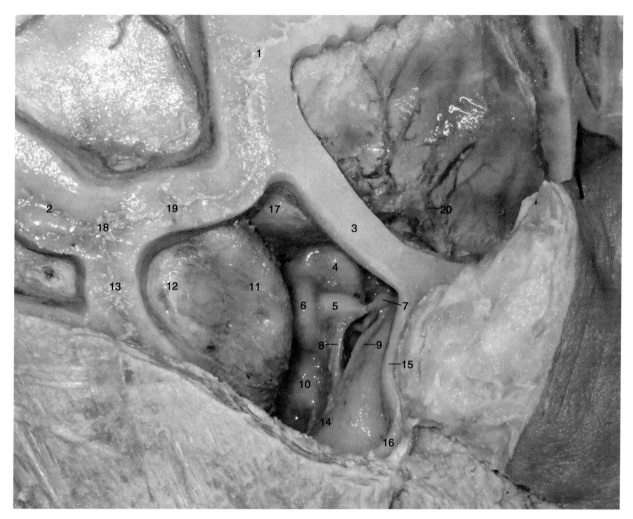

图 4-17 已暴露幕上下区域硬膜外结构,同时保留骨缝

星点位于人字缝、枕乳缝和顶乳缝三缝交界处,通常位于横窦和乙状窦交界处的下部。乳突上嵴位于颅中窝底水平,乳突上嵴与鳞状缝的交界位于岩骨嵴的外侧端。顶乳缝与鳞状缝的汇合点位于岩骨嵴外侧端下方数毫米处,乙状窦和横窦交界区的前缘位于鳞状缝与顶乳缝的交界点。颞上线向下方延续为乳突上嵴。在乳突上嵴上方水平通常存在脑膜中动脉的后支。以上所述的颞骨表面解剖标志对于术中判断骨质下方结构起到很好的定位作用

1. 鳞状缝 squamosal suture;2. 人字缝 lambdoid suture;3. 乳突上嵴 supramastoid crest;4. 前半规管 anterior semicircular canal;5. 外半规管 lateral semicircular canal;6. 后半规管 posterior semicircular canal;7. 砧骨 incus;8. 面神经(乳突段)facial nerve(mastoid segment);9. 鼓索 chorda tympani;10. 颈静脉球 jugular bulb;11. 乙状窦 sigmoid sinus;12. 颅后窝硬膜 dura mater of posterior cranial fossa;13. 枕乳缝 occipitomastoid suture;14. 二腹肌嵴 digastric ridge;15. 外耳道后壁 posterior wall of external auditory canal;16. 乳突尖 mastoid tip;17. 颅中窝硬膜 dura mater of middle cranial fossa;18. 星点 asterion;19. 顶乳缝 parietomastoid suture;20. 脑膜中动脉后支 posterior branch of middle meningeal artery

第五章　颅中窝解剖

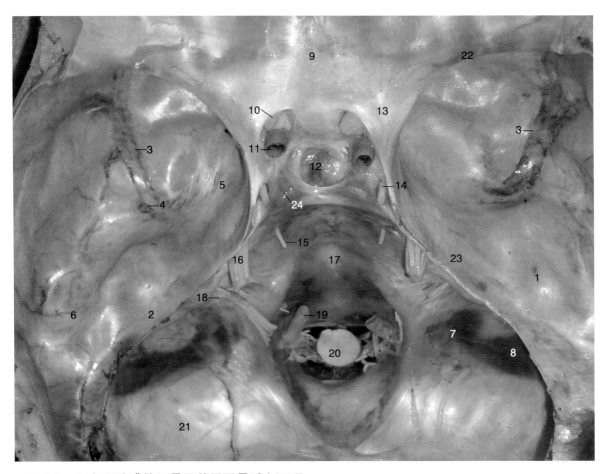

图 5-1　保留硬脑膜的颞骨及其周围骨质上面观

透过颅底硬脑膜,可看到部分颅底结构以及走行于硬膜中的静脉窦。蝶骨嵴和岩骨嵴将颅底分为三部分,即颅前窝,颅中窝和颅后窝。在这一章节中,我们将详细讨论颅中窝的相关结构以及与邻近的海绵窦之间的关系

1. 弓状隆起 arcuate eminence;2. 岩上窦 superior petrosal sinus;3. 脑膜中动脉 middle meningeal artery;4. 棘孔 foramen spinosum;5. 海绵窦外侧壁 lateral wall of cavernous sinus;6. 鼓室盖 tegmen;7. 颈静脉孔 jugular foramen;8. 乙状窦 sigmoid sinus;9. 蝶骨平台 planum sphenoidale;10. 视神经 optic nerve;11. 颈内动脉颅内段(床突上段) intracranial(supraclinoid) portion of internal carotid artery;12. 垂体 pituitary gland;13. 前床突 anterior clinoid process;14. 动眼神经 oculomotor nerve;15. 展神经 abducent nerve;16. 三叉神经 trigeminal nerve(cranial nerve Ⅴ,CNⅤ);17. 斜坡 clivus;18. 面听束 acousticfacial bundle;19. 椎动脉 vertebral artery;20. 延髓 medulla oblongata;21. 颅后窝硬膜 dura mater of posterior cranial fossa;22. 蝶骨嵴 sphenoid ridge;23. 岩骨嵴 petrous ridge;24. 后床突 posterior clinoid process

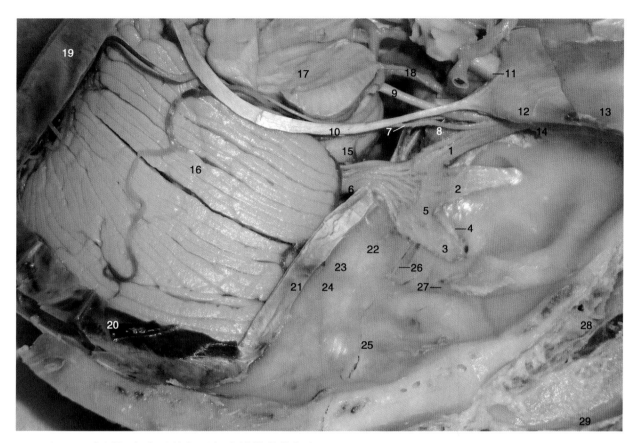

图 5-2　右侧颅中窝及其邻近颅内结构整体解剖观

此为颞骨的颅中窝面。掀开颅中窝底的硬膜。除了连接于岩骨嵴和岩上窦之外的小脑幕均已去除，同时保留小脑幕缘，作为小脑幕的界限。三叉神经丛和三叉神经半月节位于岩部三叉神经节表面。在三叉神经压迹的后缘，颅中窝底，紧邻岩骨嵴向上突出形成三叉神经隆起。颅中窝底的后部，在三叉神经隆起和弓状隆起之间形成另一压迹。这个位于三叉神经隆起和弓状隆起之间的压迹，称为道上压迹，它构成了内耳道顶壁的绝大部分。位于弓状隆起外侧区域的骨质，称为鼓室盖，通常像纸一样菲薄。鼓室盖构成了外耳道顶壁、鼓室、鼓窦和乳突气房的一部分。岩大神经直接暴露于颅中窝底的硬膜下方。岩骨段颈内动脉的终末部分也暴露于硬膜下方并且位于岩大神经下方的发生率大约占所有颞骨标本的 15%。岩骨段颈内动脉在通常情况下全程均有骨质覆盖直至到达三叉神经第三支的后缘为止。颞骨的上表面与前方的海绵窦，后方位于颅后窝的小脑岩面和颞骨后表面关系密切。从此标本中可见颧弓位于颅中窝底水平

1. 眼神经(三叉神经第 1 支)ophthalmic nerve(Ⅴ1)；2. 上颌神经(三叉神经第 2 支)maxillary nerve(Ⅴ2)；3. 下颌神经(三叉神经第 3 支)mandibular nerve(Ⅴ3)；4. 三叉神经运动根 CN Ⅴ motor root；5. 三叉神经节 trigeminal ganglion；6. 三叉神经后根 CN Ⅴ posterior root；7. 滑车神经 trochlear nerve；8. 颈内动脉海绵窦段 cavernous portion of internal carotid artery；9. 动眼神经 oculomotor nerve；10. 小脑幕缘 tentorial edge；11. 视神经 optic nerve；12. 前床突 anterior clinoid process；13. 蝶骨嵴 sphenoid ridge；14. 眶上裂 superior orbital fissure；15. 脑桥 pons；16. 小脑 cerebellum；17. 中脑 midbrain；18. 后交通动脉 posterior communicating artery；19. 直窦 straight sinus；20. 横窦 transverse sinus；21. 岩上窦 superior petrosal sinus；22. 三叉神经隆起 trigeminal prominence；23. 道上压迹 meatal depression；24. 弓状隆起 arcuate eminence；25. 鼓室盖 tegmen；26. 岩大神经 greater petrosal nerve；27. 棘孔 foramen spinosum；28. 颞肌 temporalis muscle；29. 颧弓 zygomatic arch

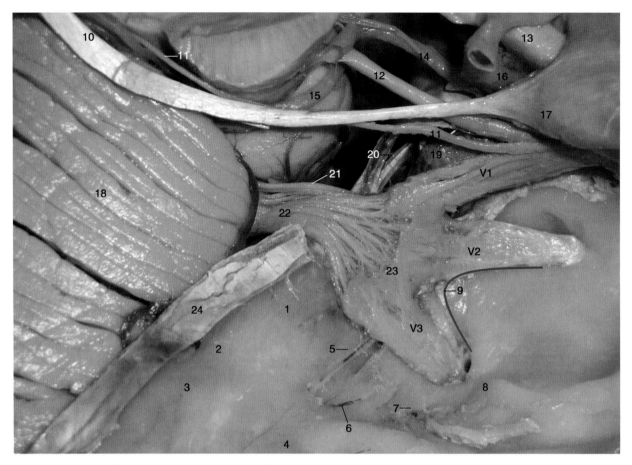

图 5-3　右侧颅中窝及其邻近颅内结构放大观

此为颞骨的颅中窝面。掀开颅中窝底的硬膜,将除了连接于岩骨嵴和岩上窦之外的小脑幕均予以去除。蝶岩韧带(Gruber 韧带)构成了 Dorello 管的顶壁。展神经穿过 Dorello 管并走行于三叉神经第一支的内侧。三叉神经半月节位于颞骨岩部的三叉神经压迹表面。岩大神经直接暴露于颅中窝底的硬膜下方。岩小神经位于岩大神经的外侧。岩骨段颈内动脉的终末部分也暴露于硬膜下方并且位于岩大神经下方的发生率大约占所有颞骨标本的 15%。岩骨段颈内动脉在通常情况下全程均有骨质覆盖直至到达三叉神经第三支的后缘为止。75% 的岩小神经部分行程直接暴露于颅中窝底,有 25% 完全被骨质覆盖。岩大神经的长轴与岩小神经的长轴之间夹角平均为 11.6°,外侧袢为三叉神经第 2 支和第 3 支之间所形成的夹角,而其外侧有中颅底所形成的骨性突起,即颞下中嵴,为颅中窝手术入路中辨认外侧袢的重要标志

1. 三叉神经隆起 trigeminal prominence;2. 道上压迹 meatal depression;3. 弓状隆起 arcuate eminence;4. 鼓室盖 tegmen;5. 岩大神经 greater petrosal nerve;6. 岩小神经 lesser petrosal nerve;7. 棘孔 foramen spinosum;8. 颞下中嵴 mid-subtemporal ridge;9. 外侧袢 lateral loop;10. 小脑幕缘 tentorial edge;11. 滑车神经 trochlear nerve;12. 动眼神经 oculomotor nerve;13. 视神经 optic nerve;14. 后交通动脉 posterior communicating artery;15. 小脑上动脉 superior cerebellar artery;16. 颈内动脉床突上段 supraclinoid portion of internal carotid artery;17. 前床突 anterior clinoid process;18. 小脑 cerebellum;19. 颈内动脉海绵窦段 cavernous portion of internal carotid artery;20. Gruber 韧带 Gruber's ligament;21. 三叉神经运动根 CN Ⅴ motor root;22. 三叉神经后根 CN Ⅴ posterior root;23. 三叉神经节 trigeminal ganglion;24. 岩上窦 superior petrosal sinus

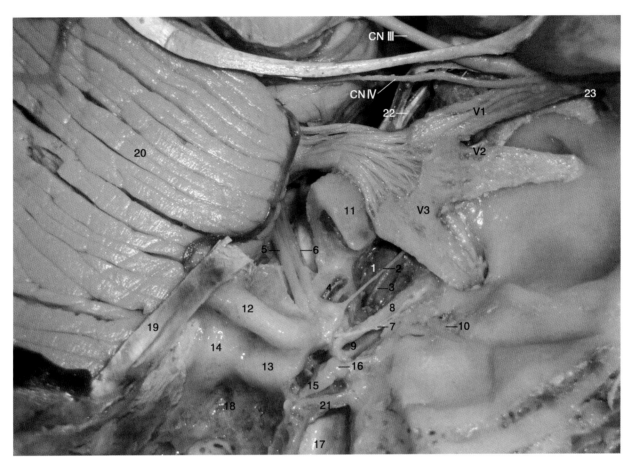

图 5-4　内耳道上方骨质已经磨除

打开附着在内耳道内的硬膜以确认面神经、前庭蜗神经和中间神经。打开鼓室盖，并去除乳突气房来暴露半规管。打开鼓室上方的鼓室盖，暴露位于鼓室上隐窝内的砧骨体和锤骨头。去除外耳道的顶壁并暴露出面神经的 4 个节段。脑池段起始于脑干，终于内耳门。内耳道段从内耳门开始一直延伸至内耳道底。迷路段很短，始于内耳道底，终于膝状神经节。鼓室段向外侧走行，始于膝状神经节，并位于外半规管的下方。鼓膜将外耳道与鼓室分隔开来。内耳道位于道上压迹的下方。以往颅中窝入路暴露内耳道是从岩大神经、膝状神经节的上方以及面神经迷路段的远端开始磨除的，磨除的方向是从内耳道底的近端向内耳门方向。而如今则改为从内耳门上方水平的岩骨嵴开始磨除，由于内耳道在这个区域内是最宽、最容易识别的，从内耳门上方直接从内耳道底的远端向其近端和面神经迷路段方向磨除骨质。内耳道的前壁通常位于三叉神经跨过岩骨嵴的位置外侧 6 ~ 9mm 处。另一个过去常常用于辨别内耳门大致位置的方法是测量弓状隆起或前半规管和岩大神经之间的夹角。在平分那一夹角并跨过岩尖的一条直线上开始磨除。半规管是构成弓状隆起的基础，尽管如此，正如这里所见到的，前半规管可能并不正好位于弓状隆起最突出的部分下方。在一些标本中，它可能和颅中窝底之间有几毫米厚的乳突气房相隔。正如图中标本所显示的，前半规管位于弓状隆起的稍内侧，这种情况比起直接位于弓状隆起最突出部分的正下方或偏外侧来讲更为常见

1. 岩骨段颈内动脉 petrous carotid artery；2. 岩大神经 greater petrosal nerve；3. 岩深神经 deep petrosal nerve；4. 耳蜗 cochlea；5. 前庭上神经 superior vestibular nerve；6. 面神经 facial nerve；7. 岩小神经 lesser petrosal nerve；8. 鼓膜张肌 tensor tympani；9. 咽鼓管 eustachian tube；10. 棘孔 foramen spinosum；11. 岩尖 petrous apex；12. 前半规管 anterior semicircular canal；13. 外半规管 lateral semicircular canal；14. 后半规管 posterior semicircular canal；15. 砧骨 incus；16. 锤骨头 head of the malleus；17. 外耳道 external acoustic meatus；18. 鼓窦 mastoid antrum；19. 岩上窦 superior petrosal sinus；20. 小脑 cerebellum；21. 鼓膜 tympanic membrane；22. Gruber 韧带（蝶岩韧带）Gruber's ligament；23. 眶上裂 superior orbital fissure

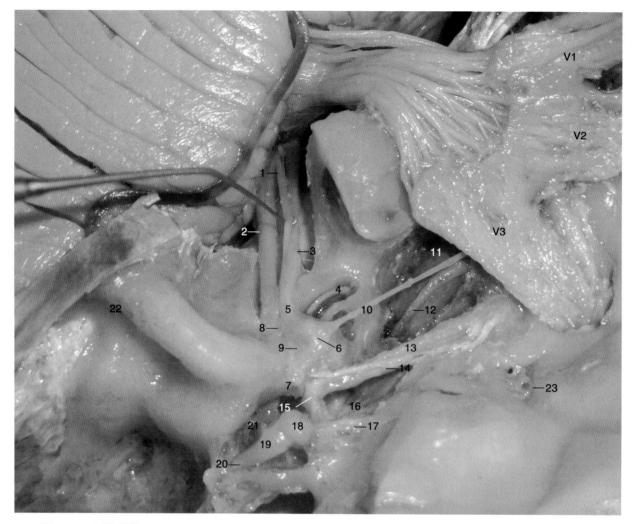

图 5-5 内耳道放大观

牵拉位于面神经内耳道段与前庭上神经之间的中间神经。中间神经走行在前庭蜗神经的腹侧面,并在脑池或内耳道内融入面神经,其由多达4种纤维成分所构成。前庭上神经和面神经走在横嵴上方,蜗神经走行在位于横嵴下方内耳道的前下象限内。前庭下神经隐藏在前庭上神经的下方。半规管的壶腹端受前庭神经支配。前庭上神经支配上、外半规管前端壶腹。前庭下神经支配后半规管的下端壶腹。没有壶腹的前半规管的后端和后半规管的上端连接在一起,形成单一共同通道,即总脚。总脚开口于前庭。去除外耳道的顶壁并暴露出面神经的4个段。脑池段起始于脑干,终于内耳门。内耳道段从内耳门开始一直延伸至内耳道底。迷路段很短,始于内耳道底,终于膝状神经节。岩大神经为面神经迷路段与面神经鼓室段的分界点。膝状切迹(Fukushima 嵴)为面神经迷路段与鼓室段之间的骨性切迹。鼓室段向外侧走行,始于膝状神经节并位于外半规管的下方

1. 中间神经 nervus intermedius;2. 前庭上神经 superior vestibular nerve;3. 面神经内耳道段 meatal segment of facial nerve;4. 耳蜗 cochlea;5. 面神经迷路段 labyrinthine segment of facial nerve;6. 膝状神经节 geniculate ganglion;7. 面神经鼓室段 tympanic segment of facial nerve;8. 垂直嵴(Bill 嵴)vertical crest(Bill's bar);9. 膝状切迹(Fukushima 嵴)geniculate notch(Fukushima's bar);10. 岩大神经 greater petrosal nerve;11. 岩骨段颈内动脉 petrous carotid artery;12. 岩深神经 deep petrosal nerve;13. 鼓膜张肌 tensor tympani;14. 岩小神经 lesser petrosal nerve;15. 匙突 cochleariform process;16. 咽鼓管 eustachian tube;17. 鼓索 chorda tympani;18. 锤骨头 head of malleus;19. 砧骨体 body of incus;20. 砧骨短脚 short process of incus;21. 鼓室 tympanic cavity;22. 总脚 common crus;23. 棘孔 foramen spinosum

74

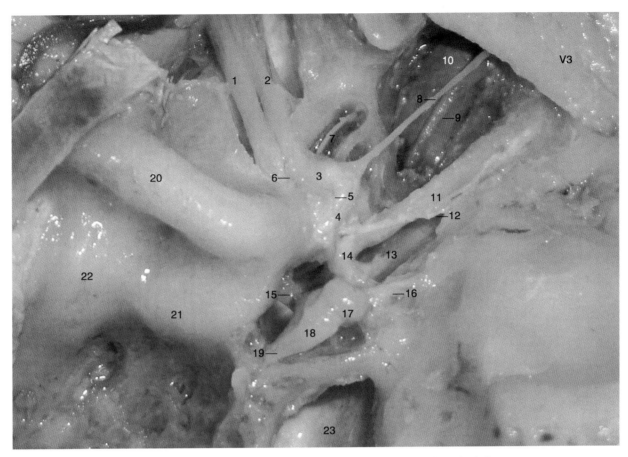

图 5-6 迷路与鼓室的连接处,以及与内、外耳道和咽鼓管毗邻关系的上方放大观

岩大神经周围多余的骨质已经去除,暴露出鼓膜张肌和咽鼓管,二者之间相互分隔,并与颈内动脉岩段终末部分通过一层菲薄骨质相分隔,耳蜗暴露于面神经迷路段和岩大神经的夹角中。鼓膜张肌是一块修长的肌肉,受三叉神经支配,此肌在匙突急转弯,并在此处发出一狭长的肌腱,它的肌腱急转向外,绕过匙突而附着于锤骨颈内侧面。从上方观察颞骨时,其构造似大写字母Y,Y下方的单肢即外耳道。上方的两肢分别是后方的内耳道和前方的咽鼓管。缠绕于内耳道基底部和鼓室腔的迷路,位于Y三肢的结合处。垂直嵴(Bill嵴)在内耳道底分隔前庭上区和面神经管。前庭下神经位于横嵴下方,内耳道的后下象限,并隐藏于前庭上神经之下。蜗神经位于横嵴下方,内耳道的前下象限。前庭上神经支配上、外半规管的壶腹。这两个壶腹位于邻近内耳道底,半规管的前端。前庭下神经支配后半规管的壶腹,此壶腹位于后半规管的下端。砧骨体和砧骨短脚暴露于后方,并与锤骨形成关节。鼓膜张肌通过一层菲薄骨板与咽鼓管顶壁、颈动脉管以及颅中窝底相隔。鼓索于锤骨柄上部通过鼓膜内侧面

1. 前庭上神经 superior vestibular nerve;2. 面神经内耳道段 meatal segment of the facial nerve;3. 面神经迷路段 labyrinthine segment of facial nerve;4. 面神经鼓室段 tympanic segment of facial nerve;5. 膝状切迹(Fukushima 嵴)geniculate notch(Fukushima's bar);6. 垂直嵴(Bill 嵴)vertical crest(Bill's bar);7. 耳蜗 cochlea;8. 岩大神经 greater petrosal nerve;9. 岩深神经 deep petrosal nerve;10. 岩骨段颈内动脉 petrous carotid artery;11. 鼓膜张肌 tensor tympani;12. 岩小神经 lesser petrosal nerve;13. 咽鼓管 eustachian tube;14. 匙突 cochleariform process;15. 砧镫关节 incudostapedial joint;16. 鼓索 chorda tympani;17. 锤骨头 head of malleus;18. 砧骨体 body of incus;19. 砧骨短脚 short process of incus;20. 前半规管 anterior semicircular canal;21. 外半规管 lateral semicircular canal;22. 后半规管 posterior semicircular canal;23. 外耳道 external acoustic meatus

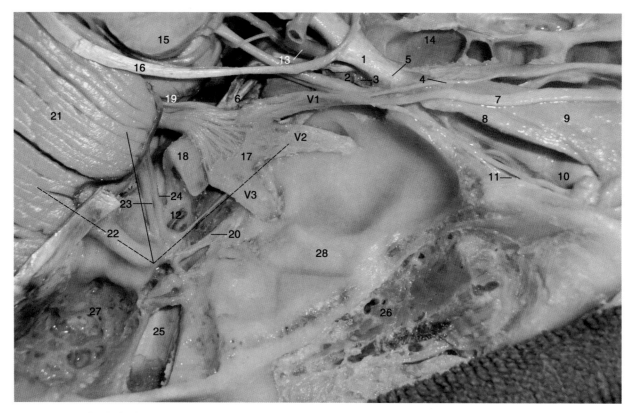

图 5-7　颅中窝底上外侧观,打开眶上壁,磨除前床突,显露眶尖及部分眶内容物

颅中窝底向前方与眶部相邻,外侧与颞窝相邻,内侧与海绵窦相邻,后方与小脑及脑干相邻,故需要很好地理解颅中窝与周围结构的相互联系。磨除前床突可暴露海绵窦的床突三角,显露其中的颈内动脉床突段。去除眶与视神经管的顶壁,打开眶骨膜,暴露其中的滑车神经、额神经和泪腺神经,这些结构均走行于眶骨膜下方的眶脂体内。视柱将视神经管和眶上裂分隔开,此时已部分磨除。三叉神经第 1 支眼神经分为泪腺神经、额神经和鼻睫神经。额神经穿过眶上裂,泪腺神经通过外直肌的上方,支配泪腺。滑车神经在上睑提肌的上方向内走行,到达并支配上斜肌。鼻睫神经经上直肌与视神经之间到达眶内侧部。总腱环位于眶尖部,由眶外肌的起始腱共同形成,其周边附着于视神经管的内侧及上下缘。额神经、泪腺神经、滑车神经和眼上静脉不穿过总腱环,而动眼神经、鼻睫神经、颈内动脉交感神经丛、视神经、展神经、眼动脉和眼下静脉则穿过总腱环入眶。内耳道大致位于前半规管与岩大神经所成夹角的平分线上,安全的磨除方法是由内耳道口平面开始,先磨除内侧骨质

1. 视神经 optic nerve；2. 颈内动脉床突段 clinoid portion of internal carotid artery；3. 视柱 optic strut；4. 滑车神经 trochlear nerve；5. 总腱环 common tendinous ring；6. Gruber 韧带 Gruber's ligament；7. 额神经 frontal nerve；8. 上直肌 superior rectus muscle；9. 上睑提肌 levator palpebrae superioris；10. 眼球 globe；11. 泪腺神经 lacrimal nerve；12. 耳蜗 cochlea；13. 颈内动脉床突上段 supraclinoid portion of internal carotid artery；14. 筛窦 ethmoidal sinus；15. 中脑 midbrain；16. 小脑幕缘 tentorial edge；17. 三叉神经节 trigeminal ganglion；18. 岩尖 petrous apex；19. 脑桥 pons；20. 鼓膜张肌 tensor tympani；21. 小脑 cerebellum；22. 半规管 semicircular canals；23. 前庭上神经 superior vestibular nerve；24. 面神经内耳道段 meatal segment of the facial nerve；25. 外耳道 external acoustic meatus；26. 颞肌 temporalis muscle；27. 乳突气房 mastoid air cells；28. 颅中窝底 floor of middle fossa

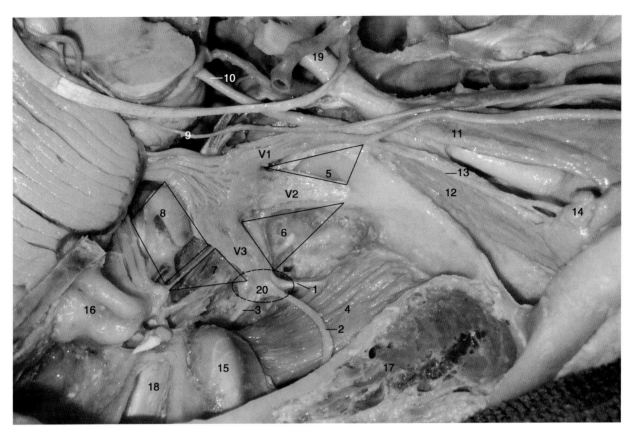

图5-8　颅中窝底上外侧观,已去除眶上壁、眶外侧壁和颅中窝底,暴露位于其下方的颞下窝内结构

去除眶外侧壁,可暴露内侧的外直肌。磨除颅中窝底,暴露颞下窝内的部分结构,翼外肌位于外侧,后方为下颌骨髁突,在翼外肌表面走行有三叉神经第3支下颌神经所发出的咬肌神经。下颌神经为三叉神经最大的一个分支,经卵圆孔出颅入颞下窝,行于翼外肌和腭帆张肌之间,分为较小的前干和粗大的后干。前干发出颞深神经、咬肌神经、翼外神经和颊神经。后干主要分支有舌神经、下牙槽神经和耳颞神经。此外,下颌神经在分出前、后干之前还发出脑膜支,即棘孔神经,又称回返支,以及翼内神经,后者穿经耳神经节,达翼内肌、鼓膜张肌和腭帆张肌。翼外神经较短,有数个小分支,于翼外肌内侧入翼外肌。耳颞神经以多支起自后干,包绕脑膜中动脉向后,经下颌颈的后方勾绕浅出于下颌颈的表面与面神经交通,其腮腺支支配腮腺分泌。颅中窝三角包括:前内侧、前外侧、后外侧和后内侧三角。切除前内侧三角可暴露蝶窦,切除前外侧三角可暴露翼管神经和蝶窦的外侧翼。后外侧三角又称Glasscock三角,内含脑膜中动脉,于三角内打开颅中窝底,即可显露颞下窝。磨去后内侧三角(Kawase三角),可暴露斜坡侧壁及岩下窦。在此三角内切除颞骨的入路即为岩前切除术

1. 翼外神经 lateral pterygoid nerve;2. 咬肌神经 masseteric nerve;3. 耳颞神经 auriculotemporal nerve;4. 翼外肌上头 upper head of lateral pterygoid muscle;5. 前内侧三角 anteromedial middle fossa triangle;6. 前外侧三角 anterolateral middle fossa triangle;7. 后外侧三角 posterolateral middle fossa triangle(Glasscock's triangle);8. 后内侧三角 posteromedial middle fossa triangle(Kawase's triangle);9. 滑车神经 trochlear nerve;10. 动眼神经 oculomotor nerve;11. 上直肌 superior rectus muscle;12. 外直肌 lateral rectus muscle;13. 泪腺神经 lacrimal nerve;14. 泪腺 lacrimal gland;15. 髁突 condylar process;16. 半规管 semicircular canals;17. 颞肌 temporalis muscle;18. 外耳道 external acoustic meatus;19. 视神经 optic nerve;20. 卵圆孔 foramen oval

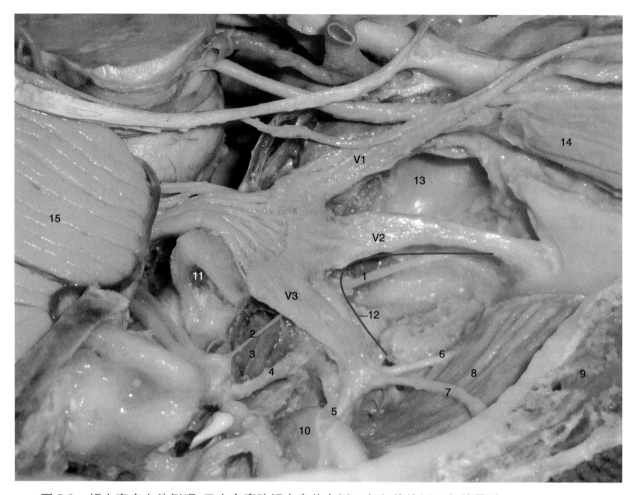

图 5-9 颅中窝底上外侧观,已完全磨除颅中窝前内侧三角和前外侧三角的骨质

颅中窝前内侧三角位于眼神经下缘与上颌神经上缘之间。第三边由眼神经进入眶上裂处与上颌神经经卵圆孔出颅点的连线构成。切除此三角内的骨质可进入蝶窦。颅中窝前外侧三角由上颌神经的下缘、下颌神经以及卵圆孔和圆孔之间的连线构成。去除此三角内的骨质可暴露蝶窦外侧翼以及位于蝶窦底壁的翼管神经。上颌神经与下颌神经之间所形成的夹角又称外侧袢,为耳前经颞硬膜外入路中到达颞下窝的重要标志,通过广泛地磨除此夹角内的骨质,可显露出其深部的翼管神经,为到达存在于颞下窝前部和中部的病变提供了一条路径。由颈动脉交感神经丛所构成的岩深神经向前汇入岩大神经,构成翼管神经,翼管神经于蝶窦底壁向前走行,向前进入翼腭窝,汇入翼腭神经节。翼管神经常与翼管动脉伴行

1. 翼管神经 vidian nerve;2. 岩大神经 greater petrosal nerve;3. 岩深神经 deep petrosal nerve;4 鼓膜张肌 tensor tympani;5. 耳颞神经 auriculotemporal nerve;6. 翼外神经 lateral pterygoid nerve;7. 咬肌神经 masseteric nerve;8. 翼外肌上头 upper head of lateral pterygoid muscle;9. 颞肌 temporalis muscle;10. 髁突 condylar process;11. 岩尖 petrous apex;12. 外侧袢 lateral loop;13. 蝶窦 sphenoid sinus;14. 外直肌 lateral rectus muscle;15. 小脑 cerebellum

78

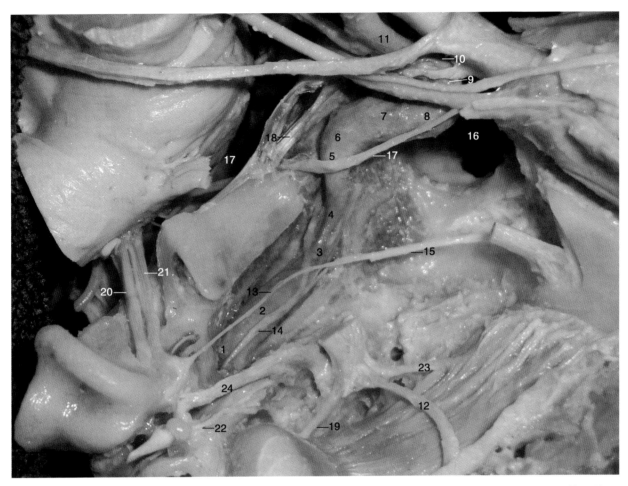

图 5-10 颅中窝底上外侧观,三叉神经节及其三个分支已经切除,暴露出其内侧的神经及血管结构

从三叉神经三个分支穿出颅底的近侧端切断,并磨除其内侧的部分骨质,显露出颈内动脉岩段及海绵窦段。同时暴露了由岩大神经及岩深神经汇合而成的走行于蝶窦底壁的翼管神经。颈内动脉岩段可根据其在颅底的走行分为五部分:1. 后垂直段;2. 后膝;3. 水平段;4. 前膝;5. 前垂直段。颈内动脉海绵窦段又可分为五段:1. 后垂直段;2. 后曲;3. 水平段;4. 前曲;5. 前垂直段。颈内动脉海绵窦段与岩骨段之间以岩舌韧带作为分界。岩舌韧带附着于蝶骨舌突与岩尖之间。展神经从桥延沟发出后,穿斜坡进入海绵窦后壁,走行于 Gruber 韧带下方,穿过 Dorello 管并走行于三叉神经第一支的内侧,颈内动脉海绵窦段外侧,于眶上裂内侧穿经总腱环入眶,支配外直肌

1. 岩骨段颈内动脉后膝 posterior genu of petrous carotid artery;2. 岩骨段颈内动脉水平部 horizontal segment;3. 岩骨段颈内动脉前膝 anterior genu;4. 岩骨段颈内动脉前垂直部 anterior vertical segment;5. 海绵窦段颈内动脉后垂直段 posterior vertical segment of intracavernous carotid artery;6. 海绵窦段颈内动脉后曲 posterior bend;7. 海绵窦段颈内动脉水平段 horizontal segment;8. 海绵窦段颈内动脉前曲 anterior bend;9. 海绵窦段颈内动脉前垂直段 anterior vertical segment;10. 颈内动脉床突段 clinoid portion of internal carotid artery;11. 颈内动脉床突上段 supraclinoid portion of internal carotid artery;12. 咬肌神经 masseteric nerve;13. 岩大神经 greater petrosal nerve;14. 岩深神经 deep petrosal nerve;15. 翼管神经 vidian nerve;16. 蝶窦 sphenoid sinus;17. 展神经 abducent nerve;18. Gruber 韧带 Gruber's ligament;19. 耳颞神经 auriculotemporal nerve;20. 前庭上神经 superior vestibular nerve;21. 面神经 facial nerve;22. 鼓索 chorda tympani;23. 翼外神经 lateral pterygoid nerve;24. 鼓膜张肌 tensor tympani

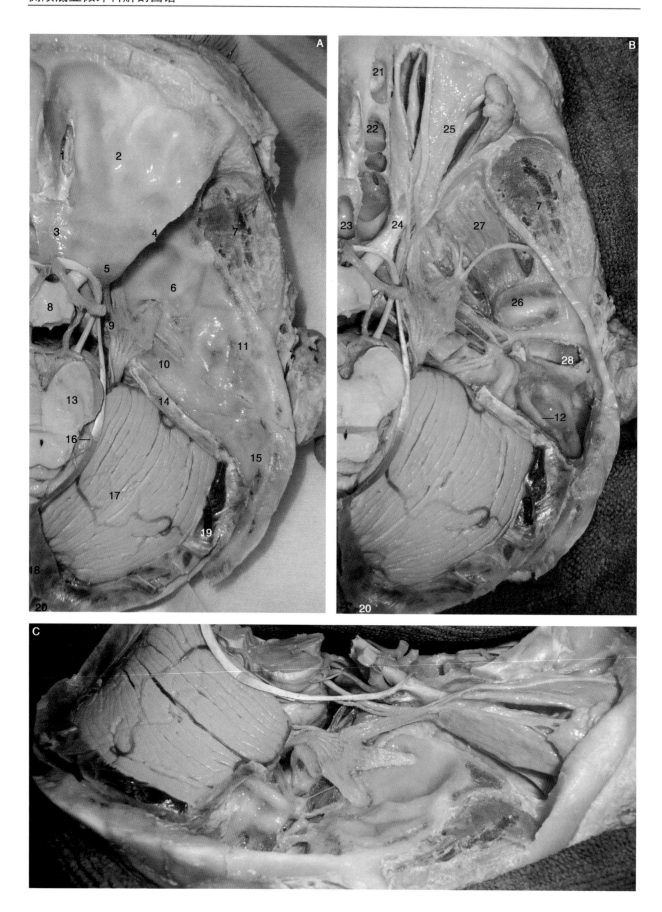

图5-11 颅中窝底上面观,**A** 为未去除颅底骨质,**B** 为为去除前颅底和中颅底骨质后的上面观,**C** 为去除部分骨质后侧面观

颅底分为前、中、后三部分。其中颅前窝和颅中窝之间以蝶骨嵴和视交叉沟为界。颅中窝和颅后窝之间以鞍背和岩骨嵴为界。岩骨嵴为小脑幕的附着处,小脑幕则将颅腔分为幕上和幕下两部分。前颅底的上表面由额骨、筛骨、蝶骨小翼和蝶骨体的前部组成。额骨构成眶顶,其表面有脑回压迹,与大脑额叶眶面相对。筛骨的筛板嵌于额骨之间。蝶骨体的前部构成前颅底的后部。磨除前颅底表面骨质,可见下方结构分为内、外两部分,内侧由前向后依次为额窦、筛窦和蝶窦,外侧为眶部。颅中窝底的上表面前部是由蝶骨大翼和蝶骨体的后三分之二构成,后部由颞骨的上表面构成。磨除颅中窝底骨质后可清楚显示其下方的解剖关系。颞肌向下经颧弓内侧在颞窝内附着于下颌骨的冠突。颞下窝位于颞窝的内侧、蝶骨大翼下方,容纳翼状肌、翼状静脉丛、下颌神经和上颌动脉的分支。下颌骨髁突位于颅中窝底后部。髁突后方为外耳道,鼓室,乳突气房等结构。颞下窝内侧紧邻海绵窦及鞍区结构

1. 筛板 cribriform plate;2. 颅前窝底 floor of anterior cranial fossa;3. 蝶骨平台 planum sphenoidale;4. 蝶骨嵴 sphenoid ridge;5. 前床突 anterior clinoid process;6. 颅中窝底 floor of middle cranial fossa;7. 颞窝 temporal fossa;8. 视交叉 optic chiasm;9. 海绵窦 cavernous sinus;10. 颞骨岩部 petrous part;11. 颞骨鳞部 squamosal part;12. 二腹肌嵴 digastric ridge;13. 大脑脚 cerebral peduncle;14. 岩骨嵴 petrous ridge;15. 颞骨乳突部 mastoid part;16. 小脑幕缘 tentorial edge;17. 小脑 cerebellum;18. 直窦 straight sinus;19. 横窦 transverse sinus;20. 窦汇 torcular herophili;21. 额窦 frontal sinus;22. 筛窦 ethmoidal sinus;23. 蝶窦 sphenoid sinus;24. 视神经 optic nerve;25. 眶 orbit;26. 髁突 condylar process;27. 翼外肌上头 upper head of lateral pterygoid muscle;28. 外耳道 external acoustic meatus

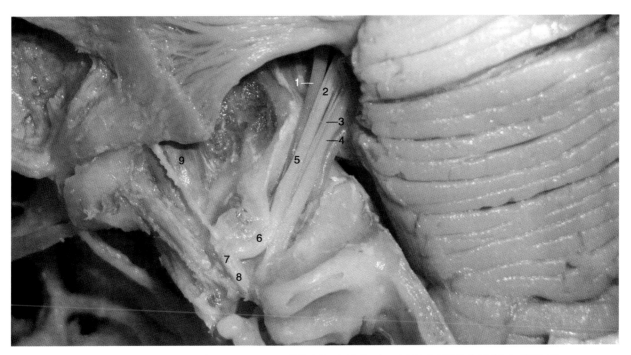

图5-12 另一尸头左侧颅中窝底上面观,已暴露内耳道上壁。显示内耳道内神经血管关系

小脑前下动脉(anterior inferior cerebellar artery,AICA)起自基底动脉,可分为四段:脑桥前段、脑桥外侧段、绒球段和皮层段。其中脑桥外侧段于面听束的上方、下方或之间穿脑桥小脑角,与内耳道、外侧隐窝和第四脑室外侧孔突出的脉络丛关系密切。脑桥外侧段常祥入内耳道内,又分为内耳道前段、内耳道段和内耳道后段三部分

1. 小脑前下动脉 AICA;2. 面神经脑池段 cisternal segment of the facial nerve;3. 中间神经 nervus intermedius;4. 前庭上神经 superior vestibular nerve;5. 面神经内耳道段 meatal segment of facial nerve;6. 面神经迷路段 labyrinthine segment of facial nerve;7. 膝状神经节 geniculate ganglion;8. 面神经鼓室段 tympanic segment of facial nerve;9. 岩骨段颈内动脉 petrous carotid artery

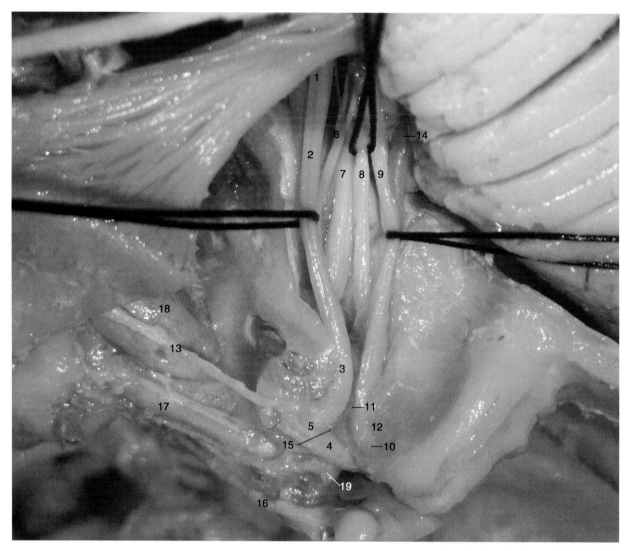

图5-13 同一尸头颅中窝底上面观,已去除内耳道上壁,显示内耳道内神经血管关系。内耳道内各神经已经用丝线分开

内耳道内的神经在外侧部具有恒定的位置关系,由横嵴或镰状嵴分为上下两部分,上半部分又被垂直嵴(Bill 嵴)分为前后两部分,前方为面神经,后方容纳前庭上神经。蜗神经和前庭下神经位于横嵴下方,其中蜗神经在前庭下神经前方。因此内耳道底可分为四个象限。此区域的解剖为切除 CPA 和内耳道内的肿瘤提供了三种基本的手术入路。一种是经颅中窝和内耳道顶壁,另一种是经过迷路和颞骨的后面,第三种是经颅后窝和内耳道后唇。切断中间神经治疗膝状神经痛需要了解隐藏在面神经和前庭蜗神经之间的这个细小神经束的复杂解剖。中间神经可分为三部分:内侧段与前庭蜗神经紧密粘连,中间段游离于听神经和面神经运动根之间,远侧段加入面神经运动根形成面神经

1. 面神经脑池段 cisternal segment of facial nerve;2. 面神经内耳道段 meatal segment of facial nerve;3. 面神经迷路段 labyrinthine segment of facial nerve;4. 面神经鼓室段 tympanic segment of facial nerve;5. 膝状神经节 geniculate ganglion;6. 中间神经 nervus intermedius;7. 蜗神经 cochlear nerve;8. 前庭下神经 inferior vestibular nerve;9. 前庭上神经 superior vestibular nerve;10. 上壶腹神经 superior ampullary nerve;11. 垂直嵴(Bill 嵴)vertical crest(Bill's bar);12. 前庭 vestibule;13. 岩大神经 greater petrosal nerve;14. 小脑前下动脉(AICA);15. 膝状切迹(Fukushima 嵴)geniculate notch(Fukushima's bar);16. 鼓索 chorda tympani;17. 鼓膜张肌 tensor tympani;18. 岩骨段颈内动脉 petrous carotid artery;19. 匙突 cochleariform process

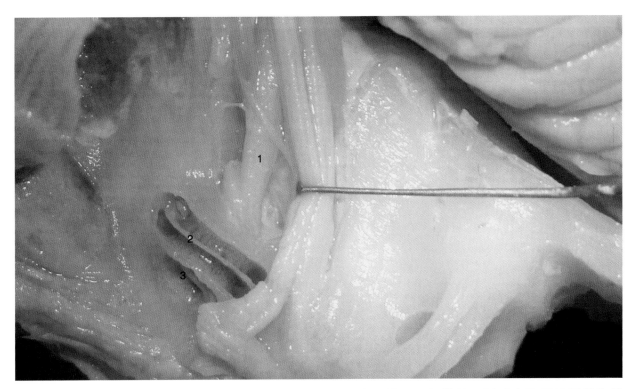

图 5-14 用剥离子向后牵开面神经,显露隐藏于下方的蜗神经入蜗轴处。同时磨除耳蜗顶转和第二转

　　1. 蜗神经 cochlear nerve;2. 耳蜗第二转 cochlea second turn;3. 耳蜗顶转 cochlea apical turn

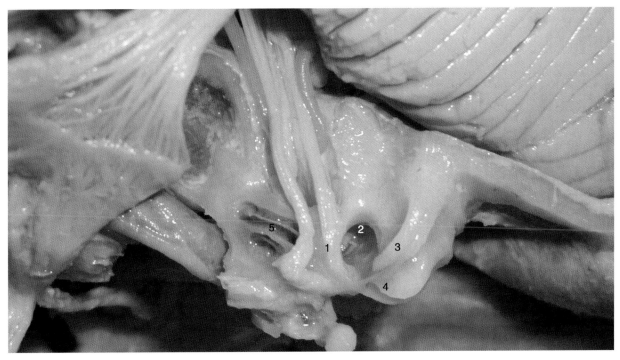

图 5-15 从上方打开位于前半规管壶腹前方的前庭

　　1. 上壶腹神经 superior ampullary nerve;2. 前庭 vestibule;3. 前半规管 anterior semicircular canal;4. 外半规管 lateral semicircularcanal;5. 耳蜗 cochlea

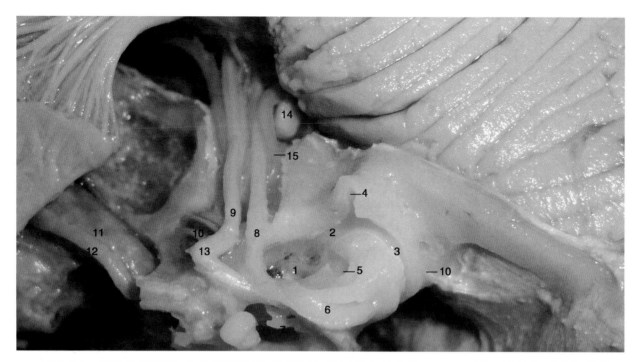

图 5-16 磨除前半规管,充分暴露前庭,并显示各半规管在前庭的开口。内淋巴导管与后半规管关系密切。前者经过后半规管的内侧,开口于前庭

1. 前庭 vestibule;2. 总脚 common crus;3. 后半规管 posterior semicircular canal;4. 前半规管 anterior semicircular canal;5. 外半规管非壶腹端开口 opening of lateral semicircular canal nonampullated end;6. 外半规管 lateral semicircularcanal;7. 镫骨 stapes;8. 前庭上神经 superior vestibular nerve;9. 面神经 facial nerve;10. 耳蜗 cochlear;11. 岩骨段颈内动脉 petrous carotid artery;12. 岩深神经 deeper petrosal nerve;13. 膝状神经节 geniculate ganglion;14. 绒球 flocculus;15. 小脑前下动脉 AICA

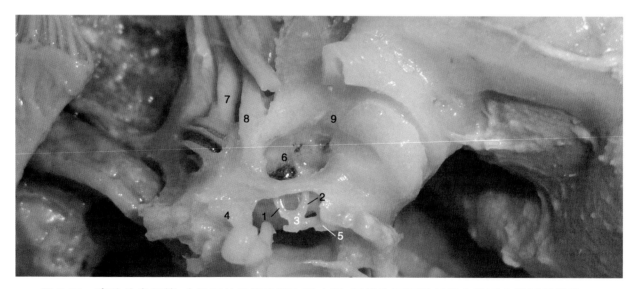

图 5-17 磨除外半规管,去除面神经迷路段和鼓室段,暴露位于面神经鼓室段下方的镫骨结构

1. 镫骨前脚 anterior crus;2. 镫骨后脚 posterior crus;3. 镫骨头 head of the stapes;4. 匙突 cochleariform process;5. 锥隆起 pyramidal eminence;6. 前庭 vestibule;7. 蜗神经 cochlear nerve;8. 前庭上神经 superior vestibular nerve;9. 总脚 common crus

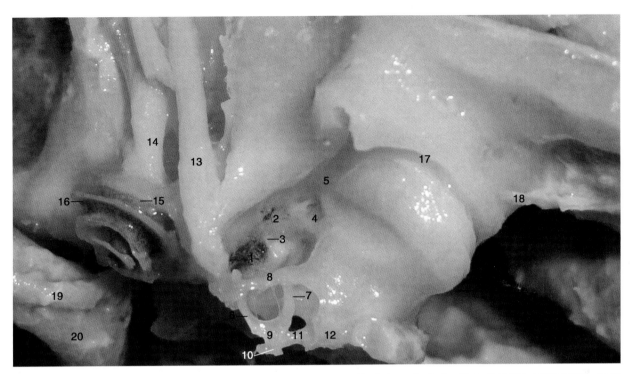

图 5-18　磨除前庭窗上缘的骨质,暴露镫骨底板,去除鼓膜张肌及匙突,轮廓化耳蜗,显露蜗顶、蜗轴及骨螺旋板等结构

前庭位于耳蜗和半规管之间,略呈椭圆形。分为四个壁:1. 前壁较窄,有蜗螺旋管入口,通入耳蜗的前庭阶;2. 后壁稍宽阔,有 3 个半规管的 5 个开口通入;3. 外壁即鼓室内壁的一部分,有前庭窗为镫骨底板所封闭;4. 内壁构成内耳道底。前庭腔内侧面有一条从前上向后下弯曲的斜形骨嵴,称前庭嵴。嵴的前方为球囊隐窝,内含球囊;囊壁有数小孔,称球囊筛区(中筛斑)。嵴的后方为椭圆囊隐窝,容纳椭圆囊;囊壁及前庭嵴前上端有数小孔,称椭圆囊筛区(上筛斑)。椭圆囊隐窝后下方有前庭水管内口,前庭水管内有内淋巴导管与内淋巴囊相通

耳蜗位于前庭的前方,由中央的蜗轴和周围的蜗螺旋管组成。蜗螺旋管旋绕蜗轴两周半,基底转相当于鼓岬部。蜗轴呈圆锥形,从蜗轴伸出的骨螺旋板在骨窝管中同样旋绕,由基底膜自骨螺旋板连续至骨蜗管外壁,骨蜗管即完整地被分为上、下两腔。上腔又由前庭膜分为两个腔,故骨蜗管内共有 3 个管腔:上方为前庭阶,中间为膜蜗管,下方为鼓阶,由蜗窗膜所封闭

1. 球囊隐窝 spherical recess;2. 椭圆囊隐窝 elliptical recess;3. 前庭嵴 vestibular crest;4. 前庭水管开口 opening of vestibular aqueduct;5. 总脚 common crus;6. 镫骨前脚 anterior crus;7. 镫骨后脚 posterior crus;8. 镫骨底板 footplate of the stapes;9. 镫骨颈 neck of the stapes 10. 镫骨头 head of the stapes;11. 镫骨肌肌腱 stapedius muscle tendon;12. 锥隆起 pyramidal eminence;13. 前庭上神经 superior vestibular nerve;14. 蜗神经 cochlear nerve;15. 蜗轴 modiolus;16. 骨螺旋板 osseous spiral lamina;17. 后半规管 posterior semicircular canal;18. 内淋巴导管 endolymphatic duct;19. 岩深神经 deeper petrosal nerve;20. 岩骨段颈内动脉 petrous carotid artery

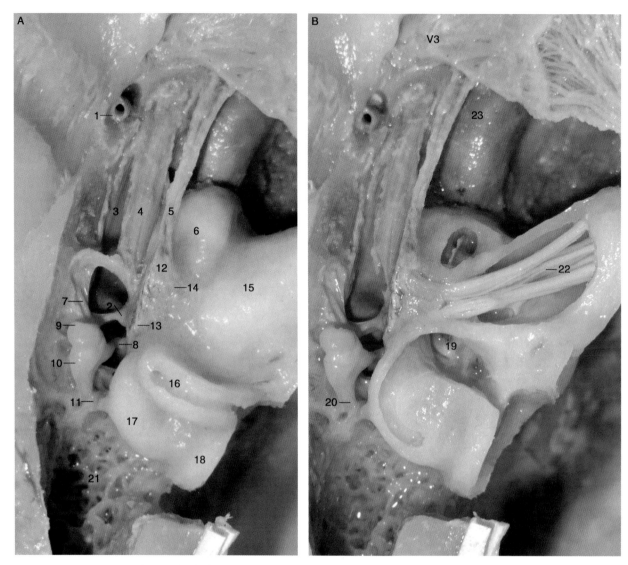

图5-19　另一尸头左侧颅中窝底上面观

A. 已轮廓化耳蜗、半规管和内耳道上壁骨质,鼓室盖已去除;B. 打开耳蜗,并磨除前半规管,暴露下方的前庭并开放外半规管。内耳道骨性上壁已磨除,暴露内含的面听神经束。砧骨窝是一个小的凹陷,位于鼓室上隐窝下方和后部,内含砧骨短脚,通过砧骨后韧带固定于砧骨窝

1. 脑膜中动脉 middle meningeal artery;2. 匙突 cochleariform process;3. 咽鼓管 eustachian tube;4. 鼓膜张肌 tensor tympani;5. 岩大神经 greater petrosal nerve;6. 耳蜗 cochlea;7. 鼓索 chorda tympani;8. 砧镫关节 incudostapedial joint;9. 锤骨头 head of malleus;10. 砧骨体 body of the incus;11. 骨小柱 buttress;12. 膝状神经节 geniculate ganglion;13. 面神经鼓室段 tympanic segment of facial nerve;14. 面神经迷路段 labyrinthine segment of facial nerve;15. 内耳道 internal acoustic meatus;16. 前半规管 anterior semicircular canal;17. 外半规管 lateral semicircular canal;18. 后半规管 posterior semicircular canal;19. 前庭 vestibule;20. 砧骨短脚 short process of incus;21. 乳突气房 mastoid air cells;22. 中间神经 nervus intermedius;23. 岩骨段颈内动脉 petrous carotid artery

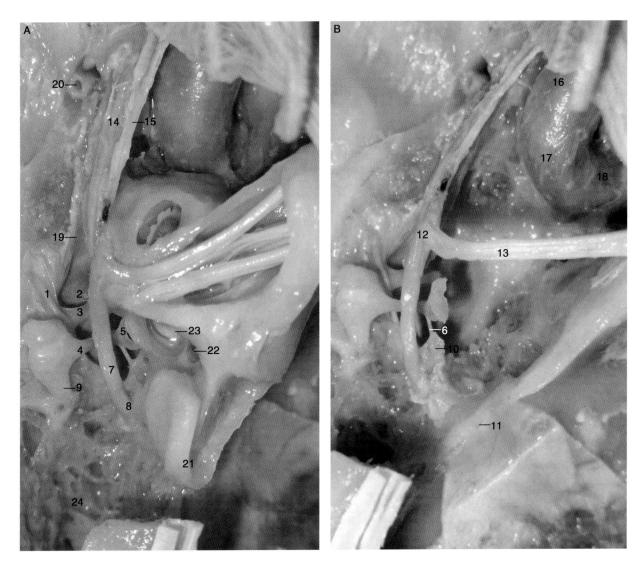

图 5-20 左侧颅中窝底上面观

图中已磨除外半规管以及部分鼓室内侧壁,暴露出走行于外半规管下方的面神经鼓室段,同时可见镫骨底板嵌于前庭窗。前庭窗缘与镫骨底板间以环状韧带相连,面神经鼓室段走行于前庭窗上方,在前庭窗后方,面神经弯向下方移行为乳突段,走向茎乳孔。镫骨肌肌腱附着于镫骨头后方和后弓之间,受面神经支配。面神经的分支鼓索神经,从鼓室后壁穿出后,走行于砧骨长脚与锤骨柄的内侧,经岩鼓裂出颅,汇入舌神经,包含味觉纤维并支配下颌下腺和舌下腺的分泌

1. 鼓索 chorda tympani;2. 鼓膜 tympanic membrane;3. 锤骨柄 manubrium of malleus;4. 砧骨长脚 long process of incus;5. 镫骨 stapes;6. 镫骨肌肌腱 stapedius muscle tendon;7. 面神经鼓室段 tympanic segment of facial nerve;8. 面神经第二膝 the second genu of facial nerve;9. 砧骨短脚 short process of incus;10. 锥隆起 pyramidal eminence;11. 内淋巴导管 endolymphatic duct;12. 膝状神经节 geniculate ganglion;13. 面神经内耳道段 meatal segment of facial nerve;14. 鼓膜张肌 tensor tympani;15. 岩大神经 greater petrosal nerve;16. 岩骨段颈内动脉水平部 horizontal segment;17. 岩骨段颈内动脉后膝 posterior genu of petrous carotid artery;18. 岩骨段颈内动脉后垂直部 posterior vertical segment;19. 咽鼓管 eustachian tube;20. 脑膜中动脉 middle meningeal artery;21. 后半规管 posterior semicircular canal;22. 后半规管壶腹端 ampulla end of posterior semicircular canal;23. 前庭 vestibule;24. 乳突气房 mastoid air cells

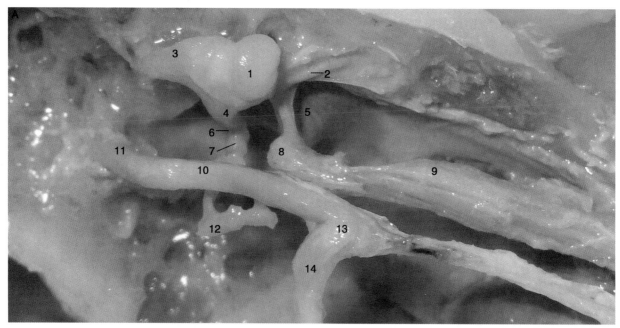

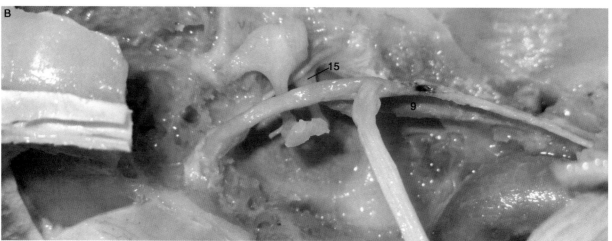

图 5-21 从不同角度去观察颞骨内鼓室及周围结构的三维解剖关系,其中 A 为左侧颞骨上面观,B 为左侧颞骨内侧面观

从图中可见面神经迷路段穿过内耳道底至膝状神经节。面神经鼓室段起自膝状神经节,呈一锐角转向后方,行于镫骨底板之上。面神经乳突段通过位于颞骨乳突部内侧的面神经管下降。锤骨柄附着于鼓膜上。鼓索穿过锤骨柄上部的内侧,砧骨长脚的外侧。锤骨头与砧骨体相关节。砧骨长脚的末端形成指向内的豆状突,与镫骨头相关节。鼓膜嵌于鼓沟中,鼓沟的上方缺损,称为 Rivinus 切迹,从切迹的两端,鼓膜向中央稍向下延伸,附着于锤骨的外侧突上,称为锤骨前皱襞和后皱襞。在锤骨前后皱襞之上的那部分鼓膜称为鼓膜的松弛部,又称 Shrapnell 膜,其下的鼓膜为紧张部。鼓膜最凹陷的部分称为脐部,位于锤骨柄的末端。匙突恰位于锤骨颈的内侧,前庭窗的前上方,面神经鼓室段的下外方,在此骨性突起处,鼓膜张肌几乎成直角向外侧弯曲附着于锤骨颈。鼓膜张肌受三叉神经支配

1. 锤骨头 head of the malleus;2. 鼓索 chorda tympani;3. 砧骨短脚 short process of the incus;4. 砧骨长脚 long process of the incus;5. 鼓膜 tympanic membrane;6. 豆状突 lenticular process;7. 镫骨头 head of stapes;8. 匙突 cochleariform process;9. 鼓膜张肌 tensor tympani;10. 面神经鼓室段 tympanic segment of facial nerve;11. 面神经乳突段 mastoid segment of facial nerve;12. 镫骨底板 footplate of stapes;13. 膝状神经节 geniculate ganglion;14. 面神经迷路段 labyrinthine segment of facial nerve;15. 锤骨柄 manubrium of malleus

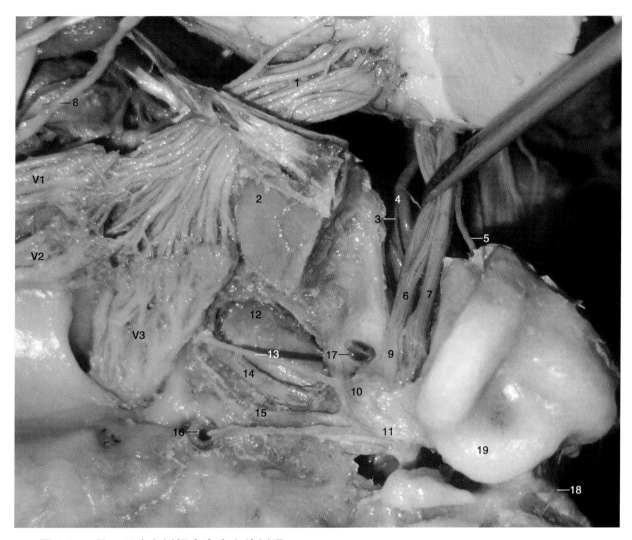

图 5-22 另一尸头左侧颅中窝底上外侧观

向后方牵开面神经,显露隐藏在下方的小脑前下动脉及其发出的迷路动脉。在内耳道后方,可见弓状下动脉进入弓状下窝。迷路动脉(内听动脉)多数起源于 AICA,也有的起源于基底动脉,进入内耳道后分为三支:第 1 支为前庭前动脉,供应半规管、椭圆囊和球囊;第 2 支为前庭耳蜗动脉,供应球囊、椭圆囊、后半规管和耳蜗底转;第 3 支耳蜗动脉,它进入蜗轴,发出螺旋动脉并形成内、外侧辐射小动脉。内侧辐射小动脉下行供应骨螺旋板缘、基底膜和 Corti 器。外侧辐射小动脉穿过螺旋管间隔板供应血管纹的血管弓和毛细血管。在行乙状窦后入路切除听神经瘤时,磨除内耳道后壁常需要牺牲弓状下动脉,因为此动脉穿经内耳道后壁进入弓状下窝。通常情况下弓状下动脉比较长,电凝阻断不至于造成其源动脉 AICA 的损伤,但少数弓状下动脉及其起源处的 AICA 一起被弓状下窝表面的硬膜所覆盖,此时在打开内耳道前应将硬膜和动脉一起从内耳道后壁分开

1. 三叉神经后根 CN V posterior root;2. 岩尖 petrous apex;3. 迷路动脉 labyrinthine artery;4. 小脑前下动脉 AICA;5. 弓状下动脉 subarcuate artery;6. 面神经内耳道段 meatal segment of facial nerve;7. 前庭上神经 superior vestibular nerve;8. 滑车神经 trochlear nerve;9. 面神经迷路段 labyrinthine segment of facial nerve;10. 膝状神经节 geniculate ganglion;11. 面神经鼓室段 tympanic segment of facial nerve;12. 岩骨段颈内动脉 petrous carotid artery;13. 岩大神经 greater petrosal nerve;14. 岩深神经 deeper petrosal nerve;15. 鼓膜张肌 tensor tympani;16. 脑膜中动脉 middle meningeal artery;17. 耳蜗 cochlea;18. 面神经乳突段 mastoid segment of facial nerve;19. 外半规管 lateral semicircular canal

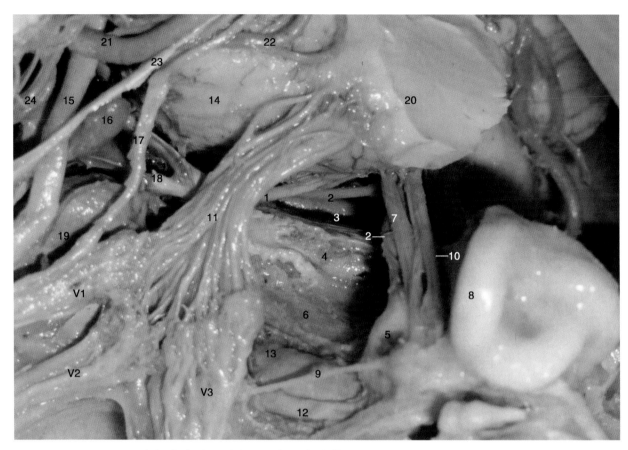

图 5-23 同一尸头颅中窝底上外侧观,去除岩尖菱形区域骨质,相当于行岩前切除术,即 **Kawase** 入路

经过此入路,可将暴露范围扩展至斜坡外缘和岩下窦水平,展神经走行于小脑前下动脉(AICA)上方,并穿过岩下窦。动眼神经在后交通动脉从颈内动脉起始处下方进入海绵窦顶壁。滑车神经走行于小脑幕缘下方。小脑上动脉位于三叉神经后根的上方。岩前切除术可暴露斜坡外缘、上位脑干和基底动脉。需小心不要损伤耳蜗,否则会导致听力损失。同时在磨除菱形区域内侧骨质应避免损伤展神经

1. 展神经 abducent nerve;2. 小脑前下动脉 AICA;3. 基底动脉 basilar artery;4. 岩下窦 inferior petrosal sinus;5. 耳蜗 cochlea;6. 斜坡 clivus;7. 面神经 facial nerve;8. 前半规管 anterior semicircular canal;9. 岩大神经 greater petrosal nerve;10. 前庭上神经 superior vestibular nerve;11. 三叉神经后根 CN V posterior root;12. 岩深神经 deeper petrosal nerve;13. 岩骨段颈内动脉 petrous carotid artery;14. 脑桥 pons;15. 动眼神经 oculomotor nerve;16. 后床突 posterior clinoid process;17. 滑车神经 trochlear nerve;18. Gruber 韧带 Gruber's ligament;19. 海绵窦段颈内动脉 intracavernous segment of carotid artery;20. 小脑中脚 middle cerebellar peduncle;21. 大脑后动脉 posterior cerebral artery;22. 小脑上动脉 superior cerebellar artery;23. 小脑幕缘 tentorial edge;24. 后交通动脉 posterior communicating artery

第六章　扩大颅中窝入路及岩前切除术

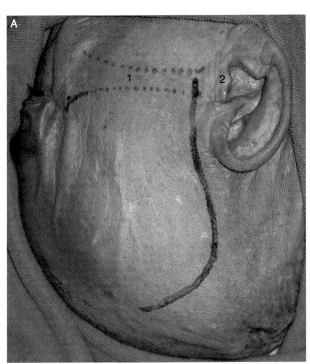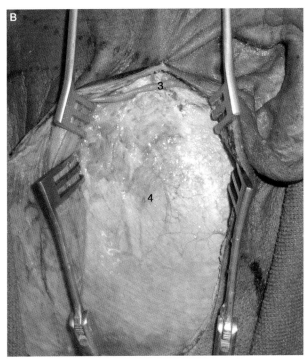

图 6-1　A. 颅中窝手术的头部摆放以及头皮切口(右侧)。**B.** 切开头皮浅层结构,用牵开器牵开头皮,暴露深部的颞肌筋膜

　　扩大颅中窝入路可完整地暴露内耳道,其与经典颅中窝入路的不同之处在于内耳道前后需要更广泛的骨质磨除,这种方法较经典入路更为安全,同时可保留听力,并且可以暴露内耳道全程。岩前切除术又称为颅中窝菱形区入路或 Kawase 入路,此入路经常会联合颞下经小脑幕暴露以增加手术操作空间。不同的颅中窝入路可以适用于从小型听神经瘤和岩斜区的不同病变。岩前切除术也可联合一个岩后切除以处理位于第Ⅶ、Ⅷ对脑神经下方的病灶。问号状切口适用于颅中窝菱形区扩展入路。头皮切口始于耳前颧弓点即耳屏前方 1cm 的颧弓上。切口沿着耳廓上缘转向后,弧形向前止于中线旁的发际内。头皮可采用全层切开,切开颞肌直达骨面。也可行两层切开,用于准备一带血管蒂的筋膜瓣用于术后封闭硬膜缺损以防脑脊液漏的发生

　　1. 颧弓 zygomatic arch;2. 耳屏 tragus;3. 颞浅动脉 superficial temporal artery;4. 颞浅筋膜浅层 superior layer of superficial temporalis fascia

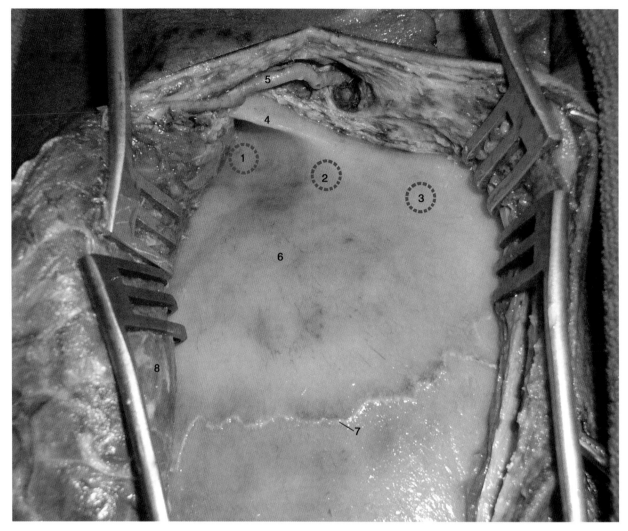

图 6-2　切断颞肌并向前翻开,暴露颧弓根

将颧弓根暴露大约 2cm 长,辨认颞骨鳞部以及鳞状缝。颧弓根与颅中窝内的结构之间的关系大致如下:卵圆孔位于颧弓根前缘的内侧,棘孔位于颧弓根中点的内侧,膝状神经节则位于颧弓根后缘的内侧

1. 前点 anterior point;2. 中点 midpoint;3. 后点 posterior point;4. 颧弓根 zygomatic root;5. 颞浅动脉 superficial temporal artery;6. 颞骨鳞部 squamosal part of temporal bone;7. 鳞状缝 squamous suture;8. 颞肌 (被牵开)temporalis muscle(retracted)

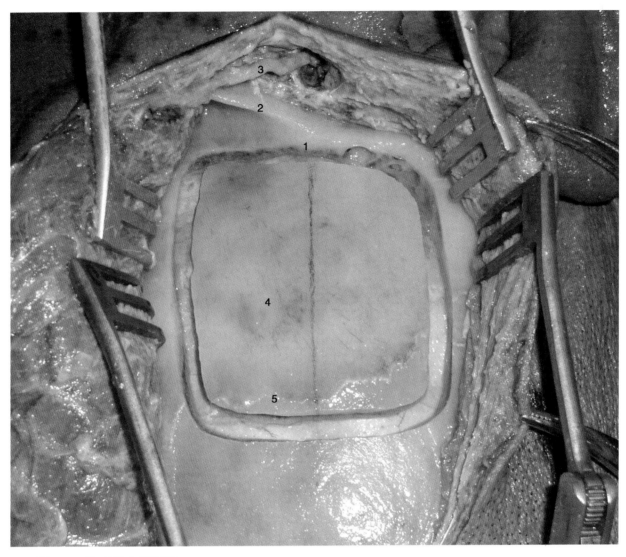

图6-3　游离颅中窝骨瓣

　　首先在颧弓根上方磨出一条骨槽,然后在鳞状缝上缘水平钻一孔,用铣刀铣下骨瓣,也可用磨钻将整个骨瓣游离,骨瓣大小为4cm×5cm。如果手术是处理内耳道区域病变,则以颧弓中点为基准,前方的骨瓣面积应为后方的2倍,以便于术中对内耳道区域的操作;如果手术是为了到达海绵窦后部、膝状神经节和岩尖区域,则后方的骨瓣面积应为前方的2倍,或与前方面积相等

　　1. 中点 midpoint;2. 颧弓根 zygomatic root;3. 颞浅动脉 superficial temporal artery;4. 游离骨瓣 bone flap;5. 鳞状缝 squamous suture

93

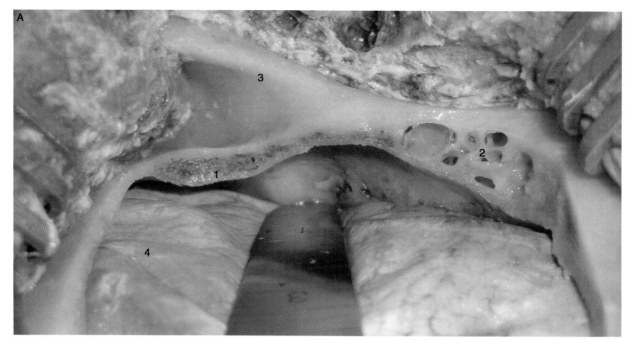

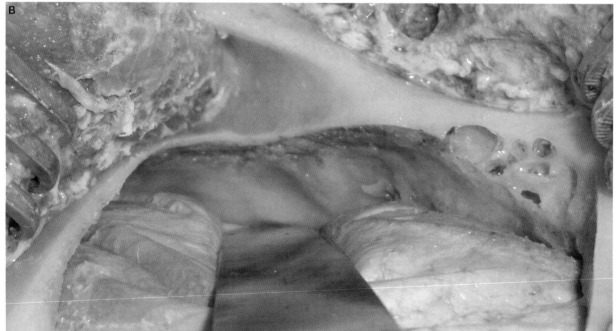

图 6-4 **A.** 取下骨瓣,掀起颅中窝的硬膜,循脑膜中动脉的走行定位棘孔的位置。**B.** 磨平颅中窝底的悬垂骨质,使得术者的视线不受颅底凸起骨质的阻挡,以减少对于颞叶的牵拉

1. 骨性凸起 bony protrusion;2. 乳突气房 air cells;3. 颧弓根 zygomatic root;4. 颅中窝硬膜 middle fossa dura

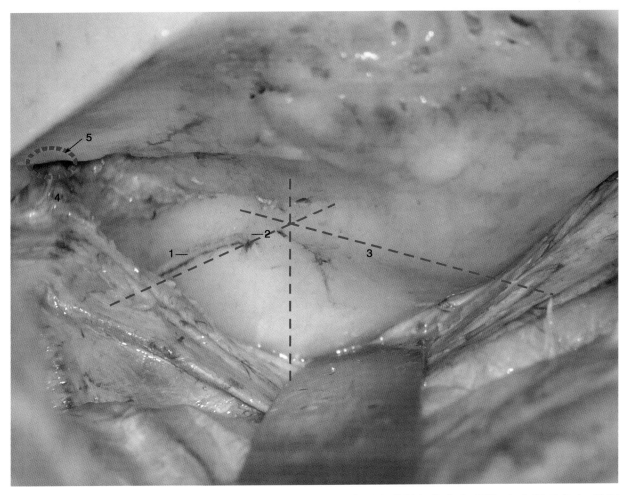

图 6-5　行扩大颅中窝入路,在手术显微镜高倍视野下自后向前掀起颅中窝硬膜,在实际手术中,并不强调仔细完整剥离硬膜的重要性,因为有牵拉岩大神经或损伤供应面神经的岩动脉分支的危险,同时有 **10%~15%** 的概率膝状神经节直接裸露于颅中窝表面。剥离硬膜后首先需要识别两个重要的解剖标志,即弓状隆起以及岩大神经。若开始未能确认岩大神经,可进一步向前方剥离硬膜直至遇到自棘孔入颅的脑膜中动脉主干,然后向内侧寻找岩大神经。注意图中牵开器的叶片应以钻磨区域为中心,将叶片的前端固定在岩骨嵴上

在磨除内耳道骨质时推荐使用 Sanna 技术,也就是改良的 Garcia-Ibanez 技术。在确认弓状隆起和岩大神经之后,从二者之间夹角的平分线,内耳道口附近开始磨除骨质。可在内耳道口附近行 270° 轮廓化内耳道,但在内耳道底附近磨除时,受前方耳蜗和后方前庭的限制,只能去除内耳道的顶壁。此改良技术的优点是在识别内耳道前,先在远离危险的内耳结构(耳蜗和迷路)及面神经区域钻磨,从而降低了手术的风险

1. 岩大神经 greater petrosal nerve;2. 面神经裂孔 hiatus of facial nerve;3. 弓状隆起 arcuate eminence;4. 脑膜中动脉 middle meningeal artery;5. 棘孔 foramen spinosum

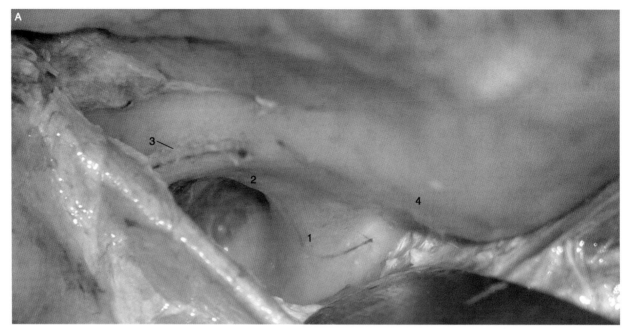

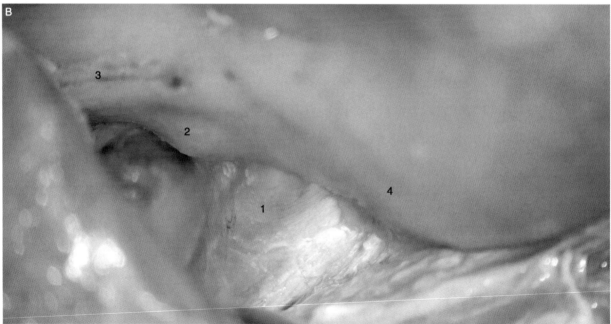

图 6-6　**A.** 使用大号金刚砂钻头磨除弓状隆起和岩大神经之间的内耳道周围骨质。透过蛋壳化的薄层骨质可以看到内耳道硬脑膜。**B.** 使用钩针或剥离子将内耳道周围蛋壳化的骨质去除,暴露内耳道硬膜

1. 内耳道 internal acoustic meatus;2. 耳蜗 cochlea;3. 岩大神经 greater petrosal nerve;4. 弓状隆起 arcuate eminence

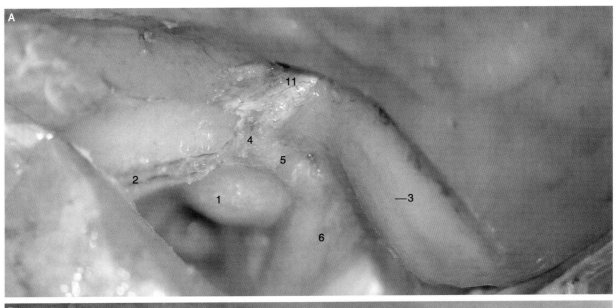

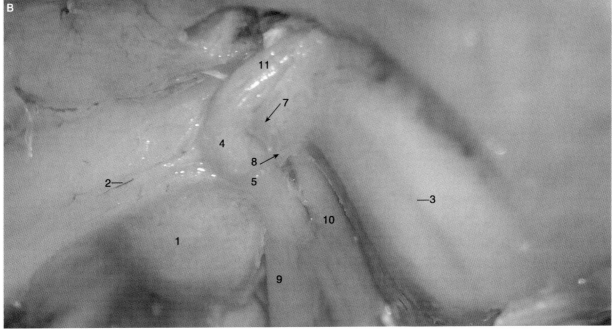

图6-7　**A.** 如果手术需要暴露内耳道底和面神经迷路段、膝状神经节和面神经鼓室段起始部,则可继续向外磨除骨质,辨认内耳道全程。为避免损伤内耳道,磨除骨质的方向应该平行于内耳道长轴,由于耳蜗和前庭与内耳道底之间关系密切,所以内耳道外侧的暴露要少于内侧的暴露。在内耳道底,使用小号金刚砂钻头磨除骨质以辨认 **Bill** 嵴和 **Fukushima** 嵴。该图中已磨出位于弓状隆起下方的前半规管蓝线。**B.** 用显微剪刀剪开暴露的内耳道硬膜后缘,暴露出位于内耳道内横嵴上方的神经,其中面神经位于 **Bill** 嵴的前方,而前庭上神经位于 **Bill** 嵴的后方

1. 耳蜗 cochlea;2. 岩大神经 greater petrosal nerve;3. 前半规管蓝线 blue line of anterior semicircular canal;4. 膝状神经节 geniculate ganglion;5. 面神经迷路段 labyrinthine segment of facial nerve;6. 内耳道 internal acoustic meatus;7. 膝状切迹(Fukushima 嵴)geniculate notch(Fukushima's bar);8. 垂直嵴(Bill 嵴)vertical crest(Bill's bar);9. 面神经内耳道段 meatal segment of facial nerve;10. 前庭上神经 superior vestibular nerve;11. 面神经鼓室段 tympanic segment of facial nerve

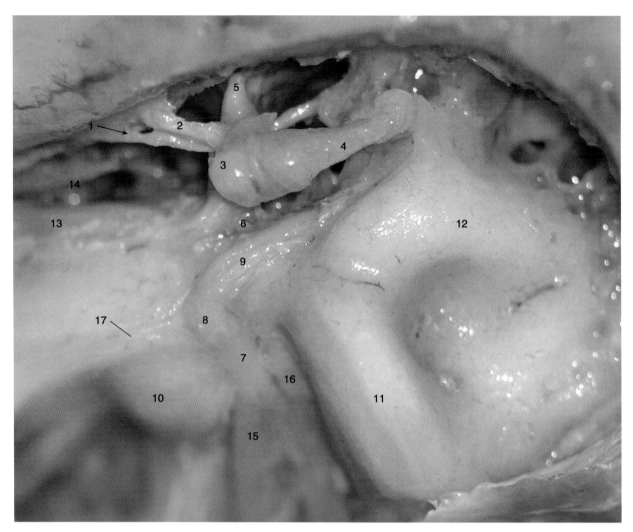

图 6-8　继续沿面神经鼓室段向周围磨除鼓室天盖处的薄层骨质,磨除骨质时一定要小心,不要将转动的钻头接触到听骨链,一旦暴露出锤砧关节,就可以安全地向周围扩大鼓室天盖的骨质。在锤骨头的前外侧可以暴露锤骨前韧带以及鼓索,在后方可以暴露借砧骨后韧带附着于砧骨窝内的砧骨短脚。鼓索神经自面神经乳突段发出后经鼓室后壁的鼓索嵴处进入鼓室,在鼓室内走行在锤骨内侧,向前经鼓室前壁小孔离开鼓室。此图中继续向后扩大骨质磨除范围,暴露出砧骨短脚内侧的外半规管

　　1. 鼓索 chorda tympani;2. 锤骨前韧带 anterior malleal ligament;3. 锤骨头 head of malleus;4. 砧骨短脚 short process of incus;5. 锤骨短突 lateral process of malleus;6. 匙突 cochleariform process;7. 面神经迷路段 labyrinthine segment of facial nerve;8. 膝状神经节 geniculate ganglion;9. 面神经鼓室段 tympanic segment of facial nerve;10. 耳蜗 cochlea;11. 前半规管 anterior semicircular canal;12. 外半规管 lateral semicircular canal;13. 鼓膜张肌 tensor tympani;14. 咽鼓管 eustachian tube;15. 面神经内耳道段 meatal segment of facial nerve;16. 前庭上神经 superior vestibular nerve;17. 岩大神经 greater petrosal nerve

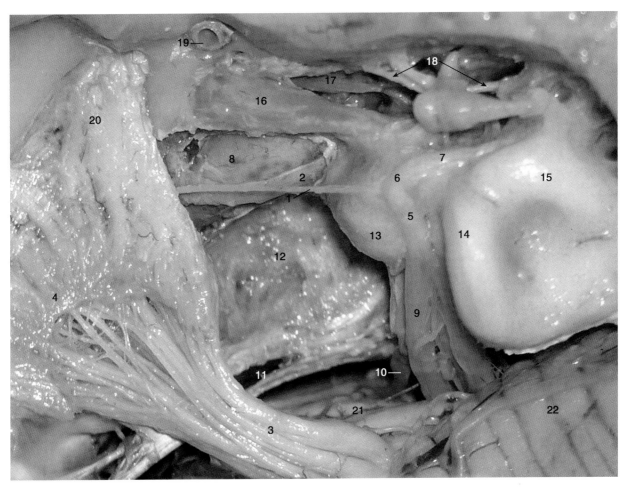

图 6-9 切断脑膜中动脉并向前方继续剥离海绵窦外侧壁硬膜,暴露出三叉神经。岩下窦下方和三叉神经外侧的硬膜已打开,暴露出脑桥的腹外侧面。岩尖区的骨质一直磨至岩下窦从而暴露出斜坡外缘。暴露出整个颅中窝底各个结构之间的相互毗邻关系,以便对于该入路有更好的认识和理解

1. 岩大神经 greater petrosal nerve;2. 岩深神经 deep petrosal nerve;3. 三叉神经 trigeminal nerve;4. 三叉神经半月节 gasserian ganglion;5. 面神经迷路段 labyrinthine segment of facial nerve;6. 膝状神经节 geniculate ganglion;7. 面神经鼓室段 tympanic segment of facial nerve;8. 岩骨段颈内动脉 petrous carotid artery;9. 面神经内耳道段 meatal segment of facial nerve;10. 小脑前下动脉 anteroinferior cerebellar artery(AICA);11. 岩下窦 inferior petrosal sinus;12. 斜坡 clivus;13. 耳蜗 cochlea;14. 前半规管 anterior semicircular canal;15. 外半规管 lateral semicircular canal;16. 鼓膜张肌 tensor tympani;17. 咽鼓管 eustachian tube;18. 鼓索 chorda tympani;19. 脑膜中动脉 middle meningeal artery;20. 下颌神经 mandibular nerve;21. 脑桥 pons;22. 小脑 cerebellum

99

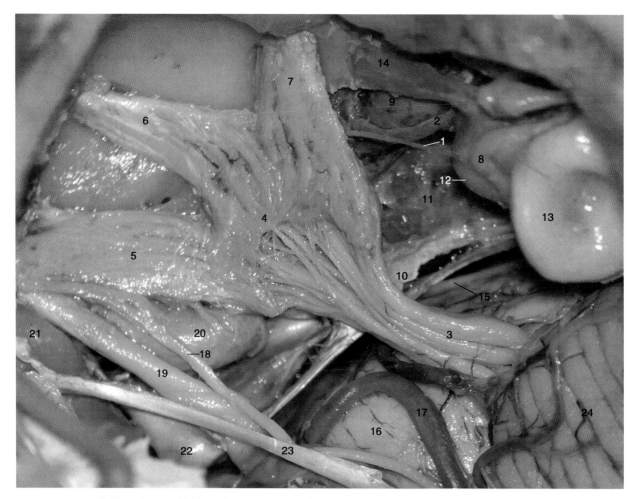

图6-10 变换手术显微镜的观察角度,并进一步向前剥离海绵窦外侧壁硬膜,暴露出海绵窦外侧壁走行的动眼神经、滑车神经和眼神经,同时也暴露出走行于海绵窦中的颈内动脉海绵窦段。小脑上动脉形成一个向下的、凸向尾侧的浅袢,位于三叉神经后根的上方

动眼神经、滑车神经和眼神经均在海绵窦外侧壁的内层走行。动眼神经于动眼神经三角的中心附近穿过海绵窦顶壁,滑车神经在动眼神经三角的后外侧缘穿入硬膜。两个神经均有一小段被硬膜和蛛网膜袖套包绕,在它们穿过海绵窦顶壁至前床突下方时分别形成了动眼神经池以及滑车神经池。眼神经是三叉神经最小的分支,其贴近硬膜内侧走行,构成了海绵窦外侧壁的下缘,向前上方斜行到达眶上裂。该神经在海绵窦内呈扁平状,但在眶上裂处则变为椭圆形

1. 岩大神经 greater petrosal nerve;2. 岩深神经 deep petrosal nerve;3. 三叉神经 trigeminal nerve;4. 三叉神经半月节 gasserian ganglion;5. 眼神经 ophthalmic nerve;6. 上颌神经 maxillary nerve;7. 下颌神经 mandibular nerve;8. 膝状神经节 geniculate ganglion;9. 岩骨段颈内动脉 petrous carotid artery;10. 岩下窦 inferior petrosal sinus;11. 斜坡 clivus;12. 耳蜗 cochlea;13. 半规管 semicircular canals;14. 鼓膜张肌 tensor tympani;15. 展神经 abducent nerve;16. 脑桥 pons;17. 小脑上动脉 superior cerebellar artery;18. 滑车神经 trochlear nerve;19. 动眼神经 oculomotor nerve;20. 颈内动脉海绵窦段 cavernous portion of internal carotid artery;21. 前床突 anterior clinoid process;22. 后床突 posterior clinoid process;23. 小脑幕缘 tentorial edge;24. 小脑 cerebellum

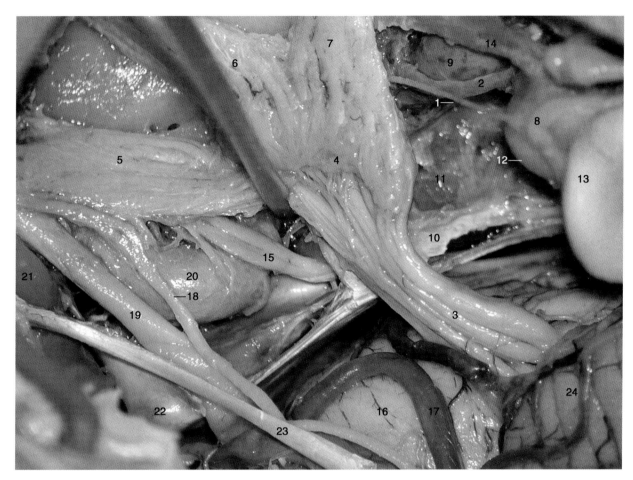

图6-11　向下方牵开眼神经的上缘,可以暴露出位于眼神经和颈内动脉海绵窦段之间走行的展神经

展神经在岩尖上缘穿入构成海绵窦后壁下部的硬膜,进入被称为 Dorello 管的硬膜腔隙,在此处经过蝶岩韧带(Gruber 韧带)的下方,进入海绵窦。Gruber 韧带由鞍背外侧缘的下部延伸至岩尖。展神经在颈内动脉海绵窦段近端弯向外侧,在海绵窦内向前走行过程中缓慢上升,位于眼神经的内侧、颈内动脉的外侧。展神经通常作为单独一束进入海绵窦,但在蛛网膜下腔内时可为两束

1. 岩大神经 greater petrosal nerve;2. 岩深神经 deep petrosal nerve;3. 三叉神经 trigeminal nerve;4. 三叉神经半月节 gasserian ganglion;5. 眼神经 ophthalmic nerve;6. 上颌神经 maxillary nerve;7. 下颌神经 mandibular nerve;8. 膝状神经节 geniculate ganglion;9. 岩骨段颈内动脉 petrous carotid artery;10. 岩下窦 inferior petrosal sinus;11. 斜坡 clivus;12. 耳蜗 cochlea;13. 半规管 semicircular canals;14. 鼓膜张肌 tensor tympani;15. 展神经 abducent nerve;16. 脑桥 pons;17. 小脑上动脉 superior cerebellar artery;18. 滑车神经 trochlear nerve;19. 动眼神经 oculomotor nerve;20. 颈内动脉海绵窦段 cavernous portion of internal carotid artery;21. 前床突 anterior clinoid process;22. 后床突 posterior clinoid process;23. 小脑幕缘 tentorial edge;24. 小脑 cerebellum

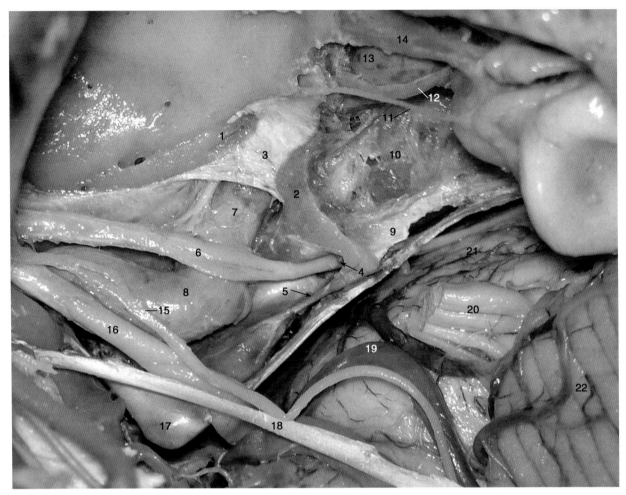

图 6-12 切除三叉神经后所见,暴露出被其覆盖的下方结构,包括展神经窦汇段和海绵窦段和颈内动脉海绵窦段的后垂直部、后曲和水平部以及部分岩尖骨质。展神经穿过 **Dorello** 孔,该孔由岩尖、**Gruber** 韧带和蝶骨舌突围成。岩大神经向前于三叉神经下方进入岩舌韧带

展神经自桥延沟发出后至进入眶内外直肌可分为五段,其中三段位于颅内:脑池段(cisternal)、窦汇段(gulfar)和海绵窦段(cavernous),两段位于眶部:眶上裂段(fissural)和眶内段(intraconal)。其中窦汇段为展神经自脑池穿斜坡硬膜开口后进入硬膜间腔,并走行进入一被称为蝶岩斜静脉复合体(sphenopetroclival venous gulf)的静脉湖。蝶骨舌突于颈动脉管内口和破裂孔的上方突向后,并覆盖于颈内动脉岩骨段终末部表面。岩舌韧带起自舌突向后连于岩尖。岩骨段颈内动脉穿过岩舌韧带上升移行为海绵窦段。海绵窦段颈内动脉分为 5 个部分,即后垂直段、后曲、水平段、前曲以及前垂直段。展神经行于后垂直段的外侧和眼神经的内侧到达眶上裂。脑膜垂体干通常起自后曲,通常分为三个分支:垂体下动脉、脑膜背侧动脉以及小脑幕动脉

1. 蝶骨舌突 lingula of sphenoid bone;2. 岩尖 petrous apex;3. 岩舌韧带 petrolingual ligament;4. Dorello 管 Dorello's canal;5. Gruber 韧带 Gruber's ligament;6. 展神经 abducent nerve;7. 海绵窦内颈内动脉后垂直段 posterior vertical segment of intracavernous carotid;8. 海绵窦内颈内动脉后曲 posterior bend of intracavernous carotid;9. 岩下窦 inferior petrosal sinus;10. 斜坡 clivus;11. 岩大神经 greater petrosal nerve;12. 岩深神经 deep petrosal nerve;13. 岩骨段颈内动脉 petrous carotid artery;14. 鼓膜张肌 tensor tympani;15. 滑车神经 trochlear nerve;16. 动眼神经 oculomotor nerve;17. 后床突 posterior clinoid process;18. 小脑幕缘 tentorial edge;19. 小脑上动脉 superior cerebellar artery;20. 三叉神经 trigeminal nerve;21. 脑桥 pons;22. 小脑 cerebellum

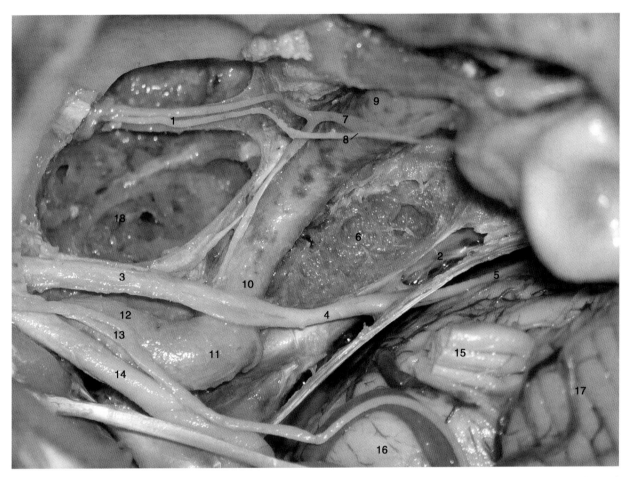

图 6-13　去除岩舌韧带,可见走行于岩骨段颈内动脉表面的岩深神经在此处分为两支,其中一支继续前行,并与岩大神经汇合形成翼管神经进入翼管;另一支沿海绵窦段颈内动脉后垂直部上行,汇入展神经的海绵窦段,而后离开展神经进入眼神经,眼神经发出的交感神经纤维经睫状长神经和睫状神经节支配瞳孔开大肌。蝶岩斜静脉复合体向后方经岩下窦引流至颈静脉球

　　1. 翼管神经 vidian nerve;2. 岩下窦 inferior petrosal sinus;3. 展神经海绵窦段 cavernous segment of abducent nerve;4. 展神经窦汇段 gulfar segment of abducent nerve;5. 展神经脑池段 cisternal segment of abducent nerve;6. 斜坡 clivus;7. 岩深神经 deep petrosal nerve;8. 岩大神经 greater petrosal nerve;9. 岩骨段颈内动脉 petrous carotid artery;10. 海绵窦内颈内动脉后垂直段 posterior vertical segment of intracavernous carotid;11. 海绵窦内颈内动脉后曲 posterior bend of intracavernous carotid;12. 海绵窦内颈内动脉水平段 horizontal segment of intracavernous carotid;13. 滑车神经 trochlear nerve;14. 动眼神经 oculomotor nerve;15. 三叉神经 trigeminal nerve;16. 脑桥 pons;17. 小脑 cerebellum;18. 蝶窦黏膜 mucosa of sphenoid sinus

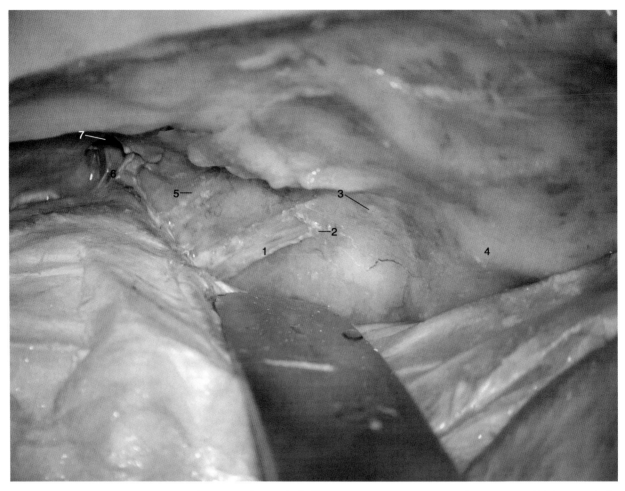

图 6-14　另一右侧尸头,行岩前切除术(颅中窝菱形区入路或 **Kawase** 入路),由后向前掀开硬脑膜,暴露自面神经裂孔处自膝状神经节发出的岩大神经及其外侧与之平行走行的岩小神经,向前方剥离直至棘孔处,可见脑膜中动脉自棘孔穿出

　　1. 岩大神经 greater petrosal nerve;2. 面神经裂孔 hiatus of facial nerve;3. 膝状神经节 geniculate ganglion;4. 弓状隆起 arcuate eminence;5. 岩小神经 lesser petrosal nerve;6. 脑膜中动脉 middle meningeal artery;7. 棘孔 foramen spinosum

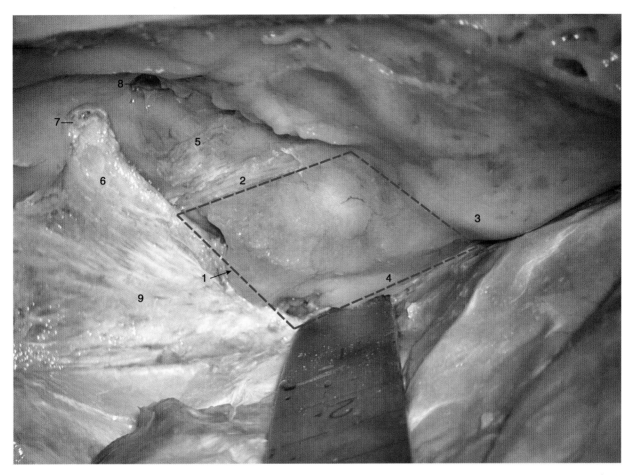

图6-15　在棘孔处切断脑膜中动脉主干,继续向前剥离颅中窝硬膜,暴露三叉神经下颌支。暴露岩尖区的菱形区域

下颌神经进入卵圆孔。卵圆孔位于棘孔的前内侧。岩大神经位于棘孔的内侧,并进入下颌神经的深面,向前移行为翼管神经。术中应从颞部硬膜上锐性分离岩大神经,因为钝性牵拉该神经会损伤膝状神经节和面神经。卵圆孔导静脉连通着翼静脉丛和海绵窦。术中来自该导静脉的出血可用可吸收止血材料控制,避免使用双极电凝止血。由外向内剥离颅中窝硬脑膜直至到达岩骨嵴,可在岩骨表面遇到弓状隆起,该隆起的外缘大致相当于膝状神经节水平。岩尖部的菱形区域由岩骨嵴、弓状隆起、岩大神经以及下颌神经后缘所界定,相当于 Kawase 三角的区域

1. 菱形区域 rhomboid space;2. 岩大神经 greater petrosal nerve;3. 弓状隆起 arcuate eminence;4. 岩骨嵴 petrous ridge;5. 岩小神经 lesser petrosal nerve;6. 下颌神经 mandibular nerve;7. 卵圆孔 foramen ovale;8. 棘孔 foramen spinosum;9. 三叉神经半月节 gasserian ganglion

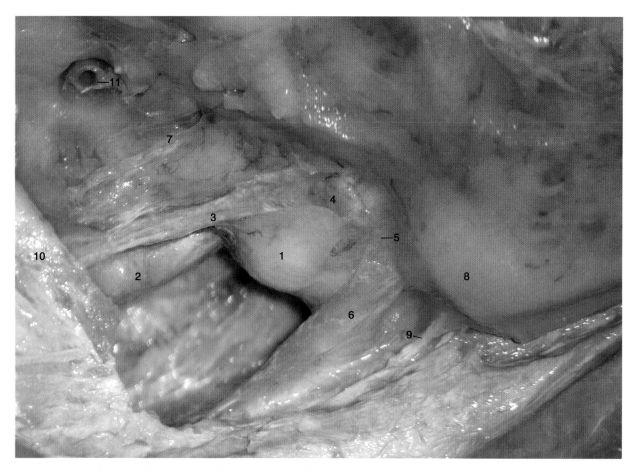

图 6-16 在三叉神经后缘和弓状隆起之间磨除岩尖部的菱形区域骨质,在内耳道口附近磨除岩骨嵴周围骨质是安全的,因为此区域远离内耳道底附近的耳蜗和前庭结构。在磨除菱形区域骨质后,轮廓化内耳道以及内耳道底的耳蜗和膝状神经节,可见耳蜗与前方的岩骨段颈内动脉关系密切,岩大神经走行于颈内动脉的上方。由图中可见耳蜗与内耳道底前方的面神经迷路段关系非常紧密,在实际手术中不应打开耳蜗,以免对听力造成损伤

1. 耳蜗 cochlea;2. 岩骨段颈内动脉 petrous carotid artery;3. 岩大神经 greater petrosal nerve;4. 膝状神经节 geniculate ganglion;5. 面神经迷路段 labyrinthine segment of facial nerve;6. 内耳道 internal acoustic meatus;7. 岩小神经 lesser petrosal nerve;8. 弓状隆起 arcuate eminence;9. 弓状下动脉 subarcuate artery;10. 下颌神经 mandibular nerve;11. 脑膜中动脉 middle meningeal artery

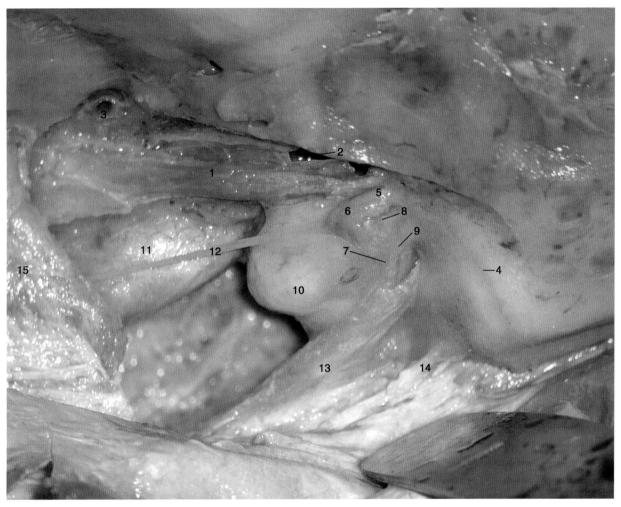

图 6-17　磨除弓状隆起表面的骨皮质，暴露出前半规管蓝线，可见内耳道位于岩大神经与前半规管蓝线之间的所成夹角的平分线上。暴露鼓膜张肌，可见鼓膜张肌与岩骨段颈内动脉之间由薄层骨质相隔，鼓膜张肌的外侧可见咽鼓管的鼓室口。耳蜗位于岩骨段颈内动脉后膝的内侧上方。将内耳道轮廓化 **270°**，在内耳道后壁的骨质中可暴露出弓状下动脉，后者穿过前半规管中央。进一步磨除膝状神经节周围的骨质，可见膝状切迹（**Fukushima** 嵴）为面神经迷路段与鼓室段之间的骨性切迹。鼓室段向外侧走行，始于膝状神经节并位于外半规管的下方。垂直嵴（**Bill** 嵴）在内耳道底分隔前庭上区和面神经管

1. 鼓膜张肌 tensor tympani；2. 咽鼓管 eustachian tube；3. 棘孔 foramen spinosum；4. 前半规管蓝线 blue line of anterior semicircular canal；5. 面神经鼓室段 tympanic segment of facial nerve；6. 膝状神经节 geniculate ganglion；7. 面神经迷路段 labyrinthine segment of facial nerve；8. 膝状切迹（Fukushima 嵴）geniculate notch（Fukushima's bar）；9. 垂直嵴（Bill 嵴）vertical crest（Bill's bar）；10. 耳蜗 cochlea；11. 岩骨段颈内动脉 petrous carotid artery；12. 岩大神经 greater petrosal nerve；13. 内耳道 internal acoustic meatus；14. 弓状下动脉 subarcuate artery；15. 下颌神经 mandibular nerve

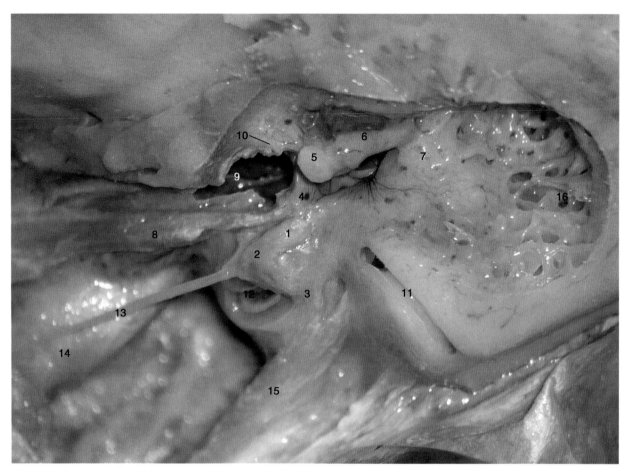

图 6-18　打开前半规管、耳蜗以及鼓室盖,暴露出邻近结构。在菱形区域入路中通常不需要打开鼓室。打开鼓室盖后,可见上鼓室内容的锤骨头和砧骨短脚,鼓膜张肌是一块修长的肌肉,受三叉神经支配,此肌在匙突急转弯,并在此处发出一狭长的肌腱,它的肌腱急转向外,绕过匙突而附着于锤骨柄的上部。在鼓室前方可见咽鼓管在鼓室前壁上的开口。在上鼓室后方可见砧骨短脚向后方突出位于砧骨窝内,外半规管隆凸的外侧。在外半规管和前半规管后方可见大量的乳突气房存在

1. 面神经鼓室段 tympanic segment of facial nerve;2. 膝状神经节 geniculate ganglion;3. 面神经迷路段 labyrinthine segment of facial nerve;4. 匙突 cochleariform process;5. 锤骨头 head of malleus;6. 砧骨短脚 short process of incus;7. 外半规管 lateral semicircular canal;8. 鼓膜张肌 tensor tympani;9. 咽鼓管 eustachian tube;10. 鼓索 chorda tympani;11. 前半规管 anterior semicircular canal;12. 耳蜗 cochlea;13. 岩大神经 greater petrosal nerve;14. 岩骨段颈内动脉 petrous carotid artery;15. 内耳道 internal acoustic meatus;16. 乳突气房 air cells

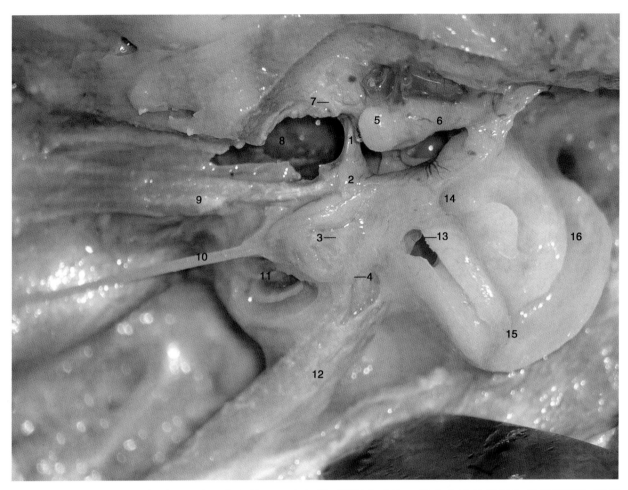

图 6-19　磨除乳突气房,开放外半规管和后半规管,暴露出总脚。没有壶腹的前半规管的后端和后半规管的上端连接在一起,形成单一共同通道,即总脚。总脚开口于前庭。鼓索向前通过一小管出岩鼓裂,最后汇入舌神经

1. 鼓膜张肌肌腱 tendon of tensor tympani muscle;2. 匙突 cochleariform process;3. 膝状切迹(Fukushima 嵴)geniculate notch(Fukushima's bar);4. 垂直嵴(Bill 嵴)vertical crest(Bill's bar);5. 锤骨头 head of malleus;6. 砧骨短脚 short process of incus;7. 鼓索 chorda tympani;8. 咽鼓管 eustachian tube;9. 鼓膜张肌 tensor tympani;10. 岩大神经 greater petrosal nerve;11. 耳蜗 cochlea;12. 内耳道 internal acoustic meatus;13. 前半规管壶腹端 ampullated end of anterior semicircular canal;14. 外半规管壶腹端 ampullated end of lateral semicircular canal;15. 总脚 common crus;16. 后半规管 posterior semicircular canal

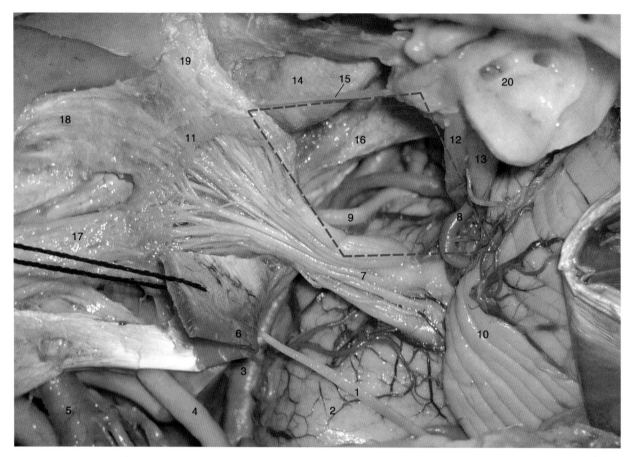

图 6-20　打开岩上窦下方和三叉神经外侧的颅后窝硬脑膜,切开小脑幕缘,暴露硬膜下脑桥腹侧面结构。在打开小脑幕缘时注意保护滑车神经。用丝线牵开小脑幕切缘,以暴露脑桥上部和中脑下部,打开小脑幕可以很好地暴露三叉神经后根。该入路将暴露范围扩展至脑桥前外侧面三叉神经上方和下方以及斜坡外缘。小脑前下动脉自基底动脉发出后行于展神经的腹侧,而后穿过面、听神经之间

1. 滑车神经 trochlear nerve;2. 脑桥 pons;3. 基底动脉 basilar artery;4. 动眼神经 oculomotor nerve;5. 颈内动脉 internal carotid artery;6. 小脑幕 tentorium;7. 三叉神经 trigeminal nerve;8. 小脑前下动脉 anteroinferior cerebellar artery(AICA);9. 展神经 abducent nerve;10. 小脑 cerebellum;11. 三叉神经半月节 gasserian ganglion;12. 面神经内耳道段 meatal segment of facial nerve;13. 前庭上神经 superior vestibular nerve;14. 岩骨段颈内动脉 petrous carotid artery;15. 岩大神经 greater petrosal nerve;16. 岩下窦 inferior petrosal sinus;17. 眼神经 ophthalmic nerve;18. 上颌神经 maxillary nerve;19. 下颌神经 mandibular nerve;20. 半规管 semicircular canals

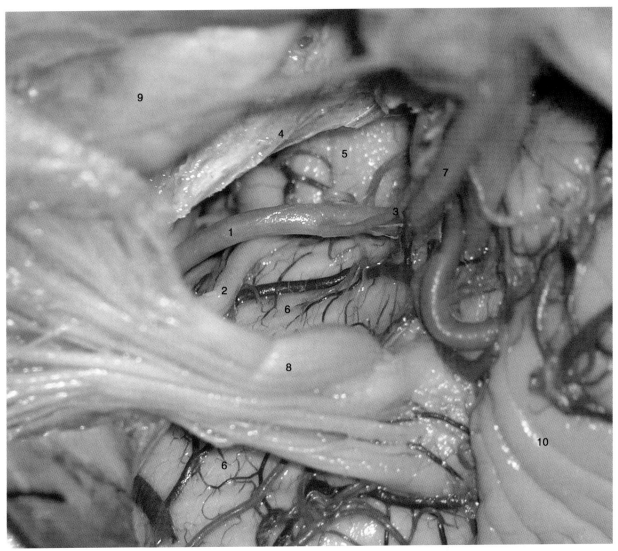

图 6-21　为图 6-20 中蓝色虚线界定的菱形区域局部放大观。菱形区域入路,在消除了岩尖骨质对于视线的阻挡后,可以很好地暴露三叉神经后根下方的脑桥下部和延髓上部区域。图中可见岩下窦阻碍了该入路的进一步扩展。小脑前下动脉自基底动脉发出后沿桥延沟向外侧走行,跨过展神经的腹侧,并发出迷路动脉

　　1. 小脑前下动脉 anteroinferior cerebellar artery(AICA);2. 展神经 abducent nerve;3. 迷路动脉 labyrinthine artery;4. 岩下窦 inferior petrosal sinus;5. 延髓 medulla oblongata;6. 脑桥 pons;7. 面神经内耳道段 meatal segment of facial nerve;8. 三叉神经 trigeminal nerve;9. 岩骨段颈内动脉 petrous carotid artery;10. 小脑 cerebellum

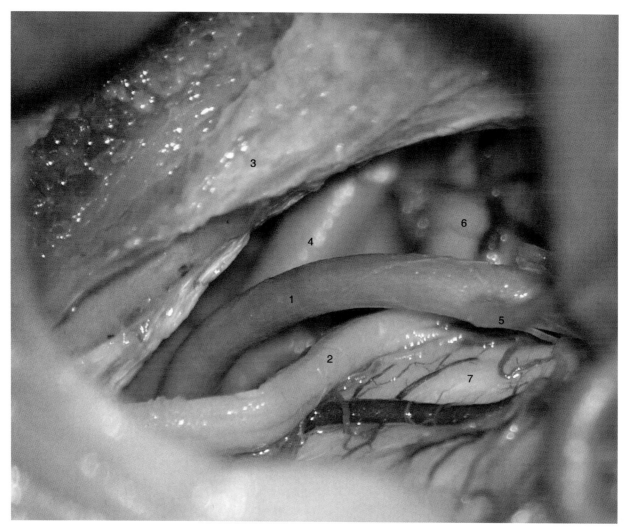

图6-22 放大观。通过磨除岩尖骨质后的视线,进一步观察小脑前下动脉、展神经和岩下窦三者之间的关系

1. 小脑前下动脉 anteroinferior cerebellar artery(AICA);2. 展神经 abducent nerve;3. 岩下窦 inferior petrosal sinus;4. 基底动脉 basilar artery;5. 迷路动脉 labyrinthine artery;6. 延髓 medulla oblongata;7. 脑桥 pons

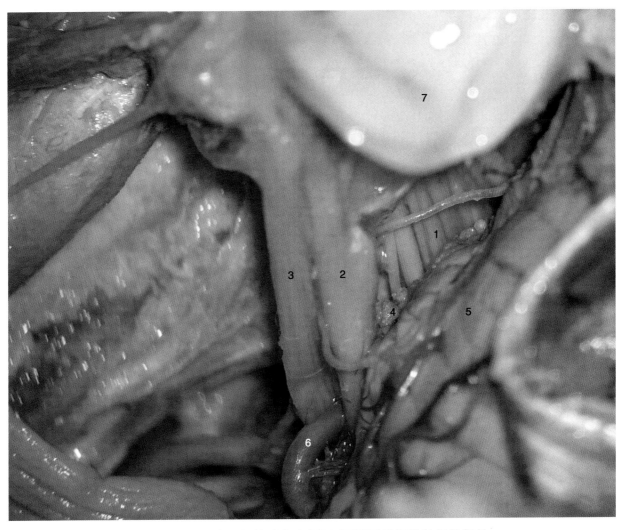

图 6-23　通过面听束后方与小脑之间的狭小空间里，可见到后组脑神经的根丝

1. 后组脑神经根丝 rootlets of the lower cranial nerve；2. 前庭上神经 superior vestibular nerve；3. 面神经内耳道段 meatal segment of facial nerve；4. 脉络丛 choroid plexus；5. 小脑 cerebellum；6. 小脑前下动脉 anteroinferior cerebellar artery（AICA）；7. 半规管 semicircular canals

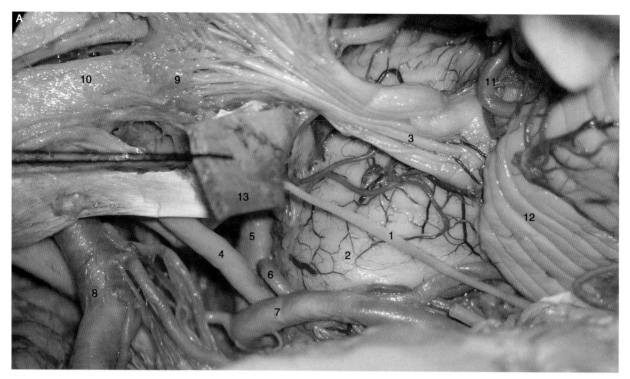

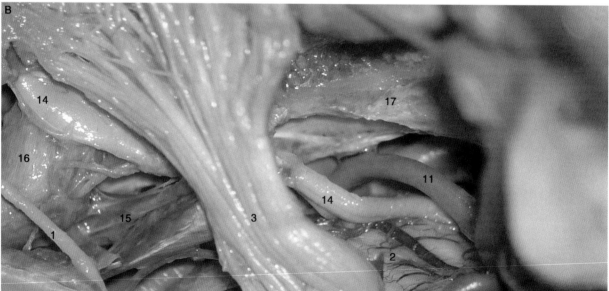

图 6-24 调整显微镜角度,可暴露出基底动脉分叉和动眼神经。动眼神经自脚间窝发出后,穿小脑上动脉和大脑后动脉之间进入位于后床突外侧的动眼神经三角。展神经在跨过小脑前下动脉背侧后,穿斜坡硬膜进入海绵窦后壁,走行于 **Gruber** 韧带下方,穿过 **Dorello** 管并走行于三叉神经第一支的内侧,颈内动脉海绵窦段外侧,于眶上裂内侧穿经总腱环入眶,支配外直肌

1. 滑车神经 trochlear nerve;2. 脑桥 pons;3. 三叉神经 trigeminal nerve;4. 动眼神经 oculomotor nerve;5. 基底动脉 basilar artery;6. 小脑上动脉 superior cerebellar artery;7. 大脑后动脉 posterior cerebral artery;8. 颈内动脉 internal carotid artery;9. 三叉神经半月节 gasserian ganglion;10. 眼神经 ophthalmic nerve;11. 小脑前下动脉 anteroinferior cerebellar artery(AICA);12. 小脑 cerebellum;13. 小脑幕 tentorium;14. 展神经 abducent nerve;15. Gruber 韧带 Gruber's ligament;16. 颈内动脉海绵窦段 cavernous portion of internal carotid artery;17. 岩下窦 inferior petrosal sinus

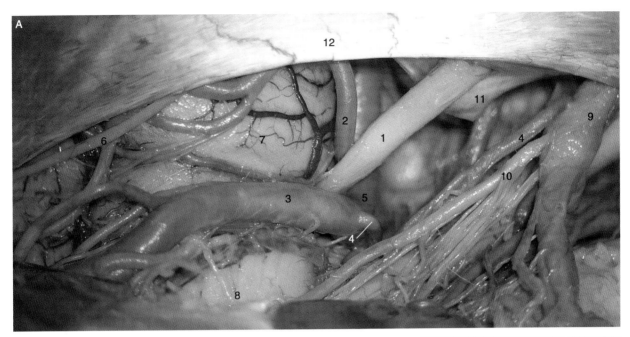

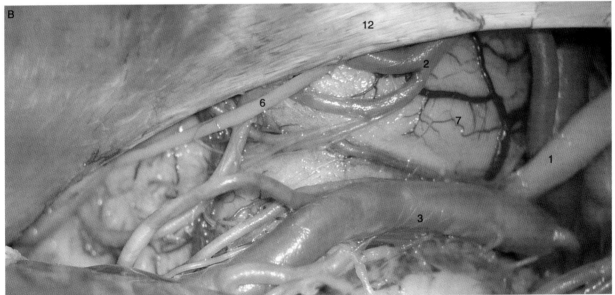

图 6-25　左侧尸头,颞下入路与颅中窝菱形区域入路之间的比较

传统的颞下入路,暴露范围较为局限,由于对颞叶的牵拉比较严重,并受到颞叶后部 Labbé 静脉的限制,因此无法对岩斜区进行充分暴露,在不切开小脑幕的情况下,只能够暴露小脑幕切迹上方的有限结构,对于脚间池和环池的暴露较为满意,但无法向下方扩展,不能暴露桥前池。在小脑幕切迹前中间隙内可见大脑后动脉和小脑上动脉,以及穿行于二者之间的动眼神经。小脑上动脉的分支与滑车神经一起绕行脑干侧方。在切迹前间隙内可见脉络膜前动脉和后交通动脉起自颈内动脉。前者向后经大脑脚和钩回之间,进入切迹中间隙内的大脑脚池,后者向后方与大脑后动脉相交通

1. 动眼神经 oculomotor nerve;2. 小脑上动脉 superior cerebellar artery;3. 大脑后动脉 posterior cerebral artery;4. 后交通动脉 posterior communicating artery;5. 基底动脉 basilar artery;6. 滑车神经 trochlear nerve;7. 脑桥 pons;8. 大脑脚 cerebral peduncle;9. 颈内动脉 internal carotid artery;10. 脉络膜前动脉 anterior choroidal artery;11. 后床突 posterior clinoid process;12. 小脑幕缘 tentorial edge

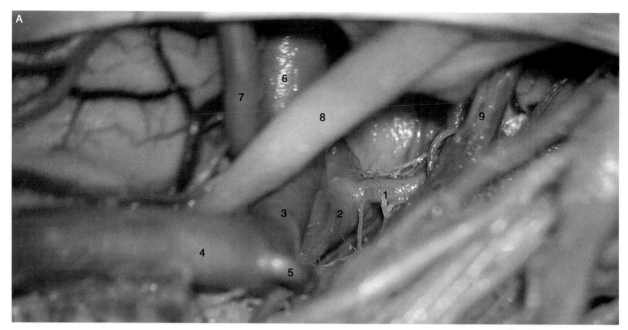

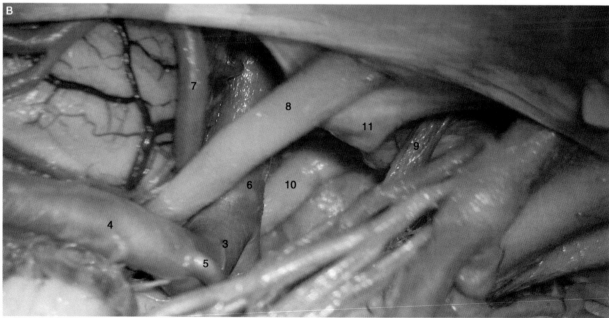

图 6-26　**A.** 通过动眼神经、脉络膜前动脉、基底动脉尖和小脑幕切迹所围成的菱形空间内可见垂体柄、后床突、大脑后动脉以及后交通动脉。**B.** 变换显微镜视角，可见对侧的动眼神经和后床突

1. 右侧后交通动脉 right posterior communicating artery；2. 右侧大脑后动脉 P_1 段 P_1 segment of right posterior cerebral artery；3. 左侧大脑后动脉 P_1 段 P_1 segment of left posterior cerebral artery；4. 左侧大脑后动脉 P_2A 段 P_2A segment of left posterior cerebral artery；5. 左侧后交通动脉 left posterior communicating artery；6. 基底动脉 basilar artery；7. 小脑上动脉 superior cerebellar artery；8. 左侧动眼神经 left oculomotor nerve；9. 垂体柄 pituitary stalk；10. 右侧动眼神经 right oculomotor nerve；11. 后床突 posterior clinoid process

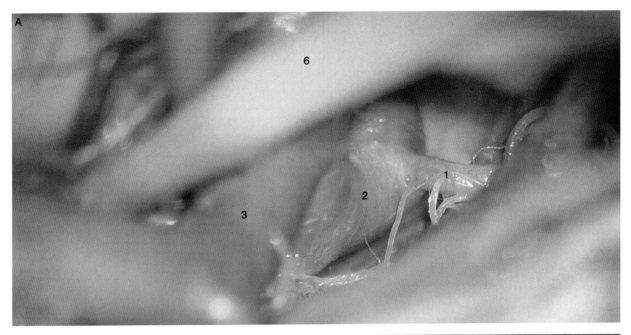

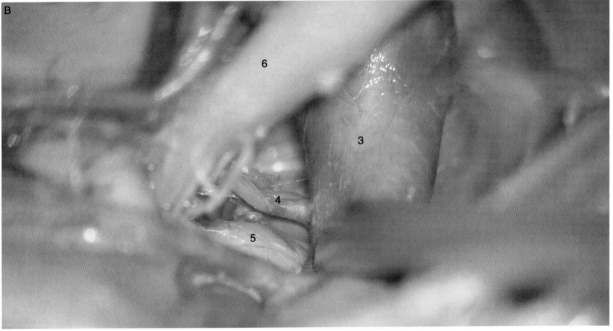

图 6-27 **A.** 放大观,观察对侧后交通动脉与大脑后动脉的连接处以及后交通动脉向内侧发出的穿支血管。**B.** 牵开同侧大脑后动脉 P_1,暴露出被其遮挡的丘脑后穿通动脉

1. 右侧后交通动脉 right posterior communicating artery;2. 右侧大脑后动脉 P_1 段 P_1 segment of right posterior cerebral artery;3. 左侧大脑后动脉 P_1 段 P_1 segment of left posterior cerebral artery;4. 丘脑后穿通动脉 posterior perforating thalamic artery;5. 乳头体 mamillary body;6. 左侧动眼神经 left oculomotor nerve

117

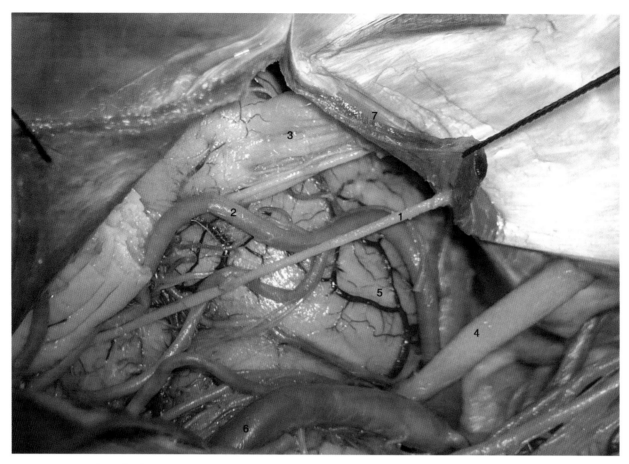

图6-28 自滑车神经进入小脑幕缘的位置切开小脑幕,暴露出三叉神经后根自脑桥中部的发出点。可见小脑上动脉位于三叉神经后根的上方。虽然在颞下入路中切开小脑幕有助于暴露三叉神经后根以上的脑桥前外侧面,但不能暴露位于三叉神经后根下方的脑桥和延髓区域,这也是此入路与颅中窝菱形区入路之间的差别所在。在实际手术中,应根据患者病变的具体位置来制定合理的手术入路

1. 滑车神经 trochlear nerve;2. 小脑上动脉 superior cerebellar artery;3. 三叉神经 trigeminal nerve;4. 动眼神经 oculomotor nerve;5. 脑桥 pons;6. 大脑后动脉 posterior cerebral artery;7. 小脑幕 tentorium

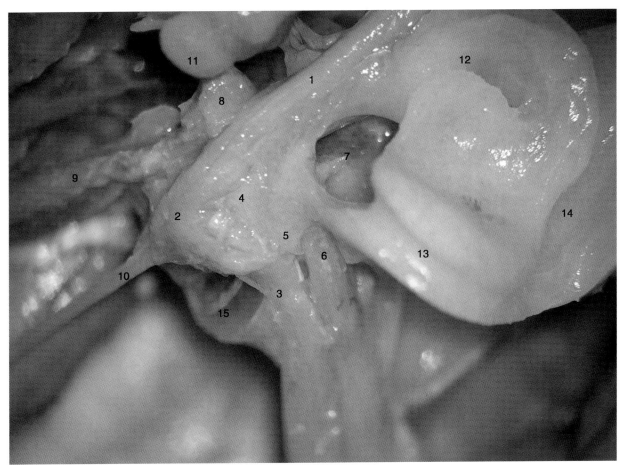

图 6-29　打开前庭,暴露前半规管和外半规管壶腹在前庭的开口处。同时完整暴露面神经鼓室段。可见垂直嵴(**Bill** 嵴)在内耳道底分隔前方的面神经迷路段以及后方的前庭上神经

1. 面神经鼓室段 tympanic segment of facial nerve;2. 膝状神经节 geniculate ganglion;3. 面神经迷路段 labyrinthine segment of facial nerve;4. 膝状切迹(Fukushima 嵴)geniculate notch(Fukushima's bar);5. 垂直嵴(Bill 嵴)vertical crest(Bill's bar);6. 前庭上神经 superior vestibular nerve;7. 前庭 vestibule;8. 匙突 cochleariform process;9. 鼓膜张肌 tensor tympani;10. 岩大神经 greater petrosal nerve;11. 锤骨头 head of malleus;12. 外半规管 lateral semicircular canal;13. 前半规管 anterior semicircular canal;14. 总脚 common crus;15. 耳蜗 cochlea

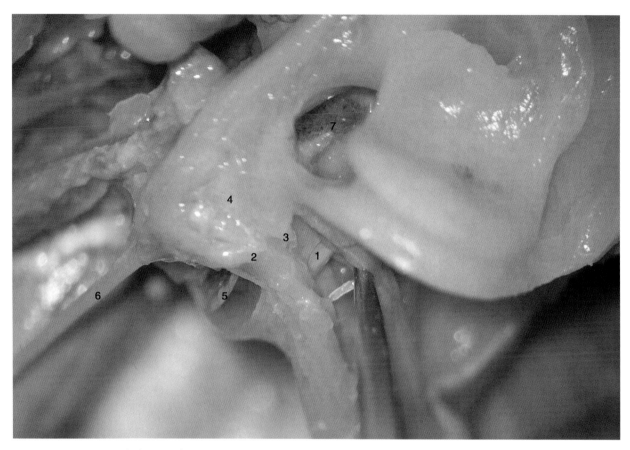

图 6-30 向后方牵开前庭上神经,暴露下方的横嵴。内耳道内的神经在外侧部具有恒定的位置关系,由横嵴(镰状嵴)分为上下两部分,上半部分又被垂直嵴(**Bill** 嵴)分为前后两部分,前方为面神经,后方容纳前庭上神经。蜗神经和前庭下神经位于横嵴下方,其中蜗神经在前庭下神经前方。因此内耳道底可分为四个象限

　　1. 横嵴 transverse crest;2. 面神经迷路段 labyrinthine segment of facial nerve;3. 垂直嵴(Bill 嵴)vertical crest(Bill's bar);4. 膝状切迹(Fukushima 嵴)geniculate notch(Fukushima's bar);5. 耳蜗 cochlea;6. 岩大神经 greater petrosal nerve;7. 前庭 vestibule

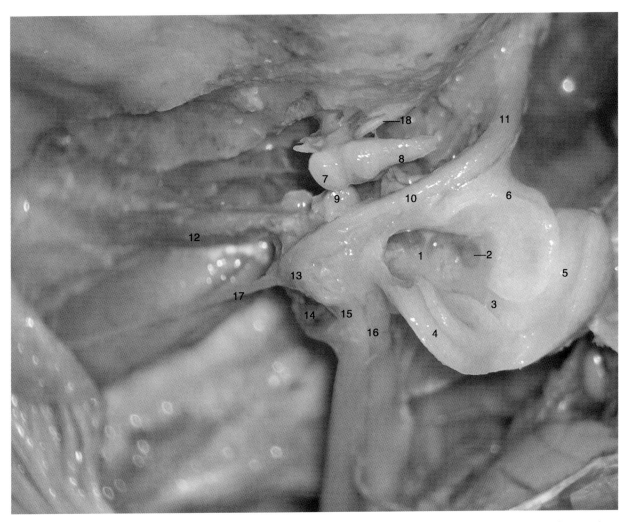

图6-31　扩大前庭的暴露范围,暴露出总脚和后半规管壶腹在前庭的开口。图上可清晰地显示出面神经鼓室段与前庭之间的关系

　　1. 前庭 vestibule;2. 后半规管壶腹端 ampullated end of posterior semicircular canal;3. 总脚 common crus;4. 前半规管 anterior semicircular canal;5. 后半规管 posterior semicircular canal;6. 外半规管 lateral semicircular canal;7. 锤骨头 head of malleus;8. 砧骨短脚 short process of incus;9. 匙突 cochleariform process;10. 面神经鼓室段 tympanic segment of facial nerve;11. 面神经乳突段 mastoid segment of facial nerve;12. 鼓膜张肌 tensor tympani;13. 膝状神经节 geniculate ganglion;14. 耳蜗 cochlea;15. 面神经迷路段 labyrinthine segment of facial nerve;16. 前庭上神经 superior vestibular nerve;17. 岩大神经 greater petrosal nerve;18. 鼓索 chorda tympani

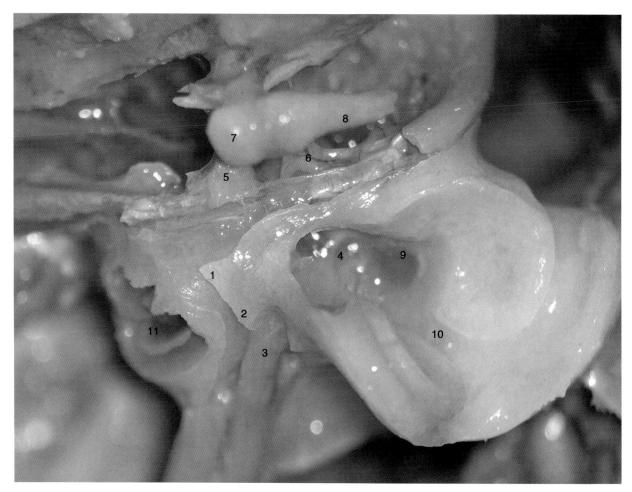

图 6-32 切除面神经鼓室段、迷路段和膝状神经节,暴露出面神经骨管,以便更好地观察膝状切迹以及垂直嵴(Bill 嵴)

1. 膝状切迹(Fukushima 嵴)geniculate notch(Fukushima's bar);2. 垂直嵴(Bill 嵴)vertical crest(Bill's bar);3. 前庭上神经 superior vestibular nerve;4. 前庭 vestibule;5. 匙突 cochleariform process;6. 镫骨 stapes;7. 锤骨头 head of malleus;8. 砧骨短脚 short process of incus;9. 后半规管壶腹端 ampullated end of posterior semicircular canal;10. 总脚 common crus;11. 耳蜗 cochlea

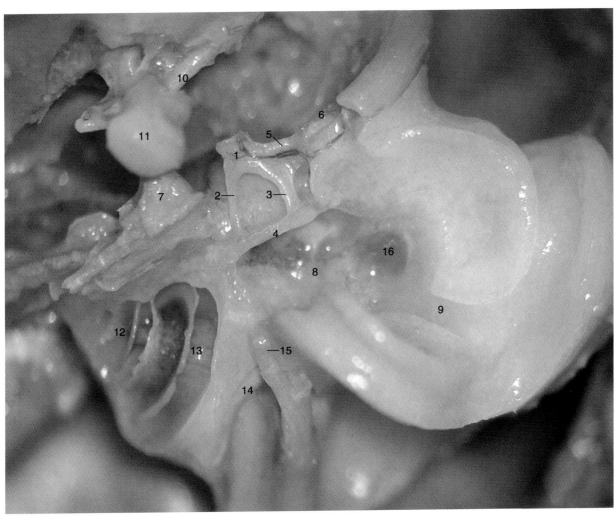

图 6-33 磨除面神经鼓室段的骨管,可见下方的镫骨底板嵌于前庭窗内。在内耳道底可见上壶腹神经

1. 镫骨头 head of stapes;2. 镫骨前脚 anterior crus;3. 镫骨后脚 posterior crus;4. 镫骨底板 footplate of stapes;5. 镫骨肌肌腱 stapedius muscle tendon;6. 锥隆起 pyramidal eminence;7. 匙突 cochleariform process;8. 前庭 vestibule;9. 总脚 common crus;10. 鼓索 chorda tympani;11. 锤骨头 head of malleus;12. 耳蜗顶转 cochlea apical turn;13. 耳蜗第二转 cochlea second turn;14. 横嵴 transverse crest;15. 上壶腹神经 superior ampullary nerve;16. 后半规管壶腹端 ampullated end of posterior semicircular canal

123

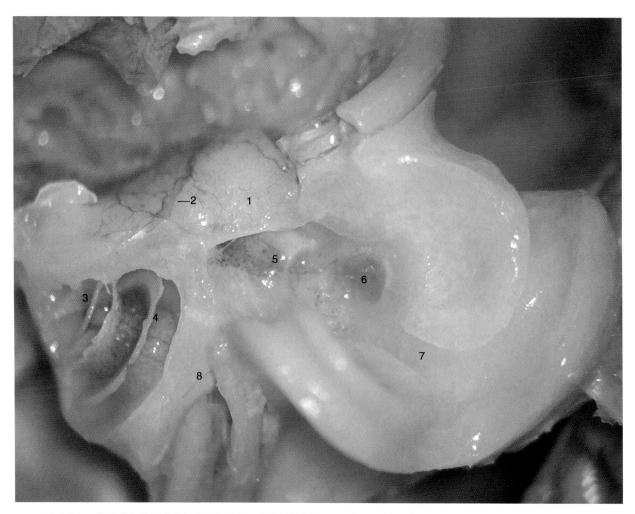

图 6-34 切断镫骨肌肌腱,取下镫骨,可见前庭位于耳蜗和半规管之间

1. 鼓岬 promontory;2. 鼓室丛 tympanic nerve(Jackobson nerve);3. 耳蜗顶转 cochlea apical turn;4. 耳蜗第二转 cochlea second turn;5. 前庭 vestibule;6. 后半规管壶腹端 ampullated end of posterior semicircular canal;7. 总脚 common crus;8. 横嵴 transverse crest

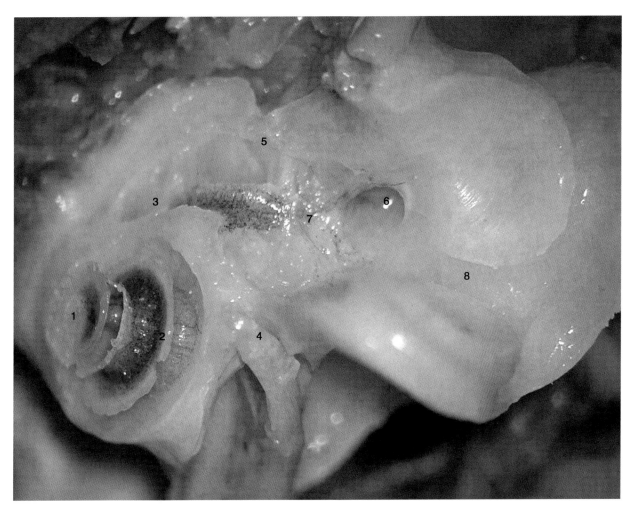

图 6-35　磨除鼓岬,暴露出耳蜗基底转。可见蜗窗位于鼓阶的末端

1. 耳蜗顶转 cochlea apical turn;2. 耳蜗第二转 cochlea second turn;3. 耳蜗基底转 cochlea basal turn;4. 上壶腹神经 superior ampullary nerve;5. 蜗窗 cochlear window;6. 后半规管壶腹端 ampullated end of posterior semicircular canal;7. 前庭 vestibule;8. 总脚 common crus

第七章 颞骨与侧颅底之间的解剖关系

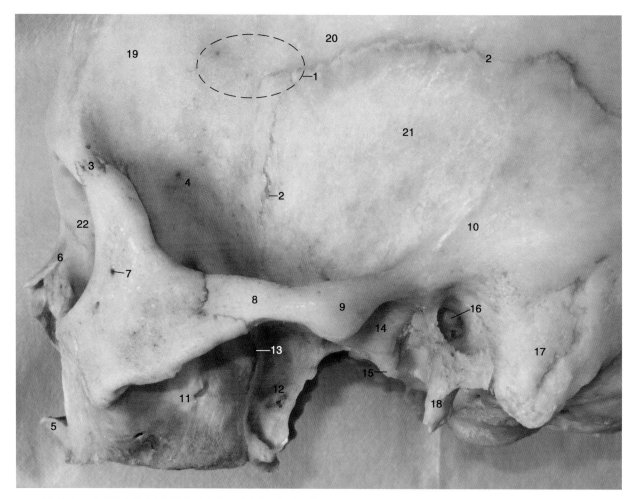

图 7-1 左侧骨性颅底外侧面颞下窝周围解剖关系

颞下窝位于中颅底的下方、颅底的侧面,其概念与颞窝相对应。颞窝位于颧弓和蝶骨大翼的颞下嵴以上,容纳颞肌,颞下窝位于蝶骨大翼颞下嵴以下,顶壁为颅中窝底壁,由蝶骨和颞骨共同构成;前壁为眶外侧缘和上颌窦后壁,内侧壁为蝶骨翼突板及咽旁肌肉;外侧壁有下颌骨、颞肌和咬肌;下方与颈部相通,后部与咽旁间隙相续,其内部容纳翼内肌、翼外肌、下颌神经及其分支、上颌动脉及其分支以及翼静脉丛。图中颧弓阻挡了侧方暴露颅底。颧弓的切断可以暴露蝶骨大翼的底面和外侧缘,显露翼腭窝和翼外板的上部,但应考虑保留关节结节的部分完整对于保持下颌关节稳定的必要性。外耳道位于颞下窝的后上方,形成外耳道下前壁的鼓部,向下形成包绕茎突的骨鞘,茎突为侧颅底手术中重要的解剖标志,其附着的肌肉与隔膜形成颞下窝与下颌后间隙之间的屏障

1. 翼点 pterion;2. 鳞状缝 squamosal suture;3. 额颧缝 frontozygomatic suture;4. 蝶骨大翼 greater wing of sphenoid bone;5. 鼻前棘 anterior nasal spine;6. 鼻骨 nasal bone;7. 颧面孔 zygomaticofacial foramen;8. 颧弓 zygomatic arch;9. 关节结节 articular tubercle;10. 乳突上嵴 supramastoid crest;11. 上颌骨 maxilla;12. 翼突外侧板 lateral pterygoid plate;13. 翼上颌裂 pterygomaxillary fissure;14. 下颌窝 mandibular fossa;15. 蝶骨棘突 spine of sphenoid bone;16. 外耳道 external auditory canal;17. 乳突 mastoid process;18. 茎突 styloid process;19. 额骨 frontal bone;20. 顶骨 parietal bone;21. 颞骨鳞部 squamosal part of temporal bone;22. 眶腔 orbital cavity

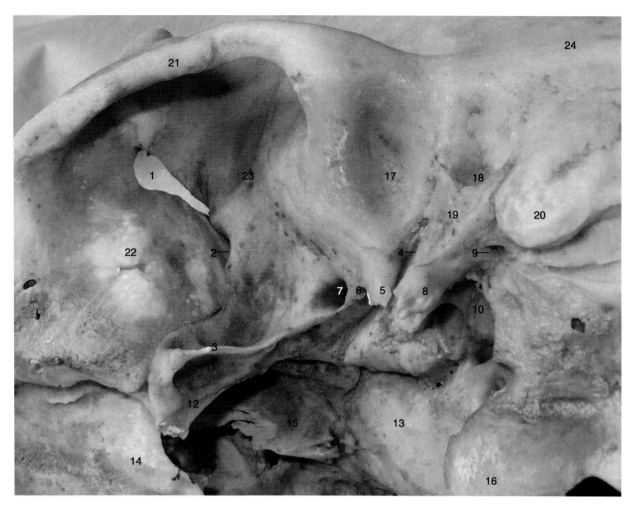

图7-2 左侧骨性颅底颞下窝周围解剖关系外下观

从外下方观察颞下窝,可以不受颧弓的阻挡,清楚地观察颞下窝的顶壁、前壁和内壁。翼上颌裂位于上颌骨和翼突体部之间,呈 V 形,为颞下窝和翼腭窝之间的通道,上颌动脉由此进入翼腭窝。颞下窝的底面凹凸不平,同侧后部磨牙和上颌骨的后面形成颞下窝的前壁,其前内侧经硬腭后部上方的鼻后孔与鼻腔相毗邻,内侧经硬腭下方的口咽部与口腔相邻,其内后方即为颅底的斜坡,后方为颈静脉孔区,后外侧为下颌窝、乳突及外耳道,外侧为颧弓。颞下窝的前部经眶下裂与眶腔的后部相通,经翼上颌裂与翼腭窝相通,两块垂直向下的骨板分别为翼突内侧板和翼突外侧板,其间所形成的凹陷称为翼窝。翼突外侧板后缘的根部为卵圆孔,是下颌神经出颅的孔道;翼突内侧板的后缘为破裂孔,颈内动脉在此处由岩骨段移行为海绵窦段

1. 眶下裂 inferior orbital fissure;2. 翼上颌裂 pterygomaxillary fissure;3. 翼突外侧板 lateral pterygoid plate;4. 岩鼓裂 petrotympanic fissure;5. 蝶骨棘突 spine of sphenoid bone;6. 棘孔 foramen spinosum;7. 卵圆孔 foramen ovale;8. 茎突 styloid process;9. 茎乳孔 stylomastoid foramen;10. 颈静脉窝 jugular fossa;11. 翼窝 pterygoid fossa;12. 翼突内侧板 medial pterygoid plate;13. 斜坡 clivus;14. 腭骨水平板 horizontal plate of palatine bone;15. 犁骨 vomer;16. 枕髁 occipital condyle;17. 下颌窝 mandibular fossa;18. 外耳道 external acoustic meatus;19. 颞骨鼓部 tympanic part;20. 乳突 mastoid process;21. 颧弓 zygomatic arch;22. 上颌骨 maxilla;23. 颞下嵴 infratemporal crest;24. 乳突上嵴 supramastoid crest

127

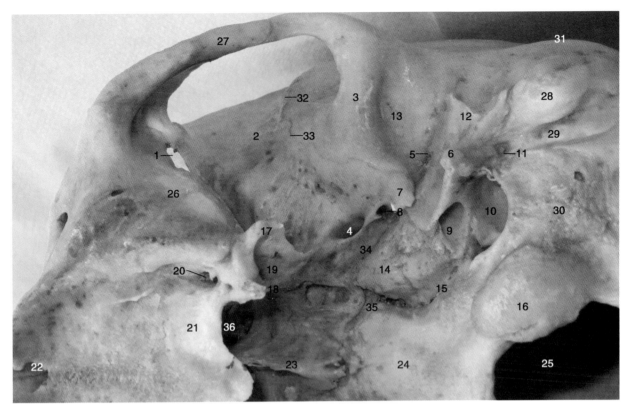

图 7-3　左侧骨性颅底颞下窝周围解剖关系下面观

颞骨鳞部和岩部向前与蝶骨大翼相连,岩骨尖面对破裂孔,与枕骨之间以岩斜裂为界。枕骨与颞骨岩部汇合共同形成颈静脉孔。下颌窝前方为关节结节。蝶鳞缝向下延续,其终末与岩鼓裂相交汇。蝶骨棘突前方为棘孔,有脑膜中动脉穿行其中。棘孔前内侧为卵圆孔,为三叉神经下颌支出颅处。咽鼓管沟是咽鼓管的软骨部附着于颅底处,位于蝶岩裂的颅外面,破裂孔和颈动脉管的前外侧,卵圆孔和棘孔的后内侧。眶下裂的外侧部分在蝶骨大翼下方开口于颞下窝,内侧部分在岩尖下方上颌骨和翼突之间开口于翼腭窝

1. 眶下裂 inferior orbital fissure;2. 颞下嵴 infratemporal crest;3. 关节结节 articular tubercle;4. 卵圆孔 foramen ovale;5. 岩鼓裂 petrotympanic fissure;6. 茎突 styloid process;7. 蝶骨棘突 spine of sphenoid bone;8. 棘孔 foramen spinosum;9. 颈动脉管 carotid canal;10. 颈静脉窝 jugular fossa;11. 茎乳孔 stylomastoid foramen;12. 颞骨鼓部 tympanic part;13. 下颌窝 mandibular fossa;14. 岩尖 petrous apex;15. 岩斜裂 petroclival fissure;16. 枕髁 occipital condyle;17. 翼突外侧板 lateral pterygoid plate;18. 翼突内侧板 medial pterygoid plate;19. 翼窝 pterygoid fossa;20. 腭大孔 greater palatine foramen;21. 腭骨水平板 horizontal plate of palatine bone;22. 切牙孔 incisive fossa;23. 犁骨 vomer;24. 斜坡 clivus;25. 枕骨大孔 foramen magnum;26. 上颌骨 maxilla;27. 颧弓 zygomatic arch;28. 乳突 mastoid process;29. 二腹肌沟 digastric groove;30. 枕骨颈静脉突 jugular process of occipital bone;31. 乳突上嵴 supramastoid crest;32. 鳞状缝 squamosal suture;33. 蝶鳞缝 sphenosquamosal suture;34. 咽鼓管沟 sulcus tubae;35. 破裂孔 foramen lacerum;36. 鼻后孔 posterior choana

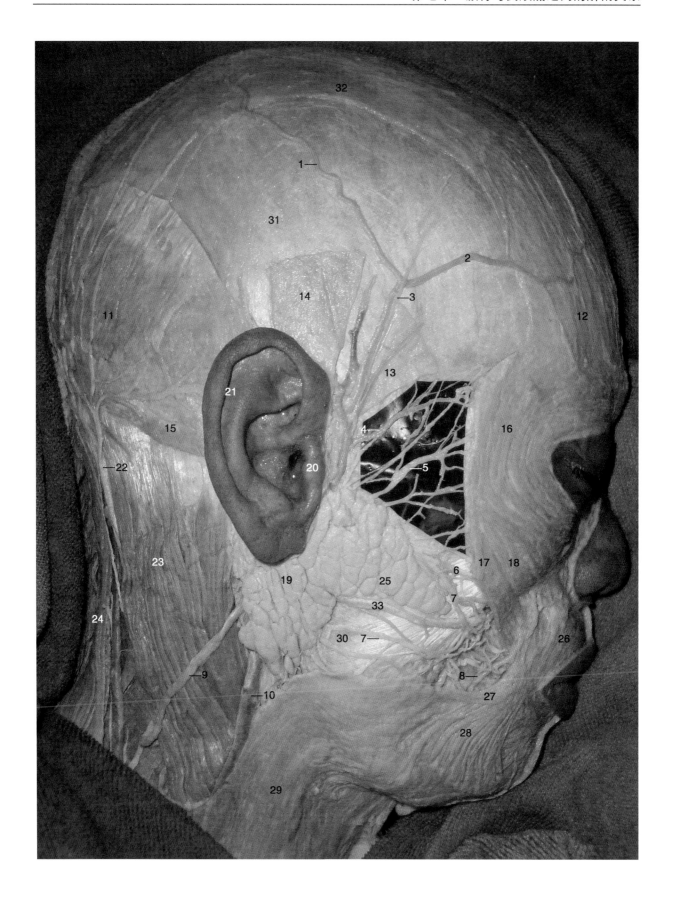

图 7-4　右侧尸头颌面部浅层解剖

将颌面部皮肤严格按皮下进行分离,将面部皮肤和面部脂肪层绝对分开才能达到这一暴露,掀开皮瓣后,清除皮下脂肪,游离神经、血管结构。颌面部皮下集中了许多细小的血管和神经,其中以面神经的分支最为重要。颌面部可根据颧弓和下颌角依次分为颞部、颞下部和下颌下部三部分。颞部解剖层次从浅至深依次为皮肤、皮下、颞浅筋膜浅层、脂肪垫、颞浅筋膜深层、颞肌、颞深筋膜和颞骨。其中面神经的颞支位于颞浅筋膜浅、深两层之间的脂肪垫中,形成精细的神经丛,最后进入眼轮匝肌和额肌,本例尸头标本中将神经丛游离并在其深处置一黑色物体,以反衬出脂肪垫内精细的神经网络结构,术中进行颞肌筋膜间分离时应避免损伤面神经

颞下部的解剖复杂,腮腺和腮腺导管位于浅层,面神经从后向前穿腮腺浅深两叶之间达腮腺前缘行于皮下呈扇形分布于同侧面部,出腮腺前缘后,面神经分为五支,自上而下依次为颞支、颧支、颊支、下颌缘支和颈支。面神经各分支间均有不同程度的交通吻合

颈阔肌位于下颌下部的浅层,其下有丰富的脂肪和静脉吻合,深层有胸锁乳突肌,下颌骨深面有下颌下腺,下颌骨的后面有大动、静脉的分支走行

颞浅筋膜的深层直接附着于颞肌纤维的表面,向下形成颞肌肌腱的主要成分,附着于下颌骨冠突、下颌骨前缘和下颌骨切迹的上缘。颞肌的浅面有颞浅动脉的额支、顶支以及面神经的颞支,在颞支的周围常常伴有颞浅动脉的分支眶颧动脉。面神经的颞支穿出腮腺后,横跨颧弓的后 1/3 表面上行向前达眶上缘区域,并非单一一支,而是数支相互交通成网,手术中耳前皮肤切口尽量靠近耳屏可避免面神经颞支的损伤。面神经的颧支同样有面横动脉伴行,位于颧弓下腮腺导管之间区域,与颧弓和腮腺导管相平行

腮腺导管起自腮腺中上 1/3 交界处前缘,位于颧弓下方 1.5cm,向前注入口腔上颌第二磨牙的黏膜开口,为腮腺的唯一通路,活体颜色与脂肪不易区分,术中应妥善加以保护。约 20% 在腮腺导管上方、颧弓下方会出现副腮腺。咬肌位于腮腺及面神经分支的深面,咬肌附着于下颌骨的外侧面,分别以两个头起自颧弓下缘的内外两个面,较浅的前头起自颧弓外侧面,向下附着于下颌角外面;深部的后头起自颧弓内侧面,向下附着于下颌骨体部

1. 颞浅动脉顶支 parietal branches of superficial temporal artery;2. 颞浅动脉额支 frontal branches of superficial temporal artery;3. 耳颞神经 auriculotemporal nerve;4. 眶颧动脉 zygomatic-orbital artery;5. 面神经颞支 temporal branches of facial nerve;6. 面神经颧支 zygomatic branches of facial nerve;7. 面神经颊支 buccal branches of facial nerve;8. 面动脉 facial artery;9. 耳大神经 greater auricular nerve;10. 下颌后静脉 retromandibular vein;11. 枕额肌枕腹 occipital belly of occipitofrontalis;12. 枕额肌额腹 frontal belly of occipitofrontalis;13. 耳前肌 auricularis anterior;14. 耳上肌 auricularis superior;15. 耳后肌 auricularis posterior;16. 眼轮匝肌 orbicularis oculi;17. 颧大肌 zygomaticus major;18. 颧小肌 zygomaticus minor;19. 腮腺 parotid gland;20. 耳屏 tragus;21. 耳郭 auricle;22. 枕小神经 lesser occipital nerve;23. 胸锁乳突肌 sternocleidomastoid muscle;24. 斜方肌 trapezius muscle;25. 副腮腺 accessory parotid gland;26. 口轮匝肌 orbicularis oris;27. 笑肌 risorius;28. 降口角肌 depressor anguli oris;29. 颈阔肌 platysma muscle;30. 咬肌 masseter muscle;31. 颞肌 temporalis muscle;32. 帽状腱膜 epicranial aponeurosis;33. 腮腺导管 parotid duct

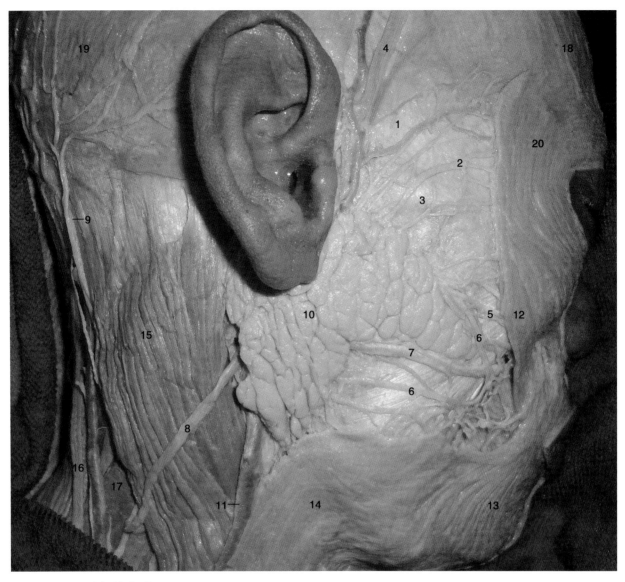

图 7-5　局部放大观

去除皮肤及皮下组织,暴露腮腺及面神经分支。胸锁乳突肌附着于上项线的外侧及乳突,向前下降,中途有耳大神经跨过其表面。颞肌筋膜附着于颧弓上表面。斜方肌附着于上项线内侧部分。颈后三角位于胸锁乳突肌和斜方肌之间,三角底部由头半棘肌、头夹肌和肩胛提肌构成。由于颈阔肌覆盖于面神经下颌缘支和颈支表面,所以此层面解剖未能暴露面神经的这两个分支

1. 颞肌筋膜 temporalis fascia;2. 面神经颞支 temporal branches of facial nerve;3. 颧弓 zygomatic arch;4. 颞浅动脉 superficial temporal artery;5. 面神经颧支 zygomatic branches of facial nerve;6. 面神经颊支 buccal branches of facial nerve;7. 腮腺导管 parotid duct;8. 耳大神经 greater auricular nerve;9. 枕小神经 lesser occipital nerve;10. 腮腺 parotid gland;11. 下颌后静脉 retromandibular vein;12. 颧大肌 zygomaticus major;13. 降口角肌 depressor anguli oris;14. 颈阔肌 platysma muscle;15. 胸锁乳突肌 sternocleidomastoid muscle;16. 斜方肌 trapezius muscle;17. 颈后三角 posterior triangle of the neck;18. 枕额肌额腹 frontal belly of occipitofrontalis;19. 枕额肌枕腹 occipital belly of occipitofrontalis;20. 眼轮匝肌 orbicularis oculi

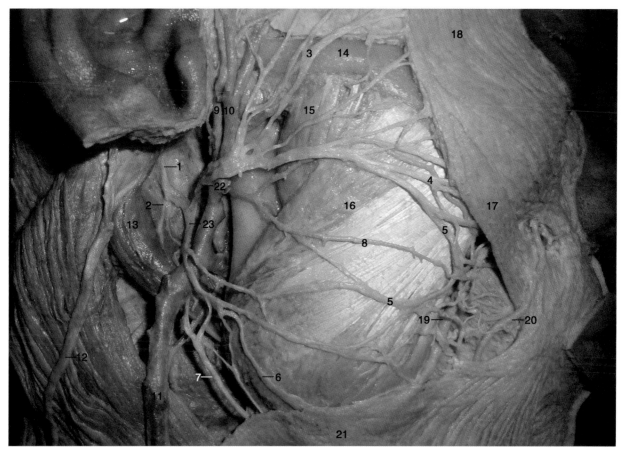

图 7-6　已去除腮腺浅叶及深叶,暴露出面神经出茎乳孔后远端的各分支

面神经自茎乳孔出颅后,马上分出支配二腹肌后腹和茎突舌骨肌的神经以及支配枕额肌枕腹和部分耳周肌的耳后神经。在面神经进入腮腺后,通常在下颌后静脉的后方浅面分为上、下两干,上干为颞面干,下干为颈面干,两干进一步形成腮腺丛。五个主要分支起自腮腺丛,从腮腺边缘穿出,支配面部表情肌。面神经的五支从上向下依次为:颞支,从耳前颧弓后根指向眶上缘周围;颧支位于颧弓下腮腺导管周围;颊支分支最多,位于腮腺导管下颊部;下颌缘支沿下颌骨下缘周围向前;颈支向下达颈部。面神经颞支与耳颞神经有交通支,面神经颧支与眶下神经也有交通,而面神经颊支与三叉神经下颌支发出的颊神经有交通支。咬肌分为两个头:较浅的前头起自颧弓外侧面,向下附着于下颌角外面;深部的后头起自颧弓内侧面,向下附着于下颌骨体部

1. 面神经主干 main trunk of facial nerve;2. 面神经二腹肌后腹和茎突舌骨肌支 posterior belly of digastric and stylohyoid branches of facial nerve;3. 面神经颞支 temporal branches of facial nerve;4. 面神经颧支 zygomatic branches of facial nerve;5. 面神经颊支 buccal branches of facial nerve;6. 面神经下颌缘支 marginal mandibular branches of facial nerve;7. 面神经颈支 cervical branches of facial nerve;8. 面横动脉 transverse facial artery;9. 颞浅动脉 superficial temporal artery;10. 颞浅静脉 superficial temporal vein;11. 颈外静脉 external jugular vein;12. 耳大神经 greater auricular nerve;13. 二腹肌后腹 posterior belly of digastric muscle;14. 颧弓 zygomatic arch;15. 咬肌后头 posterior head of masseter muscle;16. 咬肌前头 anterior head of masseter muscle;17. 颧大肌 zygomaticus major;18. 眼轮匝肌 orbicularis oculi;19. 面静脉 facial vein;20. 面动脉 facial artery;21. 颈阔肌 platysma muscle;22. 面神经颞面干 temporofacial trunk of facial nerve;23. 面神经颈面干 cervicofacial trunk of facial nerve

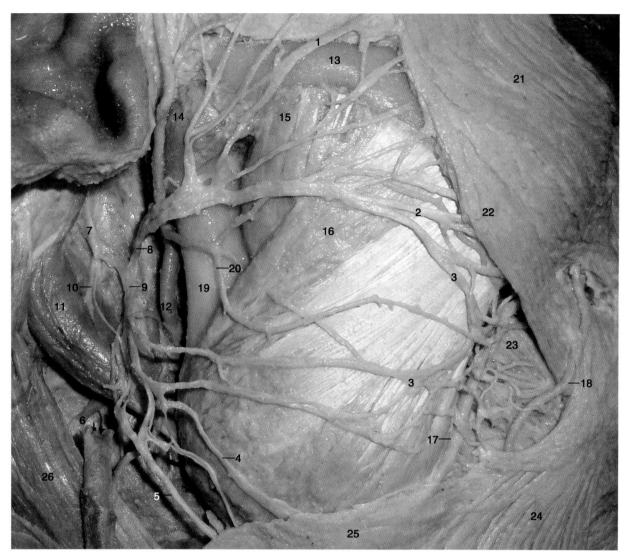

图 7-7　面神经各分支局部放大观。颞浅静脉和下颌后静脉已去除

1. 面神经颞支 temporal branches of facial nerve；2. 面神经颧支 zygomatic branches of facial nerve；3. 面神经颊支 buccal branches of facial nerve；4. 面神经下颌缘支 marginal mandibular branches of facial nerve；5. 面神经颈支 cervical branches of facial nerve；6. 副神经 accessory nerve；7. 面神经主干 main trunk of facial nerve；8. 面神经颞面干 temporofacial trunk of facial nerve；9. 面神经颈面干 cervicofacial trunk of facial nerve；10. 面神经二腹肌后腹和茎突舌骨肌支 posterior belly of digastric and stylohyoid branches of facial nerve；11. 二腹肌后腹 posterior belly of digastric muscle；12. 颞浅动脉 superficial temporal artery；13. 颧弓 zygomatic arch；14. 颞下颌关节 temporomandibular joint；15. 咬肌后头 posterior head of masseter muscle；16. 咬肌前头 anterior head of masseter muscle；17. 面静脉 facial vein；18. 面动脉 facial artery；19. 下颌支 ramus of mandible；20. 面横动脉 transverse facial artery；21. 眼轮匝肌 orbicularis oculi；22. 颧大肌 zygomaticus major；23. 颊肌 buccinator muscle；24. 降口角肌 depressor anguli oris；25. 颈阔肌 platysma muscle；26. 胸锁乳突肌 sternocleidomastoid muscle

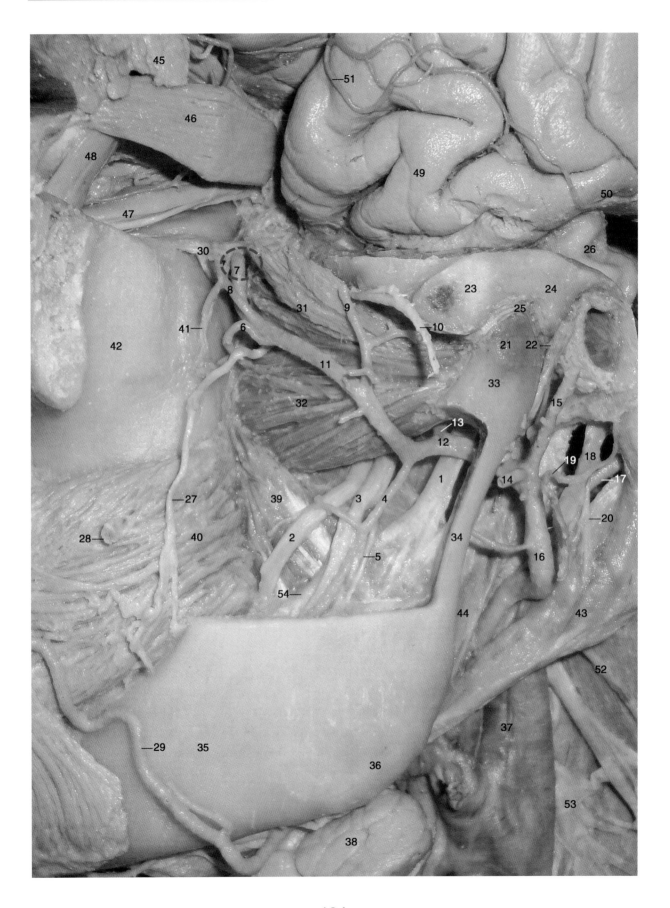

图 7-8 左侧尸头颌面部深层逐层解剖

本图在磨除下颌骨冠突的基础上再向下进行了部分磨除,目的在于更好地显露舌神经、下牙槽神经以及上颌动脉。有限度地磨除下颌支的后部可以增加颞下窝后部的暴露,但前提是必须保持下颌关节的稳定性。此图中磨除下颌支后部的程度较大,其目的是更好地显露上颌动脉穿过上颌颈内侧进入颞下窝的解剖关系,同时保留髁突的完整性,便于观察翼外肌后方的附着点。蝶下颌韧带位于关节囊的内侧,通常与之分开。它是一条扁平的、细小的带状物,从蝶骨棘下行,并在下颌骨小舌处增宽

颞下窝内的肌肉之间穿行有许多下颌神经的分支,咬肌神经位于翼外肌上头的上方紧贴颅中窝底颅骨的底面,勾绕翼外肌上头后 1/3,向下经颞肌肌腱后缘,下颌颈前方的下颌切迹达下颌骨的外面与咬肌动脉伴行,进入咬肌深面。颊神经位于翼外肌上下两头之间或穿翼外肌上头下缘的肌纤维勾绕翼外肌的下头和上颌动脉向下行于面颊部脂肪垫中达颊肌,有颊动脉伴行。下牙槽神经和舌神经是下颌神经的主要分支,二者伴行,上半部位于翼外肌深面,下半部位于翼内肌的浅面、下颌支的深面。下牙槽神经和下牙槽动脉伴行穿蝶下颌韧带和下颌支之间进下颌孔,行于下颌管中,至颏孔分为两支,一支为颏神经,经颏孔穿出,另一支继续在下颌管内潜行,称切牙支。下颌舌骨肌神经在下牙槽神经入下颌孔之前发出,行于下颌舌骨肌沟内,为三叉神经运动纤维,支配下颌舌骨肌和二腹肌前腹。舌神经位于下牙槽神经前方,紧贴于下颌骨内侧向前并参与下颌下神经节的形成

舌神经是支配舌前 2/3 黏膜、口腔底部的感觉神经。它起自下颌神经后主干,最初在翼外肌下方和腭帆张肌浅面走行,在此处有面神经鼓索支以锐角加入舌神经后面,鼓索支含有舌前 2/3 味觉纤维和在口腔底部下颌下神经节内换元的副交感神经节前纤维(促分泌纤维)。向下与下牙槽神经伴行,之后逐渐分开向前下达翼内肌前缘,向前经咽上缩肌的下颌骨起始部下方,贴下颌骨的内侧,横越茎突舌肌、舌骨舌肌和颏舌肌的外侧面,下颌舌骨肌的深面,达舌尖

上颌动脉第三段即翼腭窝段形成一个向上的袢,即颌内动脉前袢〔anterior loop of the IMAX(internal maxillary artery)〕,即图中蓝色虚线圆圈所示。此袢可作为高流量颅内外搭桥手术的供体血管,可通过辨认位于三叉神经第 2 支和第 3 支之间的前外侧三角,磨除颞下嵴骨质而得以暴露。此种术式由 Saleem I. Abdulrauf 首次提出

1. 蝶下颌韧带 sphenomandibular ligament;2. 舌神经 lingual nerve;3. 下牙槽神经 inferior alveolar nerve;4. 下牙槽动脉 inferior alveolar artery;5. 下颌舌骨肌神经 mylohyoid nerve;6. 后上牙槽动脉 posterior superior alveolar artery;7. 上颌动脉前袢 anterior loop of internal maxillary artery;8. 颞深动脉前支 anterior branch of deep temporal artery;9. 颞深动脉后支 posterior branch of deep temporal artery;10. 咬肌神经 masseteric nerve;11. 颌内动脉翼段 pterygoid segment of maxillary artery;12. 上颌动脉下颌段 mandibular segment of maxillary artery;13. 脑膜中动脉 middle meningeal artery;14. 面横动脉 transverse facial artery;15. 颞浅动脉 superficial temporal artery;16. 颈外动脉 external carotid artery;17. 枕动脉 occipital artery;18. 面神经 facial nerve;19. 耳后动脉 posterior auricular artery;20. 面神经二腹肌后腹支 posterior belly of digastric branches of facial nerve;21. 髁突 condylar process;22. 耳颞神经 auriculotemporal nerve;23. 关节结节 articular tubercle;24. 关节后突 retroarticular process;25. 颞下颌关节 temporomandibular joint;26. 半规管 semicircular canal;27. 颊神经 buccal nerve;28. 腮腺导管 parotid duct;29. 面动脉 facial artery;30. 眶下神经 infraorbital nerve;31. 翼外肌上头 upper head of lateral pterygoid muscle;32. 翼外肌下头 lower head of lateral pterygoid muscle;33. 下颌颈 neck of mandible;34. 下颌支 ramus of mandible;35. 下颌体 body of mandible;36. 下颌角 angle of mandible;37. 颈内静脉 internal jugular vein;38. 下颌下腺 submandibular gland;39. 翼内肌 medial pterygoid muscle;40. 颊肌 buccinator muscle;41. 后上牙槽神经 posterior superior alveolar nerve;42. 上颌骨 maxilla;43. 二腹肌后腹 posterior belly of digastric muscle;44. 茎突舌骨肌 stylohyoid muscle;45. 泪腺 lacrimal gland;46. 外直肌 lateral rectus muscle;47. 下直肌 inferior rectus muscle;48. 下斜肌 inferior oblique muscle;49. 颞叶 temporal lobe;50. 枕前切迹 preoccipital notch;51. 大脑中动脉 M4 段 M4 segment of middle cerebral artery;52. 副神经 accessory nerve;53. 颈丛 cervical plexus;54. 下颌小舌 lingula

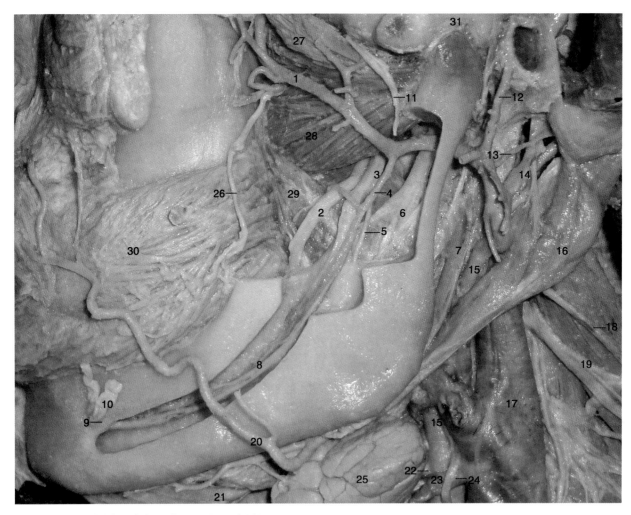

图7-9 左侧尸头颌面部深层逐层解剖

进一步暴露位于下颌体中的自下颌孔至颏孔的下颌管全程,下牙槽神经和下牙槽动脉伴行穿蝶下颌韧带和下颌支之间进下颌孔,行于下颌管中,至颏孔分为两支,一支为颏神经,经颏孔穿出,另一支继续在下颌管内潜行,称切牙支。下牙槽神经在下颌管内发出许多小分支,相互交织,形成下牙丛。自下牙丛发出两列分支:一列为下牙支,与牙根数一致,进入牙根尖的小孔,终于牙髓;另一列为下牙龈支,分布于下颌牙龈。颏神经为下牙槽神经的终末支,出颏孔后分为三支:颏支分布于颏部皮肤,一支分布于下唇黏膜,另一支分布于颏和唇的筋膜和皮肤

1. 上颌动脉 maxillary artery;2. 舌神经 lingual nerve;3. 下牙槽神经 inferior alveolar nerve;4. 下牙槽动脉 inferior alveolar artery;5. 下颌舌骨肌神经 mylohyoid nerve;6. 蝶下颌韧带 sphenomandibular ligament;7. 茎突舌骨肌 stylohyoid muscle;8. 下颌管 mandibular canal;9. 颏孔 mental foramen;10. 颏神经 mental nerve;11. 咬肌神经 masseteric nerve;12. 颞浅动脉 superficial temporal artery;13. 耳后动脉 posterior auricular artery;14. 面神经 facial nerve;15. 颈外动脉 external carotid artery;16. 二腹肌后腹 posterior belly of digastric muscle;17. 颈内静脉 internal jugular vein;18. 副神经 accessory nerve;19. 颈丛 cervical plexus;20. 面动脉 facial artery;21. 二腹肌前腹 anterior belly of digastric muscle;22. 甲状腺上动脉 superior thyroid artery;23. 甲状腺上静脉 superior thyroid vein;24. 颈袢上根 superior root of ansa cervicalis;25. 下颌下腺 submandibular gland;26. 颊神经 buccal nerve;27. 翼外肌上头 upper head of lateral pterygoid muscle;28. 翼外肌下头 lower head of lateral pterygoid muscle;29. 翼内肌 medial pterygoid muscle;30. 颊肌 buccinator muscle;31. 颞下颌关节 temporomandibular joint

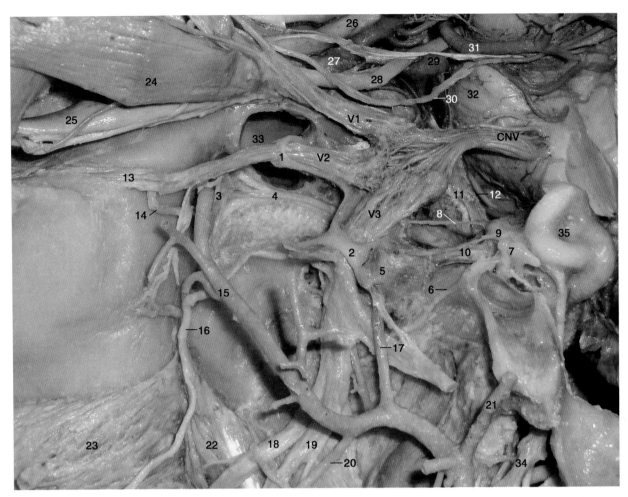

图7-10　左侧尸头颌面部深层逐层解剖,显示颞下窝与颅内结构之间的关系

颅中窝底骨质已充分磨除,打开蝶窦外壁,磨开位于蝶窦底壁与翼突结合处的翼管,暴露翼管内走行的翼管神经。仅保留圆孔、卵圆孔及棘孔边缘薄层骨质。从图中可见磨除颅中窝前外侧三角骨质,可暴露深部的翼管神经以及蝶窦外侧壁。翼管神经由岩大神经与岩深神经在岩舌韧带附近汇合而成,向前进入翼管,从翼腭窝后壁穿出,汇入翼腭神经节。鼓索神经穿岩鼓裂进入颞下窝,汇入舌神经。上颌神经向前进入圆孔后,移行为眶下神经进入眶下裂

1. 圆孔 foramen rotundum;2. 卵圆孔 foramen ovale;3. 翼腭神经节 pterygopalatine ganglion;4. 翼管神经 vidian nerve;5. 棘孔 foramen spinosum;6. 鼓索 chorda tympani;7. 听小骨 auditory ossicles;8. 岩大神经 greater petrosal nerve;9. 膝状神经节 geniculate ganglion;10. 鼓膜张肌 tensor tympani;11. 岩下窦 inferior petrosal sinus;12. 展神经 abducent nerve;13. 眶下神经 infraorbital nerve;14. 眶下动脉 infraorbital artery;15. 上颌动脉 maxillary artery;16. 颊神经 buccal nerve;17. 脑膜中动脉 middle meningeal artery;18. 舌神经 lingual nerve;19. 下牙槽神经 inferior alveolar nerve;20. 下牙槽动脉 inferior alveolar artery;21. 颞浅动脉 superficial temporal artery;22. 翼内肌外头 lateral head of medial pterygoid muscle;23. 颊肌 buccinator muscle;24. 外直肌 lateral rectus muscle;25. 下直肌 inferior rectus muscle;26. 视神经 optic nerve;27. 颈内动脉 internal carotid artery;28. 动眼神经 oculomotor nerve;29. 后床突 posterior clinoid process;30. 滑车神经 trochlear nerve;31. 大脑后动脉 posterior cerebral artery;32. 脑桥 pons;33. 蝶窦 sphenoid sinus;34. 面神经 facial nerve;35. 半规管 semicircular canal

第八章　耳前颞下—颞下窝入路

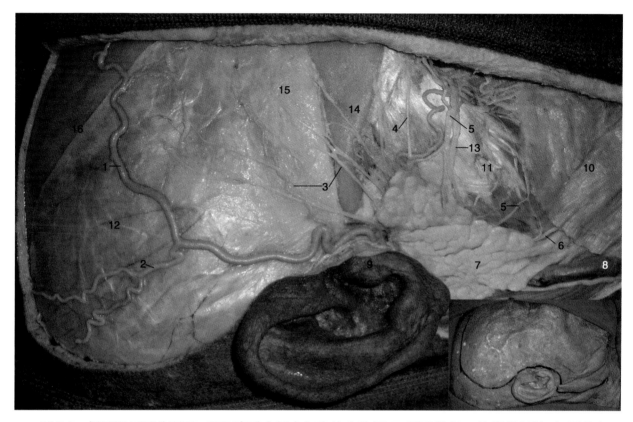

图 8-1　插图显示耳前颞下—颞下窝联合手术入路的皮肤切口,弧形的切口从额部开始,经耳前向下延伸至颈部。头皮切口的设计需要保证能够完成额颞开颅。手术切口的位置一般仅达耳屏前方水平,如果需要可将切口向下延伸至颈部。如图所示,将面部皮肤严格按皮下分离,要达到这一显露必须将面部皮肤和皮下脂肪层绝对分开,以显示切口下方的皮下浅层神经血管解剖。颅面侧方的皮下包含了许多细小的神经血管结构,其中以面神经最为重要

　　耳前颞下—颞下窝入路可从侧方经颞下窝和颅中窝到达耳蜗内侧的岩骨前方和岩斜区,这涵盖了经此入路可以暴露的全部解剖范围,但该入路较为灵活多变,可根据需要将暴露范围缩小为更为局限的入路,也可根据病灶的侵犯程度做相应的扩展。如果仅需暴露岩骨尖和颞下窝的上部,则切口可仅向下延至耳屏的下方;若需进一步解剖暴露颈部,也可将切口向下延伸至上颈部。我们可将颅面部侧方分为三个部分:颧弓以上的颞部;颧弓以下,下颌骨下缘以上的颞下部;下颌骨下缘以下的下颌下部

　　1. 颞浅动脉额支 frontal branches of superficial temporal artery;2. 颞浅动脉顶支 parietal branches of superficial temporal artery;3. 面神经颞支 temporal branches of facial nerve;4. 面神经颧支 zygomatic branches of facial nerve;5. 面神经颊支 buccal branches of facial nerve;6. 面神经下颌缘支 marginal mandibular branches of facial nerve;7. 腮腺 parotid gland;8. 颈外静脉 external jugular vein;9. 耳屏 tragus;10. 颈阔肌 platysma muscle;11. 咬肌 masseter muscle;12. 颞肌 temporalis muscle;13. 腮腺导管 parotid duct;14. 颧弓 zygomatic arch;15. 脂肪垫 fat pad;16. 颞上线 superior temporal line

138

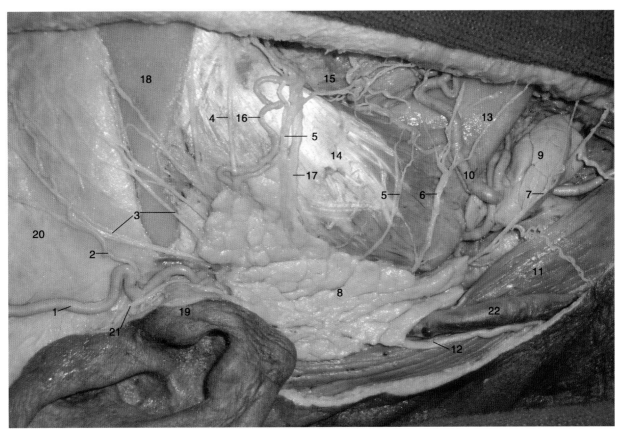

图 8-2　将下方的颈阔肌翻向前方以便暴露下颌骨下缘以下的下颌下部。从图中可以观察到面神经的五个分支与腮腺的关系

　　面神经从后向前穿腮腺浅深两叶之间达腮腺前缘行于皮下呈扇形分布于同侧面部,出腮腺前缘后,面神经分为五支,自上而下依次为颞支、颧支、颊支、下颌缘支和颈支。面神经各分支间均有不同程度的交通吻合。颞支从耳前颧弓后根方向穿出腮腺上缘,跨过颧弓进入颞肌脂肪垫,最终分布于眶上缘周围的表情肌;颧支位于颧弓下腮腺导管周围;颊支分支最多并与面神经其他分支及颊神经形成多个交通,位于腮腺导管下方的颊部;下颌缘支沿下颌骨下缘周围向前;颈支向下到达颈阔肌的深面。颈阔肌位于下颌下部的浅层,其下方有面神经下颌缘支、颈支、下颌下腺和面动、静脉等结构

　　1. 颞浅动脉 superficial temporal artery;2. 眶颧动脉 zygomatic-orbital artery;3. 面神经颞支 temporal branches of facial nerve;4. 面神经颧支 zygomatic branches of facial nerve;5. 面神经颊支 buccal branches of facial nerve;6. 面神经下颌缘支 marginal mandibular branches of facial nerve;7. 面神经颈支 cervical branches of facial nerve;8. 腮腺 parotid gland;9. 下颌下腺 submandibular gland;10. 面动脉 facial artery;11. 胸锁乳突肌 sternocleidomastoid muscle;12. 耳大神经 greater auricular nerve;13. 下颌体 body of mandible;14. 咬肌 masseter muscle;15. 颊肌 buccinator muscle;16. 面横动脉 transverse facial artery;17. 腮腺导管 parotid duct;18. 颧弓 zygomatic arch;19. 耳屏 tragus;20. 颞肌 temporalis muscle;21. 耳颞神经 auriculotemporal nerve;22. 颈外静脉 external jugular vein

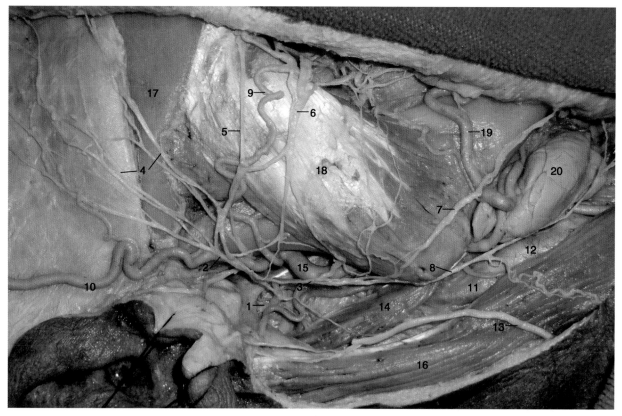

图8-3 去除腮腺的浅、深两叶，暴露出面神经出茎乳孔后的主干及其分支在腮腺浅叶内的走行。在去除了腮腺深叶后可暴露出下颌颈以及下颌后间隙内的神经和血管。在下颌颈的后缘可见颈外动脉发出面横动脉以及颞浅动脉。在二腹肌后腹的前缘可见枕动脉以及耳后动脉

面神经在穿出茎乳孔后发出的第一个分支为二腹肌支，然后面神经分为两个主干，即颞面干和颈面干，向外走行于颈外动脉和下颌颈的后方。面神经与耳大神经和耳颞神经之间有丰富的神经吻合。耳颞神经为下颌神经的一个分支，它跨过颞骨颧突的根部上行于颞浅动脉的深面。面横动脉可起自颈外动脉也可起自颞浅动脉，在绕过下颌颈后缘之后，该动脉穿过腮腺，走行于腮腺导管和颧弓下缘之间。颞浅动脉为颈外动脉的终末支，经颧弓根部的表面上行，到达颞肌表面，分为额支和顶支

1. 面神经主干 main trunk of facial nerve；2. 面神经颞面干 temporofacial trunk of facial nerve；3. 面神经颈面干 cervicofacial trunk of facial nerve；4. 面神经额支 frontal branches of facial nerve；5. 面神经颧支 zygomatic branches of facial nerve；6. 面神经颊支 buccal branches of facial nerve；7. 面神经下颌缘支 marginal mandibular branches of facial nerve；8. 面神经颈支 cervical branches of facial nerve；9. 面横动脉 transverse facial artery；10. 颞浅动脉 superficial temporal artery；11. 颈内静脉 internal jugular vein；12. 颈内动脉 internal carotid artery；13. 耳大神经 greater auricular nerve；14. 二腹肌后腹 posterior belly of digastric muscle；15. 颈外动脉 external carotid artery；16. 胸锁乳突肌 sternocleidomastoid muscle；17. 颧弓 zygomatic arch；18. 咬肌 masseter muscle；19. 面动脉 facial artery；20. 下颌下腺 submandibular gland

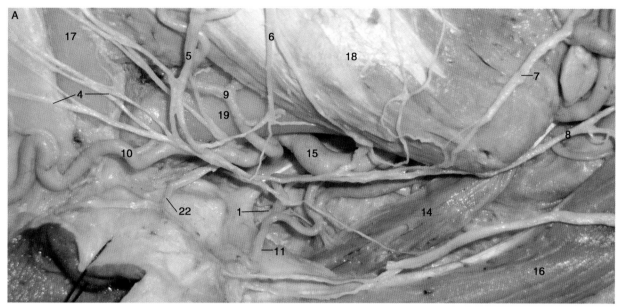

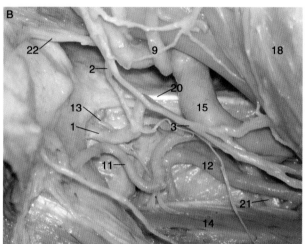
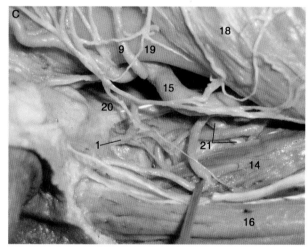

图 8-4 **A.** 放大观。仔细观察面神经颞外段的主干及其分支,面神经在出茎乳孔后发出的第一个分支为二腹肌支,其支配二腹肌后腹。二腹肌支可作为术中定位面神经主干的恒定标志。**B.** 在显微镜下仔细观察面神经颞外段,可见其与耳颞神经之间的交通支。茎乳动脉自耳后动脉发出后,向上进入茎乳孔,营养面神经乳突段,并发出鼓室后动脉和镫骨肌支。耳后动脉起自二腹肌后腹和茎突舌骨肌的上缘、颈外动脉的后壁,于腮腺深面、乳突的前缘上升,分布于耳郭周围。在枕动脉的下方可以看到副神经斜向后下方走行于二腹肌的深面。**C.** 牵开耳后动脉,可以更好地暴露面神经的二腹肌支

1. 面神经主干 main trunk of facial nerve;2. 面神经颞面干 temporofacial trunk of facial nerve;3. 面神经颈面干 cervicofacial trunk of facial nerve. 4. 面神经颞支 temporal branches of facial nerve;5. 面神经颧支 zygomatic branches of facial nerve;6. 面神经颊支 buccal branches of facial nerve;7. 面神经下颌缘支 marginal mandibular branches of facial nerve;8. 面神经颈支 cervical branches of facial nerve;9. 面横动脉 transverse facial artery;10. 颞浅动脉 superficial temporal artery;11. 耳后动脉 posterior auricular artery;12. 枕动脉 occipital artery;13. 茎乳动脉 stylomastoid artery;14. 二腹肌后腹 posterior belly of digastric muscle;15. 颈外动脉 external carotid artery;16. 胸锁乳突肌 sternocleidomastoid muscle;17. 颧弓 zygomatic arch;18. 咬肌 masseter muscle;19. 下颌颈 neck of mandible;20. 茎突 styloid process;21. 副神经 accessory nerve;22. 耳颞神经 auriculotemporal nerve

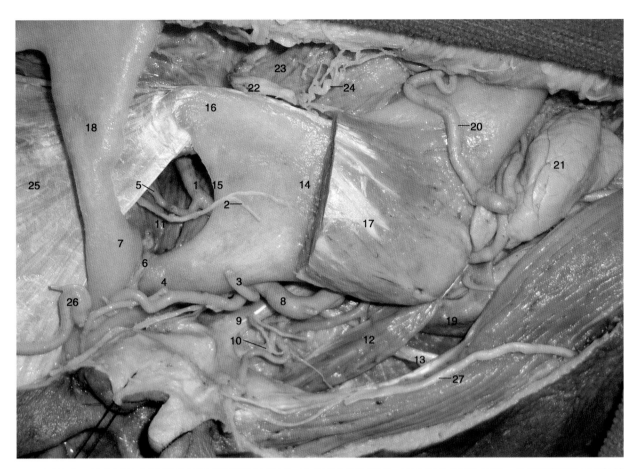

图8-5 为了便于观察下颌骨周围解剖关系,我们将面神经分支及部分咬肌切除,从而暴露下颌支的上部,清楚地显露颞肌经颧弓的内侧向下以肌腱附着于冠突及下颌骨前缘,冠突后缘的肌腱呈扇形,仅遮挡下颌切迹的前半部分,透过下颌切迹,可见其深面的上颌动脉以及翼外肌。咬肌神经勾绕颞肌肌腱的后缘从肌肉的深面进入咬肌。同时可以清楚地观察到下颌关节的构成

通过本图可见下颌支对于颞下窝外侧面手术暴露的影响,在颞下窝的手术过程中有时需要切除下颌支的上部以增加颞下窝的暴露,也有采用将下颌骨冠突连同颞肌肌腱一起切下向上翻转的方法,以便于术后下颌骨与颞肌的复位,另有文献报道术中令患者张口以扩大颞下窝操作空间的方法。术中下颌骨切除范围依据手术暴露的需要而定,但原则是避免下颌骨内侧面的下牙槽神经损伤,由于操作需要在面神经各分支之间进行,故术者应避免面神经分支和腮腺导管的过度牵拉

1. 上颌动脉 maxillary artery;2. 咬肌神经 masseteric nerve;3. 面横动脉 transverse facial artery;4. 髁突 condylar process;5. 颞深动脉后支 posterior branch of deep temporal artery;6. 颞下颌关节 temporomandibular joint;7. 关节结节 articular tubercle;8. 颈外动脉 external carotid artery;9. 茎突 styloid process;10. 面神经主干 main trunk of facial nerve;11. 翼外肌 lateral pterygoid muscle;12. 二腹肌后腹 posterior belly of digastric muscle;13. 副神经 accessory nerve;14. 下颌支 ramus of mandible;15. 下颌切迹 mandibular notch;16. 冠突 coronoid process;17. 咬肌 masseter muscle;18. 颧弓 zygomatic arch;19. 颈内静脉 internal jugular vein;20. 面动脉 facial artery;21. 下颌下腺 submandibular gland;22. 腮腺导管 parotid duct;23. 颊肌 buccinator muscle;24. 颊神经 buccal nerve;25. 颞肌 temporalis muscle;26. 颞浅动脉 superficial temporal artery;27. 耳大神经 greater auricular nerve

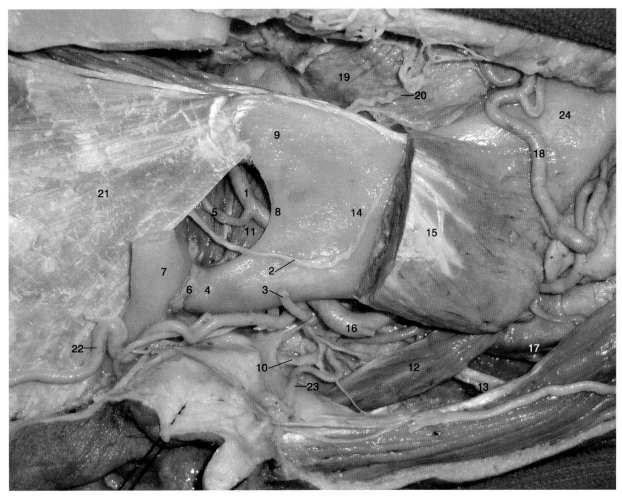

图 8-6　切断颧弓,更好的暴露其内侧的颞肌,并为下一步将下颌骨冠突连同颞肌一起切下向上翻转做准备。颊肌位于下颌支与下颌骨体部结合处前缘的凹陷处,在颊肌表面可见腮腺导管穿颊肌入口腔

颊神经起自下颌神经的前干,经翼外肌上下两头之间向外勾绕翼外肌下头的上缘,向下平行于颞肌内缘到达咬肌前缘,在颊肌的外侧面与面神经颊支交通,并发出数个细支分布于颊部皮肤,另有小支穿过颊肌分布于颊黏膜,颊神经的运动成分来自面神经颊支

1. 上颌动脉 maxillary artery;2. 咬肌神经 masseteric nerve;3. 面横动脉 transverse facial artery;4. 髁突 condylar process;5. 颞深动脉后支 posterior branch of deep temporal artery;6. 颞下颌关节 temporomandibular joint;7. 关节结节 articular tubercle;8. 下颌切迹 mandibular notch;9. 冠突 coronoid process;10. 面神经主干 main trunk of facial nerve;11. 翼外肌 lateral pterygoid muscle;12. 二腹肌后腹 posterior belly of digastric muscle;13. 副神经 accessory nerve;14. 下颌支 ramus of mandible;15. 咬肌 masseter muscle;16. 颈外动脉 external carotid artery;17. 颈内静脉 internal jugular vein;18. 面动脉 facial artery;19. 颊肌 buccinator muscle;20. 颊神经 buccal nerve;21. 颞肌 temporalis muscle;22. 颞浅动脉 superficial temporal artery;23. 耳后动脉 posterior auricular artery;24. 下颌体 body of mandible

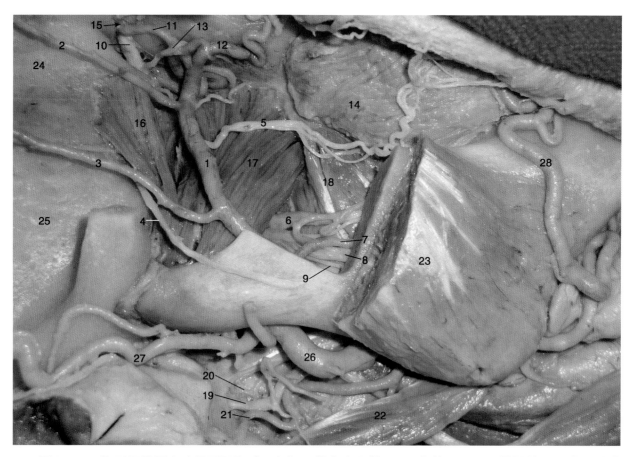

图8-7　已将下颌骨冠突连同颞肌肌腱一起切下并向上翻转,显示出其深面可以暴露的颞下窝区域范围。上颌动脉可走行于翼外肌的浅面或深面,在本例尸头中走行于翼外肌的浅面

　　在整块去除下颌骨冠突后可暴露其深面的翼外肌上下头、部分翼内肌以及走行于翼外肌和下颌支之间的舌神经及下牙槽神经及动脉,舌神经位于下牙槽神经前方。切除下颌支增加颞下窝的暴露以切除下颌骨的冠突最为常用,为了避免损伤下牙槽神经及血管,下颌支下方的切除水平应在下颌孔之上,下颌孔的位置可手指触探下颌骨内侧面而知。颞下窝内的肌肉有翼外肌和翼内肌,两者均由两个头组成,翼外肌位于上外,翼内肌位于下内,下颌神经的分支穿行其间。翼外肌的上头起自蝶骨大翼底面外侧的颞下嵴和翼突外板的上端外侧,肌纤维平行于颅中窝底面向后下;下头起自翼突外板的上2/3外侧面,纤维向后集中,两头肌纤维后端汇合,由上向下共同止于下颌骨髁突内侧的翼肌凹、下颌关节囊和关节盘。翼外肌单侧收缩使下颌骨向对侧移动,双侧同时收缩使下颌骨向前移动。翼内肌的内侧头起自翼突外板的内侧和翼突窝,肌纤维上宽下窄,起点位于翼外肌的深面;外侧头起自颊肌起点后方的上颌结节,其肌纤维上尖下宽,两头肌纤维向后外下止于下颌骨内侧的翼肌粗隆,此肌收缩,上提下颌骨并使其向前

　　1. 上颌动脉 maxillary artery;2. 颞深动脉前支 anterior branch of deep temporal artery;3. 颞深动脉后支 posterior branch of deep temporal artery;4. 咬肌神经 masseteric nerve;5. 颊神经 buccal nerve;6. 舌神经 lingual nerve;7. 下牙槽动脉 inferior alveolar artery;8. 下牙槽神经 inferior alveolar nerve;9. 下颌舌骨肌神经 mylohyoid nerve;10. 眶下神经 infraorbital nerve;11. 眶下动脉 infraorbital artery;12. 后上牙槽动脉 posterior superior alveolar artery;13. 后上牙槽神经 posterior superior alveolar nerve;14. 颊肌 buccinator muscle;15. 眶下裂 inferior orbital fissure;16. 翼外肌上头 upper head of lateral pterygoid muscle;17. 翼外肌下头 lower head of lateral pterygoid muscle;18. 翼内肌 medial pterygoid muscle;19. 面神经主干 main trunk of facial nerve;20. 茎乳动脉 stylomastoid artery;21. 耳后动脉 posterior auricular artery;22. 二腹肌后腹 posterior belly of digastric muscle;23. 咬肌 masseter muscle;24. 蝶骨大翼 greater wing of sphenoid bone;25. 颞骨鳞部 squamosal part of temporal bone;26. 颈外动脉 external carotid artery;27. 颞浅动脉 superficial temporal artery;28. 面动脉 facial artery

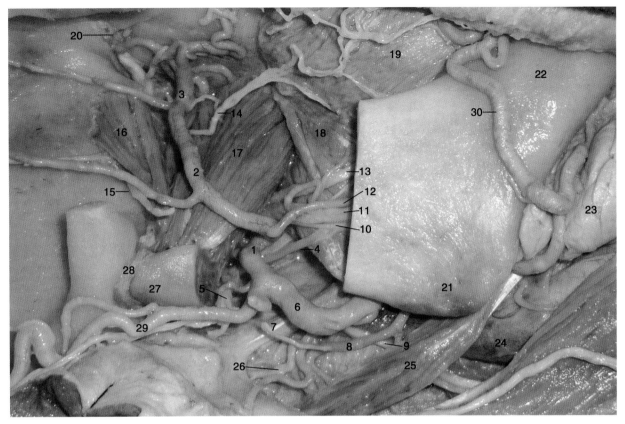

图 8-8 沿上一步操作继续切除下颌支的后缘,保留位于下颌窝内的下颌骨髁,暴露出位于其深面的上颌动脉下颌段(第一段)。下颌神经的分支经过翼外肌和翼内肌之间,下牙槽神经与下牙槽动脉伴行经下颌支内侧面和蝶下颌韧带之间入下颌孔

上颌动脉是颈外动脉的最大终末分支,其起始部包埋在腮腺的深叶,起自下颌颈的内侧稍后方。进入颞下窝后经翼外肌的浅面或深面达翼腭窝,并发出数个终末分支。全程可分为下颌段,翼段和翼腭段三段。第一段或下颌段,位于下颌颈和蝶下颌韧带之间,稍低平行于耳颞神经,横过下牙槽神经的浅面,位于翼外肌的下缘,发出耳深动脉、鼓室前动脉、脑膜中动脉、副脑膜动脉和下牙槽动脉;第二段或翼段,前行并略向上,位于颞肌的深面和翼外肌的浅面,但更多情况下则位于翼外肌的深面和三叉神经分支之间,且常于翼外肌上下头之间呈向外的弧形,沿途发出颞深动脉、翼肌支、咬肌支、颊肌支;第三段或翼腭段,起自翼外肌上下头之间,经翼上颌裂进入翼腭窝并位于翼腭神经节的前方,发出眶下动脉、上牙槽后动脉、脑膜回返动脉、腭大动脉、腭小动脉、翼管动脉、蝶腭动脉和咽支

1. 上颌动脉下颌段 mandibular segment of maxillary artery;2. 上颌动脉翼段 pterygoid segment of maxillary artery;3. 上颌动脉翼腭段 pterygopalatine segment of maxillary artery;4. 蝶下颌韧带 sphenomandibular ligament;5. 耳颞神经 auriculotemporal nerve;6. 颈外动脉 external carotid artery;7. 茎突 styloid process;8. 枕动脉 occipital artery;9. 副神经 accessory nerve;10. 下颌舌骨肌神经 mylohyoid nerve;11. 下牙槽神经 inferior alveolar nerve;12. 下牙槽动脉 inferior alveolar artery;13. 舌神经 lingual nerve;14. 颊神经 buccal nerve;15. 咬肌神经 masseteric nerve;16. 翼外肌上头 upper head of lateral pterygoid muscle;17. 翼外肌下头 lower head of lateral pterygoid muscle;18. 翼内肌 medial pterygoid muscle;19. 颊肌 buccinator muscle;20. 眶下裂 inferior orbital fissure;21. 下颌角 angle of mandible;22. 下颌体 body of mandible;23. 下颌下腺 submandibular gland;24. 颈内静脉 internal jugular vein;25. 二腹肌后腹 posterior belly of digastric muscle;26. 面神经主干 main trunk of facial nerve;27. 髁突 condylar process;28. 颞下颌关节 temporomandibular joint;29. 颞浅动脉 superficial temporal artery;30. 面动脉 facial artery

145

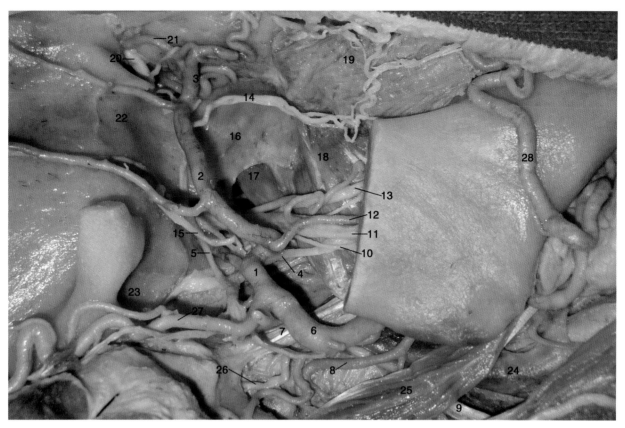

图 8-9　将翼外肌上下两头切除,同时去除下颌骨髁突。暴露翼外肌深面的翼突外板,观察翼突外板与上颌骨后壁的结合处以及翼突外板内侧的翼内肌内头。同时位于蝶骨大翼底面,翼外肌上头深面的卵圆孔及从中穿出的下颌神经分支均可暴露。在翼腭窝内,由上颌动脉向上发出的眶下动脉与穿过圆孔由上颌神经所延续为的眶下神经伴行,经眶下裂进入眶腔

蝶骨的翼突起自蝶骨体和蝶骨大翼的结合部,垂直向下,由内、外板构成,两板的上端融合,下端分开,分开处形成翼切迹,由腭骨的锥突嵌入其中;两板前缘融合,后部分开,形成的凹陷称为翼窝,为翼内肌内侧头的起点。翼内板的根部外侧上方呈卵圆形的浅窝,称为舟状窝,为腭帆张肌的附着点。翼突外板宽而薄,构成了颞下窝内侧壁的一部分,内侧面为翼内肌的附着点,外侧面为翼外肌的附着点,其前缘的上部构成了翼上颌裂的后界,下部与上颌骨相连。上颌骨的后面也称颞下面,构成了颞下窝的前壁,由翼腭神经节发出的上牙槽后神经和由上颌动脉发出的上牙槽后动脉伴行,紧贴颞下面向下走行进入其中部的牙槽孔。颞下面的下部呈粗糙的圆形隆起,称为上颌结节,为翼内肌外侧头的起点

1. 上颌动脉下颌段 mandibular segment of maxillary artery;2. 上颌动脉翼段 pterygoid segment of maxillary artery;3. 上颌动脉翼腭段 pterygopalatine segment of maxillary artery;4. 蝶下颌韧带 sphenomandibular ligament;5. 耳颞神经 auriculotemporal nerve;6. 颈外动脉 external carotid artery;7. 茎突 styloid process;8. 枕动脉 occipital artery;9. 副神经 accessory nerve;10. 下颌舌骨肌神经 mylohyoid nerve;11. 下牙槽神经 inferior alveolar nerve;12. 下牙槽动脉 inferior alveolar artery;13. 舌神经 lingual nerve;14. 颊神经 buccal nerve;15. 咬肌神经 masseteric nerve;16. 翼突外侧板 lateral pterygoid plate;17. 翼内肌内头 medial head of medial pterygoid muscle;18. 翼内肌外头 lateral head of medial pterygoid muscle;19. 颊肌 buccinator muscle;20. 眶下神经 infraorbital nerve;21. 眶下动脉 infraorbital artery;22. 颞下嵴 infratemporal crest;23. 下颌窝 mandibular fossa;24. 颈内静脉 internal jugular vein;25. 二腹肌后腹 posterior belly of digastric muscle;26. 面神经主干 main trunk of facial nerve;27. 颞浅动脉 superficial temporal artery;28. 面动脉 facial artery

146

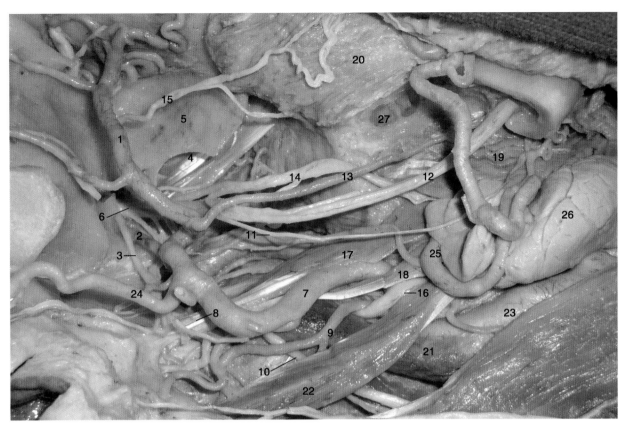

图8-10　去除下颌支及部分下颌体至第三磨牙前方水平，但保留走行于下颌管中的下牙槽神经和动脉，翼内肌已去除，可暴露其深部的结构。在下颌骨体的内侧可见下颌舌骨肌和茎突肌，而在下颌角深面的二腹肌后腹前缘可见到舌下神经勾绕枕动脉，向前从外侧越过颈内、外动脉和舌动脉袢。颈外动脉在茎突肌纤维间穿过上行

腭帆张肌主要起自舟状窝和咽鼓管软骨部和膜部，纤维向下逐渐集中，行于腭帆提肌的前外侧、翼突内板的外侧和翼内肌内侧头起点的内侧，下端形成肌腱勾绕翼突钩，前方向内折向中线，编入腭腱膜，部分纤维止于硬腭后缘，肌肉收缩使腭帆紧张，使咽鼓管扩张。下牙槽神经和下牙槽动脉伴行穿蝶下颌韧带和下颌支之间进下颌孔，行于下颌管中，至颏孔分为两支，一支为颏神经，经颏孔穿出，另一支继续在下颌管内潜行，称切牙支。下颌舌骨肌神经在下牙槽神经入下颌孔之前发出，行于下颌舌骨肌沟内，为三叉神经运动纤维，支配下颌舌骨肌和二腹肌前腹。舌神经位于下牙槽神经前方，紧贴于下颌骨内侧向前在下颌舌骨肌下颌骨起点内侧通过并参与下颌下神经节的形成。耳颞神经通常有环绕脑膜中动脉的两根，它在翼外肌下方和腭帆张肌表面向后走行，从蝶下颌韧带和下颌颈之间穿过，然后于腮腺上部颞下颌关节后方外侧面通过，它与面神经和耳神经节相联系，通常与面神经相连的两条分支从前外侧通过下颌颈后方，在咬肌后缘加入面神经。茎突在鼓部后方向下突出，有三条茎突肌附着其上，包括茎突舌肌、茎突咽肌和茎突舌骨肌

1. 上颌动脉 maxillary artery；2. 脑膜中动脉 middle meningeal artery；3. 耳颞神经 auriculotemporal nerve；4. 腭帆张肌 tensor veli palatini；5. 翼突外侧板 lateral pterygoid plate；6. 下颌神经 mandibular nerve；7. 颈外动脉 external carotid artery；8. 茎突 styloid process；9. 枕动脉 occipital artery；10. 副神经 accessory nerve；11. 下颌舌骨肌神经 mylohyoid nerve；12. 下牙槽神经 inferior alveolar nerve；13. 下牙槽动脉 inferior alveolar artery；14. 舌神经 lingual nerve；15. 颊神经 buccal nerve；16. 舌下神经 hypoglossal nerve；17. 茎突舌肌 styloglossus；18. 茎突舌骨肌 stylohyoid muscle；19. 下颌舌骨肌 mylohyoid；20. 颊肌 buccinator muscle；21. 颈内静脉 internal jugular vein；22. 二腹肌后腹 posterior belly of digastric muscle；23. 颈内动脉 internal carotid artery；24. 颞浅动脉 superficial temporal artery；25. 面动脉 facial artery；26. 下颌下腺 submandibular gland；27. 第三磨牙 third molar

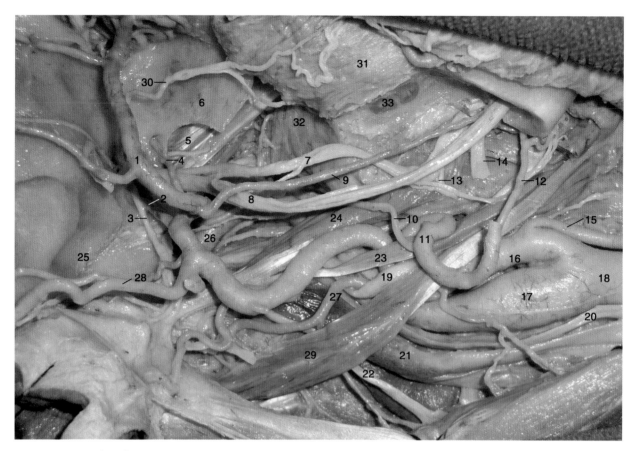

图 8-11 去除部分下颌舌骨肌，可暴露位于其下方的下颌下神经节以及下颌下腺导管。已将下颌下腺摘除，暴露出二腹肌肌腱以及甲状腺上动脉在颈外动脉的起始部位。在二腹肌肌腱的上方，可见面动脉迂曲向前，同时向上方发出腭升动脉，向前方发出颏下动脉。向后方牵开胸锁乳突肌前缘，以便更好地暴露副神经和与之伴行的枕动脉胸锁乳突肌支。迷走神经走行于前方的颈内动脉和后方的颈内静脉之间

颈总动脉上升至喉甲状软骨上缘（第3~4颈椎椎间盘平面）分为颈外动脉和颈内动脉。颈动脉窦为颈内动脉下端起始处的膨大，起压力感受器的功能。甲状腺上动脉为颈外动脉的第一个分支，在舌骨大角水平稍下方起自颈外动脉的前面，沿甲状舌骨肌外缘下降到达甲状腺侧叶尖端。颏下动脉是面动脉颈部最大的分支，它起于面动脉与下颌下腺分离处，在下颌骨下方沿下颌舌骨肌表面前行

1. 上颌动脉 maxillary artery；2. 脑膜中动脉 middle meningeal artery；3. 耳颞神经 auriculotemporal nerve；4. 副脑膜动脉 accessory meningeal artery；5. 腭帆张肌 tensor veli palatini；6. 翼突外侧板 lateral pterygoid plate；7. 舌神经 lingual nerve；8. 下牙槽神经 inferior alveolar nerve；9. 下牙槽动脉 inferior alveolar artery；10. 腭升动脉 ascending palatine artery；11. 面动脉 facial artery；12. 颏下动脉 submental artery；13. 下颌下神经节 submandibular ganglion；14. 下颌下腺导管 submandibular duct；15. 甲状腺上动脉 superior thyroid artery；16. 颈外动脉 external carotid artery；17. 颈动脉窦 carotid sinus；18. 颈总动脉 common carotid artery；19. 舌下神经 hypoglossal nerve；20. 迷走神经 vagus nerve；21. 颈内静脉 internal jugular vein；22. 副神经 accessory nerve；23. 茎突舌骨肌 stylohyoid muscle；24. 茎突舌肌 styloglossus；25. 下颌窝 mandibular fossa；26. 颈内动脉 internal carotid artery；27. 枕动脉 occipital artery；28. 颞浅动脉 superficial temporal artery；29. 二腹肌后腹 posterior belly of digastric muscle；30. 颊神经 buccal nerve；31. 颊肌 buccinator muscle；32. 咽上缩肌 superior pharyngeal constrictor；33. 第三磨牙 third molar

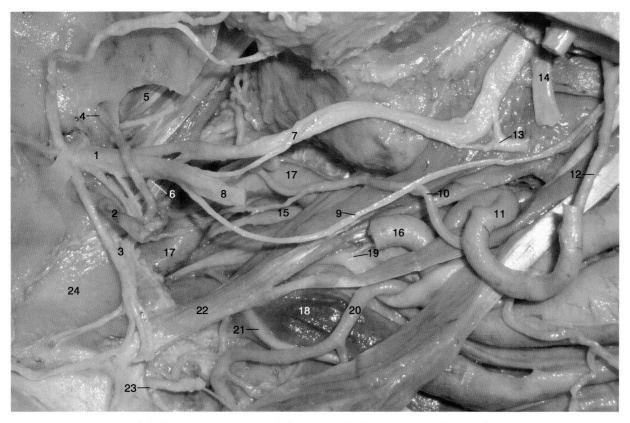

图8-12　在面动脉起始处上方切断颈外动脉，以便更好地显露下方结构。脑膜中动脉起自上颌动脉，穿棘孔入颅，同时脑膜中动脉发出一支副脑膜动脉，该动脉也可直接起自上颌动脉，通常穿卵圆孔入颅，也可穿独立小孔入颅腔

　　颈内动脉较颈外动脉粗大，起自甲状软骨上缘，初居颈外动脉的后外侧，继而上升至其后内侧，沿咽侧壁、颈内静脉以及后组脑神经的前方上升至颅底，经颈动脉管外口入岩骨。咽旁间隙位于咽外侧壁，形状类似于一倒置的锥体，底位于上方的颅底，尖端位于下方的舌骨。咽旁间隙被茎突隔膜分为茎突前间隙和茎突后间隙。茎突隔膜为一层纤维膜，同时构成了颈动脉鞘的前部。茎突前间隙主要包括腭帆张肌、腭帆提肌、咽缩肌及其筋膜。茎突后间隙为神经血管间隙，内有颈内动脉、颈内静脉和第Ⅸ至Ⅻ脑神经的颅外初始段，与颞下窝之间通过茎突前部的后外侧分开。舌咽神经经颈静脉孔中间部出颅，位于迷走神经和副神经的前方，向前在茎突的内侧与即将进入颈动脉管的颈内动脉外侧面关系密切。在颈动脉管附近游离颈内动脉的操作需格外小心，避免损伤舌咽神经。迷走神经由颈静脉孔中间部的前内侧缘出颅，穿行于颈动脉鞘内深部的颈内动静脉之间。副神经出颈静脉孔中间部向后走行，跨过颈内静脉的外侧、茎突和二腹肌后腹的内侧，支配胸锁乳突肌。舌下神经经舌下神经管出颅，位于颈内静脉和出颈静脉孔神经的深面，向下位于颈内动静脉之间，在下颌角水平跨过颈内动脉和颈外动脉浅出，向前支配舌肌

　　1. 下颌神经 mandibular nerve；2. 脑膜中动脉 middle meningeal artery；3. 耳颞神经 auriculotemporal nerve；4. 副脑膜动脉 accessory meningeal artery；5. 腭帆张肌 tensor veli palatini；6. 鼓索 chorda tympani；7. 舌神经 lingual nerve；8. 下牙槽神经 inferior alveolar nerve；9. 下颌舌骨肌神经 mylohyoid nerve；10. 腭升动脉 ascending palatine artery；11. 面动脉 facial artery；12. 颏下动脉 submental artery；13. 下颌下神经节 submandibular ganglion；14. 下颌下腺导管 submandibular duct；15. 交感干 sympathetic trunk；16. 颈外动脉 external carotid artery；17. 颈内动脉 internal carotid artery；18. 颈内静脉 internal jugular vein；19. 舌下神经 hypoglossal nerve；20. 枕动脉 occipital artery；21. 副神经 accessory nerve；22. 茎突 styloid process；23. 面神经 facial nerve；24. 颞骨鼓部 tympanic part

149

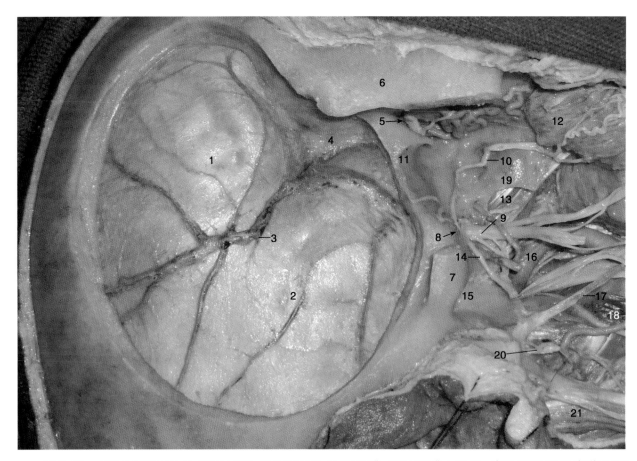

图 8-13 额颞开颅已完成,取下骨瓣,暴露其下方的硬脑膜,辨认脑膜中动脉,磨除蝶骨嵴并磨薄眶顶骨质,仅保留内板

脑膜中动脉起自上颌动脉第一段,穿棘孔入颅。脑膜中动脉经棘孔入颅后,发出一支岩动脉,行于颅中窝表面,沿途供应三叉神经节外缘、三叉神经第2、3支以及海绵窦外侧壁下部。向后行供应岩大神经和面神经膝状神经节。然后脑膜中动脉主干沿蝶骨大翼行向外侧,分为前后两支,供应大脑凸面额、颞、顶部硬脑膜,以及颞骨上面颅中窝底和乙状窦、横窦周围硬膜。在乳突切除术暴露颅中窝脑板时,时常会遇到脑膜中动脉后支。在颞下窝,副脑膜动脉紧邻腭帆张肌和腭帆提肌,通常在下颌神经深面走行。虽然它走行于颅内,但主要供应区域却在颅外。副脑膜动脉供应的颅外区域包括咽鼓管、外耳道、翼肌和下颌神经。供应的颅内区域包括三叉神经节、颅中窝内侧硬膜、海绵窦外壁及第3～7脑神经

1. 额部硬膜 frontal dura;2. 颞部硬膜 temporal dura;3. 脑膜中动脉 middle meningeal artery;4. 眶外侧壁 lateral wall of the orbit;5. 眶下裂 inferior orbital fissure;6. 颧骨 zygomatic bone;7. 关节结节 articular tubercle;8. 卵圆孔 foramen ovale;9. 下颌神经 mandibular nerve;10. 颊神经 buccal nerve;11. 蝶骨大翼 greater wing of sphenoid bone;12. 颊肌 buccinator muscle;13. 腭帆张肌 tensor veli palatini;14. 耳颞神经 auriculotemporal nerve;15. 下颌窝 mandibular fossa;16. 颈内动脉 internal carotid artery;17. 茎突 styloid process;18. 颈内静脉 internal jugular vein;19. 翼突外侧板 lateral pterygoid plate;20. 面神经 facial nerve;21. 胸锁乳突肌 sternocleidomastoid muscle

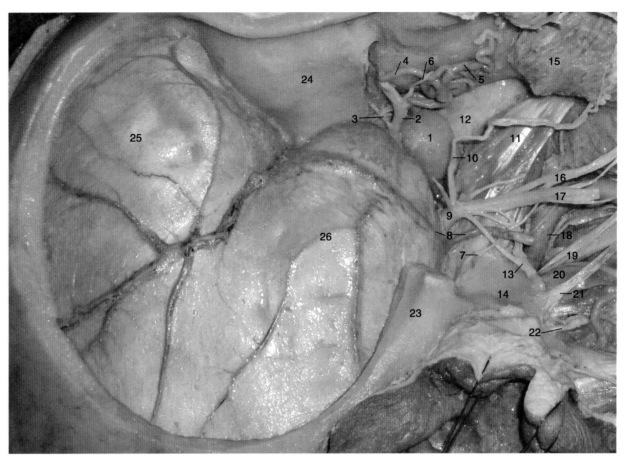

图 8-14 剥离并牵开颅中窝底硬膜,从前向后依次辨认前床突、眼神经、上颌神经、下颌神经以及脑膜中动脉的出颅部位,然后将剩余的颅底骨质全部磨除,仅保留穿行于颅中窝底的血管神经。磨除前外侧三角骨质时注意保护蝶窦黏膜组织。可见上颌神经在进入眶下裂之前向上发出颧神经。面神经发出的鼓索神经穿经岩鼓裂,行于下牙槽神经内侧,最终以锐角汇入舌神经

1. 蝶窦黏膜 mucosa of sphenoid sinus;2. 眶下神经 infraorbital nerve;3. 颧神经 zygomatic nerve;4. 眶下动脉 infraorbital artery;5. 后上牙槽动脉 posterior superior alveolar artery;6. 后上牙槽神经 posterior superior alveolar nerve;7. 鼓索 chorda tympani;8. 脑膜中动脉 middle meningeal artery;9. 下颌神经 mandibular nerve;10. 颊神经 buccal nerve;11. 腭帆张肌 tensor veli palatini;12. 咽颅底筋膜 pharyngobasilar fascia;13. 耳颞神经 auriculotemporal nerve;14. 颞骨鼓部 tympanic part;15. 颊肌 buccinator muscle;16. 舌神经 lingual nerve;17. 下牙槽神经 inferior alveolar nerve;18. 颈内动脉 internal carotid artery;19. 后组脑神经 lower cranial nerves;20. 颈内静脉 internal jugular vein;21. 茎突 styloid process;22. 面神经颅外部 extracranial part of facial nerve;23. 乳突上嵴 supramastoid crest;24. 眶外侧壁 lateral wall of the orbit;25. 额部硬膜 frontal dura;26. 颞部硬膜 temporal dura

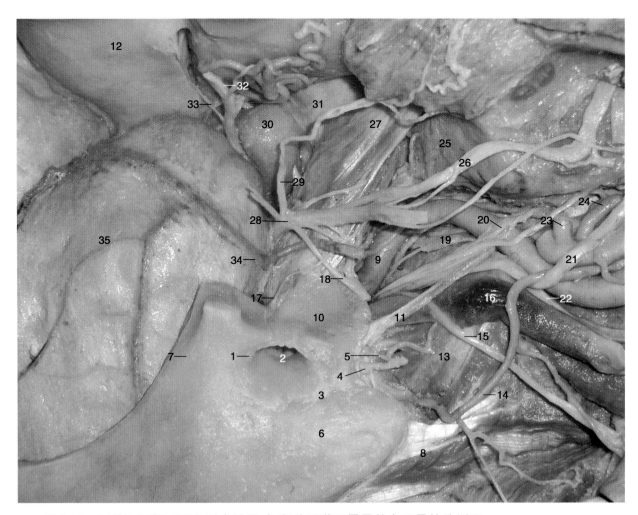

图 8-15　耳前颞下切口可向后方扩展,切断外耳道可暴露整个颞骨的外侧面

　　颞骨的鼓部为乳突前方的一个弧形骨板,其凹形的后表面构成了外耳道的前壁、底壁和部分后壁。外耳道的顶壁和后上壁由鳞部构成。鼓部凹形的前表面构成了下颌窝的后壁。鼓部的外侧缘构成外耳道边缘的大部,其向内与颞骨的岩部形成岩鼓裂,有鼓索神经穿过。颈动脉管和颈静脉孔位于鼓部的内侧。茎突为一被鼓部下缘包裹的细针状骨,突入颞下窝,为茎突舌肌、茎突咽肌和茎突舌骨肌的附着处。茎乳孔为面神经管的外端,面神经出茎乳孔后其主干位于茎突的后外侧。茎突内侧可见刚离开颈静脉孔的颈内静脉和正在进入颈动脉管位于鼓部内侧的颈内动脉

　　1. Henle 棘 Henle's spine;2. 骨性外耳道 bony part of external auditory canal;3. 鼓乳缝 tympanomastoid suture;4. 面神经颅外部 extracranial part of facial nerve;5. 茎乳动脉 stylomastoid artery;6. 乳突 mastoid process;7. 乳突上嵴 supramastoid crest;8. 头最长肌 longissimus capitis muscle;9. 颈内动脉 internal carotid artery;10. 颞骨鼓部 tympanic part;11. 茎突 styloid process;12. 眶外侧壁 lateral wall of the orbit;13. 头后外直肌 rectus capitis posterior lateralis muscle;14. 枕动脉 occipital artery;15. 副神经 accessory nerve;16. 颈内静脉 internal jugular vein;17. 鼓索 chorda tympani;18. 耳颞神经 auriculotemporal nerve;19. 交感干 sympathetic trunk;20. 舌咽神经 glossopharyngeal nerve;21. 舌下神经 hypoglossal nerve;22. 迷走神经 vagus nerve;23. 面动脉 facial artery;24. 舌动脉 lingual artery;25. 咽上缩肌 superior pharyngeal constrictor;26. 舌神经 lingual nerve;27. 腭帆张肌 tensor veli palatini;28. 下颌神经 mandibular nerve;29. 颊神经 buccal nerve;30. 蝶窦黏膜 mucosa of sphenoid sinus;31. 咽颅底筋膜 pharyngobasilar fascia;32. 眶下神经 infraorbital nerve;33. 颧神经 zygomatic nerve;34. 脑膜中动脉 middle meningeal artery;35. 颞部硬膜 temporal dura

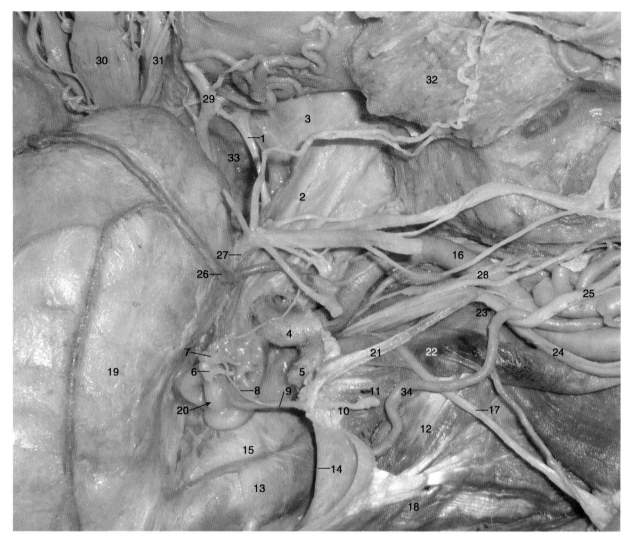

图 8-16　磨除乳突皮质,将乳突轮廓化,仅保留岩骨迷路和听小骨,可观察到鼓索的全程。鼓索起自面神经的乳突段,沿鼓膜的深面走行,跨过锤骨颈,穿经岩鼓裂出颅,远端以锐角汇入舌神经。颈内动脉在进入颈动脉管处以及颈内静脉进入颈静脉孔处均被一层坚韧的结缔组织包绕,使得在此处移动颈内动脉非常困难。颈动脉嵴将颈动脉管和颈静脉孔分开。颈内动脉的垂直段在颈动脉管内向上行至膝部,在此向前内侧弯曲形成水平段。舌咽神经、迷走神经和副神经在颈静脉球的内侧面穿经颈静脉孔。咽鼓管和鼓膜张肌沿颈内动脉水平段的前缘走行并与之平行,与动脉之间被薄层骨质分开。将蝶窦黏膜推入窦腔内,可暴露位于蝶窦底壁的翼管

1. 翼管 vidian canal;2. 咽鼓管 eustachian tube;3. 咽颅底筋膜 pharyngobasilar fascia;4. 岩段颈内动脉 petrous carotid artery;5. 颈静脉球 jugular bulb;6. 砧骨 incus;7. 锤骨 malleus;8. 鼓索 chorda tympani;9. 面神经乳突段 mastoid segment of facial nerve;10. 面神经颅外部 extracranial part of facial nerve;11. 头后外直肌 rectus capitis posterior lateralis muscle;12. 上斜肌 superior oblique muscle;13. 乙状窦 sigmoid sinus;14. 二腹肌嵴 digastric ridge;15. 颅后窝硬脑膜 posterior fossa dura;16. 颈段颈内动脉 cervical segment of carotid artery;17. 副神经 accessory nerve;18. 头最长肌 longissimus capitis muscle;19. 颞部硬膜 temporal dura;20. 半规管 semicircular canals;21. 茎突 styloid process;22. 颈内静脉 internal jugular vein;23. 寰椎横突 atlas transverse process;24. 迷走神经 vagus nerve;25. 舌下神经 hypoglossal nerve;26. 脑膜中动脉 middle meningeal artery;27. 下颌神经 mandibular nerve;28. 舌咽神经 glossopharyngeal nerve;29. 眶下神经 infraorbital nerve;30. 外直肌 lateral rectus muscle;31. 下直肌 inferior rectus muscle;32. 颊肌 buccinator muscle;33. 蝶窦 sphenoid sinus. 34. 枕动脉 occipital artery

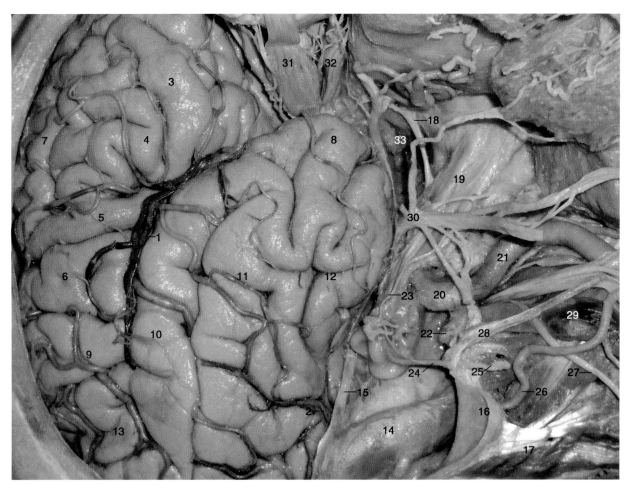

图 8-17 去除额部和颞部硬膜,可暴露其下方的额叶和颞叶。可见侧裂浅静脉起自外侧裂后端,沿外侧裂行向前下,穿过覆盖外侧裂前端的蛛网膜,在蝶骨嵴的内侧部下方加入蝶顶窦,或直接进入海绵窦。该静脉向后通常与 Labbé 静脉相吻合,后者也被称为下吻合静脉,通常起自外侧裂中部,跨越颞叶外侧,行向后下,进入横窦前部。任何具有相当口径的大脑浅静脉都可能具有一定的功能作用,必须高度重视 Labbé 静脉,尤其是在优势半球,以避免半球后部梗死。乙状窦是注入颈静脉孔的最大静脉通道。它沿乙状窦沟向下走行,然后转向前向颈静脉孔走行,在颈静脉孔的近端跨过枕乳缝。颈静脉球向上凸出的上缘在颞骨的下面形成了一个圆形的窝,位于内听道的下方,从颈静脉球开始,血流在鼓骨和颈动脉管的后方直接向下流入颈内静脉

1. 侧裂浅静脉 superficial sylvian vein;2. Labbé 静脉 Labbé's vein;3. 额下回眶部 orbital part of inferior frontal gyrus;4. 额下回三角部 triangular part of inferior frontal gyrus;5. 额下回岛盖部 opercular part of inferior frontal gyrus;6. 中央前回 precentral gyrus;7. 额中回 middle frontal gyrus;8. 颞极 temporal pole;9. 中央后回 postcentral gyrus;10. 颞上回 superior temporal gyrus;11. 颞中回 middle temporal gyrus;12. 颞下回 inferior temporal gyrus;13. 缘上回 supramarginal gyrus;14. 乙状窦 sigmoid sinus;15. 岩上窦 superior petrosal sinus;16. 乳突尖 mastoid tip;17. 头最长肌 longissimus capitis muscle;18. 翼管 vidian canal;19. 咽鼓管 eustachian tube;20. 岩段颈内动脉 petrous carotid artery;21. 颈段颈内动脉 cervical segment of carotid artery;22. 颈静脉球 jugular bulb;23. 鼓索 chorda tympani;24. 面神经乳突段 mastoid segment of facial nerve;25. 面神经颅外部 extracranial part of facial nerve;26. 枕动脉 occipital artery;27. 副神经 accessory nerve;28. 茎突 styloid process;29. 颈内静脉 internal jugular vein;30. 下颌神经 mandibular nerve;31. 外直肌 lateral rectus muscle;32. 下直肌 inferior rectus muscle;33. 蝶窦 sphenoid sinus

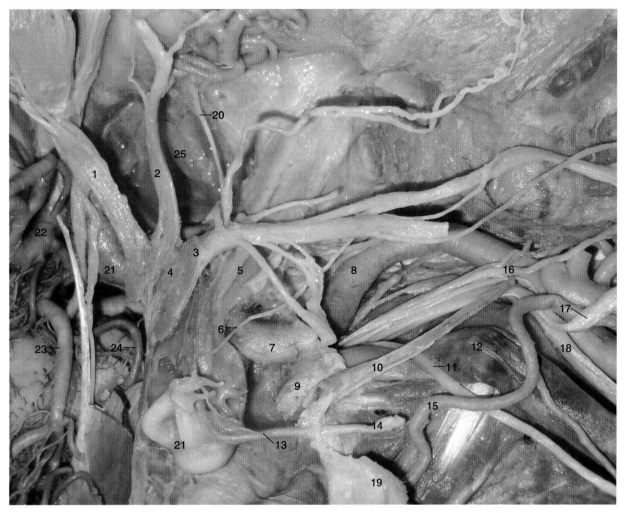

图 8-18 向上牵开颞叶底面,去除部分小脑幕,可从前向后暴露小脑幕前切迹和小脑幕中切迹区域的颈动脉池、脚间池、桥前池,环池内诸多结构。海绵窦外侧壁以及整个颅中窝底的结构均已暴露。去除二腹肌后腹,可见由颈外动脉向后方发出的枕动脉行于其深面

切迹前间隙内的动脉几乎包含了 Willis 环的所有组成部分。颈内动脉沿前床突的内侧面由海绵窦进入切迹前间隙,在前穿支下方分叉。后交通动脉起自颈内动脉的后内侧,经过动眼神经的内上方,与大脑后动脉在切迹前间隙内汇合。脉络膜后动脉于后交通动脉远端起自颈内动脉的后面,行于视束下方,在钩回和大脑脚之间进入切迹中间隙。动眼神经在大脑脚内侧面起自中脑,于大脑后动脉和小脑上动脉之间经过切迹前间隙,在钩回的内下方穿海绵窦动眼神经三角进入海绵窦顶壁。切迹中间隙位于脑干外侧,其幕上部分包含大脑脚池和环池,滑车神经和三叉神经与切迹中间隙关系密切。切迹中间隙的主要动脉包括了脉络膜前动脉、大脑后动脉以及小脑上动脉

1. 眼神经 ophthalmic nerve;2. 上颌神经 maxillary nerve;3. 下颌神经 mandibular nerve;4. 三叉神经节 trigeminal ganglion;5. 咽鼓管 eustachian tube;6. 鼓索 chorda tympani;7. 岩段颈内动脉 petrous carotid artery;8. 颈段颈内动脉 cervical segment of carotid artery;9. 颈静脉球 jugular bulb;10. 茎突 styloid process;11. 副神经 accessory nerve;12. 颈内静脉 internal jugular vein;13. 面神经乳突段 mastoid segment of facial nerve;14. 面神经颅外部 extracranial part of facial nerve;15. 枕动脉 occipital artery;16. 舌咽神经 glossopharyngeal nerve;17. 舌下神经 hypoglossal nerve;18. 迷走神经 vagus nerve;19. 乳突尖 mastoid tip;20. 翼管 vidian canal;21. 海绵窦段颈内动脉 cavernous segment of carotid artery;22. 床突上段颈内动脉 supraclinoid segment of carotid artery;23. 大脑后动脉 posterior cerebral artery;24. 小脑上动脉 superior cerebellar artery;25. 蝶窦 sphenoid sinus

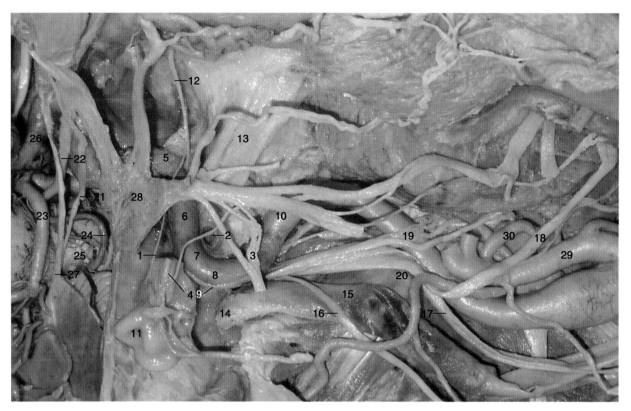

图 8-19 切除部分鼓膜张肌与咽鼓管,暴露其内侧的岩骨段颈内动脉水平部,去除颈内动脉周围包绕的静脉丛,以显示伴行于颈内动脉的颈动脉交感神经

颈内动脉与其伴行结构一起进入颈动脉管,短距离上行后到达耳蜗的前下方,并于此处呈直角转向前内侧,水平走向岩尖。在破裂孔的内缘急转直上进入海绵窦的后部。颈外动脉向前方发出甲状腺上动脉、舌动脉和面动脉。去除茎突,可见位于颈内静脉后方的头后外直肌。岩大神经自面神经的膝状神经节发出后行于岩骨段颈内动脉上方,前行至下颌神经的深面,与岩深神经汇合形成翼管神经,与翼管动脉伴行于翼管内,由后方进入翼腭窝。舌咽神经出颅后跨过颈内动脉的外侧下行,到达茎突咽肌的后缘,分为数条分支,分布至腭扁桃体、咽与界沟后部舌黏膜等处,同时舌咽神经还发出肌支支配茎突咽肌

1. 岩大神经 greater petrosal nerve;2. 鼓索 chorda tympani;3. 耳颞神经 auriculotemporal nerve;4. 鼓膜张肌 tensor tympani;5. 岩骨段颈内动脉前膝 anterior genu of petrous carotid artery;6. 岩骨段颈内动脉水平部 horizontal segment;7. 岩骨段颈内动脉后膝 posterior genu;8. 岩骨段颈内动脉后垂直部 posterior vertical segment;9. 颈动脉神经 carotid nerve;10. 颈段颈内动脉 cervical segment of carotid artery;11. 半规管 semi-circular canals;12. 翼管神经 vidian nerve;13. 咽鼓管 eustachian tube;14. 颈静脉球 jugular bulb;15. 颈内静脉 internal jugular vein;16. 副神经 accessory nerve;17. 迷走神经 vagus nerve;18. 舌下神经 hypoglossal nerve;19. 舌咽神经 glossopharyngeal nerve;20. 寰椎横突 atlas transverse process;21. 滑车神经 trochlear nerve;22. 动眼神经 oculomotor nerve;23. 大脑后动脉 posterior cerebral artery;24. 小脑上动脉 superior cerebellar artery;25. 脑桥 pons;26. 床突上段颈内动脉 supraclinoid segment of carotid artery;27. 小脑幕缘 tentorial edge;28. 三叉神经节 trigeminal ganglion;29. 颈外动脉 external carotid artery;30. 舌动脉 lingual artery

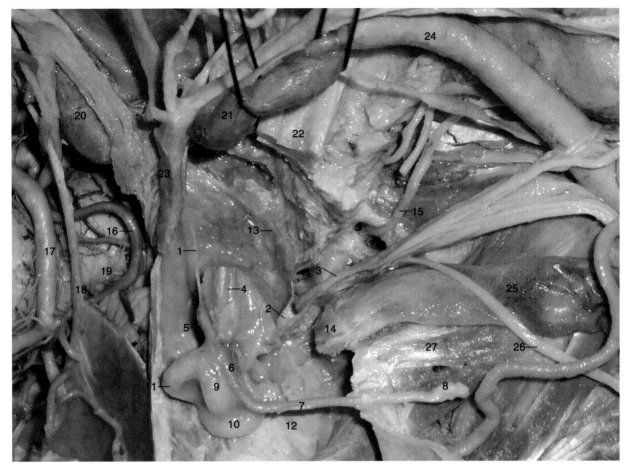

图 8-20 将岩骨段颈内动脉牵向前方,磨除岩尖骨质,暴露斜坡和沿着岩斜裂走行的岩下窦。在舌咽神经出颈静脉孔神经部舌咽通道的上方可见蜗导水管。在颈内动脉的内侧可见咽升动脉进入颈静脉孔

　　舌咽神经穿经颈静脉孔的舌咽通道,先向前急转,然后向下沿颈内嵴的内侧,经颈静脉孔内处于锥状窝的蜗导水管开口的下方出颅。颈静脉孔除接受来自同侧乙状窦的血液回流外,还接受前方来自岩下窦的血液回流。岩下窦经过岩斜裂的颅内面,上端与海绵窦和基底静脉丛相交通,其下端与颈静脉球交通。岩下窦在进入颈静脉孔岩部的过程中与舌下神经管的静脉丛、岩斜下静脉、椎静脉丛以及髁后导静脉形成网状吻合。咽升动脉通常供应颈静脉孔周围硬膜,该动脉可起自颈外动脉或颈内动脉的最下部

　　1. 岩大神经 greater petrosal nerve;2. 蜗导水管 cochlear aqueduct;3. 舌咽神经 glossopharyngeal nerve;4. 鼓膜张肌 tensor tympani;5. 膝状神经节 geniculate ganglion;6. 面神经鼓室段 tympanic segment of the facial nerve;7. 面神经乳突段 mastoid segment of the facial nerve;8. 面神经颅外部 extracranial part of facial nerve;9. 外半规管 lateral semicircular canal;10. 后半规管 posterior semicircular canal;11. 前半规管 anterior semicircular canal;12. 颅后窝硬脑膜 posterior fossa dura;13. 岩下窦 inferior petrosal sinus;14. 颈静脉球 jugular bulb;15. 咽升动脉 ascending pharyngeal artery;16. 小脑上动脉 superior cerebellar artery;17. 大脑后动脉 posterior cerebral artery;18. 小脑幕缘 tentorial edge;19. 脑桥 pons;20. 海绵窦段颈内动脉 cavernous segment of carotid artery;21. 岩骨段颈内动脉 petrous carotid artery;22. 咽鼓管 eustachian tube;23. 三叉神经节 trigeminal ganglion;24. 颈段颈内动脉 cervical segment of carotid artery;25. 颈内静脉 internal jugular vein;26. 副神经 accessory nerve;27. 头后外直肌 rectus capitis posterior lateralis muscle

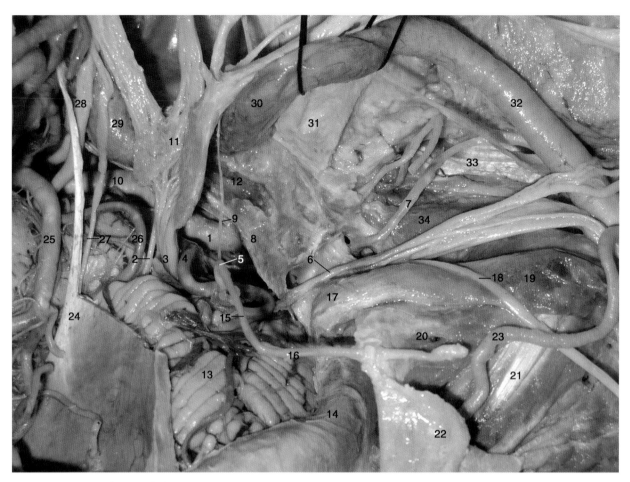

图 8-21 将岩骨完全去除,但保留走行其中的面神经全程。去除位于岩下窦、颈静脉球和乙状窦上方的岩部硬膜,可暴露脑桥下 2/3 外侧面和延髓上部,若切开小脑幕,则可将暴露空间扩展至上斜坡

1. 椎动脉 vertebral artery;2. 三叉神经运动根 motor root of trigeminal nerve;3. 三叉神经后根 posterior root of trigeminal nerve;4. 小脑前下动脉 anteroinferior cerebellar artery(AICA);5. 膝状神经节 geniculate ganglion;6. 舌咽神经 glossopharyngeal nerve;7. 咽升动脉 ascending pharyngeal artery;8. 岩下窦 inferior petrosal sinus;9. 岩大神经 greater petrosal nerve;10. 基底动脉 basilar artery;11. 三叉神经节 trigeminal ganglion;12. 斜坡 clivus;13. 小脑岩面 petrosal surface of cerebellum;14. 乙状窦 sigmoid sinus;15. 面神经鼓室段 tympanic segment of the facial nerve;16. 面神经乳突段 mastoid segment of the facial nerve;17. 颈静脉球 jugular bulb;18. 副神经 accessory nerve;19. 颈内静脉 internal jugular vein;20. 头后外直肌 rectus capitis posterior lateralis muscle;21. 上斜肌 superior oblique muscle;22. 乳突尖 mastoid tip;23. 枕动脉 occipital artery;24. 小脑幕缘 tentorial edge;25. 大脑后动脉 posterior cerebral artery;26. 小脑上动脉 superior cerebellar artery;27. 滑车神经 trochlear nerve;28. 动眼神经 oculomotor nerve;29. 海绵窦段颈内动脉 cavernous segment of carotid artery;30. 岩骨段颈内动脉 petrous carotid artery;31. 咽鼓管 eustachian tube;32. 颈段颈内动脉 cervical segment of carotid artery;33. 头长肌 longus capitis;34. 头前直肌 rectus capitis anterior muscle

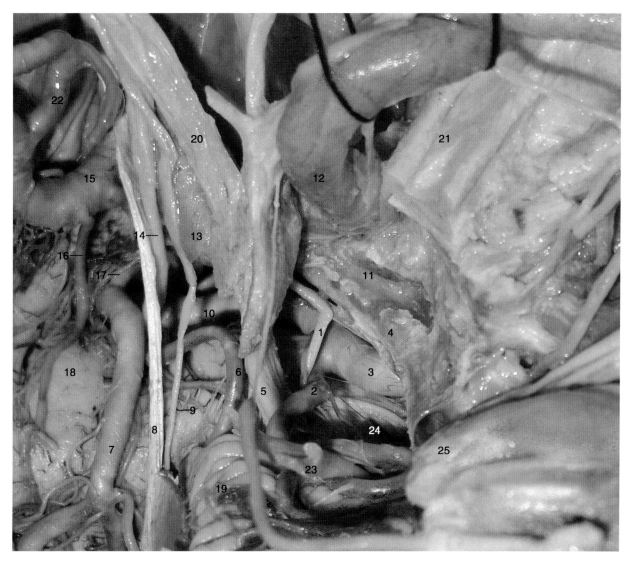

图 8-22　变换观察角度,可见同侧的展神经自桥岩沟发出后走行于桥前池内,跨过小脑前下动脉(AICA)的上方向前走行,穿斜坡硬膜进入海绵窦后部的蝶岩斜静脉复合体(**sphenopetroclival venous gulf**),该静脉复合体接受前方海绵窦(鞍旁间隙)、内侧基底静脉丛以及外侧岩上窦的血液回流,并引流至岩下窦。静脉复合体内容 Dorello 管、展神经窦汇段和蝶岩上韧带(Gruber 韧带)

1. 展神经 abducent nerve;2. 小脑前下动脉 anteroinferior cerebellar artery(AICA);3. 椎动脉 vertebral artery;4. 岩下窦 inferior petrosal sinus;5. 三叉神经后根 posterior root of trigeminal nerve;6. 小脑上动脉 superior cerebellar artery;7. 大脑后动脉 posterior cerebral artery;8. 小脑幕缘 tentorial edge;9. 滑车神经 trochlear nerve;10. 基底动脉 basilar artery;11. 斜坡 clivus;12. 岩骨段颈内动脉 petrous carotid artery;13. 海绵窦段颈内动脉 cavernous segment of carotid artery;14. 动眼神经 oculomotor nerve;15. 床突上段颈内动脉 supraclinoid segment of carotid artery;16. 脉络膜前动脉 anterior choroidal artery;17. 后交通动脉 posterior communicating artery;18. 中脑 midbrain;19. 小脑 cerebellum;20. 眼神经 ophthalmic nerve;21. 咽鼓管 eustachian tube;22. 大脑中动脉 middle cerebral artery;23. 面听束 acousticofacial bundle;24. 延髓 medulla oblongata;25. 颈静脉球 jugular bulb

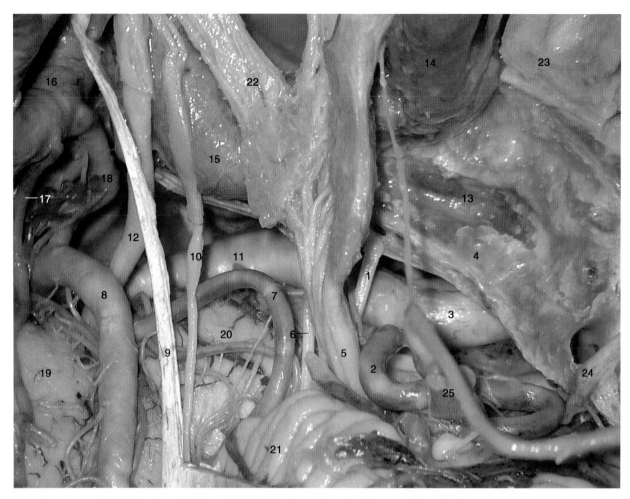

图 8-23　显微镜下观,可暴露上岩斜间隙和中岩斜间隙以及下岩斜间隙的上部

上岩斜间隙位于中脑前面,相当于小脑幕切迹前部,向前和向外扩展至鞍区和鞍旁,顶壁由第三脑室底构成,后界有大脑脚和后穿质构成,下界位于三叉神经后根起点上方的脑桥中脑沟处。中岩斜间隙相当于脑桥和小脑的前外侧面。上界是脑桥中脑沟,下界是桥延沟,外侧界由岩骨的后表面和桥小脑角的内部构成。后交通动脉起自颈内动脉的后内侧,经过动眼神经的内上方,与大脑后动脉在切迹前间隙内汇合。后交通动脉发出穿支穿灰结节和第三脑室底的乳头体前部到达丘脑和下丘脑区域,其中乳头体前动脉(premamillary artery)为后交通动脉最大的穿支,在乳头体和视束之间经乳头体前方进入第三脑室底部。脉络膜前动脉起自后交通动脉的远端,经视束下方,在钩回和大脑脚之间进入切迹中间隙

1. 展神经 abducent nerve;2. 小脑前下动脉 anteroinferior cerebellar artery(AICA);3. 椎动脉 vertebral artery;4. 岩下窦 inferior petrosal sinus;5. 三叉神经后根 posterior root of trigeminal nerve;6. 三叉神经运动根 motor root of trigeminal nerve;7. 小脑上动脉 superior cerebellar artery;8. 大脑后动脉 posterior cerebral artery;9. 小脑幕缘 tentorial edge;10. 滑车神经 trochlear nerve;11. 基底动脉 basilar artery;12. 动眼神经 oculomotor nerve;13 斜坡 clivus;14. 岩骨段颈内动脉 petrous carotid artery;15. 海绵窦段颈内动脉 cavernous segment of carotid artery;16. 床突上段颈内动脉 supraclinoid segment of carotid artery;17. 脉络膜前动脉 anterior choroidal artery;18. 后交通动脉 posterior communicating artery;19. 中脑 midbrain;20. 脑桥 pons;21. 小脑 cerebellum;22. 眼神经 ophthalmic nerve;23. 咽鼓管 eustachian tube;24. 舌咽神经 glossopharyngeal nerve;25. 面听束 acousticofacial bundle

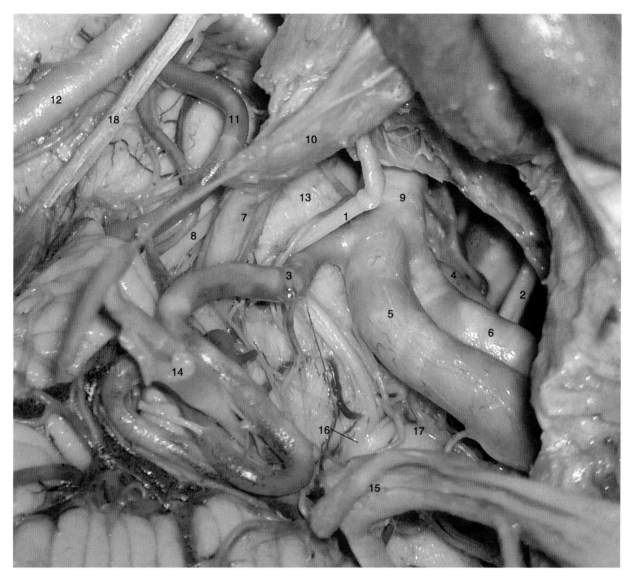

图8-24　去除岩下窦并进一步向下方磨除斜坡骨质,可暴露下岩斜间隙。可见双侧椎动脉汇合形成基底动脉。该入路可对整个桥小脑角区结构提供一个腹侧的视野

下岩斜间隙相当于延髓的前面及其邻近的斜坡和枕骨大孔前缘部分。此区内的神经血管结构位于延髓前池内,上界为桥延沟,下界是颈1神经根的头侧缘,相当于颈髓和延髓的交界区。岩斜下间隙包括下四对脑神经、小脑下部、椎动脉及其分支以及枕髁周围结构。小脑上动脉(SCA)向下方形成的尾襻以及小脑前下动脉(AICA)向上方形成的头襻与三叉神经后根关系密切

1. 右侧展神经 right abducent nerve;2. 左侧展神经 left abducent nerve;3. 右侧小脑前下动脉 right anteroinferior cerebellar artery(AICA);4. 左侧小脑前下动脉 left anteroinferior cerebellar artery(AICA);5. 右侧椎动脉 right vertebral artery;6. 左侧椎动脉 left vertebral artery;7. 三叉神经后根 posterior root of trigeminal nerve;8. 三叉神经运动根 motor root of trigeminal nerve;9. 基底动脉 basilar artery;10. 三叉神经节 trigeminal ganglion;11. 小脑上动脉 superior cerebellar artery;12. 大脑后动脉 posterior cerebral artery;13. 脑桥 pons;14. 面听束 acousticofacial bundle;15. 后组脑神经 lower cranial nerves;16. 桥延沟 pontomedullary sulcus;17. 延髓 medulla oblongata;18. 小脑幕缘 tentorial edge

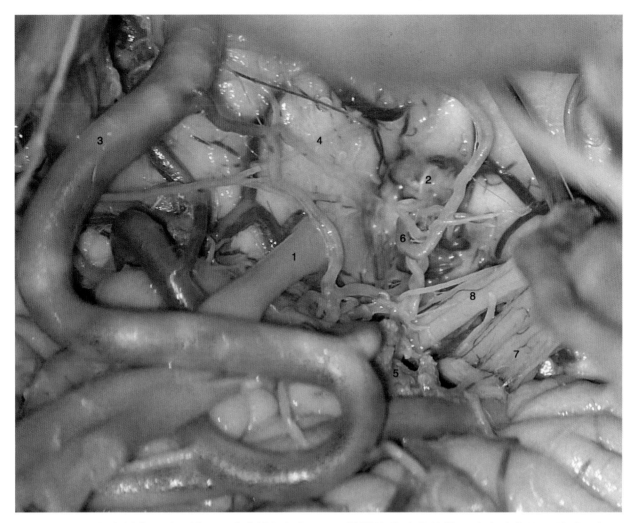

图 8-25　向腹侧牵开舌咽神经和迷走神经根丝,可以暴露被其遮盖的第四脑室脉络丛和绒球。如图所示,面神经穿出脑干的位置为舌咽神经和迷走神经与延髓连接处的延长线上方。小脑前下动脉(AICA)穿过桥小脑角的中部,位于面神经和前庭蜗神经附近。AICA 与外侧隐窝、第四脑室外侧孔、小脑脑桥裂、小脑中脚和小脑岩面关系密切。AICA 通常以单干起自基底动脉,在展神经、面神经和前庭蜗神经附近绕脑桥走行,沿途发出分支,最终其皮层段供应小脑脑桥裂的上下唇及小脑岩面

1. 面神经 facial nerve;2. 上橄榄凹 supraolivary fossette;3. 小脑前下动脉 anteroinferior cerebellar artery (AICA);4. 脑桥 pons;5. 脉络丛 choroid plexus;6. 穿支动脉 perforating artery;7. 迷走神经根丝 vagus rootlets;8. 舌咽神经 glossopharyngeal nerve

第九章 乙状窦前经迷路入路

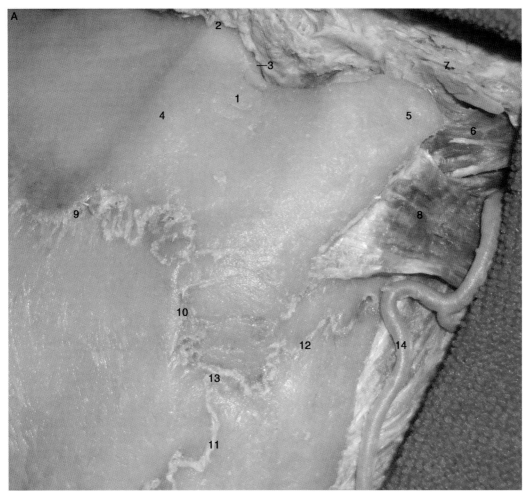

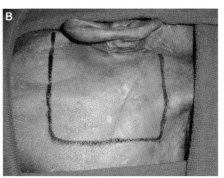

图 9-1 A. 右侧经迷路入路颞骨外侧面解剖标志的辨认。B. 手术头位及皮肤切口

手术切口取耳后皮肤 C 形切口,于耳廓后沟后 4～6cm,耳廓附着处上 2～3cm,平乳突尖。掀开皮瓣后去除肌骨膜层,暴露该区域骨质结构。首先辨认颞骨及其周围表面骨性标志,它们是前方的外耳道、外耳道后上方的 Henle 棘、道上三角(Macewen 三角)、乳突上嵴(颞线)、乳突尖。Henle 棘位于外耳道的后上缘。Henle 棘位置浅表,其深面投影为外半规管和面神经鼓室段和乳突段交界处。乳突上嵴也称颞线,是颞上线向后方的延续,大致位于横窦和乙状窦上缘水平,最终止于颧弓后根。由乳突上嵴前部和 Henle 棘后方所围成的区域称为道上三角(Macewen 三角),其下方为鼓窦,半规管位于鼓窦的内侧壁。在颧弓水平以上,颞骨鳞部延伸向上覆盖大脑颞叶。颧弓是颞骨鳞部向前方的延伸,它恰好位于颞骨鳞部的垂直部与水平部的交界处,由外耳道的前方开始向前,其根部起始端膨大,称为颧骨后结节。再向前可见颧弓根逐渐变细形成下颌关节窝,然后再次变厚形成关节前结节。最后颧弓逐渐变薄,止于颧骨。骨性外耳道下壁、前壁及后壁的大部分是由鼓骨构成。由于它与颞骨鳞部和乳突部都有连接,在骨性外耳道内形成两个缝隙。鼓鳞裂位于前上方,鼓乳裂位于后下方在两缝隙处有结缔组织长入形成紧密粘连,故在分离外耳道皮肤时,这两处需要锐性分离。顶乳缝与鳞状缝的汇合点位于岩骨嵴外侧端下方数毫米处,乙状窦和横窦交界区的前缘位于鳞状缝与顶乳缝的交界点

乙状窦前入路包括乙状窦前迷路后入路、乙状窦前部分迷路切除术、乙状窦前经迷路入路和乙状窦前经耳蜗入路。乙状窦前暴露的最终目的是通过乙状窦前的间隙暴露脑桥小脑角或斜坡区域的占位病变

乙状窦前迷路后入路是指在乳突部分切除术的基础上,暴露面神经、鼓室内结构和三个半规管组成的骨性迷路,但需保持其完整性

乙状窦前部分迷路切除术是指在迷路后手术的基础上,附加 1～2 个半规管的切除,应用最多的是前半规管和后半规管的切除。这一入路围绕内耳道磨除岩骨,增加了内耳道周围的暴露,解除了前半规管和后半规管的阻挡,使得内耳道内侧的暴露更加充分,但对于斜坡内侧的暴露来说,由于仍有面神经和耳蜗的存在,此入路对于显露的帮助不大

乙状窦前经迷路入路是将三个半规管完全切除,但保留耳蜗和面神经。此入路从侧面进入内耳道和脑桥小脑角,不需牵拉小脑,适用于不需要保留听力的脑桥小脑角区病变

乙状窦前经耳蜗入路是在切除迷路的基础上,切断前庭蜗神经,将面神经移位,切除耳蜗,以增加斜坡近中线的暴露。手术暴露范围扩大到脑桥小脑角内侧区域,影响斜坡和岩骨尖暴露的岩骨外侧部已完全切除,可直接从侧方暴露病变。由于此入路破坏了所有的骨性和神经性听觉传导通路,因此对于听力丧失的患者较为合适

本章从基本的完壁式乳突切除术开始,按照手术步骤,展示扩大经迷路入路

1. Macewen 三角 Macewen's triangle;2. 颧弓后结节 posterior zygomatic tubercle;3. Henle 棘 Henle's spine;4. 乳突上嵴(颞线) supramastoid crest(temporal line);5. 乳突尖 mastoid tip;6. 二腹肌后腹 posterior belly of digastric muscle;7. 腮腺 parotid gland;8. 头最长肌 longissimus capitis muscle;9. 鳞状缝 squamosal suture;10. 顶乳缝 parietomastoid suture;11. 人字缝 lambdoid suture;12. 枕乳缝 occipitomastoid suture;13. 星点 asterion;14. 枕动脉 occipital artery

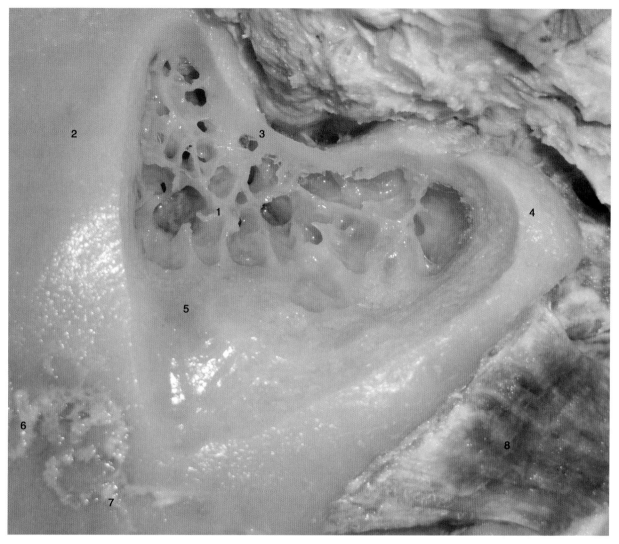

图 9-2　使用大号切割钻头磨除乳突皮质和浅表的乳突气房

首先需辨认颅中窝脑板,在颞线水平磨出一条骨槽,代表颅中窝脑板的高度。然后在预计的乙状窦方向磨除骨质,钻头移动方向应平行于乙状窦,在颅中窝脑板平面的下缘到乳突尖间的连线附近磨除骨质。最后平行于外耳道后壁磨一条骨沟,将已经磨出的两条骨槽连接起来,从而形成一个三角形的手术区域。将三角形区域内的皮质骨用相同的大号切割钻去除,此步骤要求均匀地、逐渐地深入,切忌在一点上深入而形成一个深洞。要充分轮廓化乳突,充分暴露窦膜角和术腔边缘的悬垂骨质,从而获得一个碟形术腔。由图中可知,在磨除的乳突三角形区域的后缘,即鳞状缝与顶乳缝的交界处,恰好是横窦移行为乙状窦的位置,此处乙状窦位置表浅,距离皮质表面很近,切割皮质时需要小心避免损伤表浅的乙状窦。随着乙状窦向乳突尖方向走行,其位置逐渐变深,远离皮质表面。在道上三角的深处区域乳突气房融合在一起形成鼓窦,位于半规管的外侧

1. 乳突气房 air cells;2. 乳突上嵴(颞线) supramastoid crest(temporal line);3. 外耳道后壁 posterior wall of external auditory canal;4. 乳突尖 mastoid tip;5. 乙状窦 sigmoid sinus;6. 鳞状缝 squamosal suture;7. 顶乳缝 parietomastoid suture;8. 头最长肌 longissimus capitis muscle

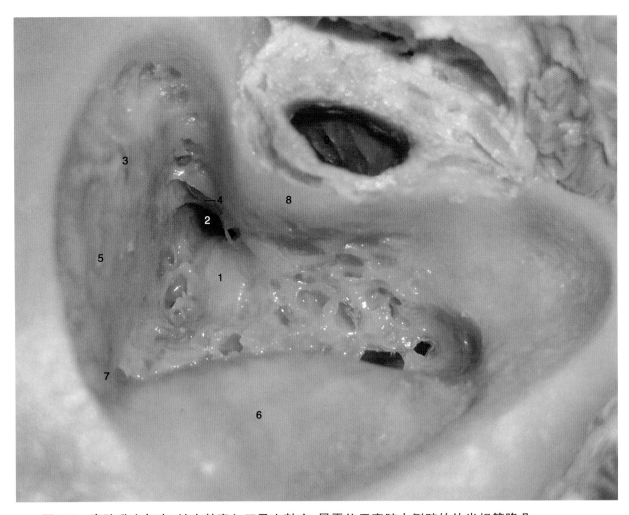

图 9-3　磨除乳突气房,扩大鼓窦入口及上鼓室,暴露位于窦腔内侧壁的外半规管隆凸

　　轮廓化颅中窝脑板和乙状窦骨板。在上鼓室内可见砧骨短脚,处理此区域时需非常小心,以防止钻头对于砧骨短脚及听骨链的损害。要充分轮廓化乳突腔,充分暴露窦膜角并磨除术腔边缘的悬垂骨质,从而获得一个蝶形术腔。在颅中窝硬脑膜上可见脑膜中动脉后支及其伴行的静脉

　　1. 外半规管隆凸 prominence of the lateral semicircular canal;2. 鼓窦入口 aditus ad antrum;3. 脑膜中动脉 middle meningeal artery;4. 砧骨短脚 short process of incus;5. 颅中窝脑板 middle fossa plate;6. 乙状窦 sigmoid sinus;7. 窦脑膜角 sinodural angle;8. 外耳道后壁 posterior wall of external auditory canal;9. 外耳道 external auditory canal

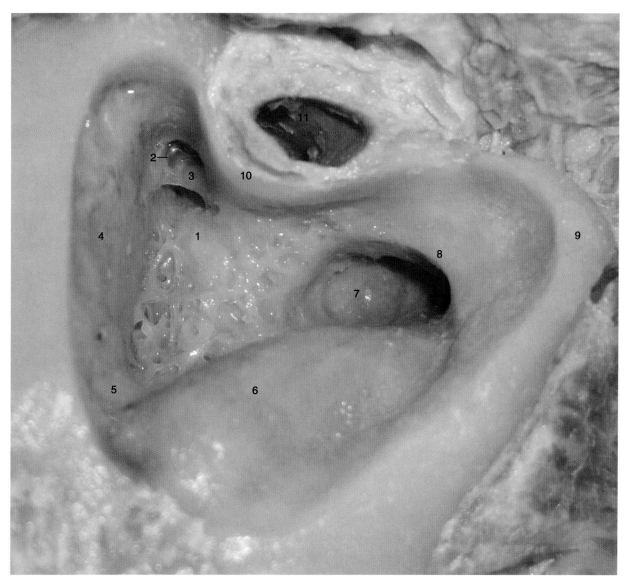

图 9-4　将标本向术者对侧倾斜,可更加清晰地观察到鼓窦入口和外半规管隆凸,同时磨除面后气房,轮廓化二腹肌嵴

鼓窦连接上鼓室和乳突气房,它位于上鼓室的后方、颅中窝脑板的下方以及迷路的外侧。鼓窦位置恒定,恰位于 Maccwcn 三角的深部,使之成为乳突开放术开始阶段的重要标志。鼓窦内侧壁的外半规管隆凸从前上至后下倾斜约 30°。外半规管隆凸可作为定位面神经的重要标志之一。充分地暴露窦脑膜角是非常重要的,可以为观察鼓室及迷路等结构提供一条没有阻碍的通道

1. 外半规管隆凸 prominence of the lateral semicircular canal;2. 锤骨上韧带 superior suspensory ligament;3. 砧骨短脚 short process of incus;4. 颅中窝脑板 middle fossa plate;5. 窦脑膜角 sinodural angle;6. 乙状窦 sigmoid sinus;7. 颈静脉球 jugular bulb;8. 二腹肌嵴 digastric ridge;9. 乳突尖 mastoid tip;10. 外耳道后壁 posterior wall of external auditory canal;11. 外耳道 external auditory canal

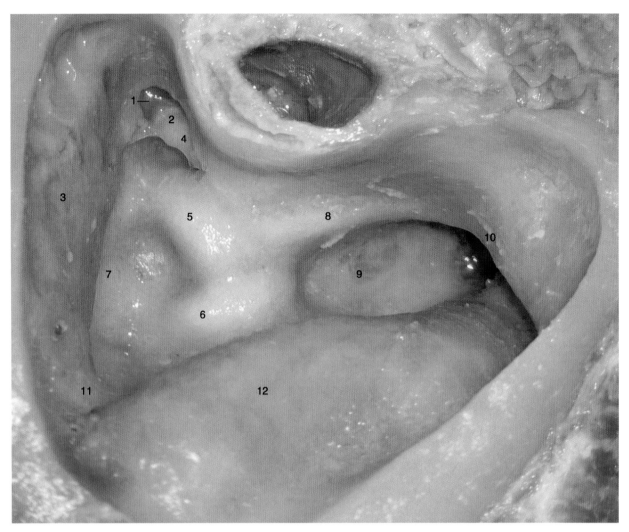

图9-5 进一步充分磨除乳突气房,轮廓化三个骨性半规管

可见砧骨短脚以及锤骨上韧带。砧骨短脚位于外半规管的外侧,指向后方,其尖端是定位面神经的标志,恰好位于外半规管隆凸前方的砧骨窝内。砧骨由前方的锤骨和后方的砧骨后韧带支撑。在这一区域操作时,钻头应由内向外移动,以免触及听骨链。辨认二腹肌嵴的前界,二腹肌嵴的前界就是面神经乳突段出茎乳孔处。通过外半规管、砧骨短脚和二腹肌嵴前端即可定位面神经乳突段的走行。一旦确认了面神经的走行方向,即可安全地切除面神经后组气房,循乙状窦追踪找到颈静脉球。颈静脉球位于面神经乳突段和二腹肌沟深层的皮质骨内侧。前半规管的前端指向上,位于弓状隆起之下。后半规管与颅后窝硬膜相对。外半规管位于面神经鼓室段的上方。面神经走行于外半规管下方并转向下移行为乳突段

1. 锤骨上韧带 superior suspensory ligament;2. 砧骨体 body of incus;3. 颅中窝脑板 middle fossa plate;4. 砧骨短脚 short process of incus;5. 外半规管 lateral semicircular canal;6. 后半规管 posterior semicircular canal;7. 前半规管 anterior semicircular canal;8. 面神经乳突段 mastoid segment of facial nerve;9. 颈静脉球 jugular bulb;10. 二腹肌嵴 digastric ridge;11. 窦脑膜角 sinodural angle;12. 乙状窦 sigmoid sinus

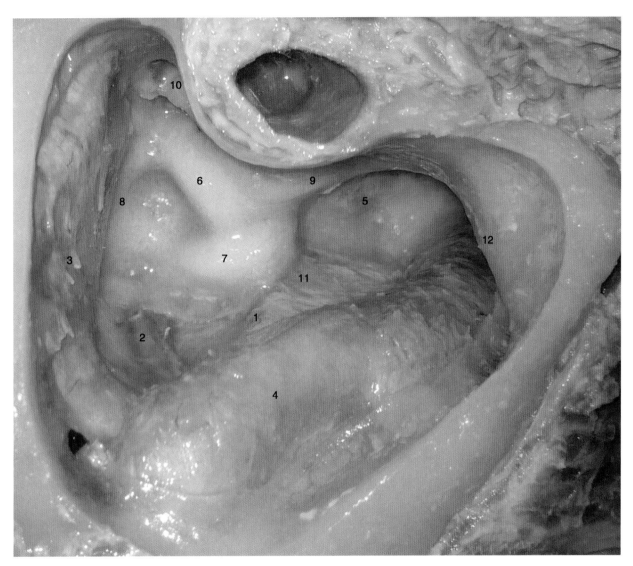

图 9-6　调整显微镜角度,剥离颅中窝脑板和乙状窦骨板,暴露 Trautman 三角处的颅后窝硬脑膜

用大号金刚砂钻磨除乙状窦表面的薄层骨板,用剥离子经乙状窦前方的颅后窝硬膜与其表面覆盖的骨板分离。然后改用大号切割钻磨除颅后窝骨板。用同样的方法将颅中窝硬脑膜与颅中窝骨板剥离后,使用咬骨钳去除颅中窝脑板。值得注意的是,要在邻近迷路处保留一薄层骨板,以便在行迷路切除术时对颅后窝和颅中窝的硬脑膜起到保护作用。前半规管的前端指向上,位于弓状隆起之下。后半规管与颅后窝硬膜相对。外半规管位于面神经鼓室段的上方。面神经走行于外半规管下方并转向下移行为乳突段。位于乙状窦、岩上窦和半规管之间的硬膜称为 Trautman 三角,面对小脑岩面及脑桥小脑角区。颈静脉球位于面神经乳突段和二腹肌沟深层的皮质骨内侧

1. Trautman 三角 Trautman's triangle;2. 岩上窦 superior petrosal sinus;3. 颅中窝硬膜 middle fossa dura;4. 乙状窦 sigmoid sinus;5. 颈静脉球 jugular bulb;6. 外半规管 lateral semicircular canal;7. 后半规管 posterior semicircular canal;8. 前半规管 anterior semicircular canal;9. 面神经乳突段 mastoid segment of facial nerve;10. 砧骨体 body of incus;11. 内淋巴囊 endolymphatic sac;12. 二腹肌嵴 digastric ridge

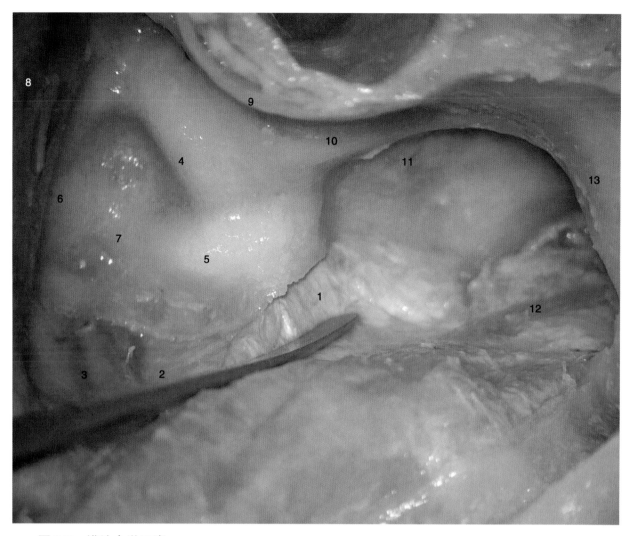

图 9-7　辨认内淋巴囊

内淋巴囊位于颞骨后表面上内侧至乙状窦下部之间的硬膜内。内淋巴囊是通过内淋巴导管连接膜迷路的盲囊。内淋巴导管和内淋巴囊的近端位于骨性管道内，即前庭导水管，它走行于后半规管内侧通入前庭。使用剥离子轻轻下压颅后窝硬脑膜以确认内淋巴囊进入前庭导水管的位置。沿着颅后窝硬脑膜由上方向下方滑动，当遇到阻力无法通过时则判断为前庭导水管开口。也可根据内淋巴囊区域硬脑膜与周围发蓝的硬脑膜相比较为苍白来进行定位

1. 内淋巴囊 endolymphatic sac；2. 颅后窝硬脑膜 posterior fossa dura；3. 岩上窦 superior petrosal sinus；4. 外半规管 lateral semicircular canal；5. 后半规管 posterior semicircular canal；6. 前半规管 anterior semicircular canal；7. 总脚 common crus；8. 颅中窝硬膜 middle fossa dura；9. 外耳道后壁 posterior wall of external auditory canal；10. 面神经乳突段 mastoid segment of facial nerve；11. 颈静脉球 jugular bulb；12. 乙状窦 sigmoid sinus；13. 二腹肌嵴 digastric ridge

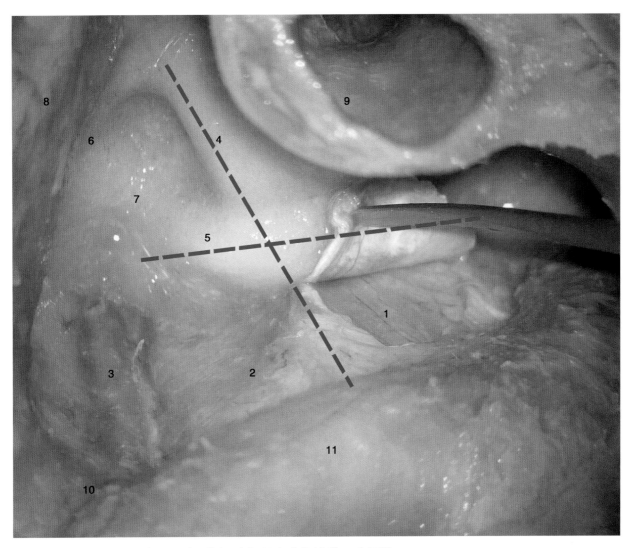

图 9-8　锐性切开内淋巴囊,使颅后窝硬脑膜能够进一步回缩

　　内淋巴囊位于颅后窝两层硬膜之间,在外半规管的延长线下方(Donaldson 线)。此线将垂直于外半规管的后半规管作两等分。内淋巴囊位于后半规管的外下方,乙状窦的内侧。手术中也可使用剥离子轻轻下压颅后窝硬脑膜以确认内淋巴囊进入前庭导水管的位置。沿着颅后窝硬脑膜由上方向下方滑动,当遇到阻力无法通过时则判断为前庭导水管开口。也可根据内淋巴囊区域硬脑膜与周围发蓝的硬脑膜相比较为苍白来进行定位。内淋巴囊呈梨形,底宽顶狭,内淋巴管在到达前庭开口之前弯曲呈 J 形,通入椭圆囊。内淋巴囊通过内淋巴管与前庭相交通。实际手术中,用尖刀对准后半规管后方骨面切断内淋巴管,可使颅后窝硬脑膜进一步回缩。后半规管的上端与前半规管的后端结合形成总脚,开口于前庭

　　1. 内淋巴囊 endolymphatic sac;2. 颅后窝硬脑膜 posterior fossa dura;3. 岩上窦 superior petrosal sinus;4. 外半规管 lateral semicircular canal;5. 后半规管 posterior semicircular canal;6. 前半规管 anterior semicircular canal;7. 总脚 common crus;8. 颅中窝硬膜 middle fossa dura;9. 外耳道后壁 posterior wall of external auditory canal;10. 窦脑膜角 sinodural angle;11. 乙状窦 sigmoid sinus

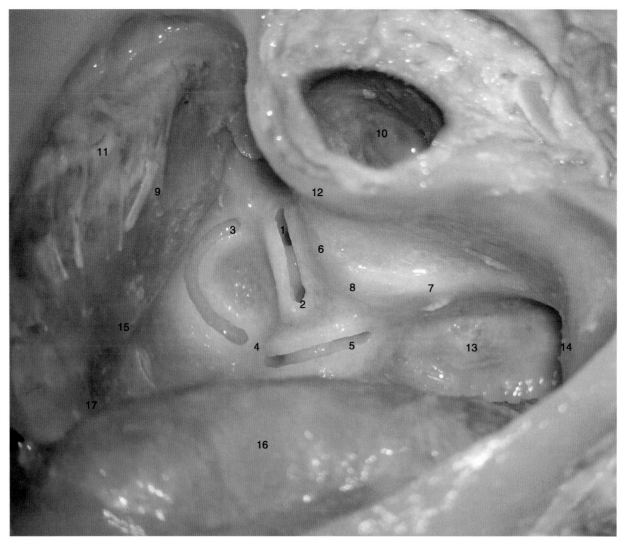

图9-9　依次开放三个半规管

迷路的切除最初是由外半规管开始进行的。使用中等大小的切割钻头开放外半规管,然后开放后半规管,最后开放前半规管。外半规管与其他两个半规管所在平面近乎垂直。后半规管位于外半规管的后方,且外半规管的后缘指向后半规管的中心。后半规管走行方向几乎平行于颅后窝硬脑膜,其壶腹部位于下端,位于面神经乳突段的内侧。前半规管走行几乎垂直于颞骨岩部的长轴。上、外半规管的壶腹位于二者的前端,并受前庭上神经支配。后半规管壶腹位于后半规管的下端,受前庭下神经的单孔支支配。在经迷路入路中,通过磨除上、外半规管的前端可暴露位于内耳道底的前庭上区域和神经,磨除后半规管下端壶腹可暴露位于内耳道底的前庭下区域及神经。前半规管的后端和后半规管的上端相结合形成单一管道,即总脚,并开口于前庭。因此,三个半规管在前庭只有五个开口。注意到弓状下动脉行于前半规管中心区域

1. 外半规管壶腹端 ampulled end of lateral semicircular canal;2. 外半规管非壶腹端 nonampullated end of lateral semicircular canal;3. 前半规管壶腹端 ampulled end of anterior semicircular canal;4. 总脚 common crus;5. 后半规管壶腹端 ampulled end of posterior semicircular canal;6. 面神经鼓室段 tympanic segment of facial nerve;7. 面神经乳突段 mastoid segment of facial nerve;8. 面神经第二膝 second genu of facial nerve;9. 颅中窝硬膜 middle fossa dura;10. 鼓膜 tympanic membrane;11. 脑膜中动脉 middle meningeal artery;12. 外耳道后壁 posterior wall of external auditory canal;13. 颈静脉球 jugular bulb;14. 二腹肌嵴 digastric ridge;15. 岩上窦 superior petrosal sinus;16. 乙状窦 sigmoid sinus;17. 窦脑膜角 sinodural angle

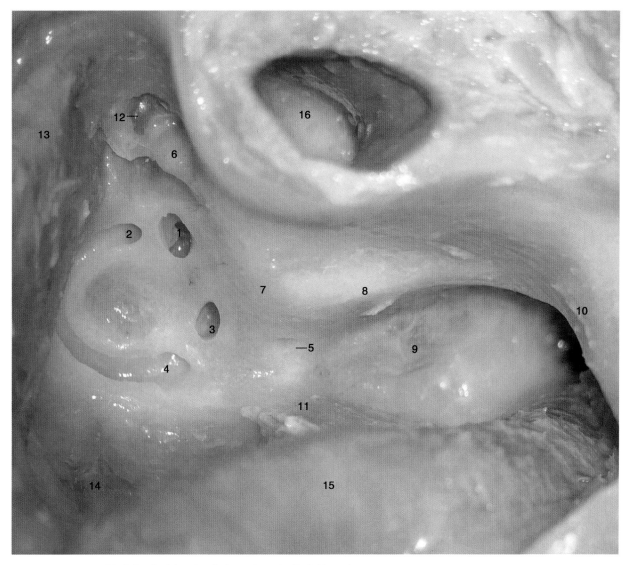

图 9-10　开始进行迷路切除，注意观察通向前庭的五个开口

首先从外半规管磨起，这步操作要小心不要损伤位于骨性外半规管下的面神经第二膝和部分面神经鼓室段。完整保留外半规管的下壁，可以防止损伤面神经。沿着外半规管向前上，可以找到外半规管和前半规管两个相邻的壶腹。由前半规管壶腹开始，沿着前半规管向后便可找到总脚。总脚是由前半规管和后半规管的非壶腹端共同构成的。前半规管壶腹的前壁的骨质一定要完整保留，这样做不仅可以保护鼓室段和迷路段面神经，避免在磨切骨质时造成损伤，也可以作为内耳道上界的标志。由总脚开始，沿着后半规管可以找到后半规管的壶腹端，它位于面神经乳突段的内侧仅数毫米，需要格外小心，不能损伤面神经。鼓索是面神经的分支，鼓索从面神经的发出点常见于面神经出茎乳孔之前，鼓索自面神经发出之后，在鼓室后壁走行一小段后由鼓索嵴进入鼓室腔，行于砧骨长脚的外侧、锤骨颈的内侧，由岩鼓裂出鼓室，汇入舌神经

1. 外半规管壶腹端 ampullated end of lateral semicircular canal；2. 前半规管壶腹端 ampullated end of anterior semicircular canal；3. 外半规管非壶腹端 nonampullated end of lateral semicircular canal；4. 总脚 common crus；5. 后半规管壶腹端 ampullated end of posterior semicircular canal；6. 砧骨 incus；7. 面神经第二膝 second genu of facial nerve；8. 面神经乳突段 mastoid segment of facial nerve；9. 颈静脉球 jugular bulb；10. 二腹肌嵴 digastric ridge；11. 内淋巴囊 endolymphatic sac；12. 锤骨上韧带 superior suspensory ligament；13. 颅中窝硬膜 middle fossa dura；14. 岩上窦 superior petrosal sinus；15. 乙状窦 sigmoid sinus；16. 鼓膜 tympanic membrane

173

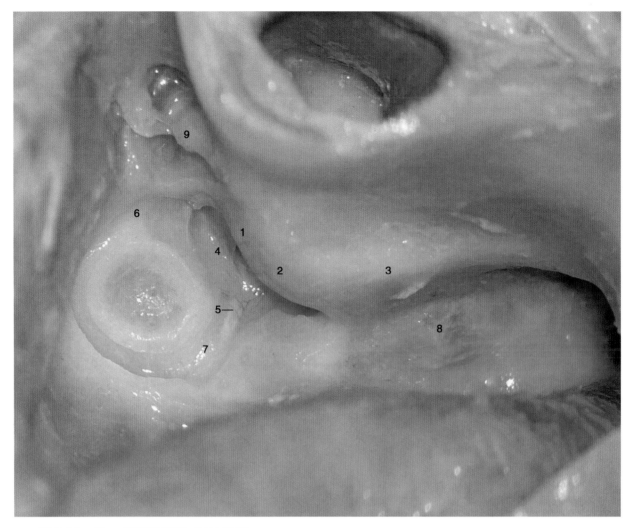

图 9-11 进一步磨除迷路,开放前庭

前庭连接耳蜗和迷路,位于内耳道底的外侧。在总脚下方可见前庭导水管走行。前庭位于面神经第二膝的内侧,它可以作为一个定位面神经的标志。进行此步操作时,要保留外半规管的前下部,以保护处于半规管下方的面神经鼓室段和面神经第二膝。同时也要保留前半规管和外半规管的壶腹内侧壁,以保护面神经迷路段,定位内耳道上界和壶腹上神经。从此图可清晰观察到由前半规管和后半规管的非壶腹端所组成的总脚进入前庭

1. 面神经鼓室段 tympanic segment of facial nerve;2. 面神经第二膝 second genu of facial nerve;3. 面神经乳突段 mastoid segment of facial nerve;4. 前庭 vestibule;5. 前庭导水管 vestibular aqueduct;6. 前半规管壶腹端 ampullated end of anterior semicircular canal;7. 总脚 common crus;8. 颈静脉球 jugular bulb;9. 砧骨incus

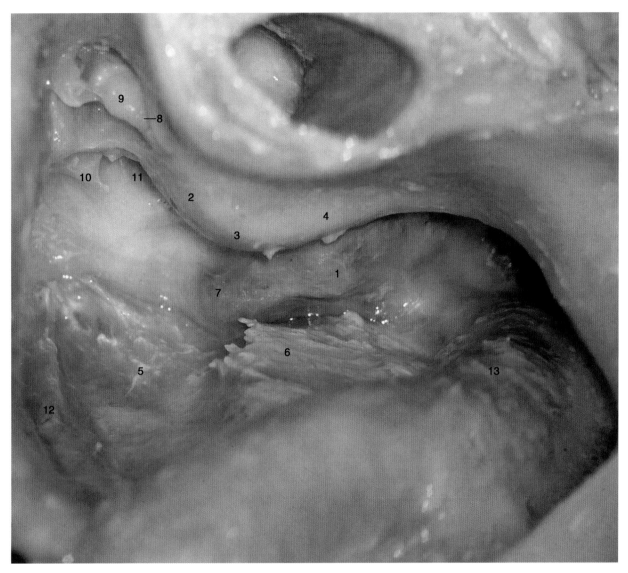

图 9-12　磨除部分前庭,仔细轮廓化高位颈静脉球

　　首先充分开放前庭,注意不要磨除前庭的底部,避免进入内耳道底。在完成迷路切除之后,可以磨除早先留在迷路周围的颅后窝和颅中窝骨板。循颅后窝硬脑膜就可大致确定内耳道开口的位置。接下来定位内耳道的上、下界,前半规管壶腹可以作为定位内耳道上界的标志。内耳道的下界可通过蜗导水管来界定,蜗导水管同时也是辨认舌咽神经的重要标志,后者紧邻蜗导水管并位于它的下内侧。在实际手术中,经常会遇到如图所示的高位颈静脉球的情况,高位颈静脉球会妨碍对于后组脑神经的观察,甚至会妨碍内耳道后壁及蜗导水管的暴露。在遇到此情况下,需耐心地将颈静脉球轮廓化,这一过程漫长而危险,任何失误都可能会损伤到脆弱的颈静脉球。轮廓化后将颈静脉球及骨膜层从周围骨壁上剥离下来,然后用速即纱和骨蜡向下轻压加以固定

　　1. 高位颈静脉球 high jugular bulb;2. 面神经鼓室段 tympanic segment of facial nerve;3. 面神经第二膝 second genu of facial nerve;4. 面神经乳突段 mastoid segment of facial nerve;5. 颅后窝硬脑膜 posterior fossa dura;6. 内淋巴囊 endolymphatic sac;7. 颈静脉球穹顶 dome of jugular bulb;8. 砧骨短脚 short process of incus;9. 砧骨体 body of incus;10. 前半规管壶腹端 ampullated end of anterior semicircular canal;11. 前庭 vestibule;12. 岩上窦 superior petrosal sinus;13. 乙状窦 sigmoid sinus

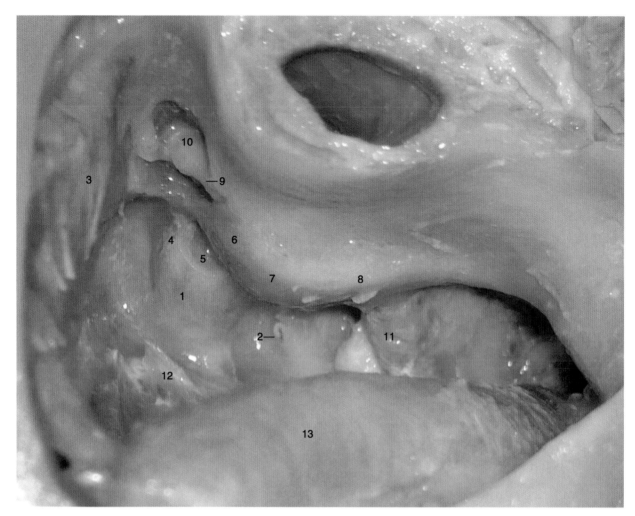

图9-13 将高位颈静脉球用骨蜡向下压迫固定,磨除颈静脉球和内耳道下界间的骨质,开放蜗导水管,轮廓化内耳道 270°

分别磨除位于颅中窝脑板和内耳道上界之间的骨质,以及蜗导水管和内耳道下界之间的骨质,将内耳道上方和下方的骨质磨成浅槽样,将内耳道轮廓化 270°。内耳道的下界可通过蜗导水管来界定,蜗导水管同时也是辨认舌咽神经的重要标志,后者紧邻蜗导水管并位于它的下内侧。在实际手术中,开放蜗导水管可使脑脊液从管中溢出,从而起到降低硬膜内张力的作用

1. 内耳道 internal acoustic meatus;2. 蜗导水管 cochlear aqueduct;3. 颅中窝硬膜 middle fossa dura;4. 上壶腹神经管 superior ampullary nerve canal;5. 前庭 vestibule;6. 面神经鼓室段 tympanic segment of facial nerve;7. 面神经第二膝 second genu of facial nerve;8. 面神经乳突段 mastoid segment of facial nerve;9. 砧骨短脚 short process of incus;10. 砧骨体 body of incus;11. 颈静脉球 jugular bulb;12. 颅后窝硬脑膜 posterior fossa dura;13. 乙状窦 sigmoid sinus

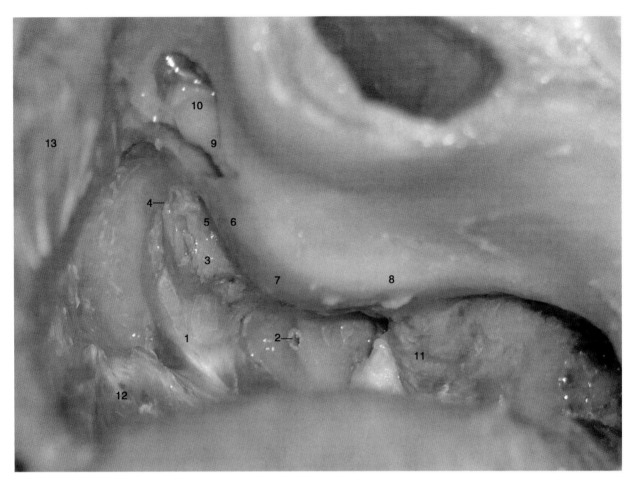

图 9-14　暴露内耳道硬脑膜,辨认上壶腹神经管

使用剥离子将轮廓化后的内耳道周围薄层骨片与下方的硬脑膜分离并去除,完全暴露内耳道硬脑膜。在内耳道底平面,向下方磨除内耳道后面的骨质。这样就可以显露出下方的前庭神经。进一步磨除骨质就可见到横嵴。横嵴将前庭上、下神经隔开。前庭上神经离开内耳道底时位于外侧,进入一个细的骨管内,成为壶腹上神经,支配外半规管壶腹

1. 内耳道 internal acoustic meatus;2. 蜗导水管 cochlear aqueduct;3. 横嵴 transverse crest;4. 上壶腹神经管 superior ampullary nerve canal;5. 前庭 vestibule;6. 面神经鼓室段 tympanic segment of facial nerve;7. 面神经第二膝 second genu of facial nerve;8. 面神经乳突段 mastoid segment of facial nerve;9. 砧骨短脚 short process of incus;10. 砧骨体 body of incus;11. 颈静脉球 jugular bulb;12. 颅后窝硬脑膜 posterior fossa dura;13. 颅中窝硬膜 middle fossa dura

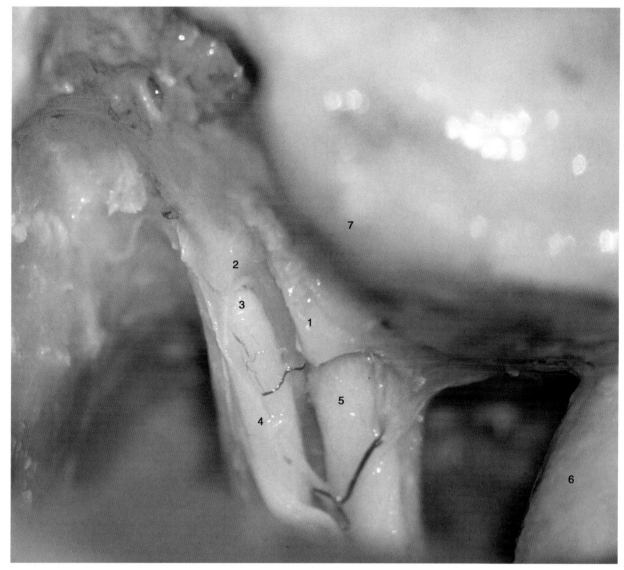

图 9-15 打开内耳道周围硬脑膜,暴露出位于内耳道内的前庭蜗神经和面神经。用钩针将上壶腹神经从骨管中分离出。打开内耳道后壁及 **Trautman** 三角区的颅后窝硬脑膜及颞部硬脑膜暴露脑桥小脑角区的结构

使用钩针将上壶腹神经从骨管中分离后,即可暴露出其前方的垂直嵴。垂直嵴(Bill's bar)位于上壶腹神经的前方,并可清晰地看到面神经进入面神经迷路段的骨管。当从骨管内游离上壶腹神经时,垂直嵴就能起到保护面神经的作用而避免其受到损伤。使用横嵴和上壶腹神经来辨认面神经相比于 House 所提出的用 Bill 嵴来辨认更加安全

1. 横嵴 transverse crest;2. 垂直嵴 Bill's bar;3. 面神经迷路段 labyrinthine segment of facial nerve;4. 面神经内耳道段 meatal segment of facial nerve;5. 蜗神经 cochlear nerve;6. 颈静脉球 jugular bulb;7. 面神经第二膝 second genu of facial nerve

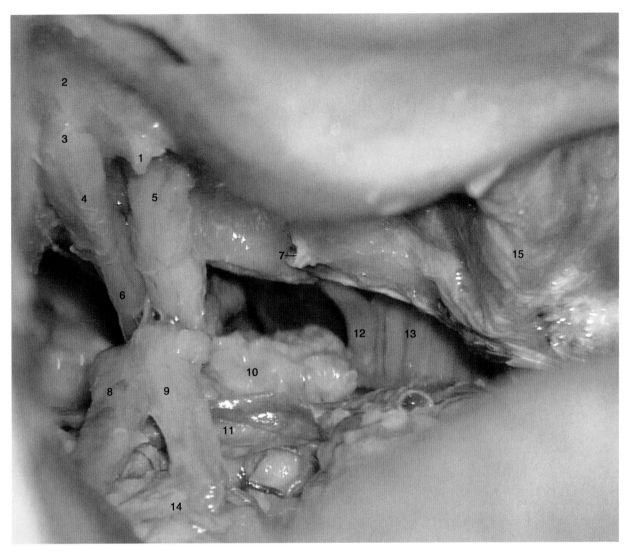

图 9-16 暴露脑桥小脑角区的结构,可见内耳道内的面神经和前庭蜗神经、进入颈静脉孔的舌咽神经和迷走神经根丝以及小脑岩面

图中可见小脑前下动脉(AICA)位于面神经和前庭蜗神经之间。在经迷路入路手术中,应避免损伤AICA 及其分支。AICA 的闭塞会导致患者因 AICA 所供应的区域,如脑桥外侧、被盖和延髓的梗死而出现术后严重的并发症

1. 横嵴 transverse crest;2. 垂直嵴 Bill's bar;3. 面神经迷路段 labyrinthine segment of facial nerve;4. 面神经内耳道段 meatal segment of facial nerve;5. 蜗神经 cochlear nerve;6. 面神经脑池段 cisternal segment of facial nerve;7. 蜗导水管 cochlear aqueduct;8. 前庭上神经 superior vestibular nerve;9. 前庭下神经 inferior vestibular nerve;10. 绒球 flocculus;11. 小脑前下动脉 AICA;12. 舌咽神经 glossopharyngeal nerve;13. 迷走神经 vagus nerve;14. 小脑岩面 petrosal surface of cerebellum;15. 颈静脉球 jugular bulb

179

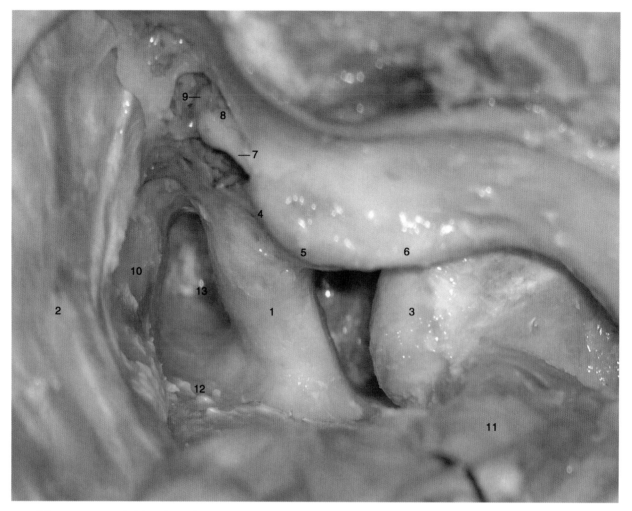

图 9-17　另一右侧尸头。该尸头行扩大经迷路入路伴经岩尖扩展

该技术是扩大经迷路径路的向前方延伸,沿内耳道周围钻磨 320°或 360°。该入路在首先完成扩大经迷路入路环绕内耳道所行的 270°钻磨后,继续先于内耳道的下方向岩尖方向开始钻磨,然后再于内耳道的上方向前钻磨,在磨除内耳道前壁的骨质时,需要注意勿将钻杆与内耳道相接触。在磨除内耳道底上极区域的骨质时,需注意勿损伤岩上窦和面神经。应用该技术可以更好地控制三叉神经及上方的 Meckel 囊、展神经、基底动脉和桥前池

1. 内耳道 internal acoustic meatus;2. 颅中窝硬膜 middle fossa dura;3. 颈静脉球 jugular bulb;4. 面神经鼓室段 tympanic segment of facial nerve;5. 面神经第二膝 second genu of facial nerve;6. 面神经乳突段 mastoid segment of facial nerve;7. 砧骨短脚 short process of incus;8. 砧骨体 body of incus;9. 锤骨头 head of malleus;10. 岩上窦 superior petrosal sinus;11. 乙状窦 sigmoid sinus;12. 颅后窝硬脑膜 posterior fossa dura;13. 岩尖 petrous apex

第十章　经耳蜗入路

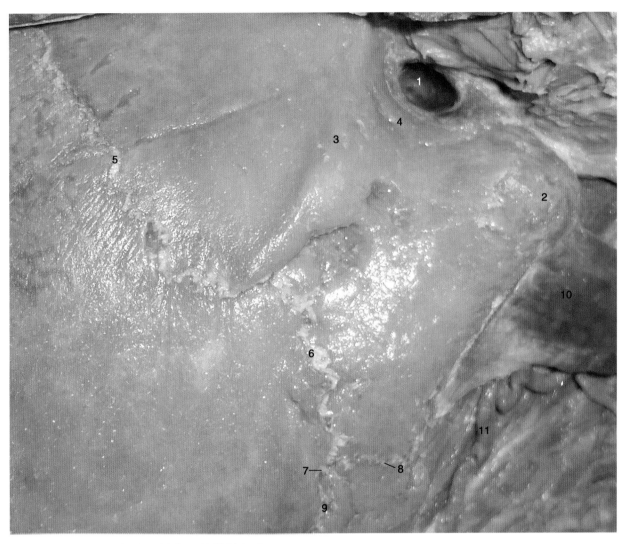

图 10-1　辨认右侧颞骨表面的骨性标志

手术取耳后皮肤 C 形切口,于耳廓后沟后 4 ~ 6cm,耳廓附着处上 2 ~ 3cm,平乳突尖。掀开皮瓣后去除肌骨膜层,暴露该区域骨质结构。辨认表面骨性标志,从而估计出需要磨除的骨质范围。乳突区表面的骨性标志主要包括外耳道、Henle 棘、乳突上嵴、鳞状缝、顶乳缝和乳突尖

1. 外耳道 external auditory canal;2. 乳突尖 mastoid tip;3. 乳突上嵴 supramastoid crest;4. Henle 棘 Henle's spine;5. 鳞状缝 squamosal suture;6. 顶乳缝 parietomastoid suture;7. 星点 asterion;8. 枕乳缝 occipito-mastoid suture;9. 人字缝 lambdoid suture;10. 头最长肌 longissimus capitis muscle;11. 枕动脉 occipital artery

181

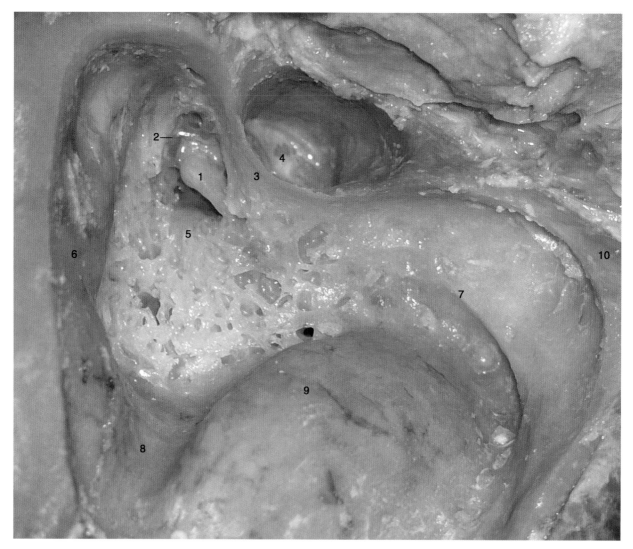

图 10-2 先行完壁式乳突切除术,磨除乳突气房,打开鼓窦,暴露鼓窦入口以及位于鼓窦内侧壁的外半规管隆凸。轮廓化颅中窝脑板和乙状窦骨板并在其表面保留薄层骨质

手术开始磨除乳突皮质及气房时,应采用大号切割钻头。首先需辨认颅中窝脑板,在颞线水平磨出一条骨槽,代表颅中窝脑板的高度。然后在预计的乙状窦方向磨除骨质,钻头移动方向应平行于乙状窦,在颅中窝脑板平面的下缘到乳突尖间的连线附近磨除骨质。最后半行于外耳道后壁磨一条骨沟,将已经磨出的两条骨槽连接起来,从而形成一个三角形的手术区域。将三角形区域内的皮质骨用相同的大号切割钻去除,此步骤要求均匀地、逐渐地深入,切忌在一点上深入而形成一个深洞。要充分轮廓化乳突腔,充分暴露窦膜角和术腔边缘的悬垂骨质,从而获得一个碟形术腔。注意在窦膜角区域操作,钻头移动方向应由内向外,以避免钻头向内滑动损伤到重要结构。鼓窦连接上鼓室和乳突气房,它位于上鼓室的后方、颅中窝脑板的下方以及迷路的外侧。鼓窦位置恒定,恰位于 Macewen 三角的深部,使之成为乳突开放术开始阶段的重要标志。鼓窦内侧壁的外半规管隆凸从前上至后下倾斜约30°。外半规管隆凸可作为定位面神经的重要标志之一。外半规管前端为壶腹部,内含感觉细胞,开口于椭圆囊

1. 砧骨 incus;2. 锤骨上韧带 superior suspensory ligament;3. 外耳道后壁 posterior wall of external acoustic meatus;4. 鼓膜 tympanic membrane;5. 外半规管隆凸 prominence of the lateral semicircular canal;6. 颅中窝脑板 middle fossa plate;7. 二腹肌嵴 digastric ridge;8. 窦脑膜角 sinodural angle;9. 乙状窦骨板 sigmoid sinus plate;10. 乳突尖 mastoid tip

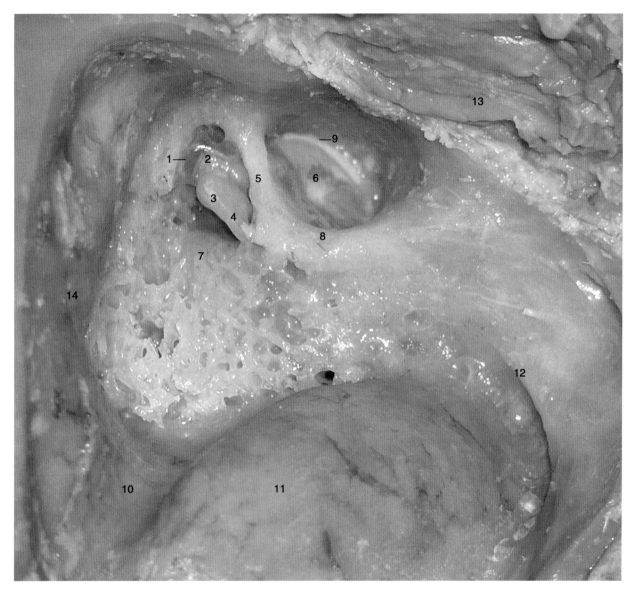

图 10-3　使用大号切割钻头磨低外耳道后壁和上壁至鼓环水平,开放上鼓室,注意不要损伤听骨链结构

在开放的上鼓室内可见砧骨短脚以及锤骨上韧带。砧骨短脚位于外半规管的外侧,指向后方,其尖端是定位面神经的标志,恰好位于外半规管隆凸前方的砧骨窝内。砧骨由前方的锤骨和后方的砧骨后韧带支撑。注意避免让钻头触及听骨链,在此位置磨除骨质,应由内向外移动钻头。砧骨体与前方的锤骨头形成锤砧关节。充分暴露窦脑膜角是非常重要的,可以为观察鼓室及迷路等结构提供一条没有阻碍的通道

1. 锤骨上韧带 superior suspensory ligament;2. 锤骨头 head of malleus;3. 砧骨体 body of incus;4. 砧骨短脚 short process of incus;5. 面神经桥 facial bridge;6. 鼓膜 tympanic membrane;7. 外半规管隆凸 prominence of the lateral semicircular canal;8. 面神经嵴 facial ridge;9. 鼓环 annulus;10. 窦脑膜角 sinodural angle;11. 乙状窦骨板 sigmoid sinus plate;12. 二腹肌嵴 digastric ridge;13. 腮腺 parotid gland;14. 颅中窝脑板 middle fossa plate

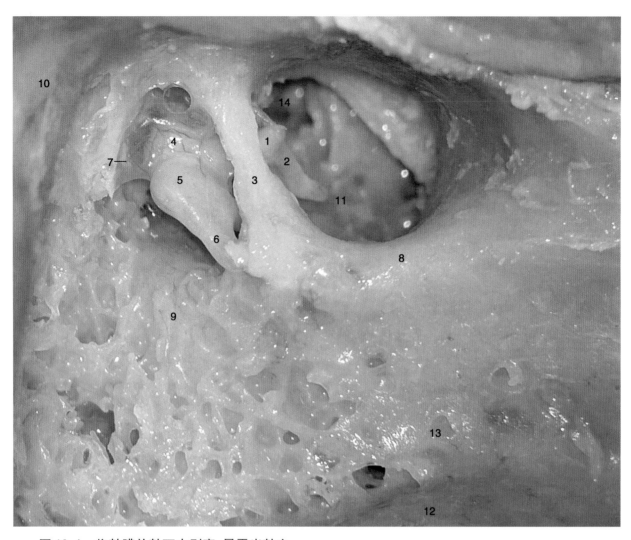

图 10-4　将鼓膜从鼓环内剥离,暴露出鼓室

1. 锤骨短突 lateral process of malleus;2. 锤骨柄 manubrium of malleus;3. 面神经桥 facial bridge;4. 锤骨头 head of malleus;5. 砧骨体 body of incus;6. 砧骨短脚 short process of incus;7. 锤骨上韧带 superior suspensory ligament;8. 面神经嵴 facial ridge;9. 外半规管隆凸 prominence of lateral semicircular canal;10. 颅中窝脑板 middle fossa plate;11. 鼓岬 promontory;12. 乙状窦骨板 sigmoid sinus plate;13. 面后气房 retrofacial air cells;14. 咽鼓管 eustachian tube

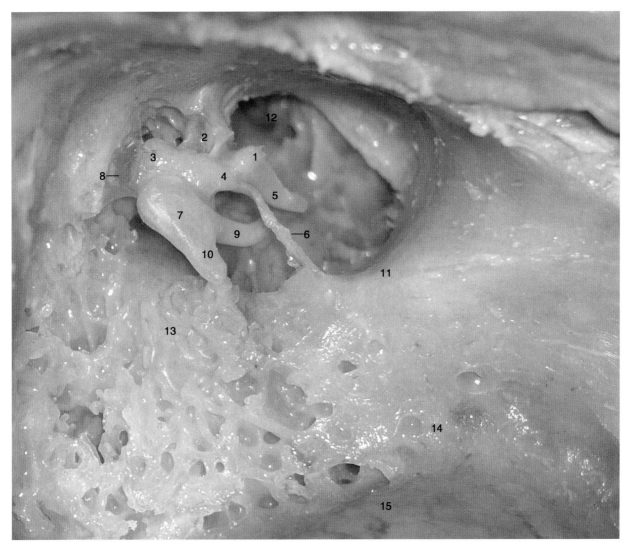

图 10-5 断桥,即切断面神经桥,磨低面神经嵴,但此处操作保留了鼓索和听骨链的完整性,以观察相邻结构间的位置关系

砧骨短突指向行于外半规管和镫骨足板所在的前庭窗之间的面神经鼓室段。鼓索是面神经的分支,鼓索从面神经的发出点常见于面神经出茎乳孔之前,鼓索自面神经发出之后,在鼓室后壁走行一小段后由鼓索嵴进入鼓室腔,行于砧骨长脚的外侧、锤骨颈的内侧,由岩鼓裂出鼓室,汇入舌神经

1. 锤骨短突 lateral process of malleus;2. 锤骨前韧带 anterior suspensory ligament;3. 锤骨头 head of malleus;4. 锤骨颈 neck of malleus;5. 锤骨柄 manubrium of malleus;6. 鼓索 chorda tympani;7. 砧骨体 body of incus;8. 锤骨上韧带 superior suspensory ligament;9. 砧骨长脚 long process of incus;10. 砧骨短脚 short process of incus;11. 面神经嵴 facial ridge;12. 咽鼓管 eustachian tube;13. 外半规管隆凸 prominence of the lateral semicircular canal;14. 面后气房 retrofacial air cells;15. 乙状窦骨板 sigmoid sinus plate

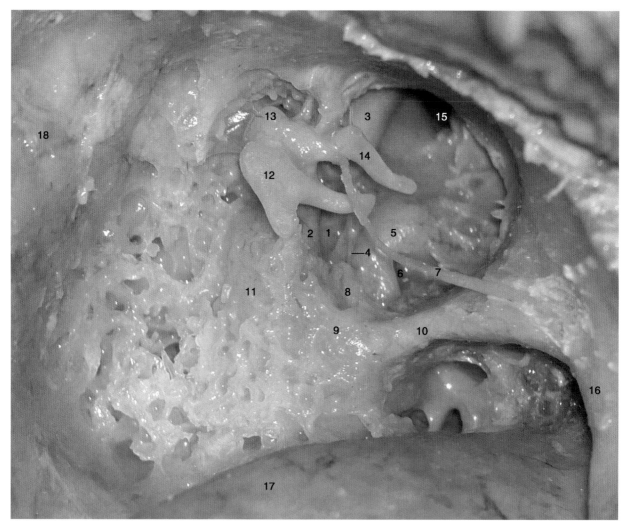

图10-6　轮廓化二腹肌嵴，进一步磨低面神经嵴同时保留鼓索。此步骤可以暴露面神经乳突段和面神经鼓室段以及鼓室内侧壁结构

　　面神经在膝状神经节处向后转向下延续为面神经鼓室段，直到前庭窗上方。面神经鼓室段的骨管有时是缺失的，致使面神经直接裸露于鼓室内壁，所以术中要格外小心。以面神经鼓室段为界，其上方为上鼓室，下方位于鼓膜内侧的部分为中鼓室。当面神经鼓室段抵达前庭窗的后方、砧骨短脚的内侧时，面神经向下弯曲，形成第二膝，恰好与外半规管的弧度一致。面神经乳突段在鼓室后壁内几乎垂直向下至二腹肌嵴前端的茎乳孔。面神经乳突段的前表面发出支配镫骨肌的镫骨肌支

　　1. 镫骨足板 footplate of stapes；2. 面神经管隆凸 prominence of facial canal；3. 鼓膜张肌半管 semicanal of tensor tympani muscle；4. 镫骨肌肌腱 stapedius muscle tendon；5. 鼓岬 promontory；6. 蜗窗 cochlear window；7. 鼓索 chorda tympani；8. 锥隆起 pyramidal eminence；9. 面神经第二膝 second genu of facial nerve；10. 面神经乳突段 mastoid segment of facial nerve；11. 外半规管隆凸 prominence of the lateral semicircular canal；12. 砧骨体 body of incus；13. 锤骨头 head of malleus；14. 锤骨柄 manubrium of malleus；15. 咽鼓管 eustachian tube；16. 二腹肌嵴 digastric ridge；17. 乙状窦骨板 sigmoid sinus plate；18. 颅中窝脑板 middle fossa plate

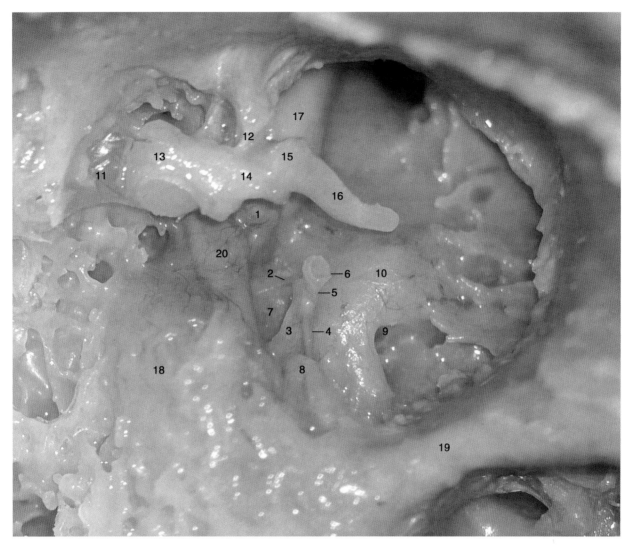

图 10-7 切除鼓索神经,去除砧骨,暴露出被其所遮挡的面神经鼓室段在鼓室内侧壁所形成的面神经管隆凸,在其下方为容纳镫骨底板的前庭窗。蜗窗位于前庭窗的后下方,开口于悬垂的鼓岬边缘下方。在前庭窗的前方可见鼓膜张肌半管和匙突,鼓膜张肌肌腱绕过匙突呈直角转向外侧,附着于锤骨颈的内侧面

鼓膜张肌半管位于咽鼓管的内上方,平行于岩骨段颈内动脉水平段。鼓膜张肌半管在鼓室的内侧壁上向后外侧延伸,终止于前庭窗的上方。管的后端弯向外侧形成一个滑车样凸起,即匙突,鼓膜张肌肌腱绕过匙突呈直角转向外侧,附着于锤骨颈内侧。面神经走行于匙突的上方,因该结构不易受病变破坏,所以成为术中定位面神经鼓室段前端和面神经膝的恒定标志

1. 匙突 cochleariform process;2. 镫骨前脚 anterior crus;3. 镫骨后脚 posterior crus;4. 镫骨肌肌腱 stapedius muscle tendon;5. 镫骨颈 neck of stapes;6. 镫骨头 head of stapes;7. 镫骨底板 footplate of stapes;8. 锥隆起 pyramidal eminence;9. 蜗窗 cochlear window;10. 鼓岬 promontory;11. 锤骨上韧带 superior suspensory ligament;12. 锤骨前韧带 anterior suspensory ligament;13. 锤骨头 head of malleus;14. 锤骨颈 neck of malleus;15. 锤骨短突 lateral process of malleus;16. 锤骨柄 manubrium of malleus;17. 鼓膜张肌半管 semicanal of tensor tympani muscle;18. 外半规管隆凸 prominence of the lateral semicircular canal;19. 面神经乳突段 mastoid segment of facial nerve;20. 面神经管隆凸 prominence of facial canal

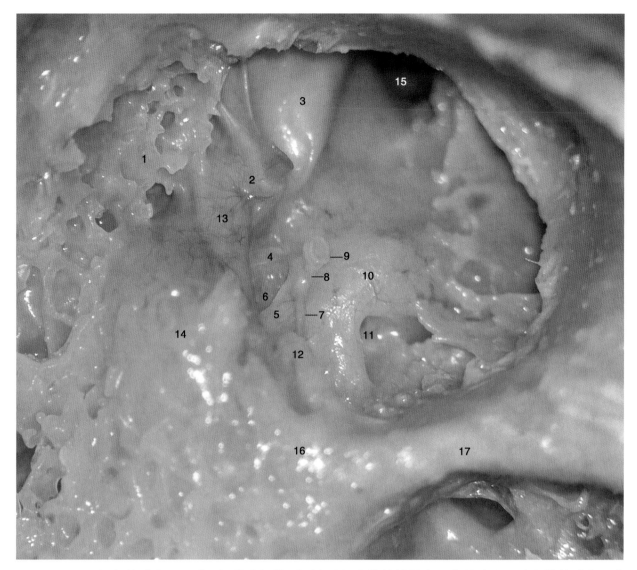

图10-8 切断鼓膜张肌肌腱和锤骨前韧带,去除锤骨,完整的暴露出下方的匙突和前方的鼓膜张肌半管,至此,鼓室内侧壁结构已完全暴露出来。鼓室内侧壁构成了内耳和颞骨岩部的外侧界,其表面有鼓岬、前庭窗、蜗窗和面神经管凸。鼓室丛在鼓岬上走行。鼓岬是位于耳蜗基底转外侧的隆起

镫骨肌包裹在锥隆起内,在锥隆起尖端发出肌腱,附着于镫骨颈,镫骨肌受面神经支配。齿突是鼓室天盖垂直向下的一个骨性突起,形似齿状,其尖端恰好指向锤骨头前方。齿突将上鼓室分为后部和上鼓室前腔,即管上隐窝,胆脂瘤常侵及此隐窝,假如术中没有磨除齿突充分暴露该隐窝,则常常在该处遗留病变。由于齿突位于面神经的上方,且齿突尖指向面神经,故齿突成为一个定位面神经的标志

1. 齿突 cog;2. 匙突 cochleariform process;3. 鼓膜张肌半管 semicanal of tensor tympani muscle;4. 镫骨前脚 anterior crus;5. 镫骨后脚 posterior crus;6. 镫骨底板 footplate of stapes;7. 镫骨肌肌腱 stapedius muscle tendon;8. 镫骨颈 neck of stapes;9. 镫骨头 head of stapes;10. 鼓岬 promontory;11. 蜗窗 cochlear window;12. 锥隆起 pyramidal eminence;13. 面神经管隆凸 prominence of facial canal;14. 外半规管隆凸 prominence of the lateral semicircular canal;15. 咽鼓管 eustachian tube;16. 面神经第二膝 second genu of facial nerve;17. 面神经乳突段 mastoid segment of facial nerve

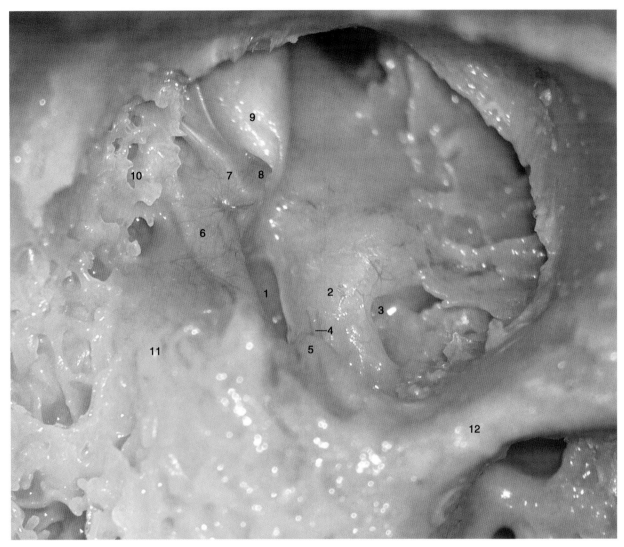

图10-9　切断自锥隆起发出的镫骨肌肌腱,从前庭窗内将镫骨取出

镫骨足板嵌于前庭窗龛内,镫骨头与砧骨豆状突形成关节,镫骨肌肌腹位于面神经乳突段的下方,并受面神经支配。镫骨肌肌腱出锥隆起,附着于镫骨颈后方和镫骨后弓之间。前庭窗是前庭和耳蜗前庭阶的门户。前庭窗位于水平段面神经管隆凸的下方、鼓岬后上方的小凹内、匙突后方、锥隆起的前方。镫骨足板与前庭窗之间由结缔组织充填,该结缔组织称为环韧带。镫骨肌收缩使镫骨头向后牵拉,使镫骨与镫骨足板向后牵拉,使镫骨与镫骨足板向后外翘起,增加环韧带的张力,从而缓解声音对于内耳造成的损伤

1. 前庭窗 vestibular window;2. 鼓岬 promontory;3. 蜗窗 cochlear window;4. 镫骨肌肌腱 stapedius muscle tendon;5. 锥隆起 pyramidal eminence;6. 面神经鼓室段 tympanic segment of facial nerve;7. 匙突 cochleariform process;8. 鼓膜张肌肌腱 tendon of tensor tympani muscle;9. 鼓膜张肌半管 semicanal of tensor tympani muscle;10. 齿突 cog;11. 外半规管隆凸 prominence of the lateral semicircular canal;12. 面神经乳突段 mastoid segment of facial nerve

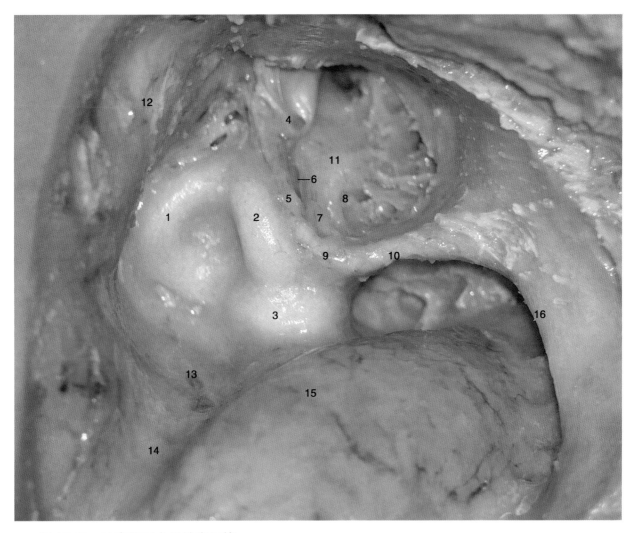

图 10-10　轮廓化三个骨性半规管

前、外和后半规管位于道上三角深面的鼓窦内侧壁。前半规管的前端指向上,位于弓状隆起之下。后半规管与颅后窝硬膜相对。外半规管位于面神经鼓室段的上方。面神经走行于外半规管下方并转向下移行为乳突段。位于乙状窦、岩上窦和半规管之间的硬膜称为 Trautman 三角,面对小脑岩面及桥小脑角区。颈静脉球位于面神经乳突段和二腹肌沟深层的皮质骨内侧。窦脑膜角位于乙状窦、横窦和岩上窦以及乙状窦与颅中窝硬膜的交界处。以面神经鼓室段为界,其上方为上鼓室,下方位于鼓膜内侧的部分为中鼓室。当面神经鼓室段抵达前庭窗的后方、砧骨短脚的内侧时,面神经向下弯曲,形成第二膝,恰好与外半规管的弧度一致。面神经乳突段在鼓室后壁内几乎垂直向下至二腹肌嵴前端的茎乳孔。面神经乳突段的前表面发出支配镫骨肌的镫骨肌支

1. 前半规管 anterior semicircular canal;2. 外半规管 lateral semicircular canal;3. 后半规管 posterior semicircular canal;4. 匙突 cochleariform process;5. 面神经鼓室段 tympanic segment of facial nerve;6. 前庭窗 vestibular window;7. 锥隆起 pyramidal eminence;8. 蜗窗 cochlear window;9. 面神经第二膝 second genu of facial nerve;10. 面神经乳突段 mastoid segment of facial nerve;11. 鼓岬 promontory;12. 颅中窝脑板 middle fossa plate;13. 岩上窦 superior petrosal sinus;14. 窦脑膜角 sinodural angle;15. 乙状窦骨板 sigmoid sinus plate;16. 二腹肌嵴 digastric ridge

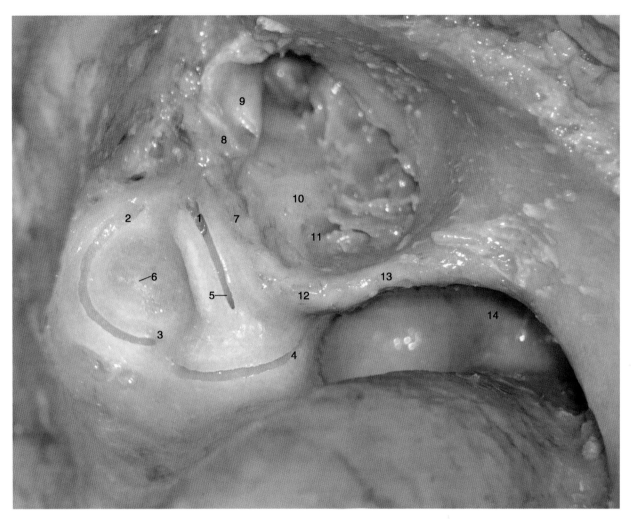

图 10-11 开放三个半规管

迷路的切除最初是由外半规管开始进行的。使用中等大小的切割钻头开放外半规管,然后开放后半规管,最后开放前半规管。外半规管与其他两个半规管所在平面近乎垂直。后半规管位于外半规管的后方,且外半规管的后缘指向后半规管的中心。后半规管走行方向几乎平行于颅后窝硬脑膜,其壶腹部位于下端,其位于面神经乳突段的内侧。前半规管走行几乎垂直于颞骨岩部的长轴。前、外半规管的壶腹位于二者的前端,并受前庭上神经支配。后半规管壶腹位于后半规管的下端,受前庭下神经的单孔支支配。在经迷路入路中,通过磨除上、外半规管的前端可暴露位于内耳道底的前庭上区域和神经,磨除后半规管下端壶腹可暴露位于内耳道底的前庭下区域及神经。前半规管的后端和后半规管的上端相结合形成单一管道,即总脚,并开口于前庭。因此,三个半规管在前庭只有五个开口。注意到弓状下动脉行于前半规管中心区域

1. 外半规管壶腹端 ampullated end of lateral semicircular canal;2. 前半规管壶腹端 ampullated end of anterior semicircular canal;3. 总脚 common crus;4. 后半规管壶腹端 ampullated end of posterior semicircular canal;5. 外半规管非壶腹端 nonampullated end of lateral semicircular canal;6. 弓状下动脉 subacuate artery;7. 面神经鼓室段 tympanic segment of facial nerve;8. 匙突 cochleariform process;9. 鼓膜张肌半管 semicanal of the tensor tympani muscle;10. 鼓岬 promontory;11. 蜗窗 cochlear window;12. 面神经第二膝 second genu of facial nerve;13. 面神经乳突段 mastoid segment of facial nerve;14. 颈静脉球 jugular bulb

191

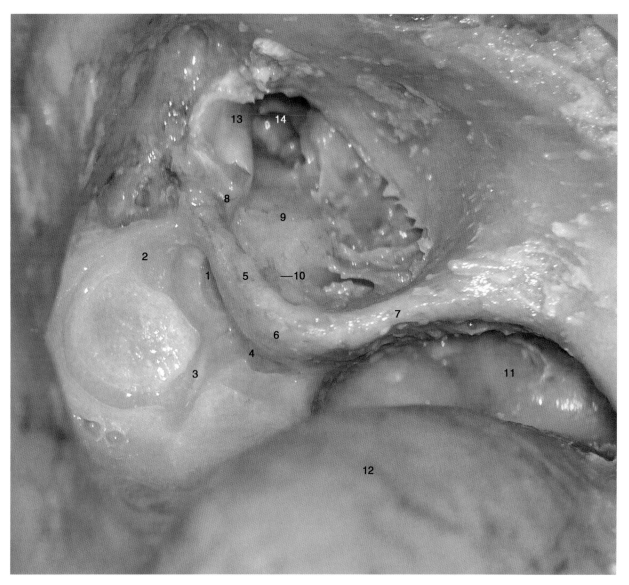

图 10-12　开始进行迷路切除,暴露前庭。注意观察通向前庭的五个开口。轮廓化面神经乳突段和鼓室段

首先从外半规管磨起,这部操作要小心不要损伤位于骨性半规管下的面神经第二膝和部分面神经鼓室段。完整保留外半规管的下壁,可以防止损伤面神经。沿着外半规管向前上,可以找到外半规管和前半规管两个相邻的壶腹。由前半规管壶腹开始,沿着前半规管向后便可找到总脚。总脚是由前半规管和后半规管的非壶腹端共同构成的。前半规管壶腹的前壁的骨质一定要完整保留,这样做不仅可以保护鼓室段和迷路段面神经,避免在磨切骨质时造成损伤,也可以作为内耳道上界的标志。由总脚开始,沿着后半规管可以找到后半规管的壶腹端,它位于面神经乳突段的内侧仅数毫米,需要格外小心,不能损伤面神经。在轮廓化面神经时,使用大小适中的钻头,在大量冲水的情况下,平行于神经走行方向进行面神经骨管周围骨质的磨除,直至神经表面仅残留一层很薄的透明薄层骨质为止

1. 前庭 vestibule;2. 前半规管壶腹端 ampullated end of anterior semicircular canal;3. 总脚 common crus;4. 后半规管壶腹端 ampullated end of posterior semicircular canal;5. 面神经鼓室段 tympanic segment of facial nerve;6. 面神经第二膝 second genu of facial nerve;7. 面神经乳突段 mastoid segment of facial nerve;8. 匙突 cochleariform process;9. 鼓岬 promontory;10. 锥隆起 pyramidal eminence;11. 颈静脉球 jugular bulb;12. 乙状窦骨板 sigmoid sinus plate;13. 鼓膜张肌半管 semicanal of tensor tympani muscle;14. 咽鼓管 eustachian tube

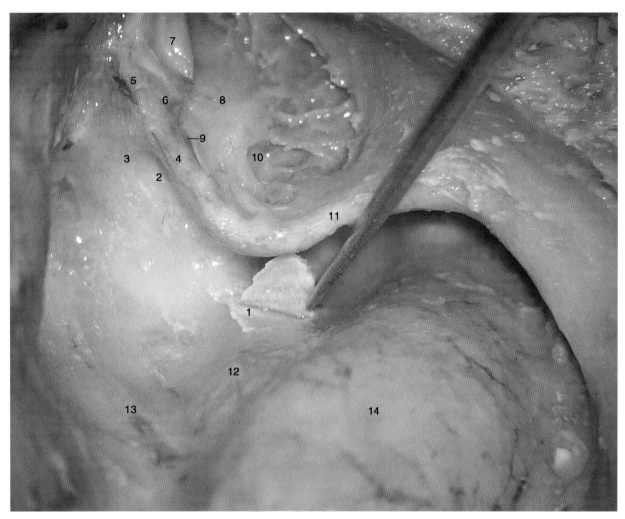

图 10-13 磨除前半规管和总角区域的部分骨质,但要保留前半规管壶腹的前壁,这样做不仅可以保护面神经鼓室段和迷路段,避免在磨除骨质时造成损伤,同时也可作为界定内耳道上界的标志。在后半规管和乙状窦前缘之间的区域内找到内淋巴囊,它位于后半规管的外下方,两层硬脑膜之间。在内淋巴囊进入前庭导水管的位置脑膜张力很大,牵拉较困难,可以用锋利的尖刀沿着骨切缘的周围切断内淋巴导管

1. 内淋巴囊 endolymphatic sac;2. 前庭 vestibule;3. 前半规管壶腹 ampulla of anterior semicircular canal;4. 面神经鼓室段 tympanic segment of facial nerve;5. 膝状神经节 geniculate ganglion;6. 匙突 cochleariform process;7. 鼓膜张肌半管 semicanal of tensor tympani muscle;8. 鼓岬 promontory;9. 前庭窗 vestibular window;10. 蜗窗 cochlear window;11. 面神经乳突段 mastoid segment of facial nerve;12. 颅后窝硬脑膜 posterior fossa dura;13. 岩上窦 superior petrosal sinus;14. 乙状窦 sigmoid sinus

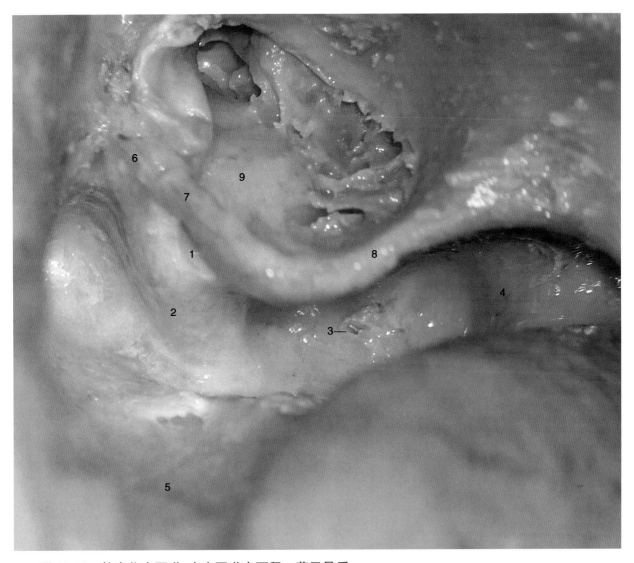

图 10-14　轮廓化内耳道，在内耳道表面留一薄层骨质

在用前半规管壶腹定位了内耳道上界之后，就可以用大小适中的金刚砂钻头磨除颅中窝脑板和内耳道之间的骨质了。电钻磨除骨质的方向应该为由内向外，在磨除过程中需小心避免损伤颅中窝硬脑膜或磨开内耳道骨壁并损伤其内的面神经内耳道段。然后磨除内耳道下界与颈静脉球之间的面后气房并辨认内耳道下界，磨除此处的骨质时可以见到蜗导水管。蜗导水管是定位舌咽神经的重要标志，舌咽神经紧邻蜗导水管的下方，因此当磨除并开放了蜗导水管就意味着已达到了磨除内耳道下界的最低点了。在实际手术中，开放蜗导水管可以开放蛛网膜下腔并放出脑脊液，因而减小了硬膜内的压力，有助于视野的暴露。在定位了内耳道后就可以由前向后再向下环绕内耳道磨除其周围的大量骨质，直至内耳道上仅剩余一层菲薄透明的骨质为止

1. 前庭 vestibule；2. 内耳道 internal acoustic meatus；3. 蜗导水管 cochlear aqueduct；4. 颈静脉球 jugular bulb；5. 窦脑膜角 sinodural angle；6. 膝状神经节 geniculate ganglion；7. 面神经鼓室段 tympanic segment of facial nerve；8. 面神经乳突段 mastoid segment of facial nerve；9. 鼓岬 promontory

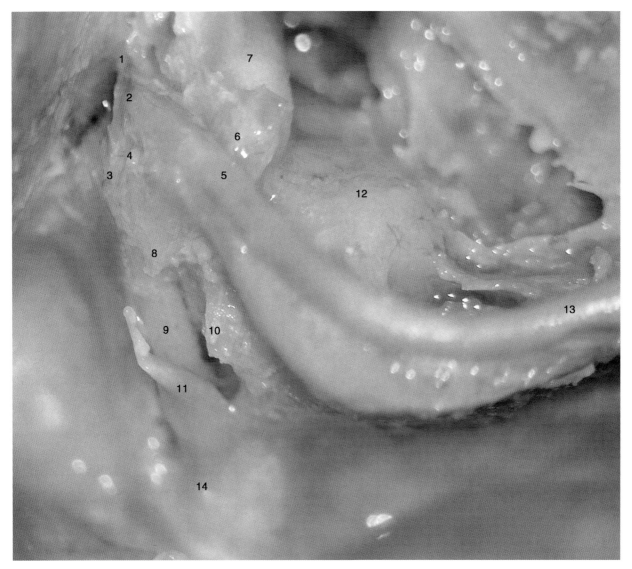

图 10-15　去除内耳道后壁表面的薄层骨质,打开硬膜,自内耳道底将上壶腹神经从骨管内分离,可以清晰地观察到前方的 Bill 嵴和面神经迷路段

在内耳道底首先要辨认出横嵴,它是将内耳道分为上、下两部分的一个骨嵴,其上方为面神经和前庭上神经,下方为蜗神经和前庭下神经。将上壶腹神经从骨管内分离后,可以见到 Bill 嵴(垂直嵴)位于其前方,垂直嵴在手术中能够起到帮助辨认和保护前方面神经迷路段的作用使其免受损伤。同时磨除膝状神经节上覆盖的骨质。应充分磨除膝状神经节前方直至岩浅大神经的骨质和位于面神经迷路段与膝状神经节之间所成锐角也就是 Fukushima 嵴(膝状切迹)处的骨质,但要注意的是钻头不要破坏膝状神经节上方的颅中窝硬脑膜

1. 岩大神经 greater petrosal nerve;2. 膝状神经节 geniculate ganglion;3. 面神经迷路段 labyrinthine segmentof facial nerve;4. 膝状切迹(Fukushima 嵴) geniculate notch(Fukushima's bar);5. 面神经鼓室段 tympanic segment of facial nerve;6. 匙突 cochleariform process;7. 鼓膜张肌半管 semicanal of tensor tympani muscle;8. 垂直嵴 bill's bar;9. 面神经内耳道段 meatal segment of facial nerve;10. 横嵴 transverse crest;11. 前庭上神经 superior vestibular nerve;12. 鼓岬 promontory;13. 面神经乳突段 mastoid segment of facial nerve;14. 内耳道 internal acoustic meatus

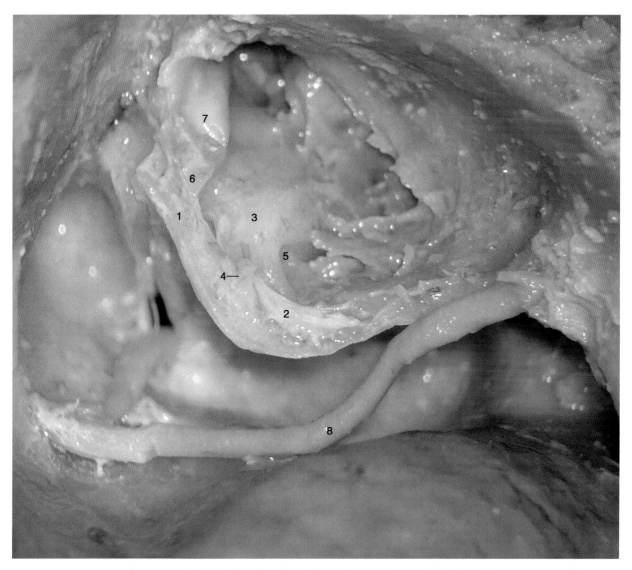

图 10-16　小心磨除 **Bill** 嵴,剪断膝状神经节前方的岩浅大神经,用钩针将面神经全程上的薄层骨片剥离,将面神经从骨管中分离出来,将改道后的面神经移向后方的颅后窝硬脑膜的上方、乙状窦的前方。面神经改道后,可见藏于其下方的镫骨肌肌腹

　　面神经改道首先从游离面神经膝状神经节开始进行,接下来小心游离面神经迷路段。这一步是面神经改道手术中最为精细的一步,也是最有可能损伤到面神经的部位。因为迷路段面神经在面神经全程中是最细的部分,缺少神经外膜,而且膝状神经节与面神经迷路段所形成的锐角处骨质去除困难。如果不格外小心,就会损伤迷路段面神经。接下来将面神经鼓室段自骨管中游离。将连接于乳突段面神经内侧面的纤维结缔组织和滋养血管自面神经骨管中做锐性分离。乳突段面神经应一直游离到茎乳孔处

　　1. 面神经管 fallopian canal;2. 镫骨肌 stapedius muscle;3. 鼓岬 promontory;4. 锥隆起 pyramidal eminence;5. 蜗窗 cochlear window;6. 匙突 cochleariform process;7. 鼓膜张肌半管 semicanal of tensor tympani muscle;8. 面神经(向后改道)facial nerve(posteriorly rerouted)

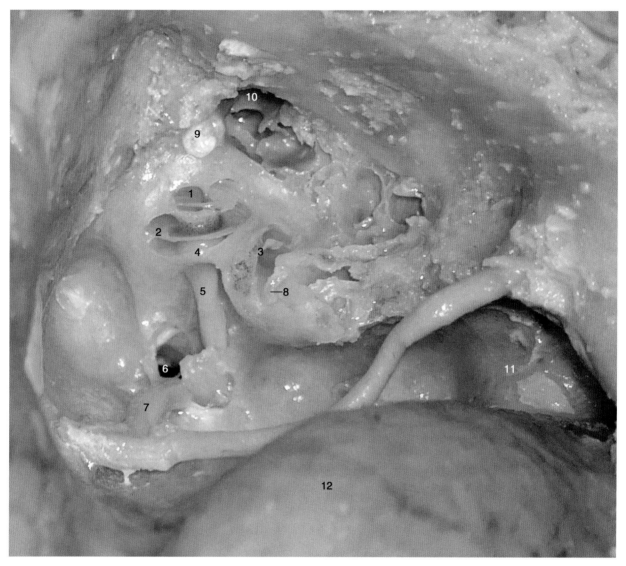

图 10-17 用咬骨钳咬除或使用大号的切割钻磨除面神经移位后其下方残存的面神经管。将鼓环下方的区域磨宽。用大号切割钻头磨除耳蜗,暴露出蜗轴、耳蜗基底转、中转和蜗顶

图中可见鼓膜张肌紧邻耳蜗顶转。鼓膜张肌半管位于骨性咽鼓管的上内方。磨除鼓岬可显露耳蜗底转。蜗轴呈圆锥形,从蜗轴伸出的骨螺旋板在骨窝管中同样旋绕、由基底膜自骨螺旋板延续至骨蜗管外壁,骨蜗管即完整地被分为上、下两腔。上腔又由前庭膜分为两个腔,故骨蜗管内共有 3 个管腔:上方为前庭阶,中间为膜蜗管,下方为鼓阶,由蜗窗膜所封闭

1. 耳蜗顶转 cochlea apical turn;2. 耳蜗第二转 cochlea second turn;3. 耳蜗基底转 cochlea basal turn;4. 蜗轴 modiolus;5. 蜗神经 cochlear nerve;6. 内耳道 internal acoustic meatus;7. 面神经(向后改道)facial nerve(posteriorly rerouted);8. 蜗窗 cochlear window;9. 鼓膜张肌 tensor tympani muscle;10. 咽鼓管 eustachian tube;11. 颈静脉球 jugular bulb;12. 乙状窦 sigmoid sinus

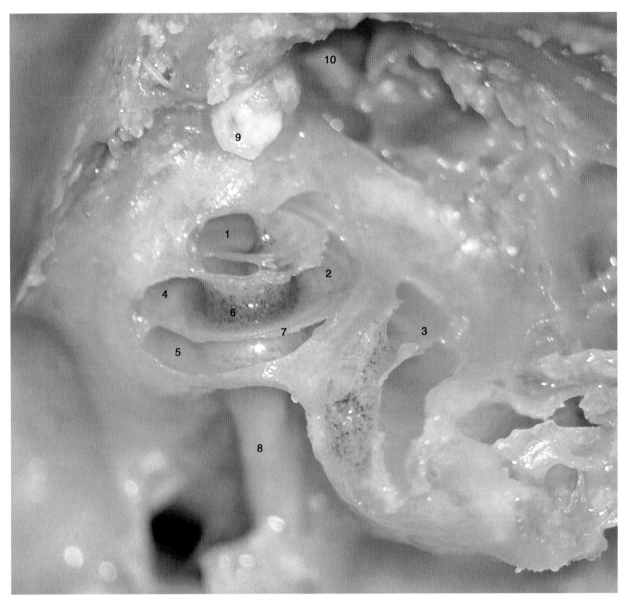

图 10-18 图 10-17 的放大观。耳蜗由中央的蜗轴和周围的蜗螺旋管组成。蜗螺旋管旋绕蜗轴两周半,基底转相当于鼓岬部。蜗轴呈圆锥形,从蜗轴伸出的骨螺旋板在骨窝管中同样旋绕、由基底膜自骨螺旋板延续至骨蜗管外壁,骨蜗管即完整地被分为上下两腔

1. 耳蜗顶转 cochlea apical turn;2. 耳蜗第二转 cochlea second turn;3. 耳蜗基底转 cochlea basal turn;4. 前庭阶 scala vestibuli;5. 鼓阶 scala tympani;6. 蜗轴 modiolus;7. 骨螺旋板 osseous spiral lamina;8. 蜗神经 cochlear nerve;9. 鼓膜张肌 tensor tympani;10. 咽鼓管 eustachian tube

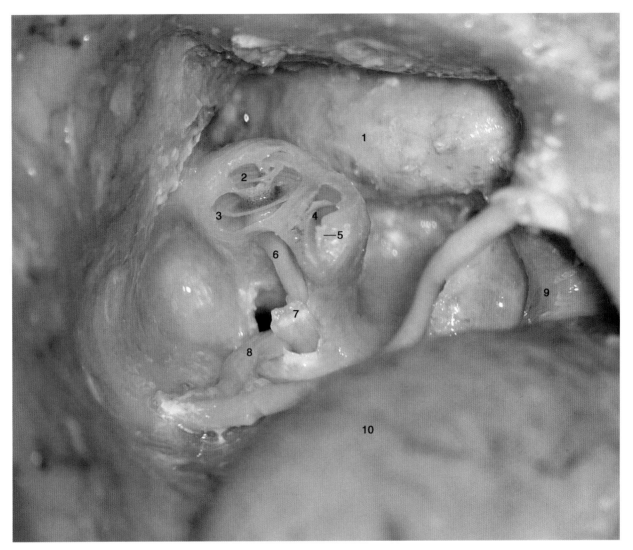

图 10-19　在冲水的条件下继续磨除耳蜗周围的骨质,将耳蜗轮廓化,并暴露出位于耳蜗前下方的岩骨段颈内动脉。图中可见岩骨段颈内动脉后方紧邻颈静脉球

1. 岩骨段颈内动脉 petrous carotid artery;2. 耳蜗顶转 cochlea apical turn;3. 耳蜗第二转 cochlea second turn;4. 耳蜗基底转 cochlea basal turn;5. 蜗窗 cochlear window;6. 蜗神经 cochlear nerve;7. 前庭神经 vestibular nerve;8. 面神经(向后改道) facial nerve(posteriorly rerouted);9. 颈静脉球 jugular bulb;10. 乙状窦 sigmoid sinus

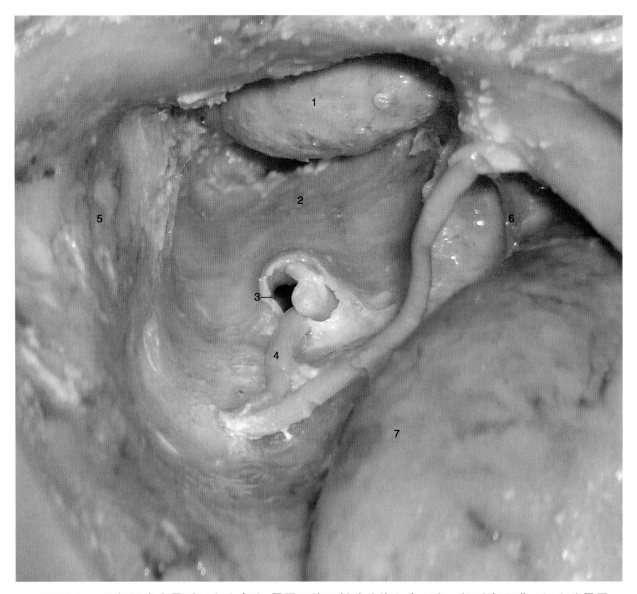

图 10-20 耳蜗及岩尖骨质已充分磨除,暴露延伸至斜坡外缘和岩下窦。颅后窝硬膜已经充分暴露

1. 岩骨段颈内动脉 petrous carotid artery;2. 颅后窝硬脑膜 posterior fossa dura;3. 内耳道 internal acoustic meatus;4. 面神经(向后改道)facial nerve(posteriorly rerouted);5. 颅中窝硬膜 middle fossa dura;6. 颈静脉球 jugular bulb;7. 乙状窦 sigmoid sinus

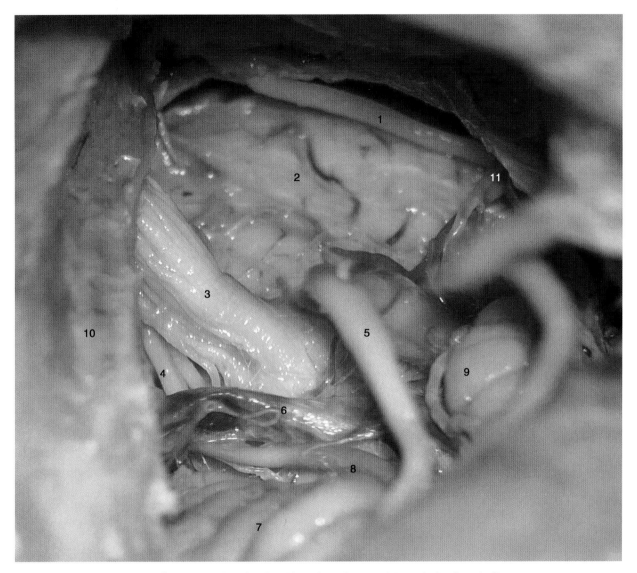

图 10-21　切开硬脑膜，暴露延伸至斜坡外缘和岩下窦。至此经耳蜗径路已完成

该入路暴露范围，上至三叉神经，内侧到达脑桥前面及延髓和基底动脉外侧。展神经在基底动脉外侧上升。小脑前下动脉（AICA）自基底动脉发出后行向外侧，位于展神经的腹侧。该径路可在不牵拉小脑和脑干的情况下很好地暴露桥小脑角和桥前池。同时，该径路处理岩骨内颈内动脉时非常方便。在磨除颈内动脉周围的斜坡骨质时，可通过牵拉颈内动脉来增加操作空间

1. 展神经 abducent nerve；2. 脑桥 pons；3. 三叉神经感觉根 sensory root of trigeminal nerve；4. 三叉神经运动根 motor rootlets of trigeminal nerve；5. 面神经 facial nerve；6. 岩上静脉 superior petrosal vein；7. 小脑岩面 petrosal surface of cerebellum；8. 小脑前下动脉 AICA；9. 绒球 flocculus；10. 岩上窦 superior petrosal sinus；11. 迷路动脉 labyrinthine artery

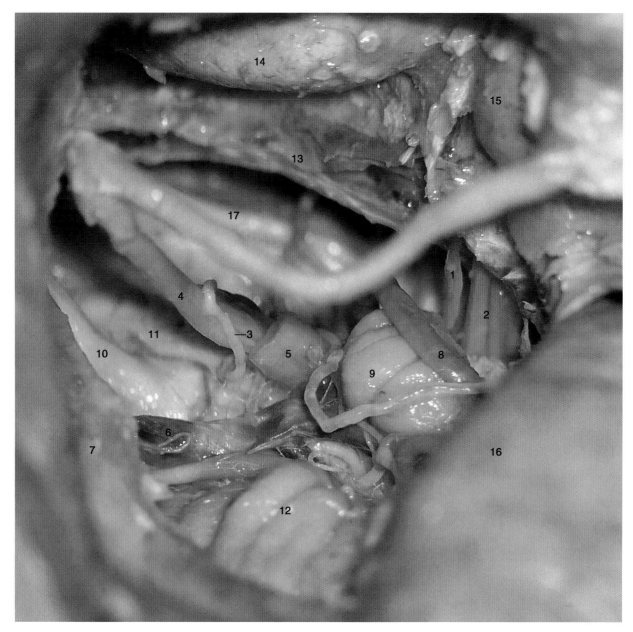

图 10-22 将面神经复位,可以比较出经耳蜗径路将面神经移位后消除了其对于视野中心区域的阻挡。但将面神经向后移位可能会导致一定程度的一过性或永久性面瘫

1. 舌咽神经 glossopharyngeal nerve;2. 迷走神经 vagus nerve;3. 迷路动脉 labyrinthine artery;4. 面神经 facial nerve;5. 前庭蜗神经 vestibulocochlear nerve;6. 岩上静脉 superior petrosal vein;7. 岩上窦 superior petrosal sinus;8. 小脑前下动脉 AICA;9. 绒球 flocculus;10. 三叉神经 trigeminal nerve;11. 脑桥 pons;12. 小脑岩面 petrosal surface of cerebellum;13. 岩下窦 inferior petrosal sinus;14. 岩骨段颈内动脉 petrous carotid artery;15. 颈静脉球 jugular bulb;16. 乙状窦 sigmoid sinus;17. 展神经 abducent nerve

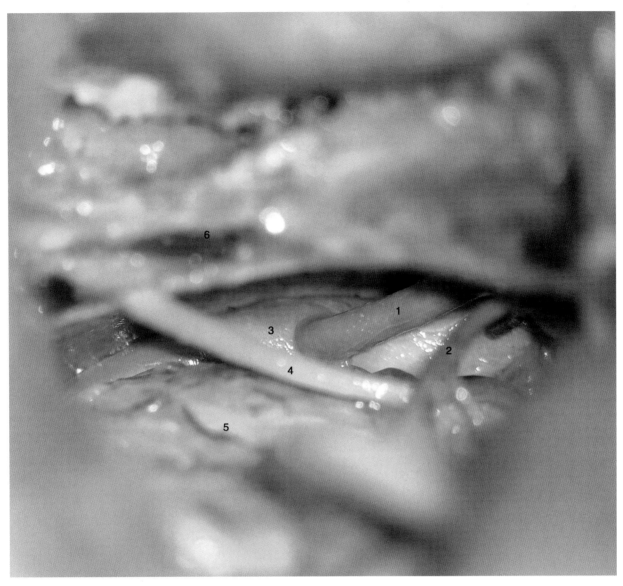

图 10-23 图中所示,该入路可暴露深部近中线处的基底动脉。该手术径路是进行桥前池暴露的理想径路。可观察基底动脉,小脑前下动脉以及展神经三者之间的位置关系

1. 小脑前下动脉 AICA;2. 迷路动脉 labyrinthine artery;3. 基底动脉 basilar artery;4. 展神经 abducent nerve;5. 脑桥 pons;6. 岩下窦 inferior petrosal sinus

203

第十一章　经耳囊入路

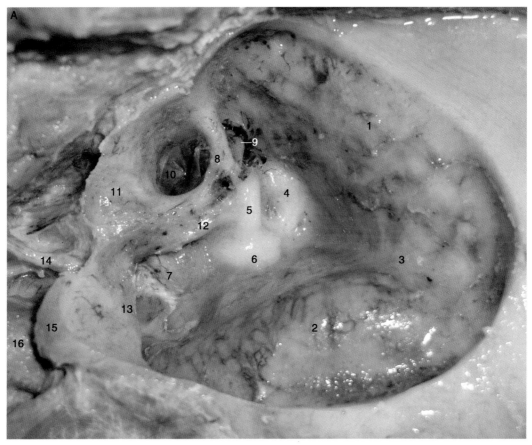

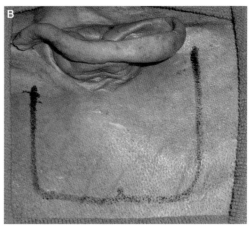

图 11-1　**A.** 左侧经耳囊入路首先行岩骨次全切除术。行开放式乳突切除术,将颅中窝脑板、乙状窦骨板以及颅后窝脑板轮廓化,并辨认骨性迷路结构。**B.** 头皮切口:耳后宽 **C** 形切口,于耳廓后沟后 **4 ~ 6cm**,耳廓附着处上 **2~3cm**,平乳突尖。剥离皮下组织,横断并盲袋封闭外耳道

Fisch 于 1978 年首次描述了经耳囊入路,此入路的目标区域为通过去除颞骨乳突部骨质,暴露从岩上窦至颈静脉球、由岩骨段颈内动脉至乙状窦区域,直接暴露脑桥小脑角区的外侧部分。区别于传统经耳蜗入路,面神经鼓室段和乳突段保持原位,不进行面神经改道,无需牵拉脑组织。

手术开始先缝合、关闭外耳道,切除骨性外耳道皮肤、鼓膜和听骨链。此步操作需在显微镜下进行,避免外耳道上皮组织的残留。然后行开放式乳突切除术,磨除外耳道上壁和后壁,去除面后气房、迷路后气房及迷路上气房。轮廓化乙状窦骨板。轮廓化二腹肌嵴,在茎乳孔处定位面神经乳突段。磨除颈静脉球表面的气房,暴露发蓝的颈静脉球。轮廓化三个半规管

1. 颅中窝脑板 middle fossa plate;2. 乙状窦骨板 sigmoid sinus plate;3. 窦脑膜角 sinodural angle;4. 前半规管 anterior semicircular canal;5. 外半规管 lateral semicircular canal;6. 后半规管 posterior semicircular canal;7. 颈静脉球 jugular bulb;8. 面神经桥 facial bridge;9. 砧骨 incus;10. 鼓膜 tympanic membrane;11. 颞骨鼓部 tympanic part;12. 面神经乳突段 mastoid segment of facial nerve;13. 二腹肌嵴 digastric ridge;14. 面神经颞外段 extratemporal facial nerve;15. 乳突尖 mastoid tip;16. 二腹肌后腹 posterior belly of digastric muscle

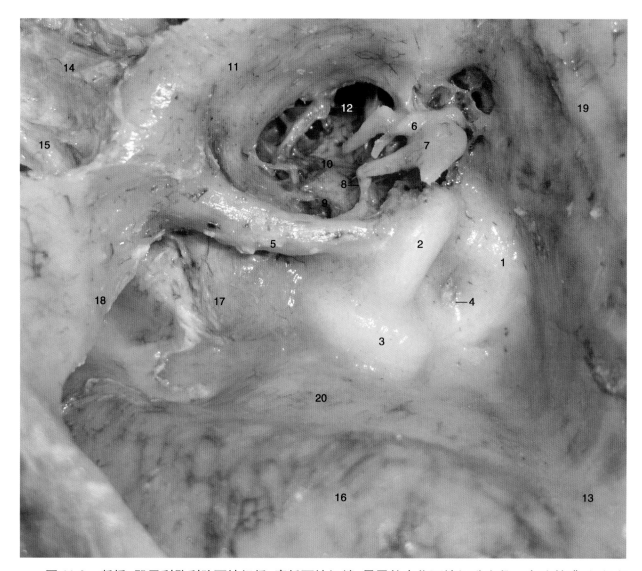

图 11-2 断桥,即用刮匙刮除面神经桥,磨低面神经嵴,暴露轮廓化面神经乳突段。去除鼓膜,但保留完整的听骨链,观察鼓室内的结构

锤骨柄牢牢地附着在鼓膜上,其尖端相当于鼓膜的最凹陷处,即鼓膜脐部。锤骨短突位于锤骨柄上外侧端,砧骨体与前面的锤骨头形成锤砧关节。砧骨短脚向后突起,恰好位于外半规管隆凸前方的砧骨窝内,砧骨长脚则向下方突入鼓室腔,其末端的豆状突与镫骨头形成关节。砧骨由前方的锤骨和后方的砧骨后韧带支撑固定。镫骨嵌于前庭窗上,为人体内最小的一块骨,镫骨肌附着于镫骨头和镫骨后弓之间。前庭窗是前庭和耳蜗前庭阶的门户,镫骨足板靠环韧带固定于前庭窗上。鼓索行于砧骨长脚的外侧、锤骨颈的内侧,由岩鼓裂出鼓室,汇入舌神经

1. 前半规管 anterior semicircular canal;2. 外半规管 lateral semicircular canal;3. 后半规管 posterior semicircular canal;4. 弓状下动脉 subarcuate artery;5. 面神经乳突段 mastoid segment of facial nerve;6. 锤骨 malleus;7. 砧骨 incus;8. 镫骨 stapes;9. 蜗窗 cochlear window;10. 鼓岬 promontory;11. 颞骨鼓部 tympanic part;12. 咽鼓管 eustachian tube;13. 窦脑膜角 sinodural angle;14. 茎突 styloid process;15. 面神经颞外段 extratemporal facial nerve;16. 乙状窦骨板 sigmoid sinus plate;17. 颈静脉球 jugular bulb;18. 二腹肌嵴 digastric ridge;19. 颅中窝脑板 middle fossa plate;20. 颅后窝硬脑膜 posterior fossa dura

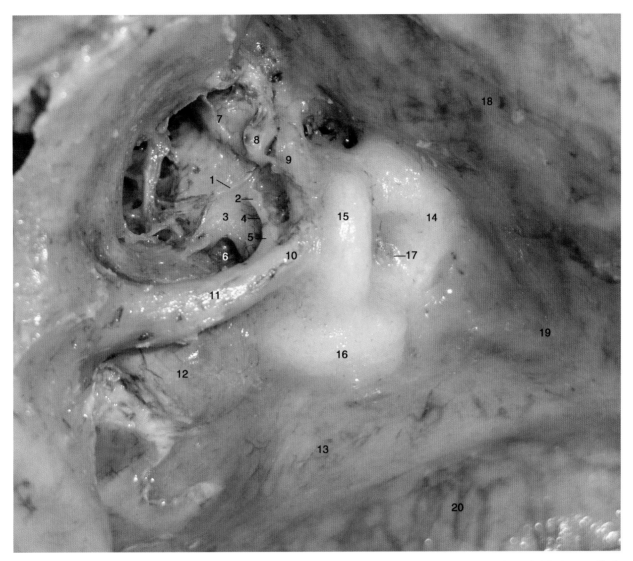

图 11-3　离断砧镫关节,切断鼓膜张肌肌腱和锤骨前韧带,去除锤骨,完整暴露出下方的匙突和前方的鼓膜张肌半管,至此,鼓室内侧壁结构已完全暴露出来。鼓室内侧壁构成了内耳和颞骨岩部的外侧界,其表面有鼓岬、前庭窗、蜗窗和面神经管凸。鼓室丛在鼓岬上成沟,位于耳蜗基底转外侧隆起的表面

鼓室丛的纤维源自舌咽神经下神经节发出的 Jackobson 神经,发出后跨过鼓岬表面,形成岩小神经。岩小神经沿颅中窝底前缘,平行于岩大神经,携副交感神经纤维进入耳神经节换元,到达腮腺,控制其分泌。在颞骨穿行过程中鼓室神经有节细胞形成膨大,是颈静脉球瘤的好发部位

1. 鼓室丛 tympanic nerve(Jackobson's nerve);2. 镫骨头 head of stapes;3. 鼓岬 promontory;4. 镫骨肌肌腱 stapedius muscle tendon;5. 锥隆起 pyramidal eminence;6. 蜗窗 cochlear window;7. 鼓膜张肌半管 semi-canal of tensor tympani muscle;8. 匙突 cochleariform process;9. 面神经管隆凸 prominence of facial canal;10. 面神经第二膝 second genu of facial nerve;11. 面神经乳突段 mastoid segment of facial nerve;12. 颈静脉球 jugular bulb;13. 颅后窝硬脑膜 posterior fossa dura;14. 前半规管 anterior semicircular canal;15. 外半规管 lateral semicircular canal;16. 后半规管 posterior semicircular canal;17. 弓状下动脉 subarcuate artery;18. 颅中窝脑板 middle fossa plate;19. 岩上窦 superior petrosal sinus;20. 乙状窦骨板 sigmoid sinus plate

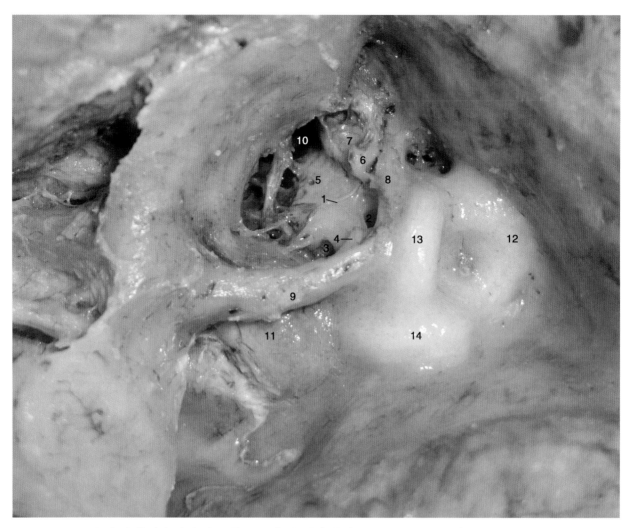

图 11-4 切断自锥隆起发出的镫骨肌肌腱,自前庭窗内将镫骨取出。轮廓化自二腹肌嵴至膝状神经节的面神经。轮廓化后半规管下方的颈静脉球,可见颈静脉球与其外侧的面神经乳突段关系密切,术中需要仔细磨除此区域的骨质

1. 鼓室丛 tympanic nerve (Jackobson's nerve) ; 2. 前庭窗 vestibularwindow ; 3. 蜗窗 cochlear window ; 4. 锥隆起 pyramidal eminence ; 5. 鼓岬 promontory ; 6. 匙突 cochleariform process ; 7. 鼓膜张肌半管 semicanal of tensor tympani muscle ; 8. 面神经管隆凸 prominence of facial canal ; 9. 面神经乳突段 mastoid segment of facial nerve ; 10. 咽鼓管 eustachian tube ; 11. 颈静脉球 jugular bulb ; 12. 前半规管 anterior semicircular canal ; 13. 外半规管 lateral semicircular canal ; 14. 后半规管 posterior semicircular canal

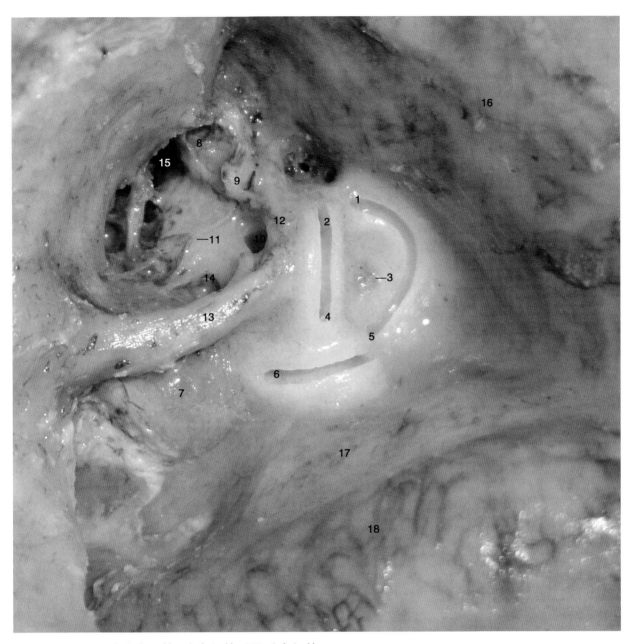

图 11-5　开放前半规管、外半规管以及后半规管

1. 前半规管壶腹端 ampullated end of anterior semicircular canal；2. 外半规管壶腹端 ampullated end of lateral semicircular canal；3. 弓状下动脉 subarcuate artery；4. 外半规管非壶腹端 nonampullated end of lateral semicircular canal；5. 总脚 common crus；6. 后半规管壶腹端 ampullated end of posterior semicircular canal；7. 颈静脉球 jugular bulb；8. 鼓膜张肌半管 semicanal of tensor tympani muscle；9. 匙突 cochleariform process；10. 前庭窗 vestibular window；11. 鼓室丛 tympanic nerve（Jackobson's nerve）；12. 面神经鼓室段 tympanic segment of facial nerve；13. 面神经乳突段 mastoid segment of facial nerve；14. 蜗窗 cochlear window；15. 咽鼓管 eustachian tube；16. 颅中窝脑板 middle fossa plate；17. 颅后窝硬脑膜 posterior fossa dura；18. 乙状窦骨板 sigmoid sinus plate

209

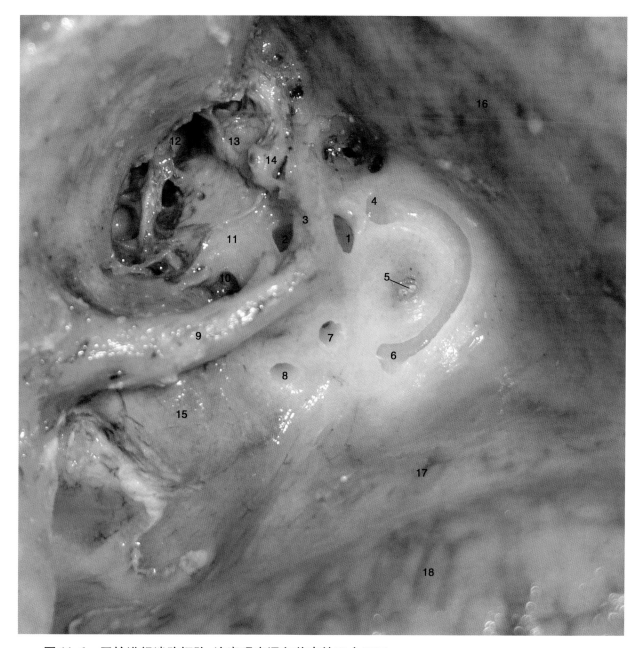

图 11-6　开始进行迷路切除,注意观察通向前庭的五个开口

　　前半规管的后端和后半规管的上端相结合形成单一管道,即总脚,并开口于前庭。因此,三个半规管在前庭只有五个开口。注意到弓状下动脉行于前半规管中心区域

　　1. 前庭 vestibule;2. 前庭窗 vestibular window;3. 面神经鼓室段 tympanic segment of facial nerve;4. 前半规管壶腹端 ampullated end of anterior semicircular canal;5. 弓状下动脉 subarcuate artery;6. 总脚 common crus;7. 外半规管非壶腹端 nonampullated end of lateral semicircular canal;8. 后半规管壶腹端 ampullated end of posterior semicircular canal;9. 面神经乳突段 mastoid segment of facial nerve;10. 蜗窗 cochlear window;11. 鼓岬 promontory;12. 咽鼓管 eustachian tube;13. 鼓膜张肌半管 semicanal of tensor tympani muscle;14. 匙突 cochleariform process;15. 颈静脉球 jugular bulb;16. 颅中窝脑板 middle fossa plate;17. 颅后窝硬脑膜 posterior fossa dura;18. 乙状窦骨板 sigmoid sinus plate

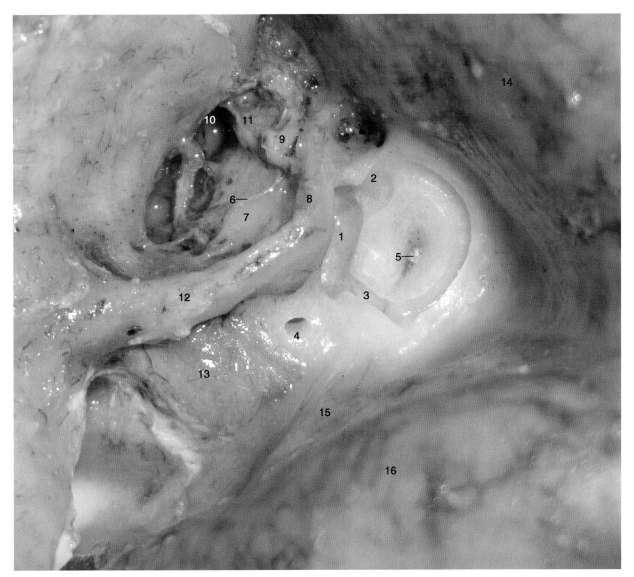

图 11-7　进一步磨除迷路骨质,彻底暴露前庭,保留前半规管。此图可清楚显示总脚开口于前庭的位置

由前半规管壶腹开始,沿着前半规管向后便可找到总脚。总脚是由前半规管和后半规管的非壶腹端共同构成的。前半规管壶腹的前壁的骨质一定要完整保留,这样做不仅可以保护鼓室段和迷路段面神经,避免在磨切骨质时造成损伤,也可以作为定位内耳道上界的标志

1. 前庭 vestibule;2. 前半规管壶腹端 ampullated end of anterior semicircular canal;3. 总脚 common crus;4. 后半规管壶腹端 ampullated end of posterior semicircular canal;5. 弓状下动脉 subarcuate artery;6. 鼓室丛 tympanic nerve(Jackobson's nerve);7. 鼓岬 promontory;8. 面神经鼓室段 tympanic segment of facial nerve;9. 匙突 cochleariform process;10. 咽鼓管 eustachian tube;11. 鼓膜张肌半管 semicanal of tensor tympani muscle;12. 面神经乳突段 mastoid segment of facial nerve;13. 颈静脉球 jugular bulb;14. 颅中窝脑板 middle fossa plate;15. 颅后窝硬脑膜 posterior fossa dura;16. 乙状窦骨板 sigmoid sinus plate

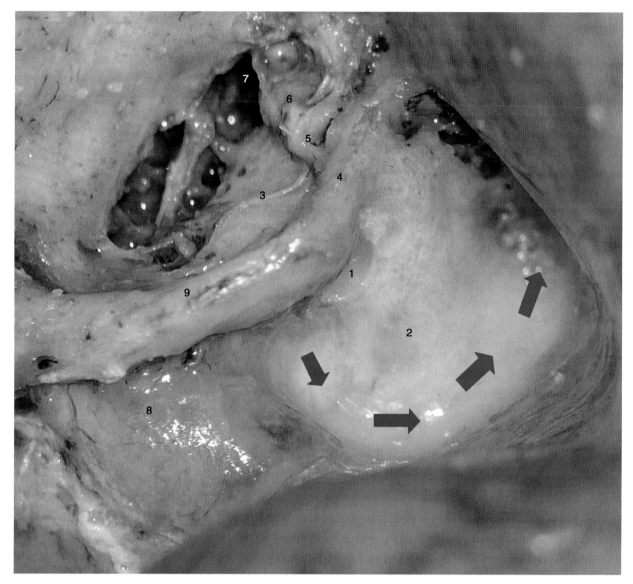

图 11-8 继续磨除迷路,开始轮廓化内耳道,内耳道周围骨质的磨除方法同前述的经耳蜗入路。箭头所示为轮廓化内耳道时钻头移动的方向。注意高位颈静脉球几乎与内耳道下壁接触,磨除二者之间的骨质时需要格外小心,使用小号金刚砂钻头耐心磨除,避免损伤脆弱的颈静脉球,同时钻头不要磨透紧邻颈静脉球的面神经管的内侧壁

1. 前庭 vestibule;2. 内耳道 internal acoustic meatus;3. 鼓室丛 tympanic nerve（Jackobson's nerve）;4. 面神经鼓室段 tympanic segment of facial nerve;5. 匙突 cochleariform process;6. 鼓膜张肌半管 semicanal of tensor tympani muscle;7. 咽鼓管 eustachian tube;8. 颈静脉球 jugular bulb;9. 面神经乳突段 mastoid segment of facial nerve

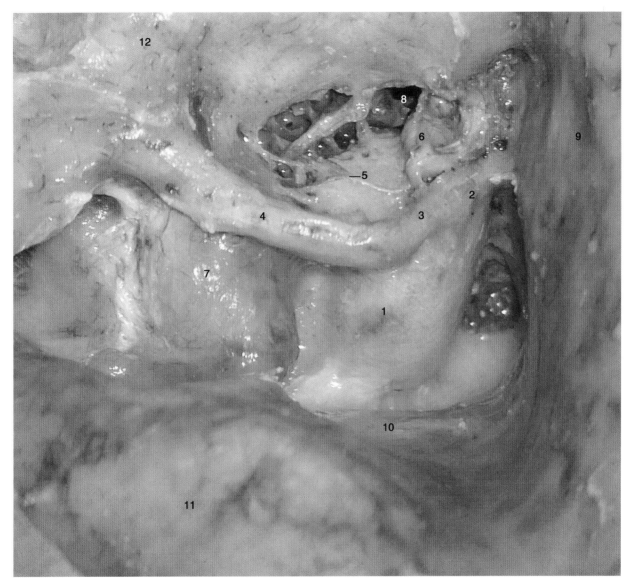

图 11-9　已完成对于内耳道后壁和上壁的轮廓化，表面仅保留一层菲薄骨质。下壁与颈静脉球之间的骨质还需要进一步磨除。注意不要过分磨除面神经管内侧的骨质，因为术后面神经的血供就靠面神经管内侧壁的血管供给

　　1　内耳道 internal acoustic meatus；2. 膝状神经节 geniculate ganglion；3. 面神经鼓室段 tympanic segment of facial nerve；4. 面神经乳突段 mastoid segment of facial nerve；5. 鼓室丛 tympanic nerve（Jackobson's nerve）；6. 鼓膜张肌半管 semicanal of tensor tympani muscle；7. 颈静脉球 jugular bulb；8. 咽鼓管 eustachian tube；9. 颅中窝脑板 middle fossa plate；10. 颅后窝硬脑膜 posterior fossa dura；11. 乙状窦骨板 sigmoid sinus plate；12. 颞骨鼓部 tympanic part

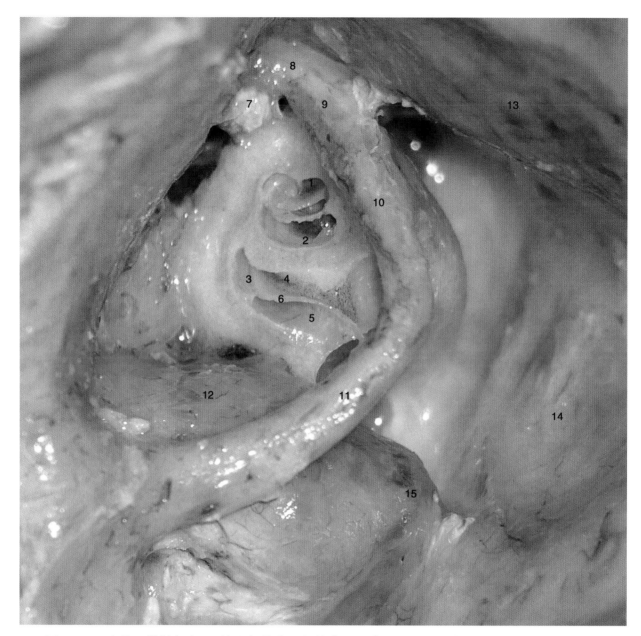

图 11-10 变换显微镜视角,开始进行前方耳蜗的磨除。磨除耳蜗前首先需将骨性外耳道前壁的悬垂骨质去除以增加暴露,可见颈静脉球到达面神经的前方,与耳蜗相接触。耳蜗表面的骨囊已打开。鼓膜张肌与耳蜗顶转相邻

1. 耳蜗顶转 cochlea apical turn;2. 耳蜗第二转 cochlea second turn;3. 耳蜗基底转 cochlea basal turn;4. 前庭阶 scala vestibuli;5. 鼓阶 scala tympani;6. 骨螺旋板 osseous spiral lamina;7. 鼓膜张肌 tensor tympani;8. 岩大神经 greater petrosal nerve;9. 膝状神经节 geniculate ganglion;10. 面神经鼓室段 tympanic segment of facial nerve;11. 面神经乳突段 mastoid segment of facial nerve;12. 颈静脉球 jugular bulb;13. 颅中窝脑板 middle fossa plate;14. 颅后窝硬脑膜 posterior fossa dura;15. 颈静脉球穹顶 dome of jugular bulb

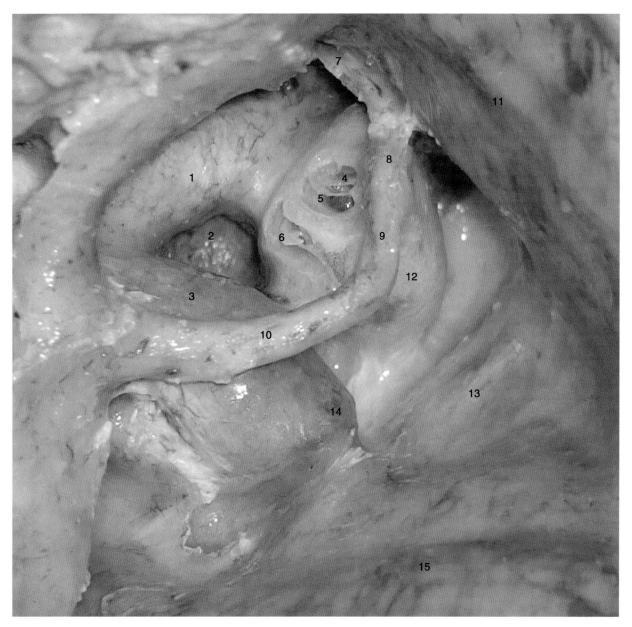

图 11-11 继续向前磨除外耳道前壁的骨质,暴露并轮廓化前方的岩骨段颈内动脉。在面神经乳突段前方进行操作时需要格外注意,不要损伤该段面神经。因为此处操作由于器械角度和视野的原因,常常会忽视转动的钻杆。虽然面神经表面有薄层骨管保护,但若与高速转动的钻杆长时间接触,可导致面神经热损伤和骨管的破损。同时在用器械操作时应避免按压触碰面神经骨管,否则造成面神经骨管的骨折,锐利的骨折片会切割面神经造成术后面瘫。因此该部位的操作应格外小心,不仅需要将注意力集中于操作区域,还应保护周围区域免受损伤

1. 岩骨段颈内动脉 petrous carotid artery;2. 岩尖 petrous apex;3. 颈静脉球 jugular bulb;4. 耳蜗顶转 cochlea apical turn;5. 耳蜗第二转 cochlea second turn;6. 耳蜗基底转 cochlea basal turn;7. 岩大神经 greater petrosal nerve;8. 膝状神经节 geniculate ganglion;9. 面神经鼓室段 tympanic segment of facial nerve;10. 面神经乳突段 mastoid segment of facial nerve;11. 颅中窝脑板 middle fossa plate;12. 内耳道 internal acoustic meatus;13. 颅后窝硬脑膜 posterior fossa dura;14. 颈静脉球穹顶 dome of jugular bulb;15. 乙状窦骨板 sigmoid sinus plate

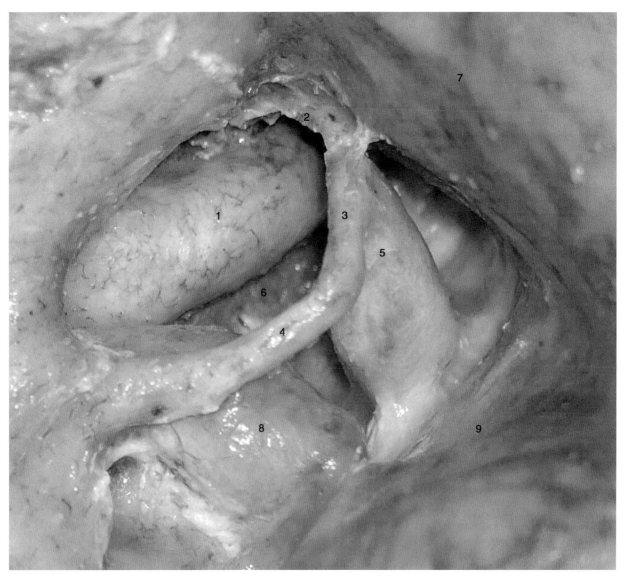

图11-12 残余的耳蜗结构已经彻底磨除。在颈内动脉周围区域进行磨除时均应采用大号金刚砂钻头。应在确认颈内动脉位置后再磨除耳蜗。按此操作的原因在于这样手术中可以始终清楚颈内动脉的位置所在,以避免损伤颈内动脉。磨除耳蜗后轮廓化内耳道的前壁。颈静脉球、颈内动脉岩段和内耳道三者围成的三角形区域内的骨质应彻底磨除,直至遇到岩下窦,这样可以到达斜坡区域

1. 岩骨段颈内动脉 petrous carotid artery;2. 岩大神经 greater petrosal nerve;3. 面神经鼓室段 tympanic segment of facial nerve;4. 面神经乳突段 mastoid segment of facial nerve;5. 内耳道 internal acoustic meatus;6. 岩尖 petrous apex;7. 颅中窝脑板 middle fossa plate;8. 颈静脉球 jugular bulb;9. 颅后窝硬脑膜 posterior fossa dura

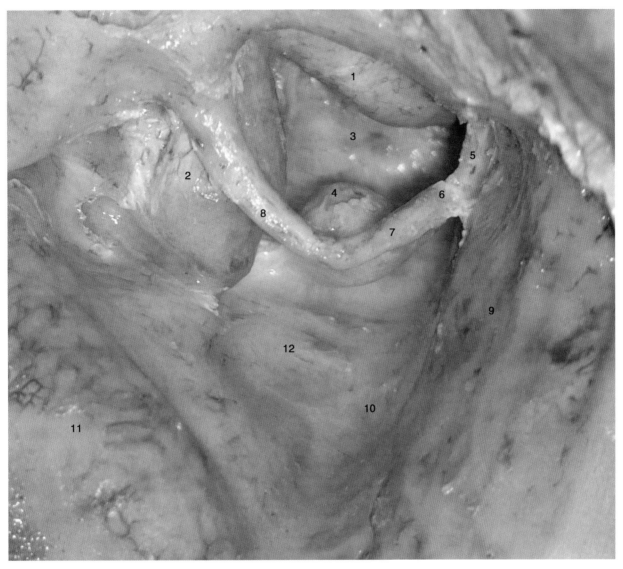

图 11-13　变换显微镜角度,可以更好地观察到内耳道前壁和深处的岩下窦。面神经像"桥"一样位于术野中央

1. 岩骨段颈内动脉 petrous carotid artery;2. 颈静脉球 jugular bulb;3. 岩下窦 inferior petrosal sinus;4. 内耳道 medial wall of internal acoustic meatus;5. 岩大神经 greater petrosal nerve;6. 膝状神经节 geniculate ganglion;7. 面神经鼓室段 tympanic segment of facial nerve;8. 面神经乳突段 mastoid segment of facial nerve;9. 颅中窝脑板 middle fossa plate;10. 岩上窦 superior petrosal sinus;11. 乙状窦骨板 sigmoid sinus plate;12. 颅后窝硬脑膜 posterior fossa dura

217

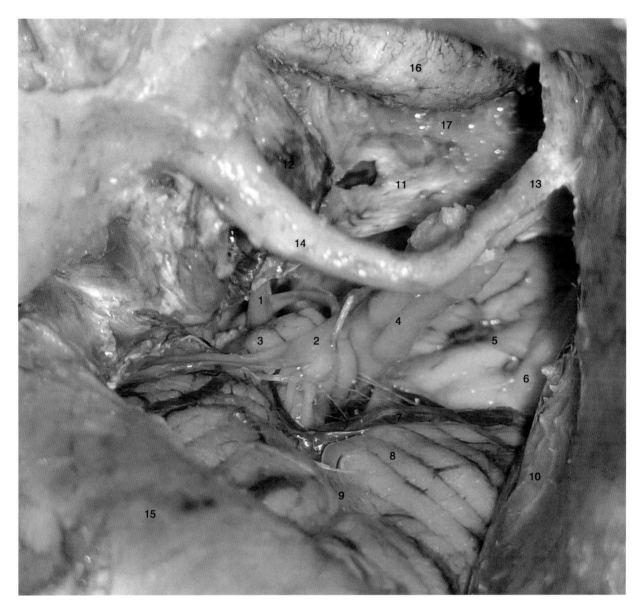

图 11-14 打开颅后窝硬脑膜,可以在无需牵拉小脑的情况下暴露小脑岩面和部分脑桥。面神经位于术野中央

该入路暴露范围:上至三叉神经,内侧到达脑桥前面及延髓和基底动脉外侧,下方可到达舌咽神经,外侧至小脑岩面,面听束位于视野中央

1. 舌咽神经 glossopharyngeal nerve;2. 小脑前下动脉 AICA;3. 绒球 flocculus;4. 前庭蜗神经 vestibulo-cochlear nerve;5. 脑桥 pons;6. 三叉神经感觉根 sensory root of trigeminal nerve;7. 岩上静脉 superior petrosal vein;8. 小脑岩面 petrosal surface of cerebellum;9. 岩裂 petrosal fissure;10. 岩上窦 superior petrosal sinus;11. 岩下窦 inferior petrosal sinus;12. 颈静脉球 jugular bulb;13. 膝状神经节 geniculate ganglion;14. 面神经乳突段 mastoid segment of facial nerve;15. 乙状窦 sigmoid sinus;16. 岩骨段颈内动脉 petrous carotid artery;17. 斜坡 clivus

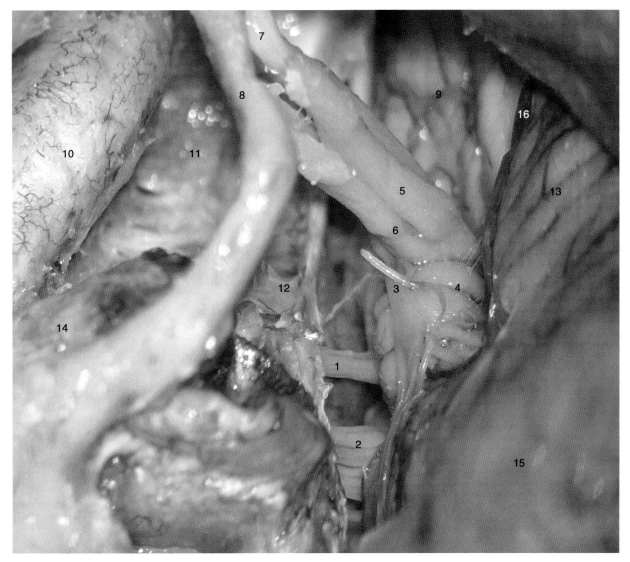

图 11-15 变换术野角度,可观察到下方的舌咽神经和迷走神经根丝,小脑绒球遮盖了前方舌咽神经出脑干处

　　1. 舌咽神经 glossopharyngeal nerve;2. 迷走神经 vagus nerve;3. 小脑前下动脉 AICA;4. 绒球 flocculus; 5. 前庭上神经 superior vestibular nerve;6. 前庭下神经 inferior vestibular nerve;7. 面神经迷路段 labyrinthine segment of facial nerve;8. 面神经鼓室段 tympanic segment of facial nerve;9. 脑桥 pons;10. 岩骨段颈内动脉 petrous carotid artery;11. 斜坡 clivus;12. 岩下窦 inferior petrosal sinus;13. 小脑岩面 petrosal surface of cerebellum;14. 颈静脉球 jugular bulb;15. 乙状窦 sigmoid sinus;16. 岩上静脉 superior petrosal vein

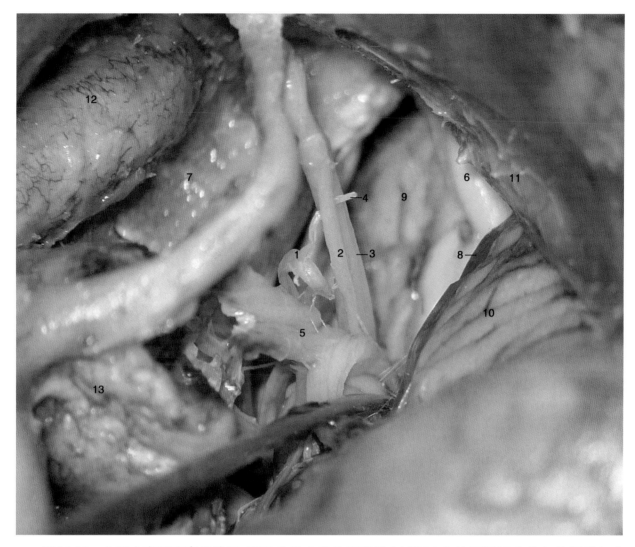

图 11-16 向后方牵开前庭蜗神经,可见位于小脑前下动脉(AICA)在转回脑干之前向外侧袢入内耳道

1. 小脑前下动脉 AICA;2. 中间神经 nervus intermedius;3. 面神经 facial nerve;4. 迷路动脉 labyrinthine artery;5. 前庭蜗神经 vestibulocochlear nerve;6. 三叉神经感觉根 sensory root of trigeminal nerve;7. 斜坡 clivus;8. 岩上静脉 superior petrosal vein;9. 脑桥 pons;10. 小脑岩面 petrosal surface of cerebellum;11. 岩上窦 superior petrosal sinus;12. 岩骨段颈内动脉 petrous carotid artery;13. 颈静脉球 jugular bulb

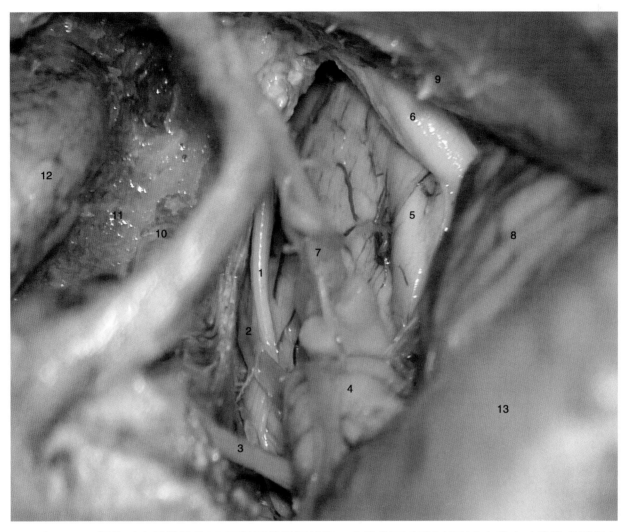

图 11-17　调节手术显微镜焦距,可见深处的展神经。小脑前下动脉(**AICA**)自基底动脉发出后行向外侧,位于展神经的腹侧。三叉神经根为暴露范围的上界

1. 展神经 abducent nerve;2. 小脑前下动脉 AICA;3. 舌咽神经 glossopharyngeal nerve;4. 绒球 flocculus;5. 脑桥 pons;6. 三叉神经感觉根 sensory root of trigeminal nerve;7. 面神经 facial nerve;8. 小脑岩面 petrosal surface of cerebellum;9. 岩上窦 superior petrosal sinus;10. 岩下窦 inferior petrosal sinus;11. 斜坡 clivus;12. 岩骨段颈内动脉 petrous carotid artery;13. 乙状窦 sigmoid sinus

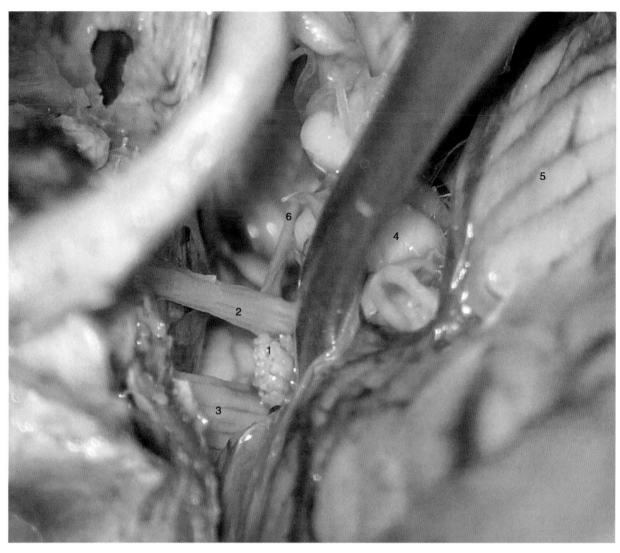

图 11-18　牵开绒球,可见自第四脑室外侧孔突出的脉络丛

1. 脉络丛 choroid plexus;2. 舌咽神经 glossopharyngeal nerve;3. 迷走神经 vagus nerve;4. 绒球 flocculus;5. 小脑岩面 petrosal surface of cerebellum;6. 小脑前下动脉 AICA

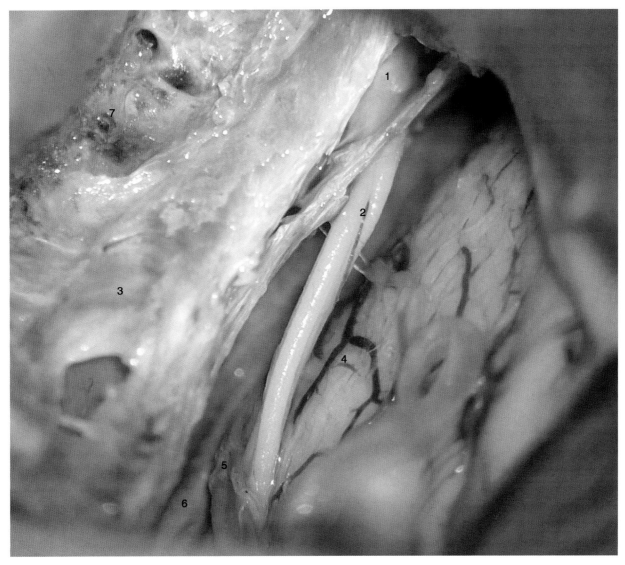

图 11-19 桥前池内结构放大观。展神经自桥延沟从脑干发出后,行于小脑前下动脉的背侧,紧贴着斜坡硬膜向上走行,并在岩尖上缘穿入构成海绵窦后壁下部的硬膜,进入被称为 **Dorello** 管的硬膜腔隙,在此处经过蝶岩韧带(**Gruber** 韧带)的下方,进入海绵窦。岩下窦位于展神经进入斜坡硬脑膜处的外侧

1. Dorello 管 Dorello's canal;2. 展神经 abducent nerve;3. 岩下窦 inferior petrosal sinus;4. 脑桥 pons;5. 小脑前下动脉 AICA;6. 基底动脉 basilar artery;7. 斜坡 clivus

第十二章　脑桥小脑角和乙状窦后入路

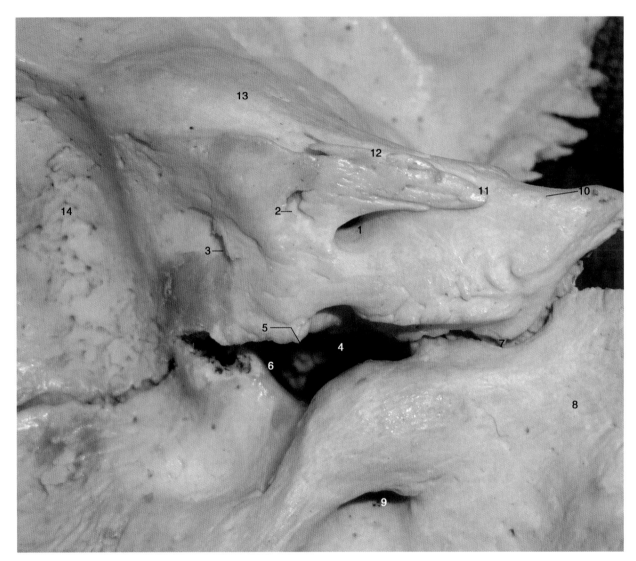

图 12-1　左侧骨性颞骨及枕骨后面观

内耳道位于颞骨后面的中心,而颈静脉孔位于其下缘。乙状窦沟沿着颞骨乳突部的后表面下降,并转而行向枕骨通过颈静脉孔乙状部。岩下窦沿着岩斜裂下行并汇入颈静脉孔岩部。舌咽神经、迷走神经和副神经通过位于岩部和乙状部之间的颈静脉孔中间部。弓状下窝位于内耳道的外上方,内淋巴导管开口位于内耳道的外侧

1. 内耳道 internal acoustic meatus;2. 弓状下窝 subarcuate fossa;3. 内淋巴导管 endolymphatic duct;
4. 颈静脉孔岩部 petrosal part of jugular foramen;5. 颈静脉孔中间部 intrajugular part of jugular foramen;6. 颈静脉孔乙状部 sigmoid part of jugular foramen;7. 岩斜裂 petroclival fissure;8. 斜坡 clivus;9. 舌下神经管 hypoglossal canal;10. 三叉神经压迹 trigeminal impression;11. 三叉神经隆起 trigeminal prominence;12. 道上压迹 meatal depression;13. 弓状隆起 arcuate eminence;14. 乙状窦沟 sigmoid sulcus

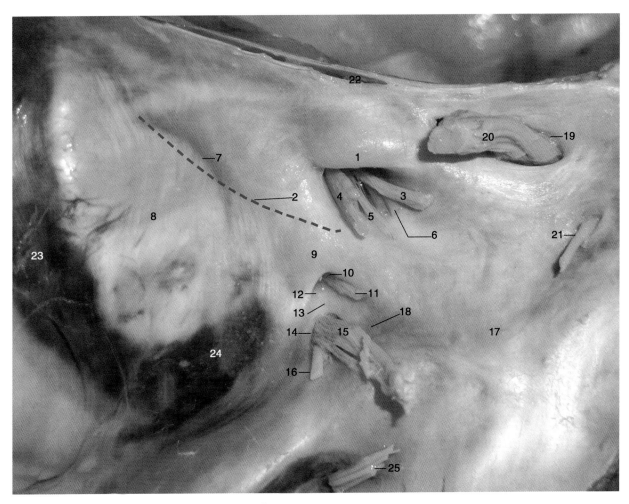

图 12-2　左侧颞骨后面观。颅内硬脑膜保留完整

通过此图可见内耳道、颈静脉孔和舌下神经管大致位于一条直线上。内耳道位于颞骨后面的中心。内耳道前缘圆钝,后缘锐利。在巨大听神经瘤中,由于瘤体的遮挡,往往不容易定位内耳道后壁,此时 Tübingen 线可以成为很好的定位标志。Tübingen 线是由颈静脉孔和下方乙状窦内侧部向颅侧延伸 5 ~ 7mm 的一组硬膜皱襞终点的连线所组成的一条假想线。此线为内耳道后壁的恒定下界。此外,内耳道上方的道上结节,下方的颈静脉结节也可定位内耳道的位置。在内耳道前上方可见三叉神经后根进入 Meckel 囊,经乙状窦后入路,磨除内耳道上壁,道上结节可暴露此区域。颈静脉孔位于内耳道下方,由硬膜分隔将颈静脉孔神经部分为上下两部分,上方为舌咽通道,有舌咽神经通过;下方为迷走通道,有迷走神经和副神经通过。蜗导水管紧邻舌咽神经上方,前者沟通鼓阶和蛛网膜下腔,使外淋巴液与脑脊液相互交通,但在蜗导水管内存在疏松结缔组织和膜性结构,使二者不能直接交通,而是通过渗透作用

1.(内听)道上结节 suprameatal tubercle;2. Tübingen 线 Tübingen line;3. 面神经 facial nerve;4. 前庭神经 vestibular nerve;5. 蜗神经 cochlear nerve;6. 小脑前下动脉袢 loop of AICA;7. 内淋巴导管 endolymphatic duct;8. 内淋巴囊 endolymphatic sac;9. 颈静脉结节 jugular tubercle;10. 舌咽神经硬膜皱襞 glossopharyngeal dural fold;11. 舌咽神经 glossopharyngeal nerve;12. 舌咽通道 glossopharyngeal meatus;13. 硬膜分隔 dura septum;14. 迷走通道 vagus meatus;15. 迷走神经 vagus nerve;16. 副神经脊髓根 spinal root of accessory nerve;17. 岩下窦 inferior petrosal sinus;18. 颈静脉孔岩部 petrosal part of jugular foramen;19. Meckel 囊 Meckel's cave;20. 三叉神经 trigeminal nerve;21. 展神经 abducent nerve;22. 岩上窦 superior petrosal sinus;23. 乙状窦 sigmoid sinus;24. 颈静脉孔乙状部 sigmoid part of jugular foramen;25. 舌下神经 hypoglossal nerve

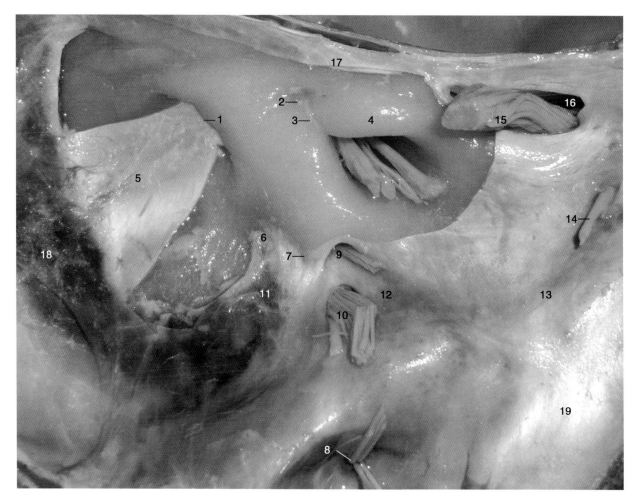

图 12-3　左侧颞骨后面观。去除内耳道和内淋巴导管开口周围的硬脑膜

　　三叉神经后根在岩尖上方进入 Meckel 囊的开口。面神经和前庭蜗神经进入内耳道,舌咽神经、迷走神经和副神经进入颈静脉孔。在内耳道外上方可见弓状下动脉行于硬脑膜外,进入弓状下窝。内淋巴导管自前庭向下延伸,并与内耳道外下方硬膜下的内淋巴囊相通。透过内耳道下方的薄层骨质可见颈静脉球。颞骨后面形成内耳道开口上唇的骨性隆起称为内耳道上结节,其阻挡三叉神经外缘和三叉神经内侧桥前池的暴露。在乙状窦后入路的内耳道上扩展入路中,切除道上结节可增加三叉神经周围的上神经血管复合体的暴露

　　1. 内淋巴导管 endolymphatic duct;2. 弓状下窝 subarcuate fossa;3. 弓状下动脉 subarcuate artery;4. (内耳)道上结节 suprameatal tubercle;5. 内淋巴囊 endolymphatic sac;6. 颈静脉球 jugular bulb;7. 颞骨颈内突 intrajugular processes of the temporal bone;8. 舌下神经管 hypoglossal canal;9. 舌咽通道 glossopharyngeal meatus;10. 迷走通道 vagus meatus;11. 颈静脉孔乙状部 sigmoid part of jugular foramen;12. 颈静脉孔岩部 petrosal part of jugular foramen;13. 岩下窦 inferior petrosal sinus;14. 展神经 abducent nerve;15. 三叉神经 trigeminal nerve;16. Meckel 囊 Meckel's cave;17. 岩上窦 superior petrosal sinus;18. 乙状窦 sigmoid sinus;19. 斜坡 clivus

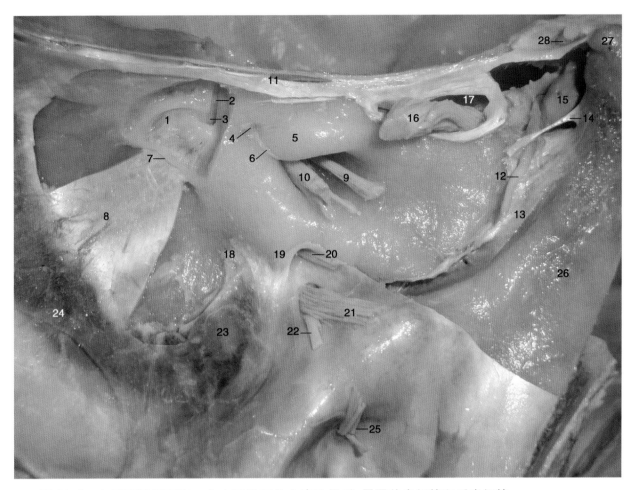

图 12-4 左侧颞骨后面观。在内耳道后外方磨除骨质,暴露前半规管和后半规管

前半规管位于弓状隆起的下方。后半规管的上端和前半规管的后端汇合形成总脚,开口于前庭。内淋巴嵴是由内淋巴导管开口上唇所构成的骨桥。图中显示了上、后半规管和总脚与内耳道之间的毗邻关系。后半规管及其与前半规管形成的总脚均位于内耳道后唇的外侧,术中如需保留听力,则在磨除内耳道后壁时应该注意保护这些结构,损伤可能造成听力丧失。术中应避免损伤前庭导水管,其位于内耳道后唇的外下方。同样还有内淋巴囊,其延伸至内耳道口外下方颞骨后面的硬膜内。在切除内耳道后壁的硬膜时可能会遇到内淋巴囊。蜗导水管位于内耳道下方,在经迷路入路中是定位内耳道下界以及辨认舌咽神经的重要标志。异常高位的颈静脉球可以突入内耳道后壁,阻碍内耳道后唇的磨除

1. 后半规管 posterior semicircular canal;2. 前半规管 anterior semicircular canal;3. 总脚 common crus;4. 弓状下窝 subarcuate fossa;5.(内耳)道上结节 suprameatal tubercle;6. 弓状下动脉 subarcuate artery;7. 内淋巴嵴 endolymphatic ridge;8. 内淋巴囊 endolymphatic sac;9. 面神经 facial nerve;10. 前庭神经 vestibular nerve;11. 岩上窦 Superior petrosal sinus;12. 展神经 abducent nerve;13. 岩下窦 inferior petrosal sinus;14. Gruber 韧带 Gruber's ligament;15. 颈内动脉海绵窦段 cavernous portion of internal carotid artery;16. 三叉神经 trigeminal nerve;17. Meckel 囊 Meckel's cave;18. 颈静脉球 jugular bulb;19. 颞骨颈内突 intrajugular processes of the temporal bone;20. 舌咽神经 glossopharyngeal nerve;21. 迷走神经 vagus nerve;22. 副神经脊髓根 spinal root of accessory nerve;23. 颈静脉孔乙状部 sigmoid part of jugular foramen;24. 乙状窦 sigmoid sinus;25. 舌下神经 Hypoglossal nerve;26. 斜坡 Clivus;27. 后床突 posterior clinoid process;28. 动眼神经 oculomotor nerve

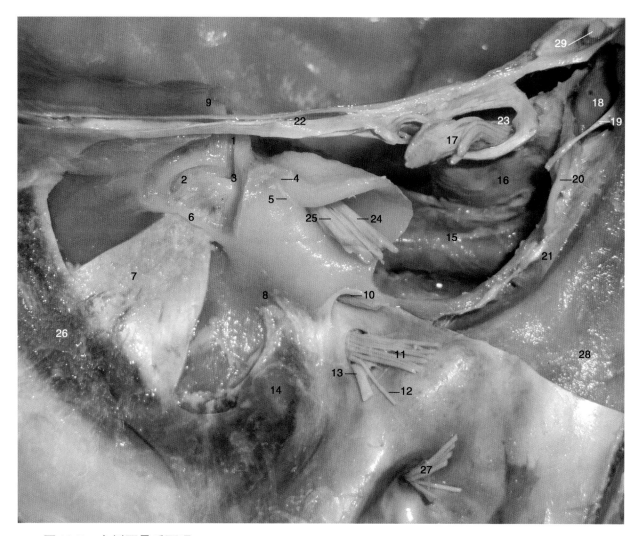

图12-5　左侧颞骨后面观

　　磨除内耳道前壁和上壁部分骨质,同时岩尖内侧至岩下窦的颞骨骨质也一并去除,暴露出岩骨段颈内动脉。岩骨段颈内动脉的后膝位于垂直段和水平段的结合处,耳蜗的下内方。颈静脉球向上扩展,紧邻内耳道后壁,指向前庭和半规管。岩下窦沿着岩斜裂向下走行并进入颈静脉孔岩部。乙状窦在乙状窦沟内下降并汇入颈静脉孔乙状部。从图中可看出展神经从 Gruber 韧带下方进入斜坡,穿过 Dorello 管并走行于三叉神经第一支的内侧,颈内动脉海绵窦段外侧,其与岩尖关系密切,在行岩前切除术时应小心避免损伤该神经

　　1. 前半规管 anterior semicircular canal;2. 后半规管 posterior semicircular canal;3. 总脚 common crus;4. 弓状下窝 subarcuate fossa;5. 弓状下动脉 subarcuate artery;6. 内淋巴嵴 endolymphatic ridge;7. 内淋巴囊 endolymphatic sac;8. 颈静脉球 jugular bulb;9. 弓状隆起 arcuate eminence;10. 舌咽神经 glossopharyngeal nerve;11. 迷走神经 vagus nerve;12. 副神经颅根 cranial rootlets of accessory nerve;13. 副神经脊髓根 spinal root of accessory nerve;14. 颈静脉孔乙状部 sigmoid part of jugular foramen;15. 岩骨段颈内动脉 petrous carotid artery;16. 三叉神经节 trigeminal ganglion;17. 三叉神经后根 cn V posterior root;18. 颈内动脉海绵窦段 cavernous portion of internal carotid artery;19. gruber 韧带 gruber's ligament;20. 展神经 abducent nerve;21. 岩下窦 inferior petrosal sinus;22. 岩上窦 superior petrosal sinus;23. Meckel囊 Meckel's cave;24. 面神经 facial nerve;25. 前庭神经 vestibular nerve;26. 乙状窦 sigmoid sinus;27. 舌下神经 hypoglossal nerve;28. 斜坡 clivus;29. 动眼神经 oculomotor nerve

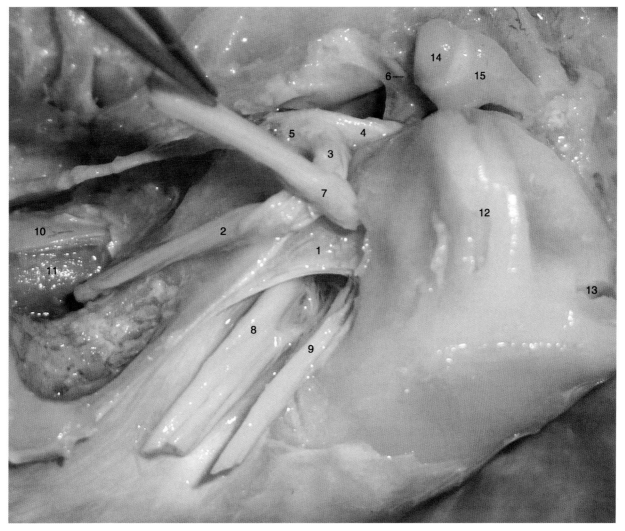

图 12-6　另一右侧尸头内耳道底放大观

横嵴将内耳道底分为上下两部分。在横嵴上方,面神经管在前,前庭上区在后。二者之间以 Bill 嵴分隔。横嵴下方,蜗神经位于前方,前庭下区位于后方。前庭下神经的单孔支通过单孔,支配后半规管壶腹,单孔位于前庭下区的后方。前庭下神经也有球囊支,偶尔会出现一个椭圆囊支。蜗神经则分成数条细小纤维通过耳蜗区进入蜗轴。这些细小纤维在向内侧牵拉小脑和神经时很容易受损

1. 横嵴 transverse crest;2. 面神经内耳道段 meatal segment of the facial nerve;3. 面神经迷路段 labyrinthine segment of the facial nerve;4. 面神经鼓室段 tympanic segment of the facial nerve;5. 膝状神经节 geniculate ganglion;6. 鼓索 chorda tympani;7. 前庭上神经 superior vestibular nerve;8. 蜗神经 cochlear nerve;9. 前庭下神经 inferior vestibular nerve;10. 岩深神经 deep petrosal nerve;11. 岩骨段颈内动脉 petrous carotid artery;12. 前半规管 anterior semicircular canal;13. 后半规管 posterior semicircular canal;14. 锤骨头 head of the malleus;15. 砧骨体 body of the incus

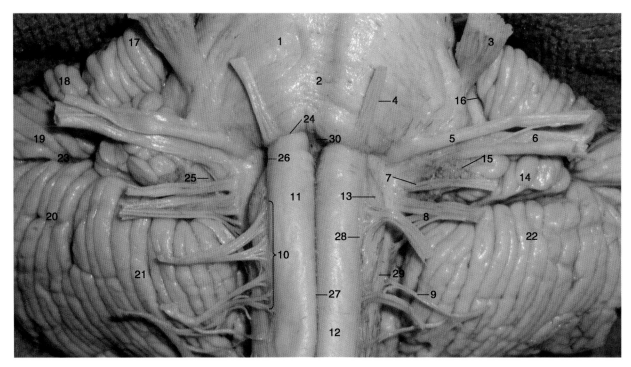

图 12-7　脑桥小脑角和乙状窦后入路。小脑岩面和脑干腹侧面观

　　小脑岩面向前与颞骨后面相对,术中牵拉此面可暴露脑桥小脑角区。岩裂将小脑岩面分为上、下两部分,上部由方小叶、单小叶和一小部分上半月叶所构成,下部由下半月叶、二腹叶和扁桃体所构成。小脑脑桥裂为一 V 形的裂隙,位于小脑及其包绕的脑桥和小脑中脚之间,分为上、下两支,二者确定了脑桥小脑角的边缘,第 V 至第 XI 对脑神经起自小脑脑桥裂或脑桥小脑角内及其附近。上支向上延伸至三叉神经,下支向下至绒球和进入颈静脉孔的后组脑神经。上、下支在岩裂的外侧端汇合,岩裂从小脑脑桥裂的尖端向外延伸

　　脑桥由中线向两侧延续为小脑中脚,其腹侧中央的浅沟为表面走行有基底动脉的基底沟。脑桥下方以桥延沟与延髓分界,桥延沟起自中线处的小凹下盲孔,向外侧延伸至橄榄头侧的上橄榄凹。面神经和前庭蜗神经的根丝起自上橄榄凹的上方,舌咽神经和迷走神经的根丝起自该凹的背侧。延髓的腹侧由成对的锥体构成,前正中沟位于两侧锥体之间,在延髓下部、锥体交叉水平消失,又在交叉下方重新出现,向尾部延续为脊髓的前正中裂

　　第四脑室位于脑桥和延髓的后方。中脑和脑桥由脑桥中脑裂相分隔,脑桥和延髓由桥延沟相隔。三叉神经起自脑桥中部。展神经起自桥延沟的内侧,延髓锥体的嘴侧。面神经和前庭蜗神经起自桥延沟的外侧端,紧邻 Luschka 孔(第四脑室外侧孔)的嘴侧。舌下神经起自橄榄的前部,舌咽神经、迷走神经和副神经颅根起自橄榄的后方。绒球和脉络丛自 Luschka 孔向外突出并位于舌咽和迷走神经的后方。Luschka孔开口于脑桥小脑角面神经和前庭蜗神经结合处的下方,桥延沟的外侧端

　　1. 脑桥 pons;2. 基底沟 basilar sulcus;3. 三叉神经 trigeminal nerve;4. 展神经 abducent nerve;5. 面神经 facial nerve;6. 前庭蜗神经 vestibulocochlear nerve;7. 舌咽神经 glossopharyngeal nerve;8. 迷走神经 vagus nerve;9. 副神经颅根 cranial rootlets of accessory nerve;10. 舌下神经 hypoglossal nerve;11. 锥体 pyramid;12. 延髓 medulla oblongata;13. 橄榄 olive;14. 绒球 flocculus;15. 脉络丛 choroid plexus;16. 小脑脑桥裂 cerebellopontine fissure;17. 方小叶 quadrangular lobule;18. 单小叶 simple lobule;19. 上半月叶 superior semilunar lobule;20. 下半月叶 inferior semilunar lobule;21. 二腹小叶 biventral lobule;22. 小脑岩面 petrosal surface of cerebellum;23. 岩裂 petrosal fissure;24. 桥延沟 pontomedullary sulcus. 25. Luschka 孔 foramen of Luschka;26. 上橄榄凹 supraolivary fossette;27. 前正中沟 anterior median sulcus;28. 橄榄前沟 preolivary sulcus;29. 橄榄后沟 postolivary sulcus;30. 小凹下盲孔 inferior foramen cecum

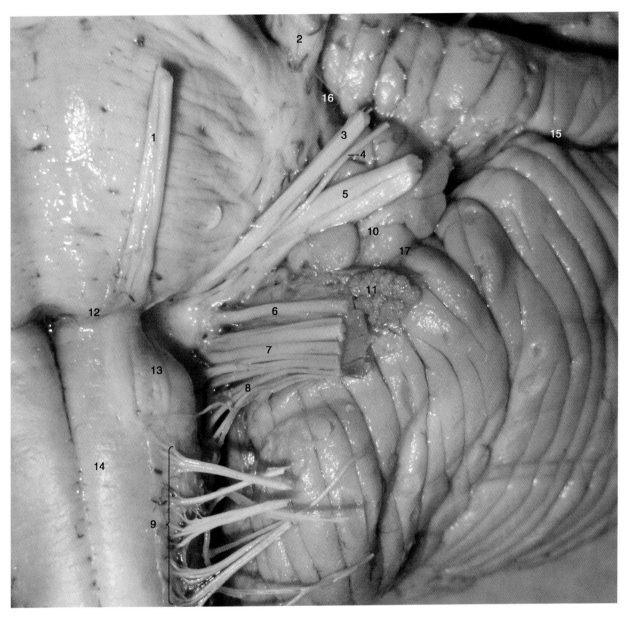

图 12-8　左侧脑桥小脑角放大观

脑桥和延髓由桥延沟相隔。三叉神经起自脑桥中部。展神经起自桥延沟的内侧,延髓锥体的嘴侧。面神经和前庭蜗神经起自桥延沟的外侧端,紧邻 Luschka 孔(第四脑室外侧孔)的嘴侧。舌下神经起自橄榄的前部,舌咽神经、迷走神经和副神经颅根起自橄榄的后方。绒球和脉络丛自 Luschka 孔向外突出并位于舌咽和迷走神经的后方。Luschka 孔开口于脑桥小脑角面神经和前庭蜗神经结合处的下方,桥延沟的外侧端。面神经和前庭蜗神经与脑干的结合处位于舌咽神经嘴侧 2~3mm 处。沿着橄榄背侧引一条直线,此线通过舌咽神经于脑干发出处的小根、迷走和副神经的小根

1. 展神经 abducent nerve;2. 三叉神经 trigeminal nerve;3. 面神经 facial nerve;4. 中间神经 nervus inter-medius;5. 前庭蜗神经 vestibulocochlear nerve;6. 舌咽神经 glossopharyngeal nerve;7. 迷走神经 vagus nerve;8. 副神经颅根 cranial rootlets of accessory nerve;9. 舌下神经 hypoglossal nerve;10. 绒球 flocculus;11. 脉络丛 choroid plexus;12. 桥延沟 pontomedullary sulcus;13. 橄榄 olive;14. 锥体 pyramid;15. 岩裂 petrosal fis-sure;16. 小脑脑桥裂上支 superior limb of cerebellopontine fissure;17. 小脑脑桥裂下支 inferior limb of cere-bellopontine fissure

231

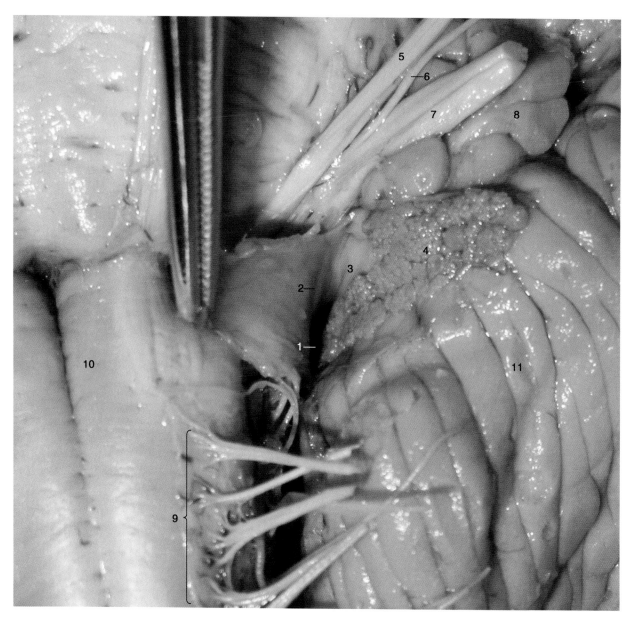

图 12-9　将遮挡住后方结构的后组脑神经的根丝向内侧牵拉,暴露出 Luschka 孔

　　Luschka 孔即第四脑室外侧孔,第四脑室脉络丛自舌咽神经和迷走神经后方从外侧孔突出。同时可在外侧孔的内侧壁暴露出蜗神经背侧核。蜗神经背侧核在外侧隐窝的中央部分形成了一个隆起。外侧隐窝是由第四脑室的顶和底结合而成的狭窄的、弯曲的陷窝,在小脑脚的下方向外延伸,并通过外侧孔开口于脑桥小脑角

　　1. Luschka 孔 foramen of Luschka;2. 蜗神经背侧核 dorsal cochlear nucleus;3. 绒球脚 peduncle of flocculus;4. 脉络丛 choroid plexus;5. 面神经 facial nerve;6. 中间神经 nervus intermedius;7. 前庭蜗神经 vestibulocochlear nerve;8. 绒球 flocculus;9. 舌下神经 hypoglossal nerve;10. 锥体 pyramid;11. 二腹小叶 biventral lobule

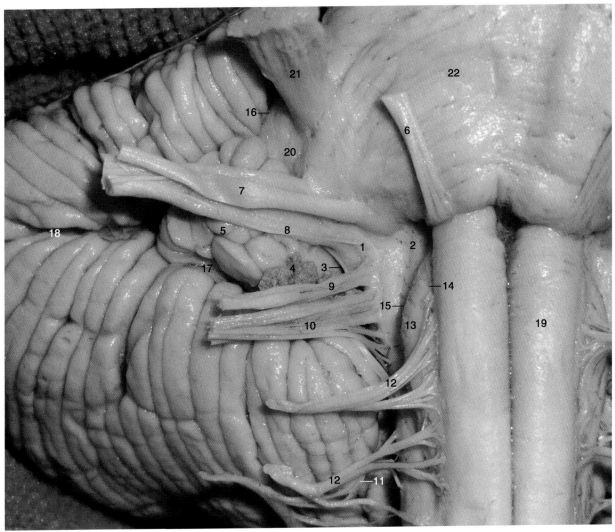

图 12-10　另一标本右侧小脑岩面腹侧面观,去除表面的蛛网膜和血管,观察小脑脑桥裂的上下支。舌咽神经位于 Luschka 孔的前方。蜗神经腹侧核位于桥岩沟的外端与后橄榄沟上端的结合处近 Luschka 孔处

小脑脑桥裂的 V 形结构由小脑半球环绕脑桥和小脑中脚的外侧面返折而成,其上支位于小脑中脚头侧半和小脑岩面上部之间,下支位于小脑中脚尾侧半和小脑岩面下部之间,小脑中脚填充于上、下支之间。岩裂自小脑脑桥裂上、下支汇合而成的尖端向外延伸,外侧隐窝和外侧孔开口于下支的内侧部,其余沿下支分布的结构有绒球、菱唇、脉络丛、面神经、前庭蜗神经、舌咽神经和迷走神经。三叉神经位于上支的内侧,起自脑桥。小脑脑桥裂的上支经三叉神经的上方与小脑中脑裂交通,下支在外侧隐窝水平与小脑延髓裂的外侧部交通。绒球在小脑脑桥裂和小脑延髓裂的汇合处突入脑桥小脑角

延髓的外侧面主要由下橄榄核构成,位于锥体的外侧,以橄榄前沟与之分开,舌下神经的根丝起自该沟。舌咽神经、迷走神经和副神经根的根丝起始部形成延髓外侧面的后界,恰位于橄榄后方的橄榄后沟背侧缘

1. 蜗神经腹侧核 ventral cochlear nucleus;2. 上橄榄凹 supraolivary fossette;3. Luschka 孔 foramen of Luschka;4. 脉络丛 choroid plexus;5. 绒球 flocculus;6. 展神经 abducent nerve;7. 面神经 facial nerve;8. 前庭蜗神经 vestibulocochlear nerve;9. 舌咽神经 glossopharyngeal nerve;10. 迷走神经 vagus nerve;11. 副神经颅根 cranial rootlets of accessory nerve;12. 舌下神经 hypoglossal nerve;13. 橄榄 olive;14. 橄榄前沟 preolivary sulcus;15. 橄榄后沟 postolivary sulcus;16. 小脑脑桥裂上支 superior limb of cerebellopontine fissure;17. 小脑脑桥裂下支 inferior limb of cerebellopontine fissure;18. 岩裂 petrosal fissure;19. 锥体 pyramid;20. 小脑中脚 middle cerebellar peduncle;21. 三叉神经 trigeminal nerve;22. 脑桥 pons

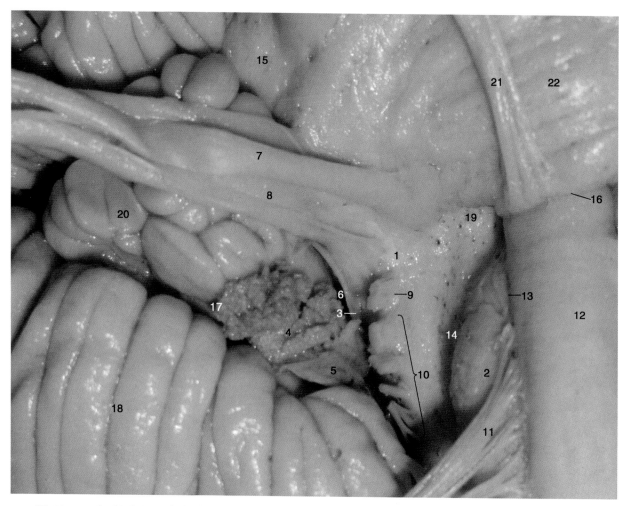

图 12-11 切断舌咽和迷走神经根丝,仅保留神经根丝与脑干的结合处,暴露出自 Luschka 孔向外突出的脉络丛以及菱唇

外侧隐窝是由第四脑室的顶和底结合而成的狭窄的、弯曲的陷窝,在小脑脚的下方向外延伸,并通过外侧孔开口于脑桥小脑角。隐窝的腹侧壁由第四脑室底和菱唇的结合部构成,后者为一层片状的神经组织,从第四脑室底向外延伸与脉络膜结合,于隐窝的外侧端形成陷窝。隐窝的头侧壁由小脑脚的尾侧缘所构成。小脑下脚在外侧隐窝的腹侧上行于第四脑室底,于脑桥的下部转向后,形成隐窝前壁的脑室面。绒球脚连接下髓帆和绒球,位于隐窝的背侧。隐窝的尾侧壁由脉络膜带外侧部和绒球脚之间的脉络膜构成。二腹小叶位于外侧隐窝的背侧,绒球位于隐窝外侧开口的上方。舌咽神经和迷走神经的根丝起自隐窝的腹侧,面神经起自隐窝的头侧,前庭蜗神经的纤维经过隐窝的底壁

1. 蜗神经腹侧核 ventral cochlear nucleus;2. 橄榄 olive;3. 脉络膜带 taenia;4. 脉络丛 choroid plexus;5. 菱唇 rhomboid lip;6. Luschka 孔 foramen of Luschka;7. 面神经 facial nerve;8. 前庭蜗神经 vestibulocochlear nerve;9. 舌咽神经 glossopharyngeal nerve;10. 迷走神经 vagus nerve;11. 舌下神经 hypoglossal nerve;12. 锥体 pyramid;13. 橄榄前沟 preolivary sulcus;14. 橄榄后沟 postolivary sulcus;15. 小脑中脚 middle cerebellar peduncle;16. 桥延沟 pontomedullary sulcus;17. 小脑脑桥裂下支 inferior limb of cerebellopontine fissure;18. 小脑岩面 petrosal surface of cerebellum;19. 上橄榄凹 supraolivary fossette;20. 绒球 flocculus;21. 展神经 abducent nerve;22. 脑桥 pons

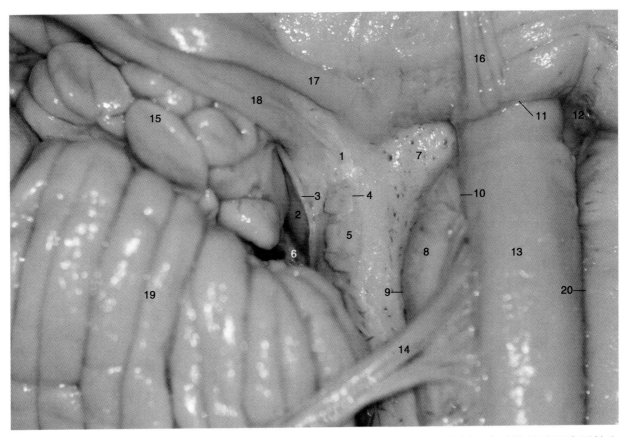

图 12-12 去除 Luschka 孔处的部分菱唇以及脉络丛,以便更好地暴露外侧隐窝以及蜗神经腹侧核和背侧核的位置

蜗神经背侧核和腹侧核位于第四脑室外侧孔附近的外侧隐窝。蜗神经背侧核在外侧隐窝底壁的上部小脑下脚的背侧面形成一个平滑的凸起,即听结节。舌咽神经位于背侧核的前方。蜗神经腹侧核位于前庭蜗神经与脑干的结合处,背侧核的外缘。它位于蜗神经与脑干结合处的尾侧,桥延沟外侧端和后橄榄沟上端交叉处的背外侧,绒球脚、小脑上脚和小脑中脚的交界处。蜗神经腹侧核并不像背侧核在脑干表面形成一个听结节那样的独立的隆起。蜗神经腹侧核部分隐藏在刚好高于桥延沟的脑桥中,也可能有部分由小脑中脚所覆盖。蜗神经腹侧核经常会被自 Luschka 孔向外突出的菱唇、脉络丛和绒球等结构所覆盖

1. 蜗神经腹侧核 ventral cochlear nucleus;2. 蜗神经背侧核 dorsal cochlear nucleus;3. 脉络膜带 taenia;4. 舌咽神经 glossopharyngeal nerve;5. 迷走神经 vagus nerve;6. 外侧隐窝 lateral recess;7. 上橄榄凹 supraolivary fossette;8. 橄榄 olive;9. 橄榄后沟 postolivary sulcus;10. 橄榄前沟 preolivary sulcus;11. 桥延沟 pontomedullary sulcus;12. 小凹下盲孔 inferior foramen cecum;13. 锥体 pyramid;14. 舌下神经 hypoglossal nerve;15. 绒球 flocculus;16. 展神经 abducent nerve;17. 面神经 facial nerve;18. 前庭蜗神经 vestibulocochlear nerve;19. 小脑岩面 petrosal surface of cerebellum;20. 前正中沟 anterior median sulcus

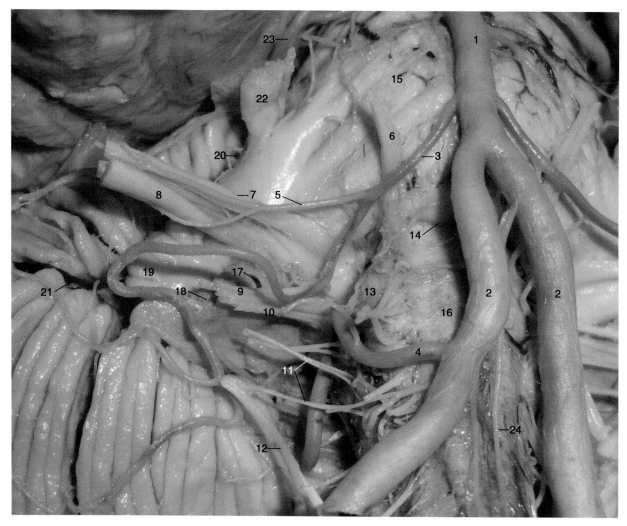

图 12-13 右侧小脑岩面及脑干腹侧观(青年女性尸头),未去除血管结构,可见双侧椎动脉及基底动脉走行笔直,小脑前下动脉(AICA)起自基底动脉下 1/3 段,小脑后下动脉(PICA)起自椎动脉中段,**AICA较 PICA 管径细小**

当进行与颅后窝相关的手术入路时,首先要明确小脑的动脉与脑神经、脑干、小脑脚、小脑与脑干间裂隙,以及小脑各面之间的关系。颅后窝内有三组神经血管复合体。其中上复合体包括动眼神经、滑车神经和三叉神经,与小脑上动脉(SCA)关系密切;中复合体包括展神经、面神经和前庭蜗神经,与小脑前下动脉(AICA)关系密切;下复合体包括舌咽神经、迷走神经、副神经和舌下神经,与小脑后下动脉(PICA)关系密切。SCA 起自中脑水平,AICA 于脑桥起自基底动脉主干,PICA 于延髓水平起自椎动脉

1. 基底动脉 basilar artery;2. 椎动脉 vertebral artery;3. 小脑前下动脉 anteroinferior cerebellar artery(AICA);4. 小脑后下动脉 posteroinferior cerebellar artery;5. 迷路动脉 labyrinthine artery;6. 展神经 abducent nerve;7. 面神经 facial nerve;8. 前庭蜗神经 vestibulocochlear nerve;9. 舌咽神经 glossopharyngeal nerve;10. 迷走神经 vagus nerve;11. 副神经颅根 cranial rootlets of accessory nerve;12. 副神经脊髓根 spinal root of accessory nerve;13. 橄榄 olive;14. 桥延沟 pontomedullary sulcus;15. 脑桥 pons;16. 延髓 medulla oblongata;17. Luschka 孔 Foramen of Luschka;18. 脉络丛 choroid plexus;19. 绒球 flocculus;20. 小脑脑桥裂上支 superior limb of cerebellopontine fissure;21. 岩裂 petrosal fissure;22. 三叉神经 trigeminal nerve;23. 小脑上动脉 superior cerebellar artery;24. 脊髓前动脉 anterior spinal artery

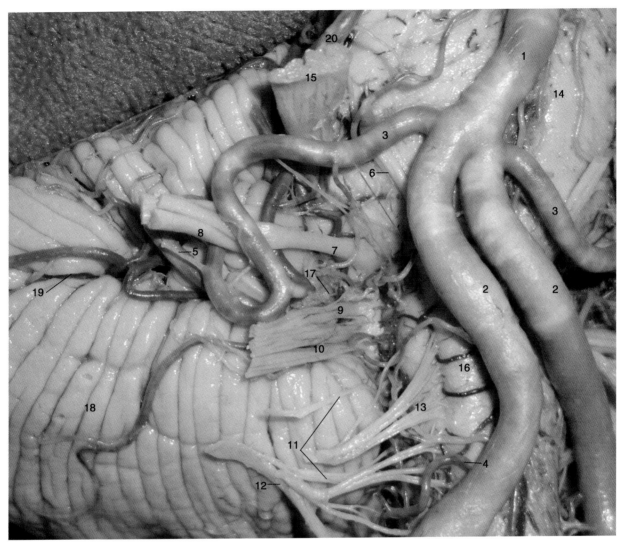

图 12-14　另一右侧小脑岩面及脑干腹侧观（老年男性尸头），未去除血管结构。双侧的椎动脉和基底动脉走行迂曲。小脑前下动脉起自基底动脉下端与双侧椎动脉的汇合处。本例尸头 **AICA** 粗大，小脑后下动脉（**PICA**）细小，其部分供血区域由 **AICA** 所取代

基底动脉始于桥前池内桥岩沟上方双侧椎动脉的汇合处，在脑桥表面的浅沟内上行。其远端在鞍背水平进入脚间池，在此处分成双侧的大脑后动脉。随着年龄的增长，基底动脉变得迂曲延长，顶端分叉水平更高，甚至侵及第三脑室后部。在老年组该动脉常偏离中线，近端基底动脉常凹向椎动脉较粗的一侧。在小脑前下动脉和小脑后下动脉末梢之间存在丰富的吻合，而与小脑上动脉的吻合有限，通常小脑前下动脉与小脑后下动脉管径大小之间存在互补关系。当其中一支细小时，同侧的另一支就粗大

1. 基底动脉 basilar artery；2. 椎动脉 vertebral artery；3. 小脑前下动脉 anteroinferior cerebellar artery（AICA）；4. 小脑后下动脉 posteroinferior cerebellar artery；5. 弓状下动脉 subarcuate artery；6. 展神经 abducent nerve；7. 面神经 facial nerve；8. 前庭蜗神经 vestibulocochlear nerve；9. 舌咽神经 glossopharyngeal nerve；10. 迷走神经 vagus nerve；11. 副神经颅根 cranial rootlets of accessory nerve；12. 副神经脊髓根 spinal root of accessory nerve；13. 舌下神经 hypoglossal nerve；14. 脑桥 pons；15. 三叉神经 trigeminal nerve；16. 延髓 medulla oblongata；17. 脉络丛 choroid plexus；18. 小脑岩面 petrosal surface of cerebellum；19. 岩裂 petrosal fissure；20. 小脑上动脉 superior cerebellar artery

237

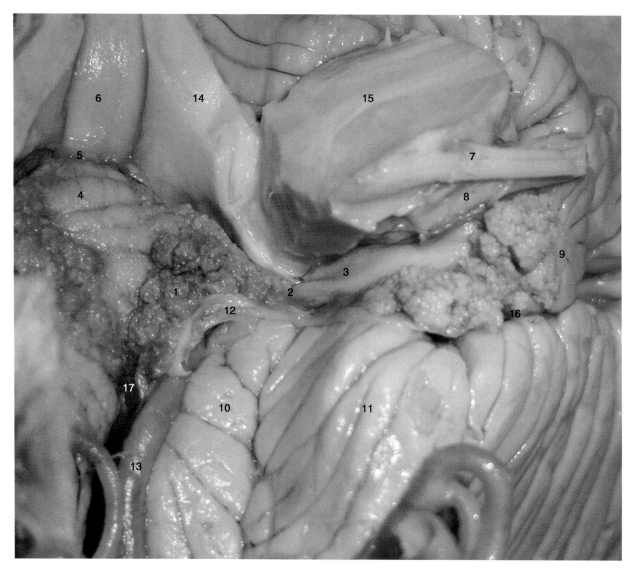

图 12-15　脑干、第四脑室和小脑的腹侧面观。构成第四脑室底壁的脑桥和延髓已切除,暴露出尖顶、小结和第四脑室脉络丛

第四脑室脉络丛由起源于脉络膜脑室面、中线两侧的两个倒置的 L 形结构组成。成对的纵支为内侧段,居于中线;而横行的外侧端起自内侧段的头端,使整个脉络丛结构形成字母 T 的形状,只是 T 的垂直干为双支结构。内侧段位于第四脑室顶壁的中线附近,外侧段则通过外侧隐窝和外侧孔向外伸入脑桥小脑角。内侧段自扁桃体前方的小结水平延伸至正中孔水平。在小结下方,扁桃体的内侧可见小脑后下动脉(PICA)的膜帆扁桃体段,此段为 PICA 最复杂的一个节段。起始于上升段 PICA 的中部,沿着扁桃体的内侧面向第四脑室顶壁走行,穿蚓部、扁桃体和小脑半球之间的裂隙到达枕下面。此段 PICA 发出分支供应第四脑室脉络丛和脉络膜

1. 脉络丛 choroid plexus;2. 外侧隐窝 lateral recess;3. 绒球脚 peduncle of flocculus;4. 小结 nodule;5. 尖顶 fastigium;6. 上髓帆 superior medullary velum;7. 面神经 facial nerve;8. 前庭蜗神经 vestibulocochlear nerve;9. 绒球 flocculus;10. 扁桃体 tonsil;11. 二腹小叶 biventral lobule;12. 脉络膜 tela;13. 小脑后下动脉膜帆扁桃体段 telovelotonsillar segment of PICA;14. 小脑上脚 superior cerebellar peduncle;15. 小脑中脚 middle cerebellar peduncle;16. 小脑脑桥裂下支 inferior limb of cerebellopontine fissure;17. 第四脑室正中孔 foramen of Magendie

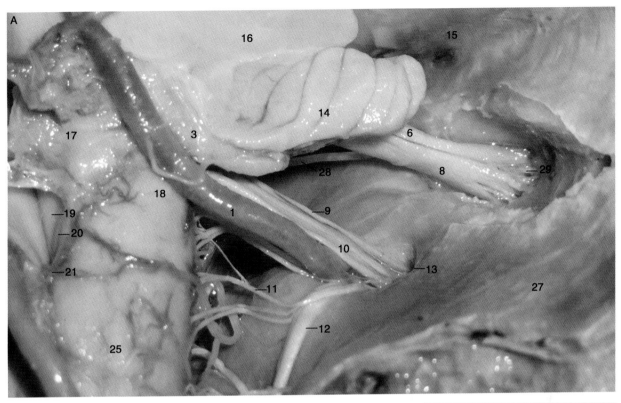

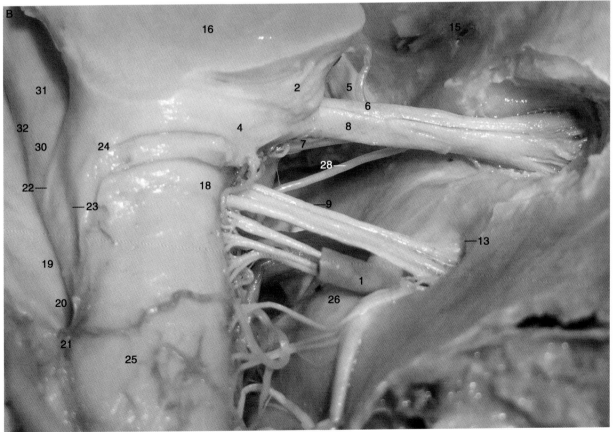

图 12-16 **A.** 右侧脑桥小脑角区后面观,小脑半球已去除,磨除内耳道后壁。下髓帆与外侧隐窝背侧缘融合,构成绒球脚。右侧 **PICA** 经迷走神经和副神经根之间到达小脑下脚表面。**B.** 同一标本,绒球和下髓帆已去除,部分小脑后下动脉(PICA)已去除。可暴露出齿状结节,此结构为尖顶附近的隆起,深方为齿状核

第四脑室底呈菱形,头侧 2/3 位于脑桥的后方,而尾侧 1/3 位于延髓的后方。它的头侧尖端是中脑导水管水平;尾端为闩部,位于正中孔的前方、残余脊髓中央管的头端;两个外侧角经外侧隐窝和外侧孔开口于脑桥小脑角(CPA)。两侧外侧隐窝开口的连线位于第四脑室底的中下 1/3 交界水平,也是脑桥和延髓的交界水平

第四脑室底分为三部分:上部或脑桥部、中间部或交界部、下部或延髓部。上部呈三角形,其尖部是中脑导水管,基底为一条连接小脑脚下缘的假象线,两个边由小脑脚的内侧面构成;中间部呈带状,位于小脑脚下缘和外侧隐窝下方、脉络膜与脉络膜带的附着处之间,伸入外侧隐窝内;下部呈三角形,两侧以相当于第四脑室底下外侧缘的脉络膜带为界,尾尖端闩部位于正中孔的前方

在纵轴上,第四脑室底被正中沟从头至尾分为对称的两半。界沟是另一条纵行的沟,它将底壁的每侧半再分为靠近中线隆起的正中隆起和位于外侧的前庭区两个部分

正中隆起为界沟和正中沟之间的条带,从上而下包括面丘和三个位于舌下神经核、迷走神经核和最后区表面的三角形区域。面丘为一个与面神经有关的圆形隆起,三个三角左右成对,沿正中沟叠放,使第四脑室底尾部呈现类似羽毛或笔尖的结构,又称为写羽。脑桥水平的正中隆起宽度相当于第四脑室底的一半,此处的界沟相当于第四脑室底的外侧界

界沟是不连续的,在脑桥和延髓背面的第四脑室底较明显,其最深处分别形成浅凹,称为凹;而桥延交界部的界沟则不明显。上凹为两个浅凹中上方的一个,位于第四脑室底的脑桥部;另外一个为下凹,位于第四脑室底的延髓部。在上凹水平,正中隆起形成延长的突起称为面丘,覆盖于展神经核和面神经根升部的表面。第四脑室底外侧缘、每侧界沟的头部尖端,有一蓝灰色区域,称为蓝斑,为一组富含色素的神经细胞形成。舌下神经三角位于下凹的内侧,覆盖于舌下神经核表面。下凹的尾侧、舌下神经三角和前庭区下部之间的三角形暗区,称为迷走神经三角,覆盖着迷走神经背核。分隔索为一个半透明嵴,经过迷走神经三角的下部。最后区在分隔索与薄束结节之间形成一个小舌样区域,位于正中隆起的下极、闩部的头侧

前庭区位于第四脑室底中间部最宽处、正中隆起和界沟的外侧,为伸向外侧隐窝的圆形隆起。髓纹为白色条束,从外侧隐窝横行向内,经舌下神经三角上方跨过小脑下脚达中线,消失于正中沟。前庭核位于前庭区的深面。听结节是由深部的蜗背侧核和前庭蜗神经的蜗部形成的位于前庭区外侧的隆起

1. 小脑后下动脉 PICA;2. 齿状结节 dentate tubercle;3. 绒球脚 peduncle of flocculus;4. 蜗神经背侧核 dorsal cochlear nucleus;5. 三叉神经 trigeminal nerve;6. 前庭上神经 superior vestibular nerve;7. 面神经 facial nerve;8. 前庭下神经 inferior vestibular nerve;9. 舌咽神经 glossopharyngeal nerve;10. 迷走神经 vagus nerve;11. 副神经颅根 cranial rootlets of accessory nerve;12. 副神经脊髓根 spinal root of accessory nerve;13. 颈静脉孔 jugular foramen;14. 绒球 flocculus;15. 岩上窦 superior petrosal sinus;16. 小脑中脚 middle cerebellar peduncle;17. 下髓帆 inferior medullary velum;18. 小脑下脚 inferior cerebellar peduncle;19. 舌下神经三角 hypoglossal triangle;20. 迷走神经三角 vagal triangle;21. 闩部 obex;22. 髓纹 striae medullares;23. 界沟 sulcus limitans;24. 前庭区 vestibular area;25. 延髓 medulla oblongata;26. 颈静脉结节 jugular tubercle;27. 乙状窦 sigmoid sinus;28. 小脑前下动脉 AICA;29. 横嵴 transverse crest;30. 面丘 facial colliculus;31. 正中隆起 median eminence;32. 正中沟 median sulcus

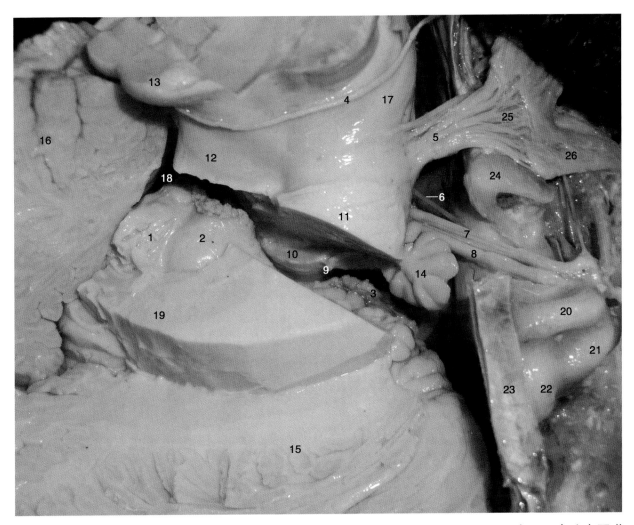

图 12-17 右侧脑桥小脑角区后上观,去除部分小脑半球,暴露第四脑室和外侧隐窝。已磨除内耳道上壁和迷路周围气房,暴露半规管

图中可见滑车神经自下丘下方发出后,绕过脑干,走行于环池中。三叉神经自脑桥中部发出后,穿硬脑膜进入 Meckel 囊。切除右侧小脑上脚下方的白质,暴露发出小脑上脚纤维的齿状核。齿状核包绕着小结和扁桃体的头部。第四脑室顶壁的上半由上髓帆构成,顶壁的下半由中线上的小结和外侧的下髓帆所构成。下髓帆位于扁桃体头部的上方,二者之间由小脑延髓裂分开。下髓帆几乎是一层透明的膜,经扁桃体的上极向外延伸,与绒球相接,并与绒球、小结一起构成小脑的绒球小结叶。已切除部分小脑中脚,暴露经外侧隐窝突向脑桥小脑角的第四脑室脉络丛

1. 小结 nodule;2. 扁桃体 tonsil;3. 脉络丛 choroid plexus;4. 滑车神经 trochlear nerve;5. 三叉神经后根 posterior root of trigeminal nerve;6. 迷路动脉 labyrinthine artery;7. 面神经 facial nerve;8. 前庭上神经 superior vestibular nerve;9. 外侧隐窝 lateral recess;10. 小脑下脚 inferior cerebellar peduncle;11. 小脑中脚 middle cerebellar peduncle;12. 小脑上脚 superior cerebellar peduncle;13. 下丘 inferior colliculus;14. 绒球 flocculus;15. 小脑半球 cerebellar hemisphere;16. 山顶 culmen;17. 脑桥 pons;18. 第四脑室 fourth ventricle;19. 齿状核 dentate nucleus;20. 前半规管 anterior semicircular canal;21. 外半规管 lateral semicircular canal;22. 后半规管 posterior semicircular canal;23. 岩上窦 superior petrosal sinus;24. 岩尖 petrous apex;25. 三叉神经节 trigeminal ganglion;26. 下颌神经 mandibular nerve

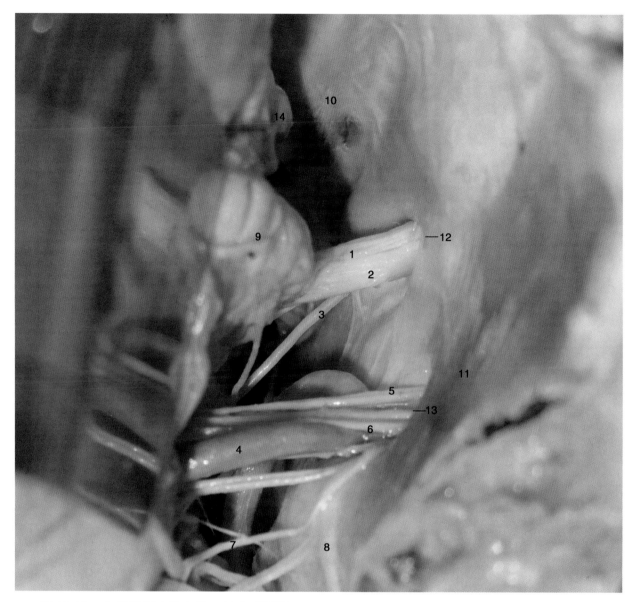

图 12-18 右侧脑桥小脑角的乙状窦后暴露

向内侧牵拉小脑岩面,暴露出上方的面听神经束和下方进入颈静脉孔的后组脑神经。图中可见有AICA行于面神经和前庭蜗神经之间。面神经和前庭蜗神经自脑干发出的部分被小脑绒球所遮挡。一条较大的岩上静脉行于绒球上方,汇入岩上窦。Dandy于1929年指出在颅后窝三叉神经附近进行手术应特别注意岩上静脉,因此,岩上静脉又被称为Dandy静脉。岩上静脉的属支包括脑横静脉、脑桥三叉静脉、半球上静脉外侧组总干、小脑脑桥裂静脉和小脑中脚静脉。PICA行于舌咽神经和迷走神经的根丝之间

1. 前庭上神经 superior vestibular nerve;2. 前庭下神经 inferior vestibular nerve;3. 小脑前下动脉 antero-inferior cerebellar artery(AICA);4. 小脑后下动脉 posteroinferior cerebellar artery;5. 舌咽神经 glossopharyn-geal nerve;6. 迷走神经 vagus nerve;7. 副神经颅根 cranial rootlets of accessory nerve;8. 副神经脊髓根 spinal root of accessory nerve;9. 绒球 flocculus;10. 岩上窦 superior petrosal sinus;11. 乙状窦 sigmoid sinus;12. 内耳道 internal acoustic meatus;13. 颈静脉孔 jugular foramen;14. 岩上静脉 superior petrosal vein

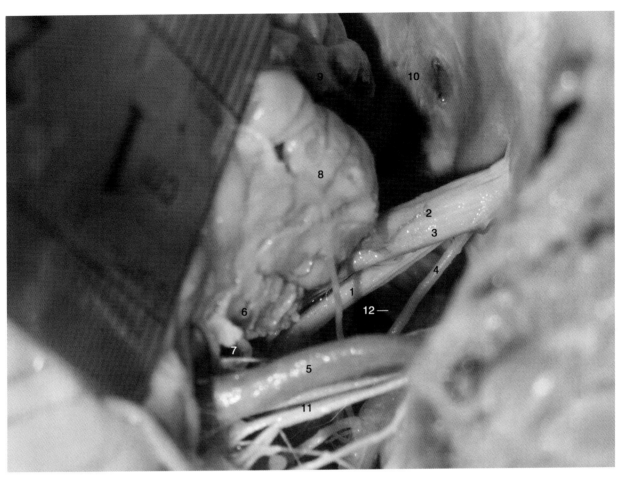

图 12-19　牵开绒球,暴露被其遮挡的面神经和前庭蜗神经与脑干的连接处

绒球和从 Luschka 孔突出的脉络丛常遮挡面神经和前庭蜗神经与脑干的连接处。本例标本中突出于 Luschka 孔的绒球和脉络丛已向上抬起从而暴露出面神经与前庭蜗神经在脑干的结合处。面神经暴露于前庭蜗神经之下,面神经位于前下方,前庭蜗神经位于后上方。

在术中可以引导术者找到面神经与脑干连接处在内侧或脑干侧的解剖标志有:桥延沟,舌咽神经、迷走神经和副神经颅根与延髓的连接处,第四脑室外侧孔以及脉络丛和绒球。面神经在桥延沟的外侧端附近起自脑干,它与脑干的连接处位于前庭蜗神经与脑干连接处前方 1~2mm,前庭神经在桥延沟的外侧端与脑干相连。在桥延沟处面神经与前庭蜗神经之间的距离最大,越靠近内耳道则距离越近。面神经起自舌咽神经、迷走神经和副神经的神经根与延髓连接处的最头侧纤维上方 2~3mm 处,即便是在有肿瘤压迫的情况下,一个非常有帮助的辨认面神经出脑干位置的方法是沿舌咽神经、迷走神经副神经与延髓连接处假想一条经过桥延沟的延长线,这条线上舌咽神经与延髓连接处上方 2~3mm 处为面神经穿出脑干的位置

Luschka 孔位于桥延沟的外缘,舌咽神经与脑干连接处的后方,面神经和前庭蜗神经与脑干连接处的后下方。Luschka 孔常常不能清晰地观察到,但是恒定且容易辨认的脉络丛则悬于 Luschka 孔的外面、舌咽神经和迷走神经的后面,恰位于面神经和前庭蜗神经与脑干连接处的下方。另一个与外侧隐窝相关的结构是绒球,它从外侧隐窝的边缘和 Luschka 孔突入脑桥小脑角,恰位于面神经和前庭蜗神经与桥延沟连接处的后方

1. 面神经 facial nerve;2. 前庭上神经 superior vestibular nerve;3. 前庭下神经 inferior vestibular nerve;
4. 小脑前下动脉 anteroinferior cerebellar artery(AICA);5. 小脑后下动脉 posteroinferior cerebellar artery;
6. 脉络丛 choroid plexus;7. Luschka 孔 foramen of Luschka;8. 绒球 flocculus;9. 岩上静脉 superior petrosal vein;10. 岩上窦 superior petrosal sinus;11. 迷走神经 vagus nerve;12. 三叉神经 trigeminal nerve

243

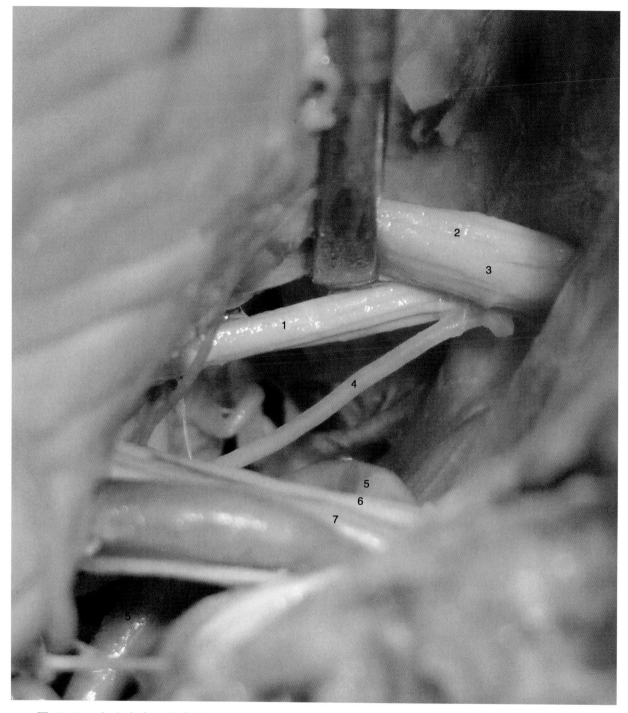

图 12-20 向上方牵开前庭蜗神经,暴露隐藏在其后方的面神经。**AICA** 行于面神经和前庭蜗神经之间,**PICA** 行于舌咽神经和迷走神经根丝之间

1. 面神经 facial nerve;2. 前庭上神经 superior vestibular nerve;3. 前庭下神经 inferior vestibular nerve;4. 小脑前下动脉 anteroinferior cerebellar artery(AICA);5. 小脑后下动脉 posteroinferior cerebellar artery;6. 舌咽神经 glossopharyngeal nerve;7. 迷走神经 vagus nerve

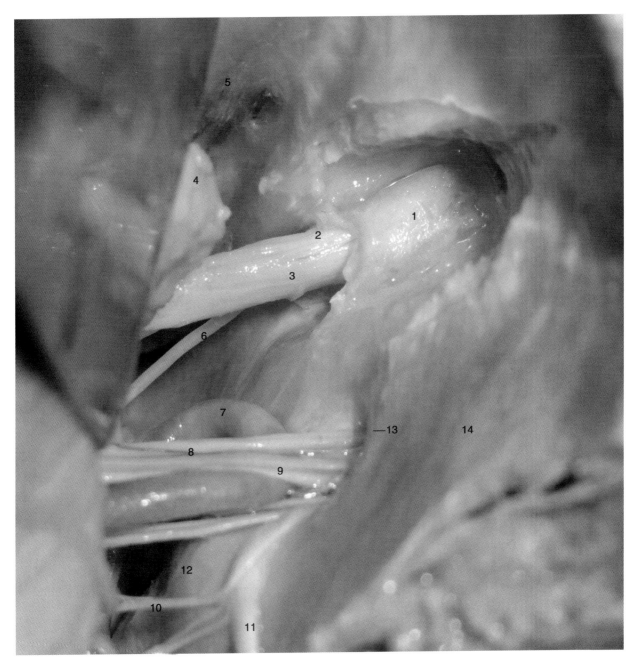

图 12-21　去除内耳道后壁上的硬脑膜并磨除内耳道后壁暴露出内耳道附着于内壁上的硬脑膜

在去除内耳道后壁时通常会不可避免的牺牲掉弓状下动脉。若想保留患者听力,则磨除内耳道后壁必须非常仔细,避免进入位于内耳道外侧的半规管和前庭。呈 U 形打开内耳道后壁的硬膜,U 形的底以刚刚超过小凹(fovea)为宜,小凹为内淋巴囊的尖端,由骨性的前庭导水管裂口所构成。若切除硬脑膜范围超出这一界限,则有损伤其外侧乙状窦的风险。U 形的两臂位于内耳道口上、下 2mm

1. 内耳道壁硬膜 dura lining the meatus;2. 前庭上神经 superior vestibular nerve;3. 前庭下神经 inferior vestibular nerve;4. 绒球 flocculus;5. 岩上窦 superior petrosal sinus;6. 小脑前下动脉 anteroinferior cerebellar artery(AICA);7. 小脑后下动脉 posteroinferior cerebellar artery;8. 舌咽神经 glossopharyngeal nerve;9. 迷走神经 vagus nerve;10. 副神经颅根 cranial rootlets of accessory nerve;11. 副神经脊髓根 spinal root of accessory nerve;12. 颈静脉结节 jugular tubercle;13. 颈静脉孔 jugular foramen;14. 乙状窦 sigmoid sinus

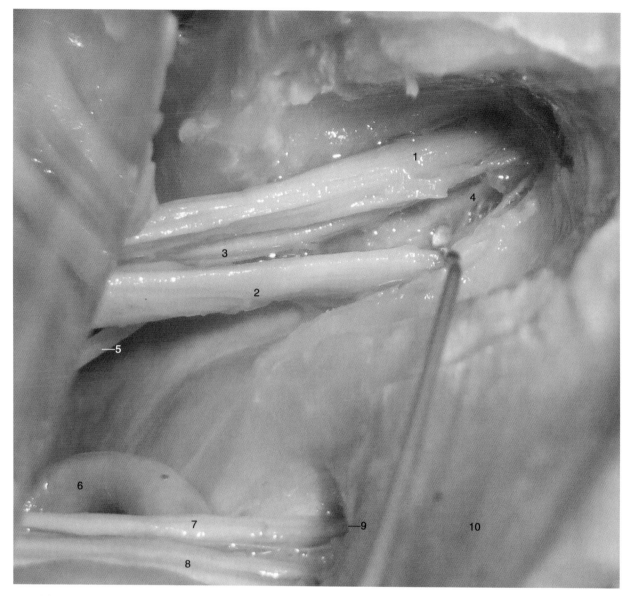

图 12-22　打开附着于内耳道壁上的硬脑膜

向下牵拉位于内耳道底的前庭下神经,暴露将内耳道底分为上、下两个象限的横嵴。前庭上神经和面神经位于横嵴上方,而前庭下神经和蜗神经位于横嵴下方。垂直嵴(Bill's bar)将内耳道底的上象限分为前后两个部分,面神经位于前庭上神经的前方,蜗神经隐藏在前庭下神经的前面

1. 前庭上神经 superior vestibular nerve;2. 前庭下神经 inferior vestibular nerve;3. 面神经 facial nerve;4. 横嵴 transverse crest;5. 小脑前下动脉 anteroinferior cerebellar artery(AICA);6. 小脑后下动脉 posteroinferior cerebellar artery;7. 舌咽神经 glossopharyngeal nerve;8. 迷走神经 vagus nerve;9. 颈静脉孔 jugular foramen;10. 乙状窦 sigmoid sinus

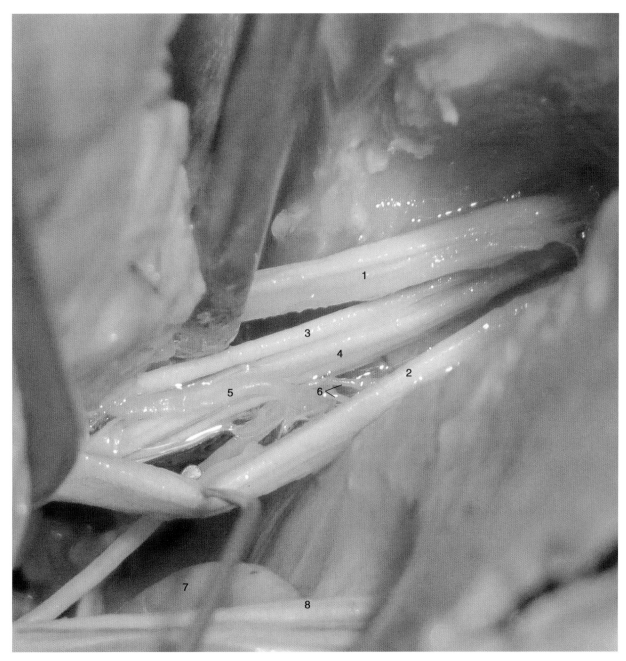

图 12-23 向上牵开前庭上神经,向下牵拉前庭下神经和蜗神经,暴露走行于内耳道前上象限的面神经以及起自前庭蜗神经并沿着其前缘走行的中间神经

中间神经向外侧走行加入面神经,通常中间神经由几个小根组成。走行于前庭蜗神经和面神经之间的 AICA 袢,即脑桥外侧段发出迷路动脉,其发出分支供应面神经、前庭蜗神经和前庭蜗迷路

1. 前庭上神经 superior vestibular nerve;2. 前庭下神经 inferior vestibular nerve;3. 中间神经 nervus intermedius;4. 面神经 facial nerve;5. 小脑前下动脉 anteroinferior cerebellar artery(AICA);6. 迷路动脉 labyrinthine artery;7. 小脑后下动脉 posteroinferior cerebellar artery(PICA);8. 舌咽神经 glossopharyngeal nerve

247

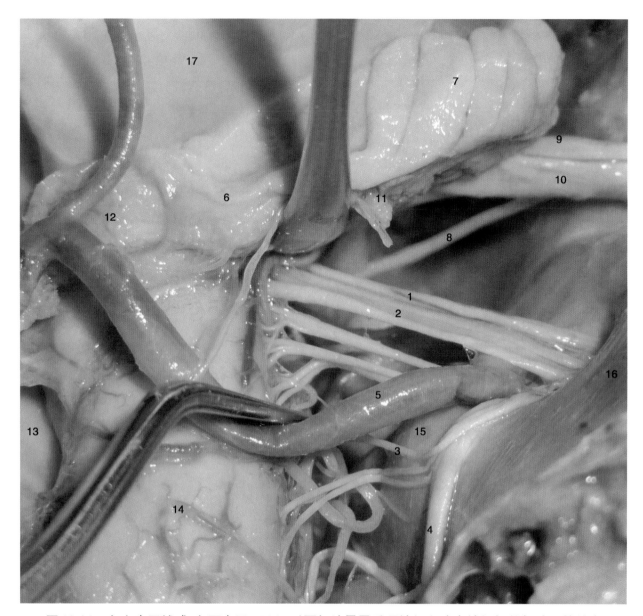

图 12-24　向上牵开绒球，向下牵开 PICA，以更好地暴露舌咽神经和迷走神经根丝与脑干的结合处

面神经起自舌咽神经、迷走神经和副神经的神经根与延髓连接处的最头侧纤维上方 2～3mm 处，即便是在有肿瘤压迫的情况下，一个非常有帮助的辨认面神经出脑干位置的方法是沿舌咽神经、迷走神经和副神经与延髓连接处假想一条经过桥延沟的延长线，这条线上舌咽神经与延髓连接处上方 2～3mm 处为面神经穿出脑干的位置。下髓帆与外侧隐窝背侧缘融合，构成绒球脚

1. 舌咽神经 glossopharyngeal nerve；2. 迷走神经 vagus nerve；3. 副神经颅根 cranial rootlets of accessory nerve；4. 副神经脊髓根 spinal root of accessory nerve；5. 小脑后下动脉 posteroinferior cerebellar artery（PICA）；6. 绒球脚 peduncle of flocculus；7. 绒球 flocculus；8. 小脑前下动脉 anteroinferior cerebellar artery（AICA）；9. 前庭上神经 superior vestibular nerve；10. 前庭下神经 inferior vestibular nerve；11. 脉络丛 choroid plexus；12. 下髓帆 inferior medullary velum；13. 第四脑室底 floor of the fourth ventricle；14. 延髓 medulla oblongata；15. 颈静脉结节 jugular tubercle；16. 乙状窦 sigmoid sinus；17. 小脑中脚 middle cerebellar peduncle

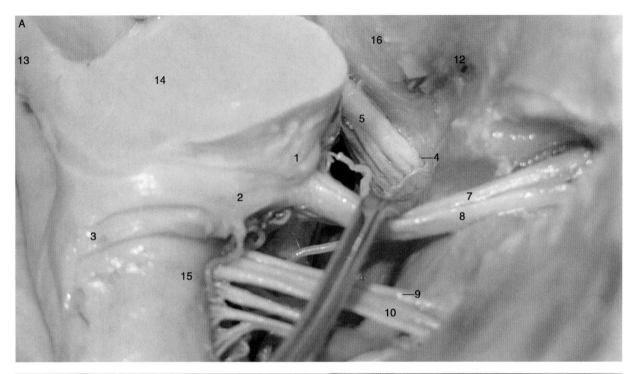

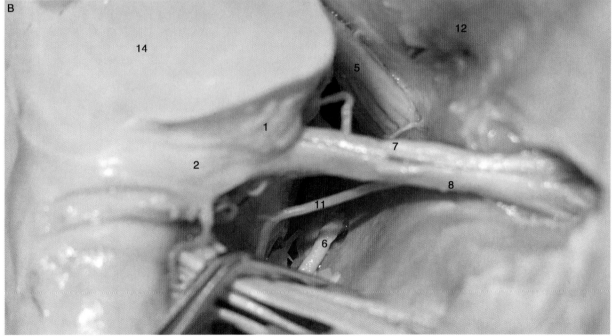

图 12-25　A. 向下牵开面听束,暴露位于深面的三叉神经后根穿硬脑膜进入 **Meckel** 囊处。**B.** 向下牵拉后组脑神经,可以观察到深处位于脑桥腹侧的展神经穿斜坡硬脑膜,进入 **Dorello** 管处

1. 齿状结节 dentate tubercle;2. 蜗神经背侧核 dorsal cochlear nucleus;3. 前庭区 vestibular area;4. Meckel 囊 Meckel's cave;5. 三叉神经 trigeminal nerve;6. 展神经 abducent nerve;7. 前庭上神经 superior vestibular nerve;8. 前庭下神经 inferior vestibular nerve;9. 舌咽神经 glossopharyngeal nerve;10. 迷走神经 vagus nerve;11. 小脑前下动脉 anteroinferior cerebellar artery(AICA);12. 岩上窦 superior petrosal sinus;13. 小脑上脚 superior cerebellar peduncle;14. 小脑中脚 middle cerebellar peduncle;15. 小脑下脚 inferior cerebellar peduncle;16. 小脑幕 tentorium

249

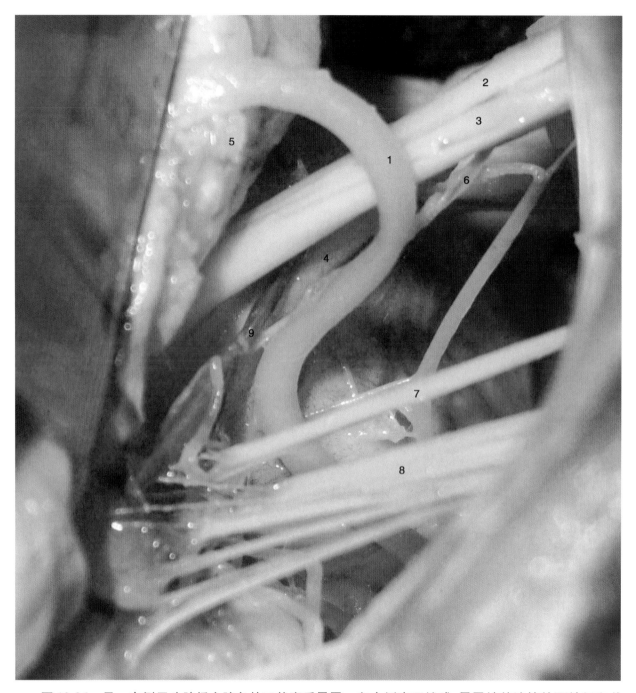

图 12-26 另一右侧尸头脑桥小脑角的乙状窦后暴露。向内侧牵开绒球,暴露被其遮挡的面神经和前庭蜗神经与脑干的连接处。可见一条小脑中脚静脉行于面神经和前庭蜗神经之间。**AICA** 的一个分支发出迷路动脉

1. 小脑前下动脉 anteroinferior cerebellar artery(AICA);2. 前庭上神经 superior vestibular nerve;3. 前庭下神经 inferior vestibular nerve;4. 面神经 facial nerve;5. 绒球 flocculus;6. 迷路动脉 labyrinthine artery;7. 舌咽神经 glossopharyngeal nerve;8. 迷走神经 vagus nerve;9. 小脑中脚静脉 vein of the middle cerebellar peduncle

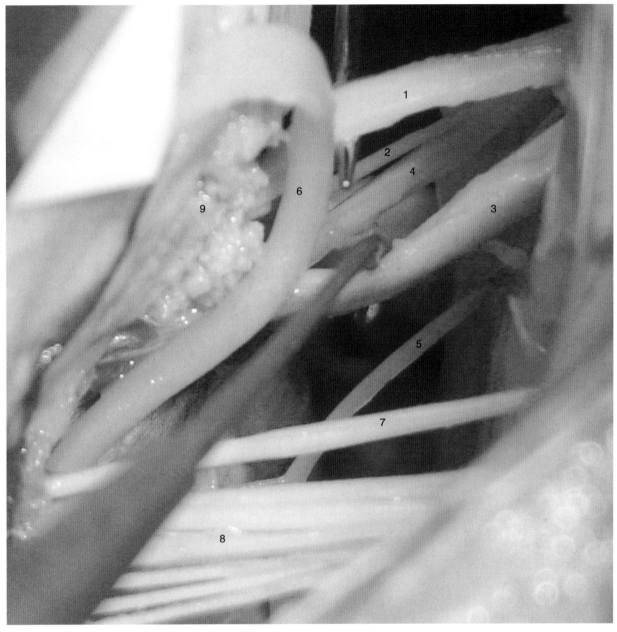

图 12-27　向上牵开前庭上神经,向下牵拉前庭下神经和蜗神经,暴露走行于内耳道前上象限的面神经以及起白前庭蜗神经并沿着其前缘走行的中间神经

1. 前庭上神经 superior vestibular nerve;2. 中间神经 nervus intermedius;3. 前庭下神经 inferior vestibular nerve;4. 面神经 facial nerve;5. 迷路动脉 labyrinthine artery;6. 小脑前下动脉 anteroinferior cerebellar artery(AICA);7. 舌咽神经 glossopharyngeal nerve;8. 迷走神经 vagus nerve;9. 脉络丛 choroid plexus

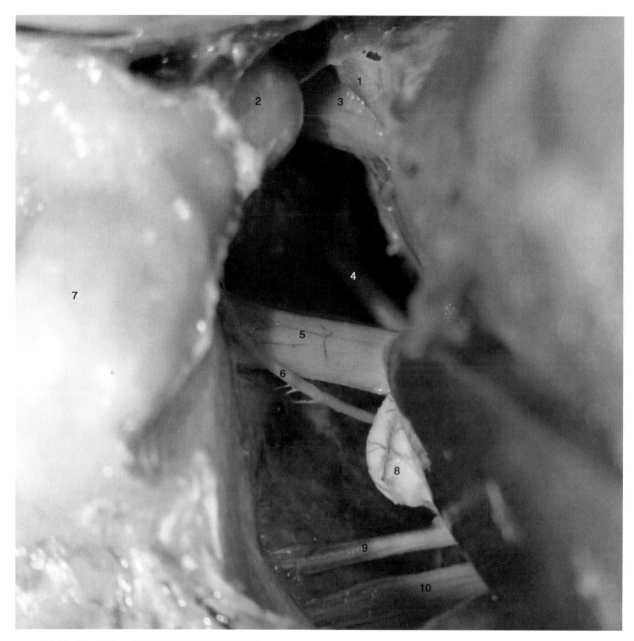

图 12-28　另一左侧尸头乙状窦后暴露

通过乙状窦后入路来观察,三叉神经较面神经和前庭蜗神经的位置更深。一个明显向内突出的内耳道上结节阻碍了从此径路到达三叉神经。一条较大的岩上静脉行于三叉神经后方,汇入岩上窦。Dandy于 1929 年指出在颅后窝三叉神经附近进行手术应特别注意岩上静脉,因此,岩上静脉又被称为 Dandy 静脉。岩上静脉的属支包括脑横静脉、脑桥三叉静脉、半球上静脉外侧组总干、小脑脑桥裂静脉和小脑中脚静脉。绒球隐藏于脑干与面神经和前庭蜗神经的结合处。由图中可见内耳道的后壁与后半规管关系密切。术中磨除内耳道后壁时应避免进入后半规管。AICA 的一个分支发出弓状下动脉,它进入内耳道上外侧的弓状下窝

1. 岩上静脉 superior petrosal vein;2. 道上结节 suprameatal tubercle;3. 三叉神经 trigeminal nerve;4. 展神经 abducent nerve;5. 面听束 acousticofacial bundle;6. 弓状下动脉 subarcuate artery;7. 后半规管 posterior semicircular canal;8. 绒球 flocculus;9. 舌咽神经 glossopharyngeal nerve;10. 迷走神经 vagus nerve

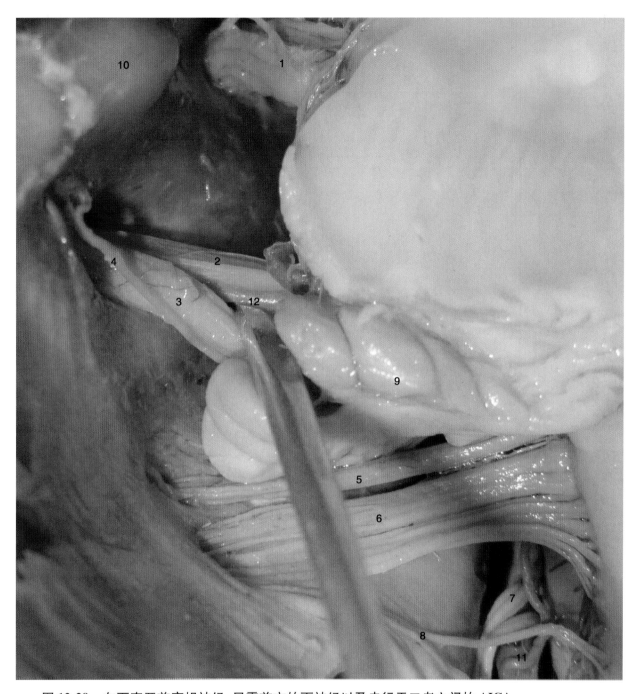

图 12-29　向下牵开前庭蜗神经,显露前方的面神经以及走行于二者之间的 AICA

1. 三叉神经 trigeminal nerve;2. 面神经 facial nerve;3. 前庭蜗神经 vestibulocochlear nerve;4. 弓状下动脉 subarcuate artery;5. 舌咽神经 glossopharyngeal nerve;6. 迷走神经 vagus nerve;7. 舌下神经 hypoglossal nerve;8. 副神经颅根 cranial rootlets of accessory nerve;9. 绒球 flocculus;10. 道上结节 suprameatal tubercle;11. 小脑后下动脉 posteroinferior cerebellar artery(PICA)

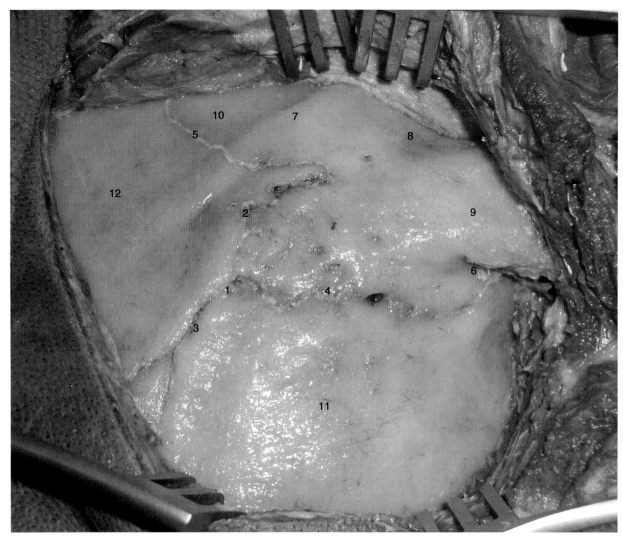

图 12-30 在详细的描述了脑桥小脑角区的解剖后,下面从头开始逐层进行标准乙状窦后入路的解剖

在耳后沟后方两横指处大 C 形切开头皮,使用乳突牵开器牵开头皮,暴露表面骨性标志。在颅骨钻孔前,首先辨认星点、人字缝、枕乳缝和顶乳缝。星点和枕外隆凸连线的中点代表横窦的下半部分;顶乳缝后部的上下方,代表横窦和乙状窦移行处的上下两点

1. 星点 asterion;2. 顶乳缝 parietomastoid suture;3. 人字缝 lambdoid suture;4. 枕乳缝 occipitomastoid suture;5. 鳞状缝 squamosal suture;6. 乳突切迹 mastoid notch;7. 乳突上嵴 supramastoid crest;8. 筛区(Macewen 三角)cribriform area(Macewen's triangle);9. 乳突 mastoid process;10. 颞骨鳞部 squamosal part of temporal bone;11. 枕骨鳞部 squamosal part of occipital bone;12. 顶骨 parietal bone

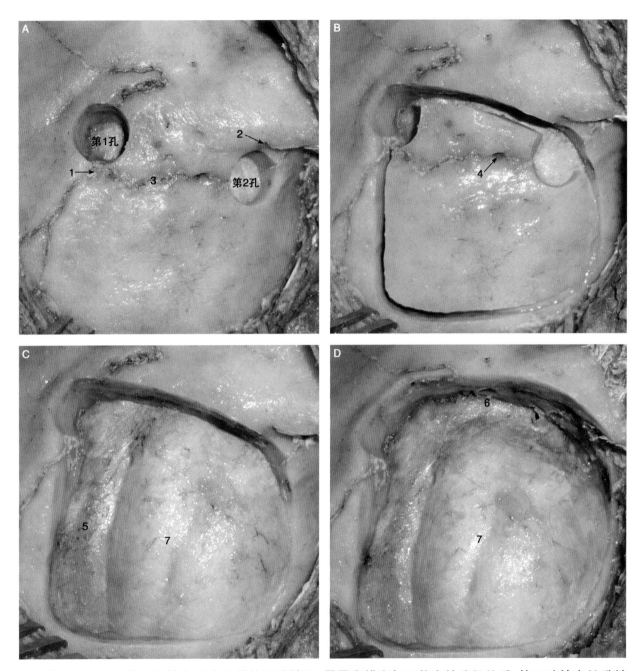

图 12-31 **A.** 第一孔钻在星点之前的顶乳缝上,暴露出横窦与乙状窦的移行处后;第二孔钻在枕乳缝上,恰在乳突后方,不超过乳突切迹后缘。**B.** 铣刀铣下枕骨鳞部的骨瓣。**C.** 取下游离骨瓣,可见到横窦暴露充分,但尚未暴露出乙状窦后缘。**D.** 用磨钻磨除部分乳突后缘的骨质,充分暴露出乙状窦的后缘以及横窦乙状窦移行处所成的夹角。充分地轮廓化乙状窦的后缘可减少脑组织的牵拉,并获得最佳的术野

1. 星点 asterion;2. 乳突切迹 mastoid notch;3. 枕乳缝 occipitomastoid suture;4. 乳突导静脉 mastoid emissary vein;5. 横窦 transverse sinus;6. 乙状窦 sigmoid sinus;7. 硬脑膜 dura

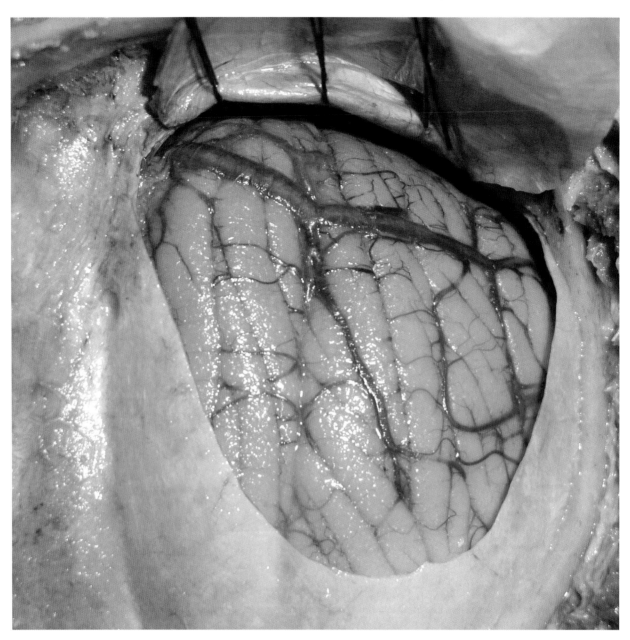

图 12-32　以半圆形的方式打开硬脑膜,其较宽的基底朝向乙状窦后缘。打开硬脑膜前应开放腰大池引流 20～30ml 脑脊液,以回缩小脑。切开硬膜后首先牵开小脑的下缘,开放枕大池充分释放脑脊液,使脑组织进一步回缩,使小脑的岩面从颞骨上分离。用丝线向外侧牵拉乙状窦后缘以便扩大视野范围

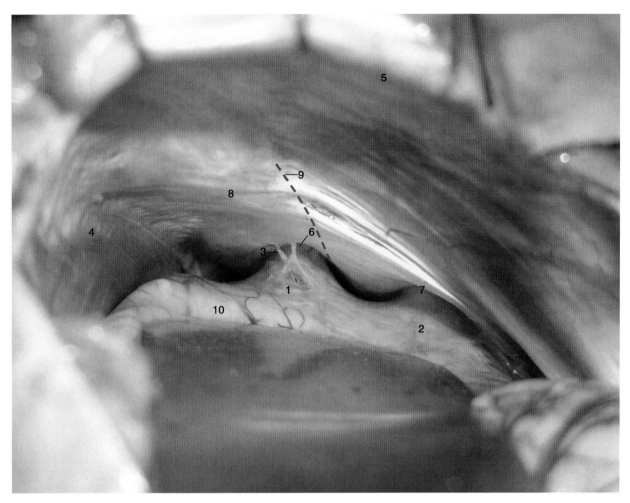

图 12-33 牵开小脑岩面,暴露颞骨岩面和小脑脑桥池和小脑延髓池。小脑脑桥池向外侧延伸至内耳道,包绕面听神经;而小脑延髓池则向外延伸至颈静脉孔,包绕后组脑神经

内耳道位于颞骨后面的中心。内耳道前缘圆钝,后缘锐利。在巨大听神经瘤中,由于瘤体的遮挡,往往不容易定位内耳道后壁,此时 Tübingen 线可以成为很好的定位标志。Tübingen 线由颈静脉孔和下方乙状窦内侧部向颅侧延伸 5~7mm 的一组硬膜皱襞终点的连线所组成的一条假想线。此线为内耳道后壁的恒定下界。此外,内耳道上方的道上结节,下方的颈静脉结节也可定位内耳道的位置

1. 小脑脑桥池 cerebellopontine cistern;2. 小脑延髓池 cerebellomedullary cistern;3. 弓状下动脉 subarcuate artery;4. 岩上窦 superior petrosal sinus;5. 乙状窦 sigmoid sinus;6. 内耳道 internal acoustic meatus;7. 颈静脉孔 jugular foramen;8. 颞骨岩面 petrosal surface of temporal bone;9. Tübingen 线 Tübingen line;10. 小脑岩面 petrosal surface of cerebellum

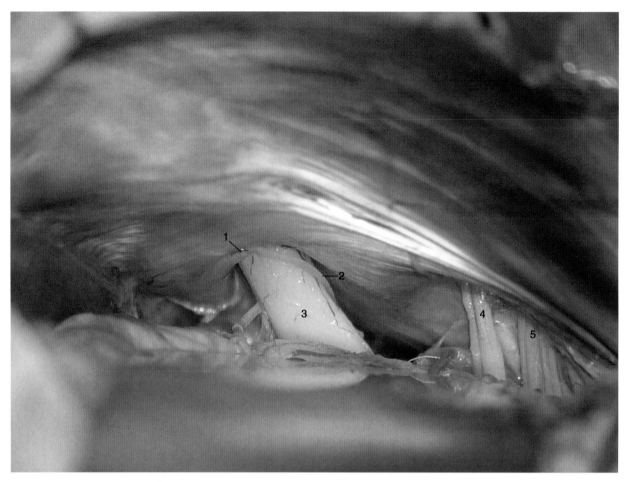

图 12-34 打开蛛网膜池,暴露面听神经和后组脑神经。弓状下动脉绕过面听束的后方,在内耳道外上方可见弓状下动脉进入弓状下窝

1. 弓状下窝 subarcuate fossa;2. 弓状下动脉 subarcuate artery;3. 面听束 acousticofacial bundle;4. 舌咽神经 glossopharyngeal nerve;5. 迷走神经 vagus nerve

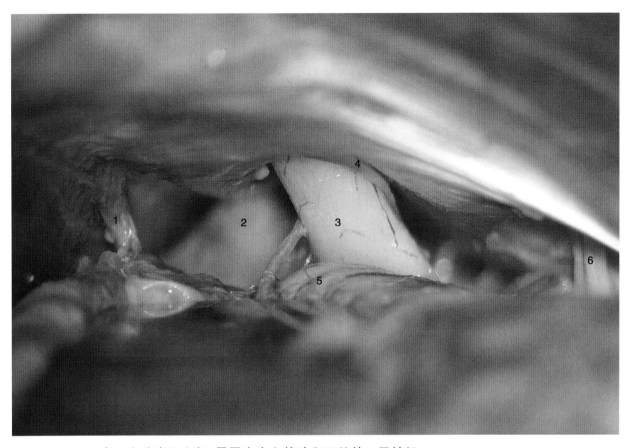

图 12-35　牵开小脑岩面上部,暴露出岩上静脉和深处的三叉神经

1. 岩上静脉 superior petrosal vein;2. 三叉神经 trigeminal nerve;3. 面听束 acousticofacial bundle;4. 弓状下动脉 subarcuate artery;5. 绒球 flocculus;6. 舌咽神经 glossopharyngeal nerve

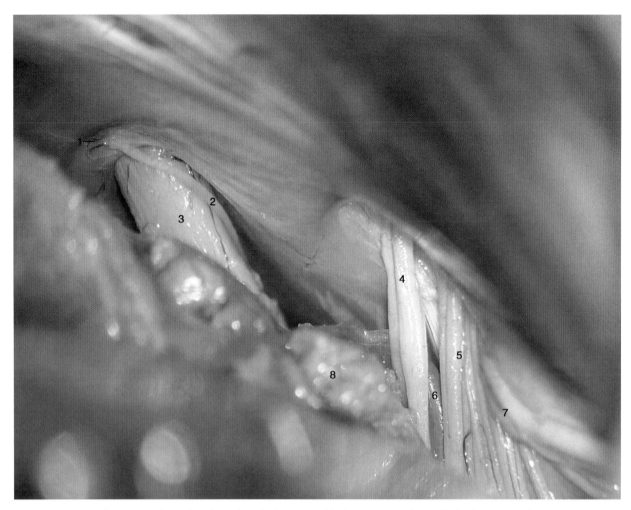

图 12-36　牵开小脑岩面的下部,暴露出穿行于颈静脉孔的舌咽神经、迷走神经和副神经

1. 弓状下窝 subarcuate fossa;2. 弓状下动脉 subarcuate artery;3. 面听束 acousticofacial bundle;4. 舌咽神经 glossopharyngeal nerve;5. 迷走神经 vagus nerve;6. 小脑后下动脉 posteroinferior cerebellar artery (PICA);7. 副神经 accessory nerve;8. 脉络丛 choroid plexus

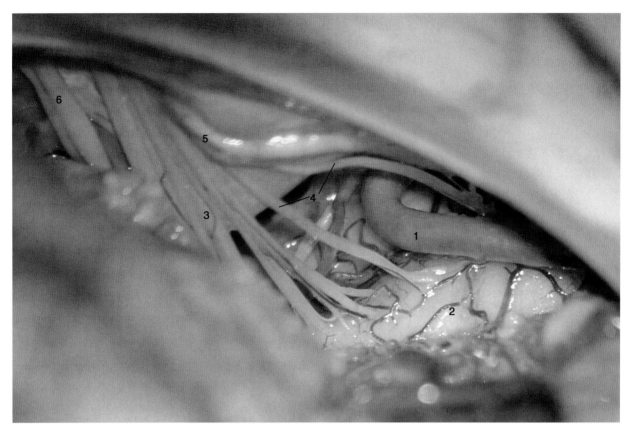

图 12-37　牵开小脑下部,暴露出小脑延髓池下部的舌咽神经和副神经颅根出延髓的根丝以及穿行其间的小脑后下动脉

副神经以极其分散的一系列根丝起源于橄榄下 2/3 水平的延髓和上位颈髓。副神经的颅根呈一条直线起自迷走神经纤维的尾侧。副神经的颅根更应被认为是下迷走神经的根丝,因为它们起自迷走神经核。下位迷走神经根丝与上位副神经根丝通常难以分开,因为迷走神经纤维和副神经颅根纤维通常形成一束进入颈静脉孔神经部的迷走通道

1. 小脑后下动脉 posteroinferior cerebellar artery(PICA) ; 2. 延髓 medulla oblongata ; 3. 迷走神经根丝 vagus rootlets ; 4. 副神经颅根 cranial rootlets of accessory nerve ; 5. 副神经脊髓根 spinal root of accessory nerve ; 6. 舌咽神经 glossopharyngeal nerve

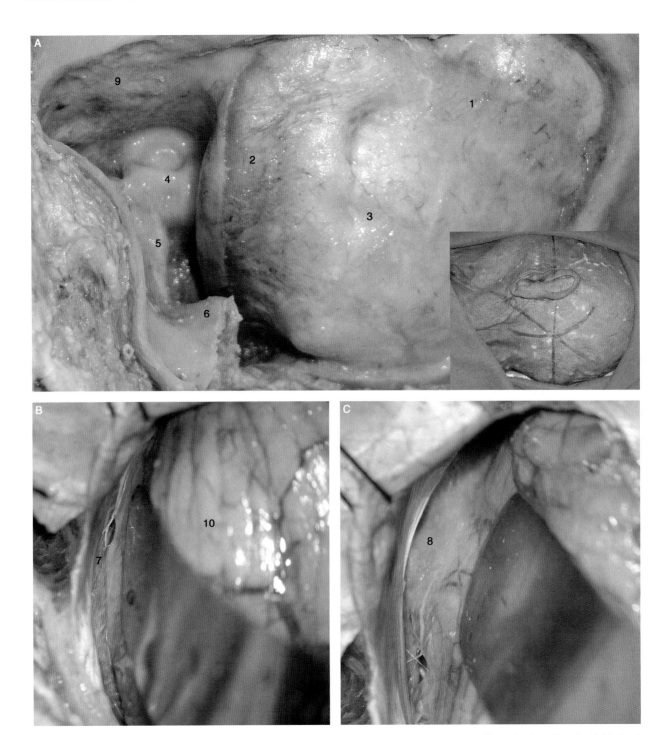

图 12-38　A. 乙状窦后-迷路后联合径路。插图显示的为头皮切口。**B.** 牵开小脑下缘,释放枕大池脑脊液。**C.** 牵开小脑岩面,暴露小脑脑桥池

先行扩大的乳突切除术,磨除颅中窝脑板 1～2cm。切除颅后窝脑板仅需到达乙状窦后缘即可。磨除乳突内所有气房,轮廓化半规管,不应将半规管过分磨薄以免损伤听力。然后在乙状窦后方游离枕骨鳞部的骨瓣

1. 横窦 transverse sinus;2. 乙状窦 sigmoid sinus;3. 颅后窝硬脑膜 posterior fossa dura;4. 半规管 semicircular canals;5. 面神经乳突段 mastoid segment of the facial nerve;6. 二腹肌嵴 digastric ridge;7. 枕大池 cisterna magna;8. 小脑脑桥池 cerebellopontine cistern;9. 颅中窝脑板 middle fossa plate;10. 小脑 cerebellum

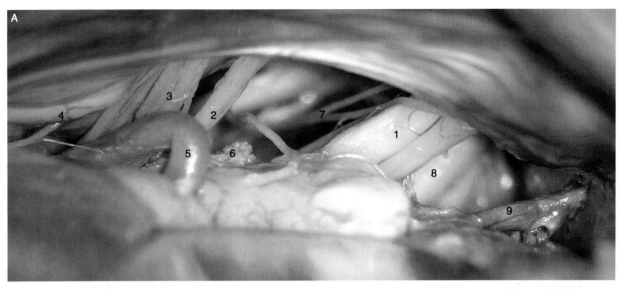

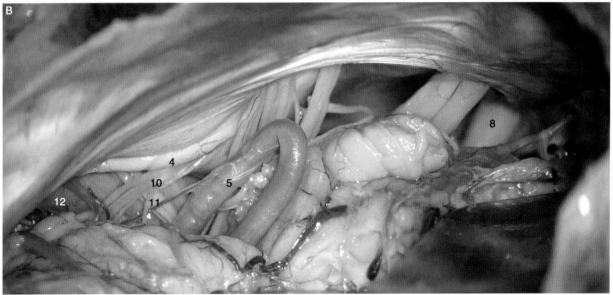

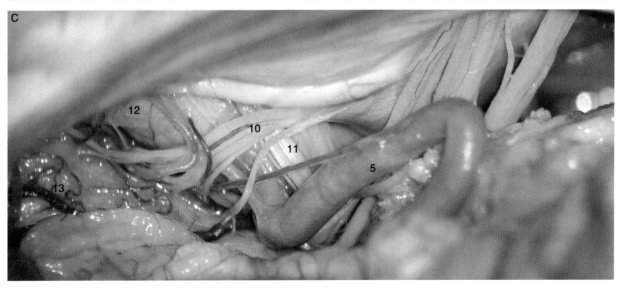

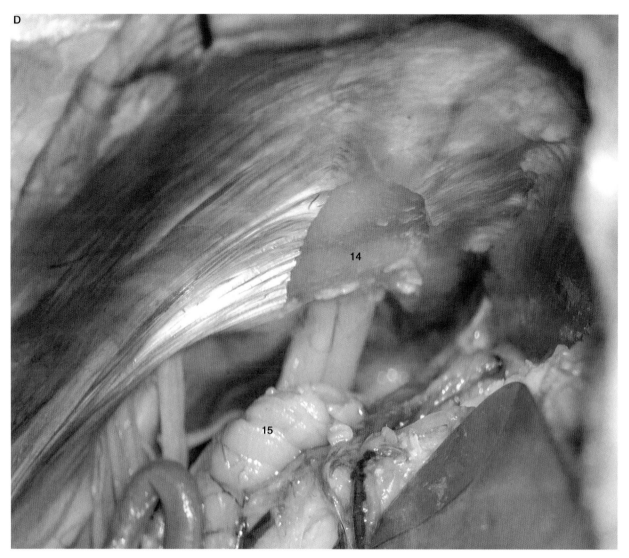

图 12-39 **A.** 打开蛛网膜池，暴露面听神经和后组脑神经。弓状下动脉绕过面听束的后方，在内耳道外上方可见弓状下动脉进入弓状下窝。**B.** 进一步牵开小脑岩面，更加清楚地暴露下方的椎动脉和小脑后下动脉。**C.** 牵开小脑岩面下部，观察小脑后下动脉自椎动脉发出的起始处，以及小脑后下动脉与后组脑神经根丝之间的复杂的位置关系。**D.** 去除内耳道后壁上的硬脑膜，准备磨除内耳道后壁

1. 面听束 acousticofacial bundle；2. 舌咽神经 glossopharyngeal nerve；3. 迷走神经根丝 vagus rootlets；4. 副神经脊髓根 spinal root of accessory nerve；5. 小脑后下动脉 posteroinferior cerebellar artery（PICA）；6. 脉络丛 choroid plexus；7. 弓状下动脉 subarcuate artery；8. 三叉神经 trigeminal nerve；9. 岩上静脉 superior petrosal vein；10. 副神经颅根 cranial rootlets of accessory nerve；11. 舌下神经根丝 hypoglossal rootlets；12. 椎动脉 vertebral artery；13. 延髓 medulla oblongata；14. 内耳道后壁 posterior wall of internal acoustic meatus；15. 绒球 flocculus

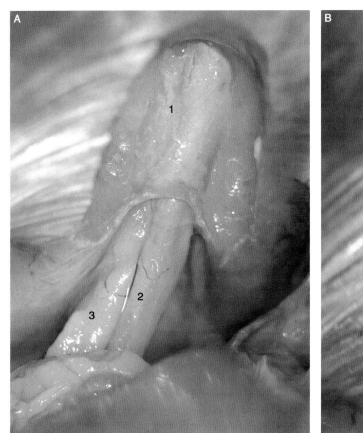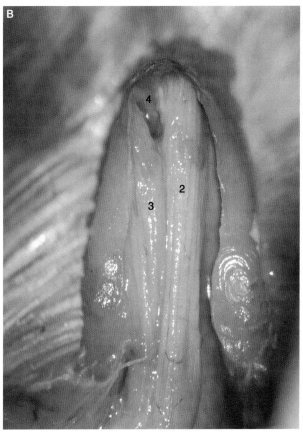

图 12-40　A. 磨除内耳道后壁暴露出内耳道附着于内壁上的硬脑膜。**B.** 打开附着于内耳道壁上的硬脑膜。暴露将内耳道底分为上、下两个象限的横嵴。前庭上神经和面神经位于横嵴上方，而前庭下神经和蜗神经位于横嵴下方

1. 内耳道壁硬膜 dura lining the meatus；2. 前庭上神经 superior vestibular nerve；3. 前庭下神经 inferior vestibular nerve；4. 横嵴 transverse crest

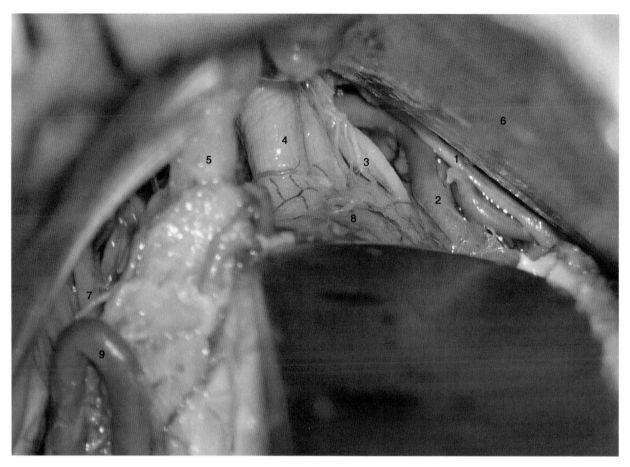

图 12-41 牵开上外侧面的小脑,暴露小脑幕切迹附近的滑车神经和小脑上动脉。在其下方可见三叉神经感觉根和运动根

1. 滑车神经 trochlear nerve;2. 小脑上动脉 superior cerebellar artery;3. 三叉神经运动根 motor rootlets of trigeminal nerve;4. 三叉神经感觉根 sensory root of trigeminal nerve;5. 面听束 acousticofacial bundle;6. 小脑幕 tentorium;7. 舌咽神经 glossopharyngeal nerve;8. 脑桥 pons;9. 小脑后下动脉 posteroinferior cerebellar artery(PICA)

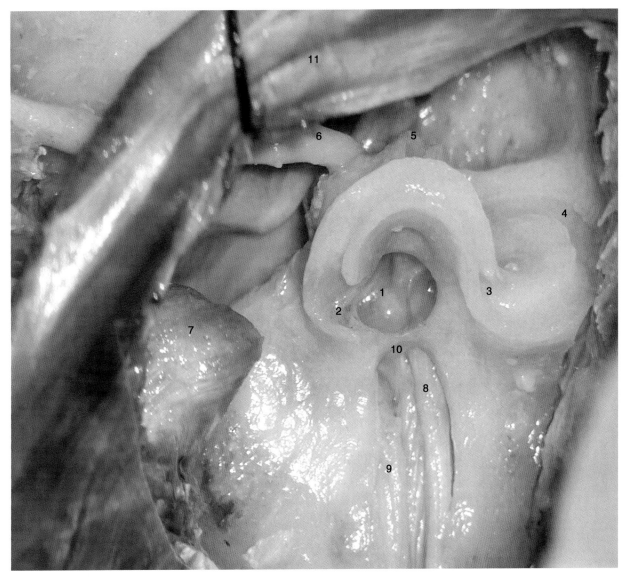

图 12-42　在磨除了内耳道后壁后,进一步磨除周围骨质,以确定前庭、半规管和内耳道底之间的位置关系。图中已暴露出后半规管壶腹和总脚的位置。注意到颈静脉球与内耳道之间的关系

1. 前庭 vestibule;2. 后半规管壶腹 ampulla of posterior semicircular canal;3. 总脚 common crus;4. 前半规管 anterior semicircular canal;5. 外半规管 lateral semicircular canal;6. 面神经乳突段 mastoid segment of the facial nerve;7. 颈静脉球 jugular bulb;8. 前庭上神经 superior vestibular nerve;9. 前庭下神经 inferior vestibular nerve;10. 横嵴 transverse crest;11. 乙状窦 sigmoid sinus

267

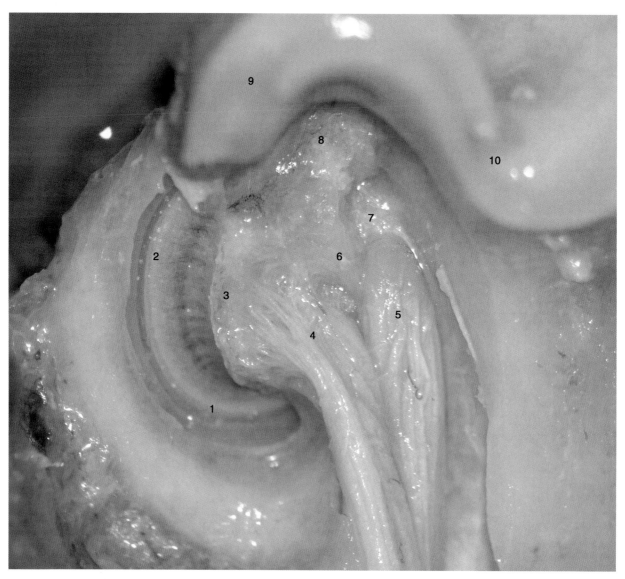

图 12-43 磨除后半规管壶腹,去除前庭上、下神经,暴露出耳蜗基底转。可见蜗神经纤维穿经蜗轴支配耳蜗。可见垂直嵴(**Bill bar**)将内耳道底的上象限分为前后两个部分,面神经位于前庭上神经的前方

1. 耳蜗基底转 cochlea basal turn;2. 骨螺旋板 osseous spiral lamina;3. 蜗轴 modiolus;4. 蜗神经 cochlear nerve;5. 面神经内耳道段 meatal segment of the facial nerve;6. 横嵴 transverse crest;7. 垂直嵴(Bill 嵴) vertical crest(Bill's bar);8. 前庭 vestibule;9. 后半规管 posterior semicircular canal;10. 总脚 common crus

第十三章　颈静脉孔区解剖

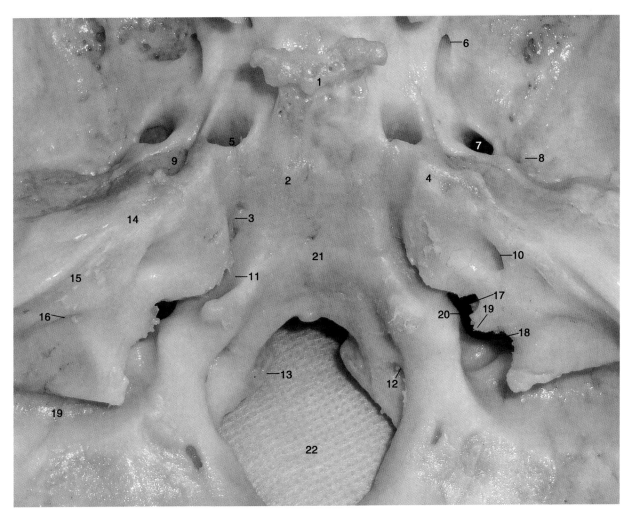

图 13-1　颈静脉孔颅内面周围骨性结构关系上面观

颈静脉孔位于颞骨和枕骨之间,右侧颈静脉孔通常大于左侧。颈静脉孔处于乙状窦和岩下窦之间,可被视为颞骨和枕骨之间的一个裂孔。乙状窦沟沿乳突表面下降,跨过枕乳缝,在此丁枕骨颈静脉突的上面转向前方,经颞骨岩部后份的下方进入颈静脉孔。颈静脉孔有较大的后外侧的乙状部,有乙状窦注入;较小的前内侧的岩部,有岩下窦注入;两部分之间由枕骨和颞骨的颈内突分开。舌咽神经、迷走神经和副神经穿经乙状部和岩部之间的颈静脉孔中间部。蜗导水管的开口恰位于岩部前缘的上方,前庭导水管开口于内淋巴囊,后者位于颈静脉孔乙状部外上方的颞骨后面

1. 鞍背 dorsum sellae;2. 蝶骨斜坡软骨结合部 sphenoclival synchondrosis;3. 岩斜裂 petroclival fissure;4. 岩骨尖 petrous apex;5. 破裂孔 foramen lacerum;6. 圆孔 foramen rotundum;7. 卵圆孔 foramen ovale;8. 棘孔 foramen spinosum;9. 三叉神经压迹 trigeminal impression;10. 内耳道 internal acoustic meatus;11. 岩下窦沟 groove for inferior petrosal sinus;12. 舌下神经管 hypoglossal canal;13. 枕髁 occipital condyle;14. 岩骨嵴 petrous ridge;15. 岩上窦沟 groove for superior petrosal sinus;16. 前庭水管外口 external opening of vestibular aqueduct;17. 颈静脉孔中间部 intrajugular part of jugular foramen;18. 颈静脉孔乙状部 sigmoid part of jugular foramen;19. 颞突 temporal intrajugular process;20. 枕突 occipital intrajugular process;21. 斜坡 clivus;22. 枕骨大孔 foramen magnum

269

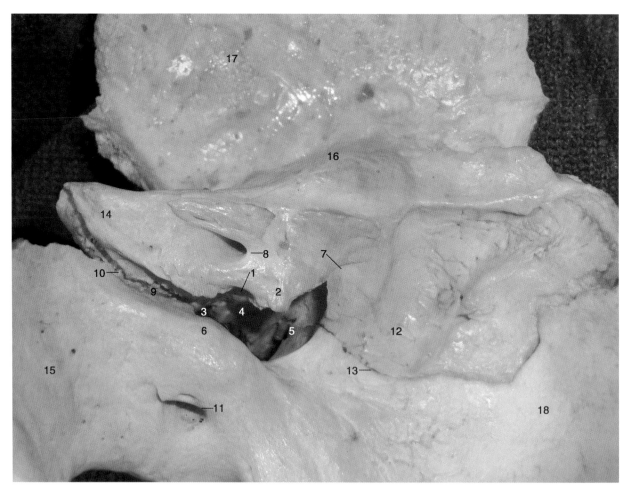

图 13-2　右侧骨性颈静脉孔内口解剖

骨性的颈静脉孔内口似鸟状,鸟嘴部相当于岩部,头部相当于中间部,腹部和尾部相当于乙状部,细长的两端分别为与海绵窦相连的岩下窦和与横窦相续的乙状窦。内耳道、颈静脉孔中间部和舌下神经管内口自上而下排列,三者近乎在一条直线上,直线的底为枕髁。前庭水管外口位于颈静脉孔后上方,前庭导水管开口于此处的颅后窝两层硬膜之间,是内耳内淋巴向乙状窦的引流

颈静脉孔内结构包括颞突、枕突、锥形窝和颈静脉窝。颞突是构成颈静脉孔前外侧壁的颞骨伸向孔内的骨性突起,较为恒定,锐利,尖端指向孔的后内侧壁,是颈静脉孔前外侧壁静脉部和舌咽神经之间的分隔。枕突是构成颈静脉孔后内侧壁的枕骨伸向孔内的骨性突起,较颞突圆钝,其两侧的凹陷分别有舌咽神经和迷走神经、副神经通过。锥形窝沿颈静脉孔的内侧缘,颞突的内侧面向孔内延伸一骨嵴,称为颈内嵴。嵴的尖端略指向内侧,在颈静脉孔的前壁颞突的内侧形成一三角形的隐窝,称为锥形窝,容纳蜗导水管开口。嵴的内侧面形成浅沟,称为舌咽神经沟,舌咽神经在蜗导水管开口处下方进入此窝穿行于内。在经迷路入路中,蜗导水管是辨认内耳道下界的重要标志,过度磨除该结构会损伤紧邻其下方的舌咽神经

1. 锥形窝 pyramidal fossa;2. 颞突 temporal intrajugular process;3. 颈静脉孔岩部 petrosal part of jugular foramen;4. 颈静脉孔中间部 intrajugular part of jugular foramen;5. 颈静脉孔乙状部 sigmoid part of jugular foramen;6. 枕突 occipital intrajugular process;7. 前庭水管外口 external opening of vestibular aqueduct;8. 内耳道 internal acoustic meatus;9. 岩下窦沟 groove for inferior petrosal sinus;10. 岩斜裂 petroclival fissure;11. 舌下神经管 hypoglossal canal;12. 乙状窦沟 sigmoid sulcus;13. 枕乳缝 occipitomastoid suture;14. 岩骨尖 petrous apex;15. 斜坡 clivus;16. 弓状隆起 arcuate eminence;17. 颞骨鳞部 squamosal part of temporal bone;18. 枕骨鳞部 squamosal part of occipital bone

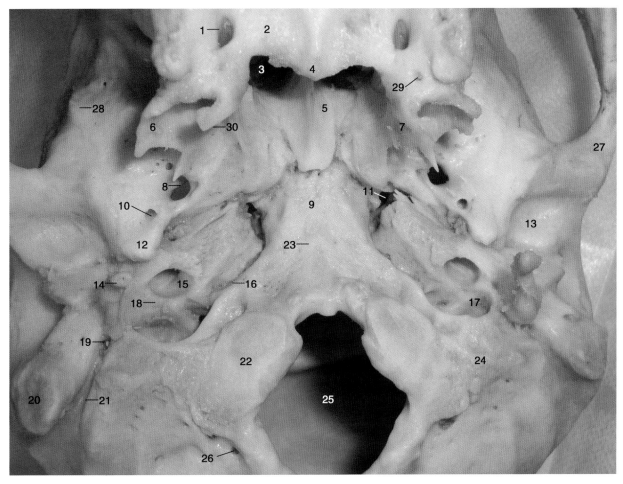

图 13-3 颈静脉孔外口周围解剖关系下面观

颈静脉球所处的颈静脉窝位于岩部的下表面。颈动脉管外口位于颈静脉孔内侧半的正前方,茎乳孔位于颈静脉孔的外侧,枕髁的前半位于颈静脉孔的内侧。有头后外直肌附着的枕骨颈静脉突恰好位于颈静脉孔的正后方。颞骨鳞部构成了颅中窝底的后部和颅中窝的外侧壁及容纳有下颌骨髁的下颌窝还有颧弓的后部。颞骨鼓部构成了外耳道的前、下和部分后壁,鼓室的底和邻近的咽鼓管的骨性部分及下颌窝的后壁。乳突部包括乳突气房和鼓窦。岩部容纳有听觉及前庭迷路、颈动脉管、面神经管和内耳道。颈动脉管外口开口于颈静脉孔的前方。茎乳孔开口于二腹肌沟的前缘和茎突之间。茎突在鼓部后方向下突出,有三条茎突肌附着其上

1. 腭大孔 greater palatine foramen;2. 腭骨水平板 horizontal plate of palatine bone;3. 鼻后孔 posterior nasal aperture(choana);4. 鼻后棘 posterior nasal spine;5. 犁骨 vomer;6. 翼突外侧板 lateral pterygoid plate;7. 翼突内侧板 medial pterygoid plate;8. 卵圆孔 foramen ovale;9. 斜坡 clivus;10. 棘孔 foramen spinosum;11. 破裂孔 foramen lacerum;12. 蝶骨棘 spine of sphenoid bone;13. 下颌窝 mandibular fossa(glenoid fossa);14. 茎突 styloid process;15. 颈动脉管 carotid canal;16. 岩斜裂 petroclival fissure;17. 颈静脉窝 jugular fossa;18. 颈动脉嵴 carotid ridge;19. 茎乳孔 stylomastoid foramen;20. 乳突 mastoid process;21. 二腹肌沟 digastric groove;22. 枕髁 occipital condyle;23. 咽结节 pharyngeal tubercle;24. 枕骨颈静脉突 jugular process of the occipital bone;25. 枕骨大孔 foramen magnum;26. 髁导静脉孔 condylar emissary vein foramen;27. 颞骨颧突 zygomatic process;28. 颞下嵴 infratemporal crest;29. 腭小孔 lesser palatine foramen;30. 翼突钩 pterygoid hamulus

271

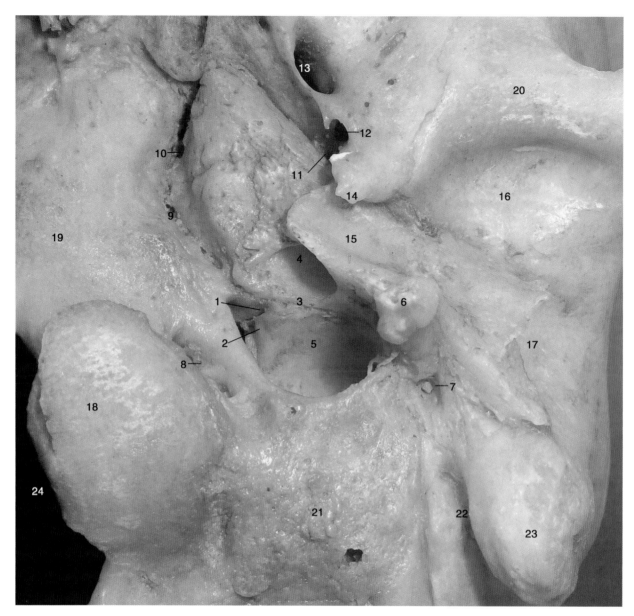

图 13-4　左侧骨性颈静脉孔外口解剖关系局部放大观

颈静脉孔外口呈烧瓶状,位于颈动脉管外口的后方,茎突的内侧,舌下神经管外口和枕髁前半的外侧。枕髁位于枕骨大孔的前外侧缘,颈静脉孔的内侧下方,尾部较前端更靠外,与寰椎的侧块形成寰枕关节。枕骨颈静脉突是头后外直肌的附着点,此肌肉是从后方暴露颈静脉孔的重要解剖标志。颈动脉管外口位于颈静脉孔的前方,二者以颞骨形成的颈动脉嵴相分隔,嵴的内侧形成锥形窝,有蜗导水管开口。茎突是颅底侧方的另一重要解剖标志,起于鼓骨鞘突,向下延伸,位于颈静脉孔的外侧缘。二腹肌沟从茎突开始沿乳突的内缘向后

1. 锥形窝 pyramidal fossa;2. 颈内嵴 intrajugular ridge;3. 颈动脉嵴 carotid ridge;4. 颈动脉管 carotid canal;5. 颈静脉窝 jugular fossa;6. 茎突 styloid process;7. 茎乳孔 stylomastoid foramen;8. 舌下神经管 hypoglossal canal;9. 岩下窦沟 groove for inferior petrosal sinus;10. 岩斜裂 petroclival fissure;11. 咽鼓管开口 opening of eustachian tube;12. 棘孔 foramen spinosum;13. 卵圆孔 foramen ovale;14. 蝶骨棘 spine of sphenoid bone;15. 颞骨鼓部 tympanic part;16. 下颌窝 mandibular fossa(glenoid fossa);17. 外耳道 external auditory canal;18. 枕髁 occipital condyle;19. 斜坡 clivus;20. 颧骨前结节 anterior zygomatic tubercle;21. 枕骨颈静脉突 jugular process of the occipital bone;22. 二腹肌沟 digastric groove;23. 乳突 mastoid process;24. 枕骨大孔 foramen magnum

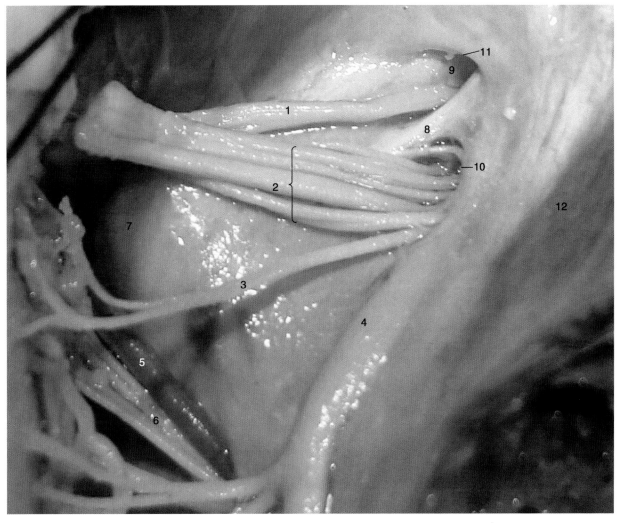

图 13-5　颈静脉孔内口周围硬膜结构

在手术或解剖过程中所暴露的完整颈静脉孔的颅内面呈漏斗状,仅为颈静脉孔的神经部,其周围硬膜向内凹陷分别形成上方的舌咽通道和下方的迷走通道。舌咽通道有舌咽神经根丝进入,小而深,迷走通道浅而大,成卵圆形,面积通常为舌咽通道的两倍,有迷走神经和副神经穿过。颈静脉孔上缘有唇样硬膜突起,以骨缘和纤维为支架,表面覆盖硬膜而成,舌咽通道较为明显

在颈静脉孔神经部,舌咽神经和迷走神经之间存在一硬膜间隔。在脑池中舌咽神经经常与迷走神经的小根之间相互粘着容易混淆,然而,在颈静脉孔的顶壁上,总会有一硬膜分隔位于二者之间。舌咽神经硬膜皱襞位于舌咽神经进入舌咽通道的入口处上方。副神经进入迷走通道的下部。颈静脉孔是舌咽神经、迷走神经和副神经穿出颅腔的共同通道,因此,当颈静脉孔区出现病变时,常常累及这三条神经,使其功能受损,出现所谓的"颈静脉孔综合征"

1. 舌咽神经 glossopharyngeal nerve;2. 迷走神经 vagus nerve;3. 副神经颅根 cranial rootlets of accessory nerve;4. 副神经脊髓根 spinal root of accessory nerve;5. 岩下静脉 inferior petrosal vein;6. 舌下神经 hypoglossal nerve;7. 颈静脉结节 jugular tubercle;8. 硬膜分隔 dural septum;9. 舌咽神经通道 glossopharyngeal meatus;10. 迷走神经通道 vagal meatus;11. 舌咽神经硬膜皱襞 glossopharyngeal dural fold;12. 颈静脉孔乙状部 sigmoid part of jugular foramen

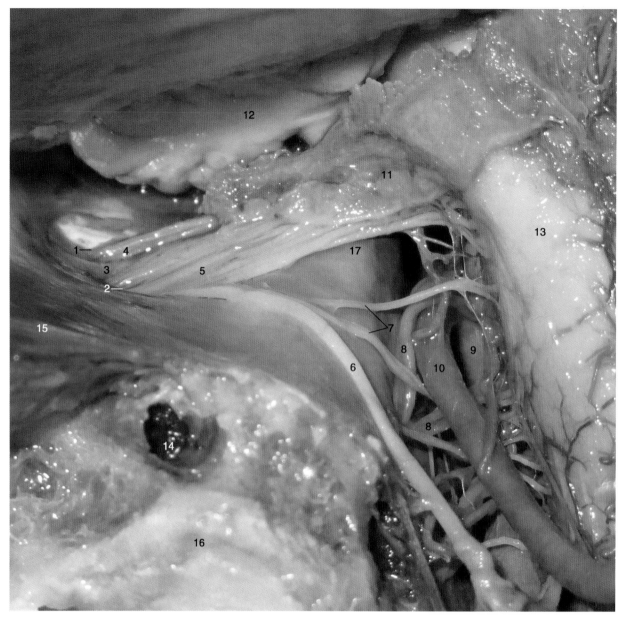

图 13-6　另一尸头颈静脉孔内口周围硬膜关系。图中可见髁后导静脉向前与颈静脉球相交通。椎动脉颅内段位于舌下神经根丝的腹侧面,其发出的 **PICA** 则穿行于舌下神经根丝之间,部分位于其腹侧,部分位于其背侧面。第四脑室脉络丛遮盖了位于其腹侧的舌咽神经和迷走神经与脑干的结合处

　　1. 舌咽神经通道 glossopharyngeal meatus;2. 迷走神经通道 vagal meatus;3. 硬膜分隔 dural septum;4. 舌咽神经 glossopharyngeal nerve;5. 迷走神经 vagus nerve;6. 副神经脊髓根 spinal root of accessory nerve;7. 副神经颅根 cranial rootlets of accessory nerve;8. 舌下神经 hypoglossal nerve;9. 椎动脉 vertebral artery;10. 小脑后下动脉 posteroinferior cerebellar artery(PICA);11. 脉络丛 choroid plexus;12. 绒球 flocculus;13. 延髓 medulla oblongata;14. 髁导静脉 condylar emissary vein;15. 乙状窦 sigmoid sinus;16. 枕髁 occipital condylar process;17. 颈静脉结节 jugular tubercle

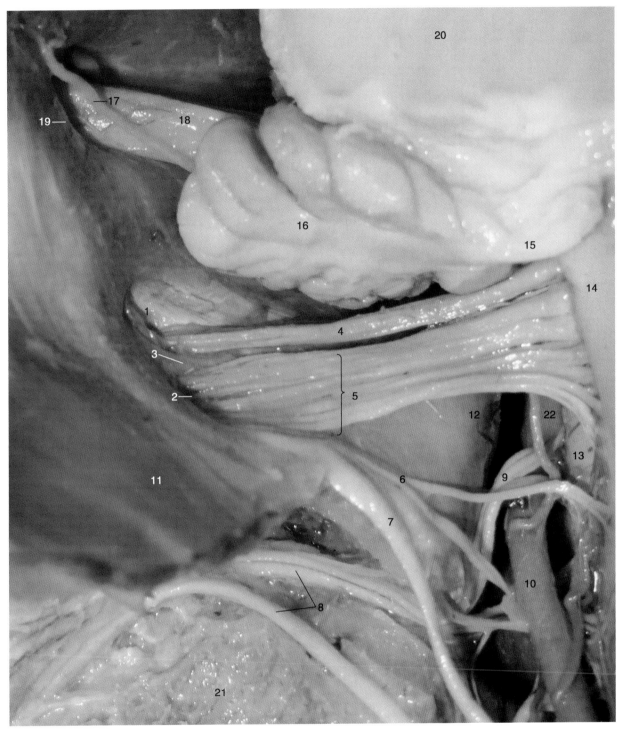

图 13-7　磨除部分枕髁,暴露出舌下神经在舌下神经管内的走行,显示颈静脉孔与周围结构间的关系
　1. 舌咽神经通道 glossopharyngeal meatus;2. 迷走神经通道 vagal meatus;3. 硬膜分隔 dural septum;4. 舌咽神经 glossopharyngeal nerve;5. 迷走神经 vagus nerve;6. 副神经颅根 cranial rootlets of accessory nerve;7. 副神经脊髓根 spinal root of accessory nerve;8. 舌下神经管 hypoglossal canal;9. 舌下神经 hypoglossal nerve;10. 小脑后下动脉 posteroinferior cerebellar artery(PICA);11. 乙状窦 sigmoid sinus;12. 颈静脉结节 jugular tubercle;13. 橄榄 olive;14. 延髓 medulla oblongata;15. 绒球脚 peduncle of flocculus;16. 绒球 flocculus;17. 弓状下动脉 subarcuate artery;18. 面听束 acousticofacial bundle;19. 内耳道 internal acoustic meatus;20. 小脑中脚 middle cerebellar peduncle;21. 枕髁 occipital condylar process;22. 椎动脉 vertebral artery

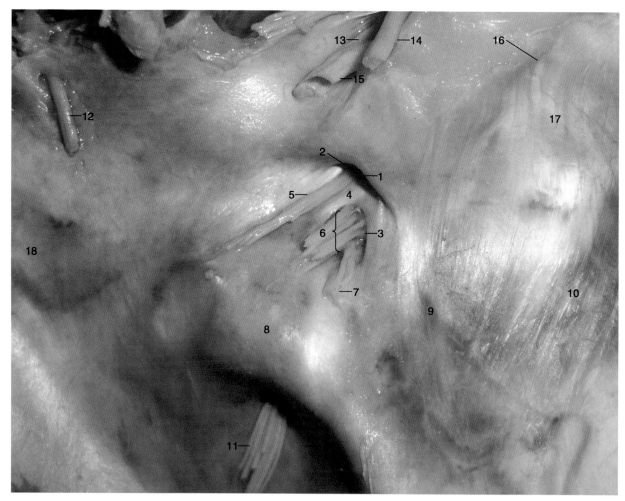

图 13-8　另一尸头标本,已去除颅内脑组织,在面神经和前庭蜗神经的下方暴露右侧颈静脉孔周围的硬膜

在颈静脉孔的顶部,舌咽神经和迷走神经之间存在一硬膜分隔。在脑池中舌咽神经经常与迷走神经的小根之间相互粘着容易混淆,然而,在颈静脉孔的顶壁上,总会有一硬膜分隔位于二者之间。舌咽神经硬膜皱襞位于舌咽神经进入舌咽通道的入口处上方。迷走神经在颈静脉孔的顶壁进入比舌咽通道宽阔,但没那么深的迷走通道中。在迷走通道的上缘和外侧缘也存在一硬膜皱襞。副神经进入迷走通道的下部。内耳道、颈静脉孔中间部和舌下神经管内口自上而下排列,三者近乎在一条直线上,直线的底为枕髁。透过硬膜,可见到发蓝的颈静脉孔乙状部,乙状窦位于中间部的后下方。在颈静脉孔的前方,展神经穿斜坡部硬脑膜进入 Dorello 管处,至海绵窦后壁

1. 舌咽神经硬膜皱襞 glossopharyngeal dural fold;2. 舌咽神经通道 glossopharyngeal meatus;3. 迷走神经通道 vagal meatus;4. 硬膜分隔 dural septum;5. 舌咽神经 glossopharyngeal nerve;6. 迷走神经 vagus nerve;7. 副神经 accessory nerve;8. 颈静脉结节 jugular tubercle;9. 颈静脉孔乙状部 sigmoid part of jugular foramen;10. 乙状窦 sigmoid sinus;11. 舌下神经 hypoglossal nerve;12. 展神经 abducent nerve;13. 蜗神经 cochlear nerve;14. 前庭上神经 superior vestibular nerve;15. 前庭下神经 inferior vestibular nerve;16. 前庭水管外口 external opening of vestibular aqueduct;17. 内淋巴囊 endolymphatic sac;18. 斜坡 clivus

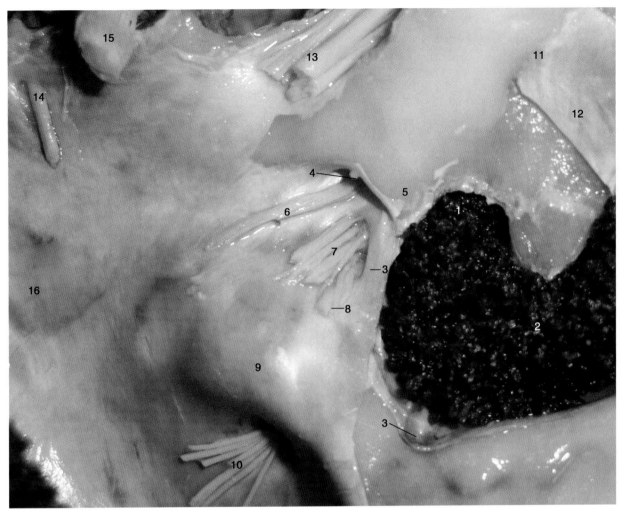

图 13-9　右侧乙状窦的上壁及其周围的颅后窝硬膜已去除,暴露出颈静脉孔的乙状部,保留出前庭导水管外口的内淋巴囊

舌咽神经、迷走神经和副神经暴露于颈静脉孔的顶部。颈静脉孔由乙状部、岩部和中间部三部分组成。乙状窦下行并向前进入颈静脉孔的乙状部。舌咽神经、迷走神经和副神经经过乙状部和岩部之间的颈静脉孔中间部出颅。于颈静脉孔的前缘可见颞突对中间部和乙状部之间的分隔。前庭导水管外口位于颈静脉孔的上外侧

1. 颈静脉球 jugular bulb;2. 乙状窦 sigmoid sinus;3. 髁导静脉开口 opening of condylar emissary vein;4. 舌咽神经通道 glossopharyngeal meatus;5. 颞突 temporal intrajugular process;6. 舌咽神经 glossopharyngeal nerve;7. 迷走神经 vagus nerve;8. 副神经 accessory nerve;9. 颈静脉结节 jugular tubercle;10. 舌下神经 hypoglossal nerve;11. 前庭水管外口 external opening of vestibular aqueduct;12. 内淋巴囊 endolymphatic sac;13. 面听束 acousticofacial bundle;14. 展神经 abducent nerve;15. 三叉神经 trigeminal nerve;16. 斜坡 clivus

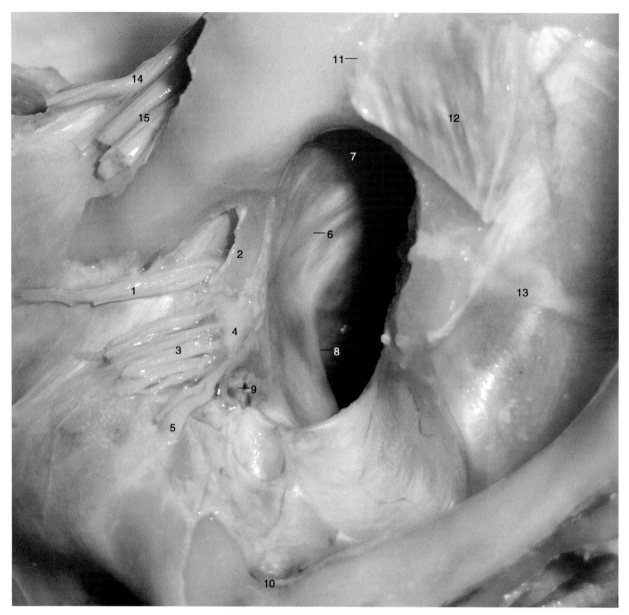

图 13-10 为了进一步观察颈静脉孔内部结构,去除颈静脉球和乙状窦内静脉血,可见形成乙状窦管壁的硬膜实际上延续至颈静脉孔内,神经和静脉血流之间的分隔仅为颈静脉球管壁硬膜。于颈静脉球的前壁隐约可见由迷走上神经节发出的 **Arnoid** 神经

将颞突部分磨除,暴露锥形切迹及其外板。舌咽神经位于锥形切迹内,而迷走神经和副神经进入颈静脉孔后,二者很难区分,融合形成的膨大的神经节则位于锥形切迹骨板的下方。岩下窦引流入颈静脉孔。咽升动脉进入颈静脉孔,供应颈静脉孔周围的颅后窝硬膜

1. 舌咽神经 glossopharyngeal nerve;2. 颈内嵴 intrajugular ridge;3. 迷走神经 vagus nerve;4. 迷走上神经节 superior ganglion of vagus nerve;5. 副神经 accessory nerve;6. 迷走神经耳支 Arnoid's nerve;7. 颈静脉穹顶 dome of jugular bulb;8. 岩下窦开口 opening of inferior petrosal sinus;9. 咽升动脉 ascending pharyngeal artery;10. 髁导静脉开口 opening of condylar emissary vein;11. 前庭水管外口 external opening of vestibular aqueduct;12. 内淋巴囊 endolymphatic sac;13. 乙状窦 sigmoid sinus;14. 面神经 facial nerve;15. 前庭蜗神经 vestibulocochlear nerve

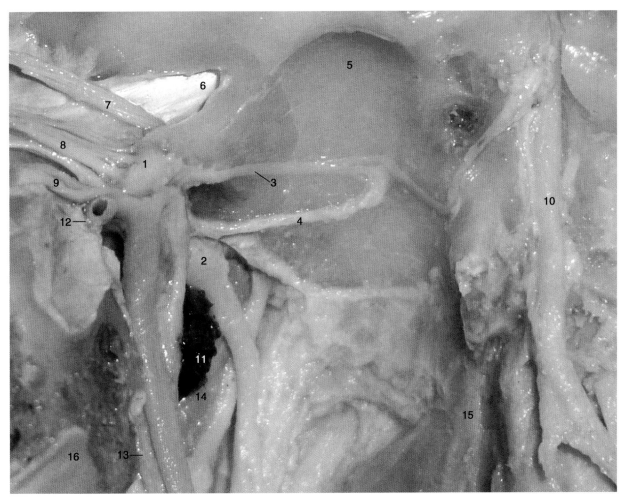

图 13-11　于茎突后方水平冠状位切除颈静脉孔后壁,去除颈静脉孔前壁的硬膜,进一步观察颈静脉孔前壁的结构。显露舌咽神经、迷走神经及其分支和岩下窦的引流

舌咽神经穿行颈静脉孔的过程中依次形成上、下神经节。上神经节位于颈内嵴内侧面的舌咽神经沟内,是一模糊的膨大,没有分支。下神经节位于上神经节下方数毫米,并发出鼓室神经,即 Jackobson 神经。Jackobson 神经起自锥形切迹下缘舌咽神经下神经节,同样位于颈静脉孔前壁硬膜的外面,斜行向上进入鼓室,接受颈上交感神经节纤维并与迷走神经耳支和上神经节相联系形成鼓室丛,由该丛发出分支分布于鼓室、乳突气房和咽鼓管的黏膜。其终末支沿鼓岬沟重新汇合形成岩小神经。岩小神经沿颅中窝底前缘,平行于岩大神经,携副交感神经纤维进入耳神经节换元,到达腮腺,控制其分泌。在颞骨穿行过程中鼓室神经有节细胞形成膨大,是颈静脉球瘤好发部位。Arnoid 神经(迷走神经耳支)自锥形切迹骨板的下方起自迷走上神经节,紧贴颈静脉孔穹顶的前壁,横行向外到达颈静脉窝外侧壁,经乳突小管升向面神经垂直段,并汇入面神经。迷走神经耳支有数个类似于舌咽神经鼓室支的膨大,也是球瘤的起源。下神经节为迷走神经在颈静脉孔外口下缘的增粗,咽支起自下神经节的下端

1. 迷走上神经节 superior ganglion of vagus nerve;2. 舌咽神经下神经节 inferior ganglion of glossopharyngeal nerve;3. 迷走神经耳支 Arnoid's nerve;4. 舌咽神经鼓室支 Jackobson's nerve;5. 颈静脉穹顶 dome of jugular bulb;6. 蜗导水管开口 opening of cochlear aqueduct;7. 舌咽神经 glossopharyngeal nerve;8. 迷走神经 vagus nerve;9. 副神经 accessory nerve;10. 面神经乳突段 mastoid segment of the facial nerve;11. 岩下窦开口 opening of inferior petrosal sinus;12. 咽升动脉 ascending pharyngeal artery;13. 迷走下神经节 inferior ganglion of vagus nerve;14. 颈内动脉 internal carotid artery;15. 茎突 styloid process;16. 枕髁 occipital condylar process

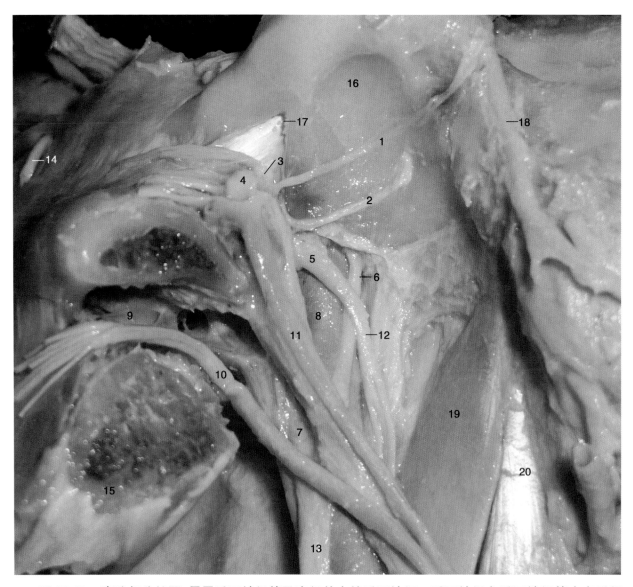

图 13-12 磨除部分枕髁,暴露舌下神经管及穿行其中的舌下神经。舌下神经自舌下神经管穿出后行于副神经的内侧。暴露出颈内动脉及伴行的交感神经

1. 迷走神经耳支 Arnoid's nerve;2. 舌咽神经鼓室支 Jackobson's nerve;3. 舌咽神经上神经节 superior ganglion of glossopharyngeal nerve;4. 迷走上神经节 superior ganglion of vagus nerve;5. 舌咽神经下神经节 inferior ganglion of glossopharyngeal nerve;6. 交感干 sympathetic trunk;7. 迷走下神经节 inferior ganglion of vagus nerve;8. 颈内动脉 internal carotid artery;9. 舌下神经管 hypoglossal canal;10. 舌下神经 hypoglossal nerve;11. 副神经 accessory nerve;12. 舌咽神经 glossopharyngeal nerve;13. 迷走神经 vagus nerve;14. 展神经 abducent nerve;15. 枕髁 occipital condylar process;16. 颈静脉穹顶 dome of jugular bulb;17. 蜗导水管开口 opening of cochlear aqueduct;18. 面神经乳突段 mastoid segment of the facial nerve;19. 茎突咽肌 stylopharyngeus;20. 茎突舌骨肌 stylohyoid muscle

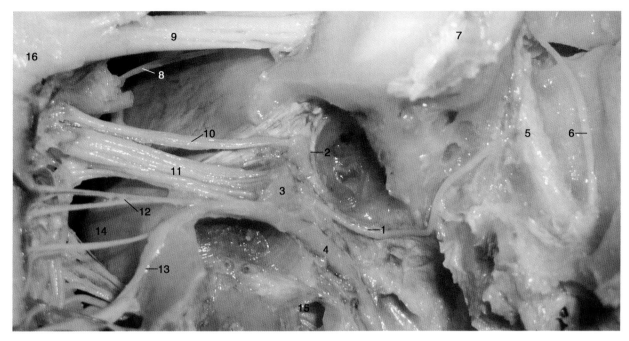

图 13-13　另一右侧尸头标本,暴露出颈静脉孔前壁结构

1. 迷走神经耳支 Arnoid's nerve;2. 舌咽神经上神经节 superior ganglion of glossopharyngeal nerve;3. 迷走上神经节 superior ganglion of vagus nerve;4. 副神经 accessory nerve;5. 面神经乳突段 mastoid segment of the facial nerve;6. 鼓索 chorda tympani;7. 前庭水管外口 external opening of vestibular aqueduct;8. 迷路动脉 labyrinthine artery;9. 面听束 acousticofacial bundle;10. 舌咽神经 glossopharyngeal nerve;11. 迷走神经 vagus nerve;12. 副神经颅根 cranial rootlets of accessory nerve;13. 副神经脊髓根 spinal root of accessory nerve;14. 颈静脉结节 jugular tubercle;15. 髁导静脉 condylar emissary vein;16. 蜗神经背侧核 dorsal cochlear nucleus

281

第十四章　颞下窝入路 A 型

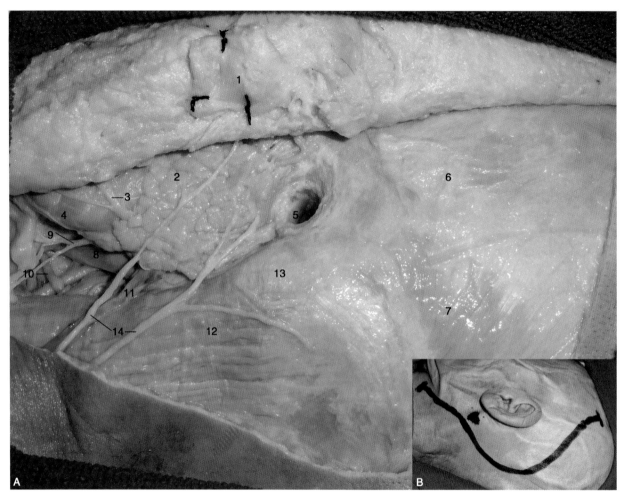

图 14-1　**A.** 左侧尸头,向前方掀开耳后皮瓣,横断外耳道,并将外耳道进行盲袋封闭。**B.** 手术皮肤切口,取耳后皮肤 C 形切口并向下延伸至颈部

颞下窝入路 A 型的目的是通过颞骨次全切除术和面神经向前移位来暴露颈静脉孔区、迷路下区以及岩尖部,岩部颈内动脉垂直段以及颈内动脉和颈内静脉间隙上部的病变。适用于颈静脉孔区的肿瘤,主要为 C 型和 D 型颈静脉球体瘤,从侧方为暴露肿瘤提供了一条没有障碍的通道。在从侧方到达颈静脉孔区域时,妨碍到达低位颅底的结构分别是面神经、茎突、二腹肌后腹、颈内动脉和颈内静脉。本入路关键在于将面神经前移以使得病变区域更易于操作,除面神经之外需要去除的还包括颞骨鼓部,二腹肌和茎突。在这些结构切除后即可无障碍到达该区域病变

1. 骨膜瓣 periosteal flap;2. 腮腺 parotid gland;3. 面神经下颌缘支 marginal mandibular branches of facial nerve;4. 下颌角 angle of mandible;5. 外耳道 external auditory canal;6. 颞肌 temporalis muscle;7. 枕额肌枕腹 occipital belly of occipitofrontalis;8. 二腹肌后腹 posterior belly of digastric muscle;9. 面神经颈支 cervical branches of facial nerve;10. 舌下神经 hypoglossal nerve;11. 颈外静脉 external jugular vein;12. 胸锁乳突肌 sternocleidomastoid muscle;13. 乳突 mastoid process;14. 耳大神经 greater auricular nerve

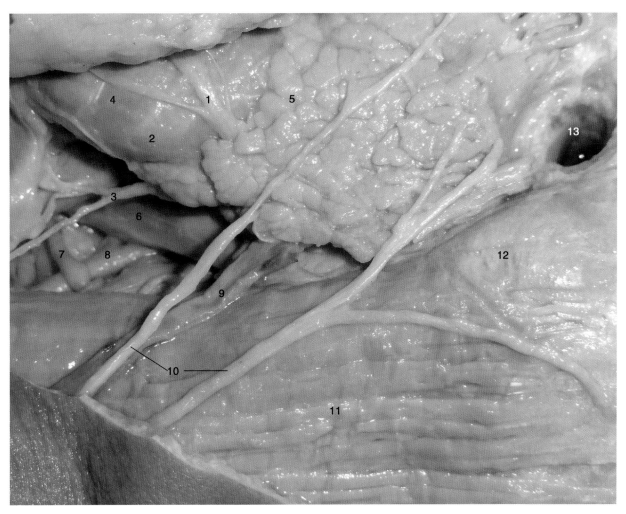

图 14-2 局部放大观。在下颌骨后缘与胸锁乳突肌前缘之间的咽旁间隙中辨认二腹肌后腹,颈外动脉和舌下神经。舌下神经勾绕颈外动脉后缘,然后向前方走行。耳大神经行于胸锁乳突肌表面至腮腺和耳前区

1. 面神经下颌缘支 marginal mandibular branches of facial nerve;2. 下颌角 angle of mandible;3. 面神经颈支 cervical branches of facial nerve;4. 咬肌 masseter muscle;5. 腮腺 parotid gland;6. 二腹肌后腹 posterior belly of digastric muscle;7. 舌下神经 hypoglossal nerve;8. 颈外动脉 external carotid artery;9. 颈外静脉 external jugular vein;10. 耳大神经 greater auricular nerve;11. 胸锁乳突肌 sternocleidomastoid muscle;12. 乳突 mastoid process;13. 外耳道 external auditory canal

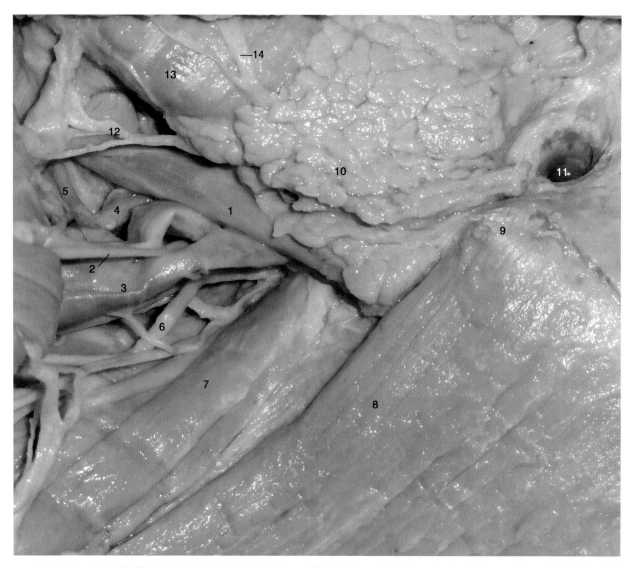

图 14-3 切断胸锁乳突肌,游离并向下方翻开,暴露其内面的头夹肌和肩胛提肌,以及颈内静脉、副神经、迷走神经和颈丛等结构。注意副神经胸锁乳突肌支自开窗的颈内静脉中间穿过并进入胸锁乳突肌深面

1. 二腹肌后腹 posterior belly of digastric muscle;2. 副神经 accessory nerve;3. 颈内静脉 internal jugular vein;4. 颈外动脉 external carotid artery;5. 舌下神经 hypoglossal nerve;6. 迷走神经 vagus nerve;7. 肩胛提肌 levator scapular muscle;8. 头夹肌 splenius capitis muscle;9. 乳突尖 mastoid tip;10. 腮腺 parotid gland;11. 外耳道 external auditory canal;12. 面神经颈支 cervical branches of facial nerve;13. 下颌角 angle of mandible;14. 面神经下颌缘支 marginal mandibular branches of facial nerve

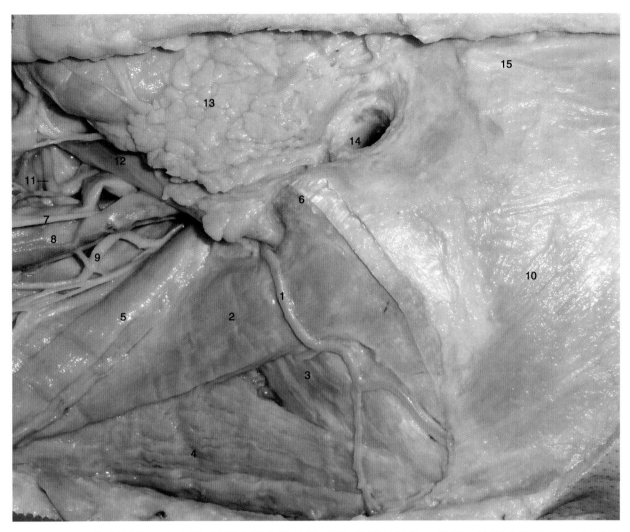

图 14-4 切断并翻开头夹肌,暴露出下方的头最长肌、头半棘肌和上斜肌。注意本例标本中,枕动脉位于头最长肌的浅面

1. 枕动脉 occipital artery;2. 头最长肌 longissimus capitis muscle;3. 上斜肌 superior oblique muscle;4. 头半棘肌 semispinalis capitis muscle;5. 肩胛提肌 levator scapular muscle;6. 乳突尖 mastoid tip;7. 副神经 accessory nerve;8. 颈内静脉 internal jugular vein;9. 迷走神经 vagus nerve;10. 枕额肌枕腹 occipital belly of occipitofrontalis;11. 舌下神经 hypoglossal nerve;12. 二腹肌后腹 posterior belly of digastric muscle;13. 腮腺 parotid gland;14. 外耳道 external auditory canal;15. 颞肌 temporalis muscle

285

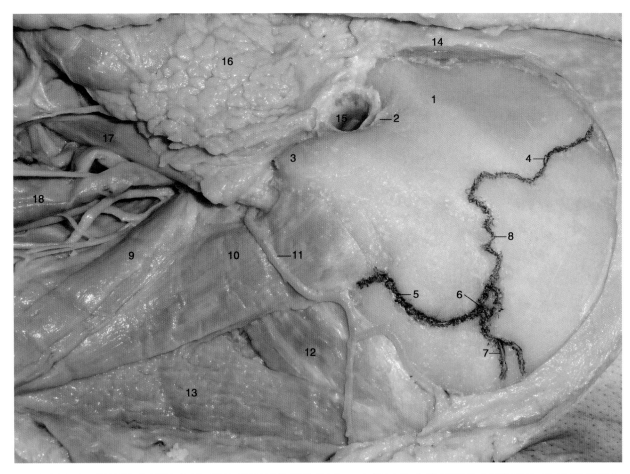

图14-5 暴露乳突区骨皮质,辨认表面骨性结构标志。本例尸头中的骨缝为便于观察,已用记号笔加深颜色

　　星点位于人字缝、枕乳缝和顶乳缝三缝交界处,通常位于横窦和乙状窦交界处的下部。乳突上嵴位于颅中窝底水平,乳突上嵴与鳞状缝的交界位于岩骨嵴的外侧端。顶乳缝与鳞状缝的汇合点位于岩骨嵴外侧端下方数毫米处,乙状窦和横窦交界区的前缘位于鳞状缝与顶乳缝的交界点。颞上线向下方延续为乳突上嵴。在乳突上嵴上方水平通常存在脑膜中动脉的后支。以上所述的颞骨表面解剖标志对于术中判断骨质下方结构起到很好的定位作用

　　1. 乳突上嵴(颞线)supramastoid crest(temporal line);2. Henle 棘 Henle's spine;3. 乳突尖 mastoid tip;4. 鳞状缝 squamosal suture;5. 枕乳缝 occipitomastoid suture;6. 星点 asterion;7. 人字缝 lambdoid suture;8. 顶乳缝 parietomastoid suture;9. 肩胛提肌 levator scapular muscle;10. 头最长肌 longissimus capitis muscle;11. 枕动脉 occipital artery;12. 上斜肌 superior oblique muscle;13. 头半棘肌 semispinalis capitis muscle;14. 颞肌 temporalis muscle;15. 外耳道 external auditory canal;16. 腮腺 parotid gland;17. 二腹肌后腹 posterior belly of digastric muscle;18. 颈内静脉 internal jugular vein

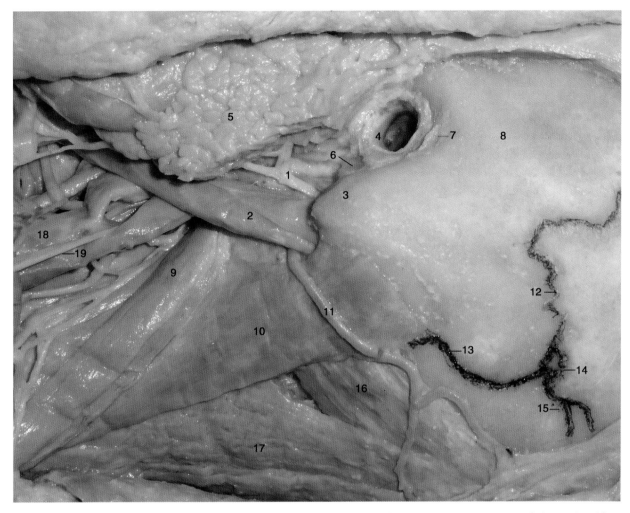

图 14-6　在外耳道下方和乳突尖前方的腮腺组织中寻找面神经颞外段主干,使用小弯钳沿着面神经分离腮腺组织,充分暴露至面神经分叉处。充分暴露腮腺区面神经是必要的,在做面神经向前移位时可以完全地将面神经从腮腺上提起,减轻面神经的张力。注意到茎乳孔和面神经主干与二腹肌后腹的前缘关系密切

　　1. 面神经颞外段 extratemporal facial nerve;2. 二腹肌后腹 posterior belly of digastric muscle;3. 乳突尖 mastoid tip;4. 外耳道 external auditory canal;5. 腮腺 parotid gland;6. 颞骨鼓部 tympanic part;7. Henle 棘 Henle's spine;8. 乳突上嵴(颞线)supramastoid crest(temporal line);9. 肩胛提肌 levator scapular muscle;10. 头最长肌 longissimus capitis muscle;11. 枕动脉 occipital artery;12. 顶乳缝 parietomastoid suture;13. 枕乳缝 occipitomastoid suture;14. 星点 asterion;15. 人字缝 lambdoid suture;16. 上斜肌 superior oblique muscle;17. 头半棘肌 semispinalis capitis muscle;18. 颈内静脉 internal jugular vein;19. 副神经 accessory nerve

287

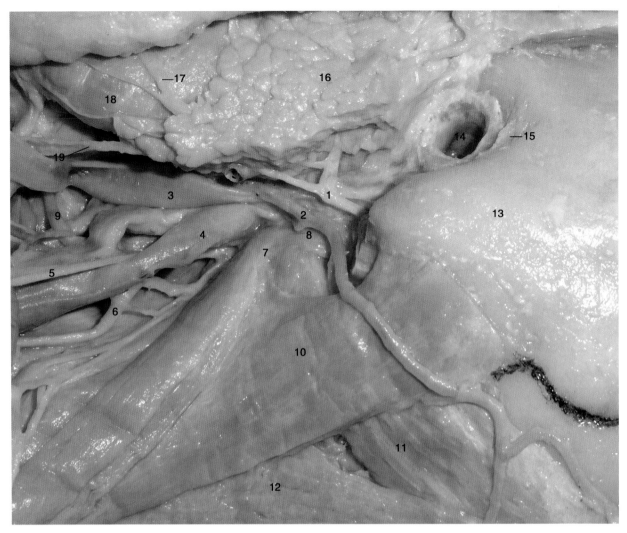

图14-7 在找到面神经颅外段主干后,即可将二腹肌后腹从乳突尖下方切断,并牵向前下方,进一步暴露深部结构。在二腹肌下方可见有茎突肌附着的茎突和在其外侧走行的枕动脉。寰椎横突可作为辨认颈内静脉的标志,并且在**80%~85%**的病例中,副神经位于寰椎横突的外侧

枕动脉在下颌角水平起自颈外动脉的后壁,与颈外动脉平行上升,于颈内静脉的外侧达茎突的后内侧,先是位于头后外直肌与二腹肌后腹之间,再向内入二腹肌沟内侧的枕动脉沟。若枕动脉沟存在,则枕动脉位于头最长肌深面,若不存在,则枕动脉位于头最长肌浅面。继续沿上项线向内,经头半棘肌表面,达斜方肌深面,穿上项线斜方肌附着筋膜上升于枕后浅筋膜内

1. 面神经主干 main trunk of facial nerve;2. 枕动脉 occipital artery;3. 茎突舌骨肌 stylohyoid muscle;4. 颈内静脉 internal jugular vein;5. 副神经 accessory nerve;6. 迷走神经 vagus nerve;7. 寰椎横突 atlas transverse process;8. 头后外直肌 rectus capitis posterior lateralis muscle;9. 舌下神经 hypoglossal nerve;10. 头最长肌 longissimus capitis muscle;11. 上斜肌 superior oblique muscle;12. 头半棘肌 semispinalis capitis muscle;13. 乳突 mastoid process;14. 外耳道 external auditory canal;15. Henle 棘 Henle's spine;16. 腮腺 parotid gland;17. 面神经下颌缘支 marginal mandibular branches of facial nerve;18. 下颌角 angle of mandible;19. 面神经颈支 cervical branches of facial nerve

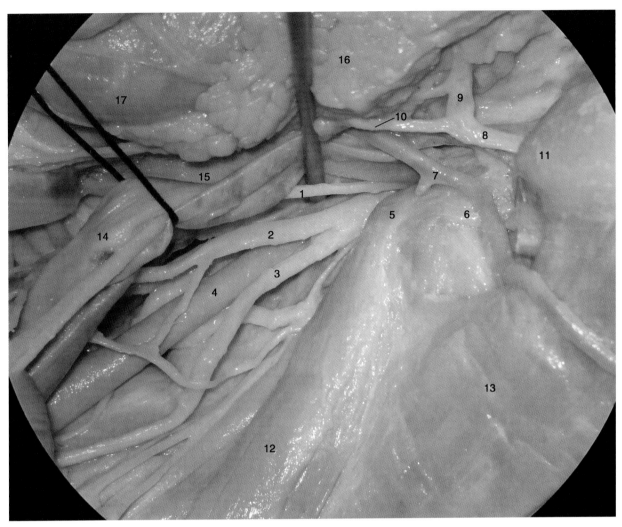

图 14-8 向前翻开颈内静脉,暴露出后组脑神经出颅后的走行

舌咽神经离开颈静脉孔后转向前方,在茎突深面跨过颈内动脉的外侧。迷走神经通常与副神经进入颈静脉孔内的同一硬膜间隙,并在迷走神经上神经节水平与迷走神经粘连在一起,但在出颈静脉孔后副神经离开迷走神经节,在颈内动脉和颈内静脉之间斜向外侧下降,然后向后跨过静脉的外侧面到达其支配的肌肉。舌下神经在颈内动脉和颈内静脉之间下降至寰椎横突水平,在此处勾绕颈外动脉后缘急转向前,沿颈内动脉的外侧面行至舌体,仅留下颈袢与大血管伴行继续向下。第 1 颈神经前支的部分纤维随舌下神经走行,在颈动脉三角内离开舌下神经,称舌下神经降支,沿颈内动脉及颈总动脉浅面下行,又称颈袢上根

1. 副神经 accessory nerve;2. 舌下神经 hypoglossal nerve;3. 迷走神经 vagus nerve;4. 颈内动脉 internal carotid artery;5. 寰椎横突 atlas transverse process;6. 头后外直肌 rectus capitis posterior lateralis muscle;7. 枕动脉 occipital artery;8. 面神经主干 main trunk of facial nerve;9. 面神经颞面干 temporofacial trunk of facial nerve;10. 面神经颈面干 cervicofacial trunk of facial nerve;11. 乳突尖 mastoid tip;12. 肩胛提肌 levator scapular muscle;13. 头最长肌 longissimus capitis muscle;14. 颈内静脉 internal jugular vein;15. 茎突舌骨肌 stylohyoid muscle;16. 腮腺 parotid gland;17. 下颌角 angle of mandible

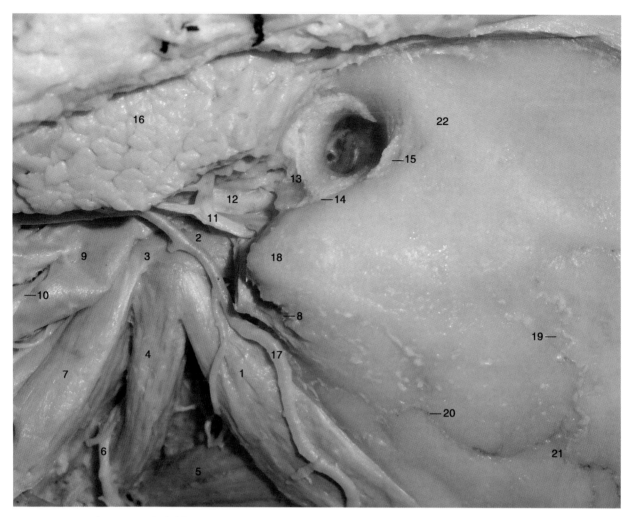

图 14-9 向下翻开头半棘肌和头最长肌,暴露出组成枕下三角的三块短肌:上斜肌、下斜肌和头后大直肌。枕下三角内容椎动脉

　　枕下三角由上斜肌、下斜肌和头后大直肌所围成,为手术中定位椎动脉的重要解剖标志。上斜肌起自下项线,止于寰椎横突的后上缘,形成枕下三角的上外侧壁;下斜肌起自寰椎横突的下后面,止于枢椎的棘突,形成枕下三角的下外侧壁;头后大直肌起自下项线,同样止于枢椎的棘突,形成枕下三角的上内侧壁。三角内容纳寰椎一侧的后弓、C₁神经背支、椎动脉和椎静脉丛

　　1. 上斜肌 superior oblique muscle;2. 头后外直肌 rectus capitis posterior lateralis muscle;3. 寰椎横突 atlas transverse process;4. 下斜肌 inferior oblique muscle;5. 头后大直肌 rectus capitis posterior major muscle;6. 颈2 神经背侧支 C₂dorsum ramus;7. 肩胛提肌 levator scapular muscle;8. 二腹肌沟 digastric groove;9. 颈内静脉 internal jugular vein;10. 副神经 accessory nerve;11. 面神经主干 main trunk of facial nerve;12. 茎突 styloid process;13. 颞骨鼓部 tympanic part;14. 鼓乳缝 tympanomastoid suture;15. Henle 棘 Henle's spine;16. 腮腺 parotid gland;17. 枕动脉 occipital artery;18. 乳突尖 mastoid tip;19. 顶乳缝 parietomastoid suture;20. 枕乳缝 occipitomastoid suture;21. 星点 asterion;22. 乳突上嵴(颞线)supramastoid crest(temporal line)

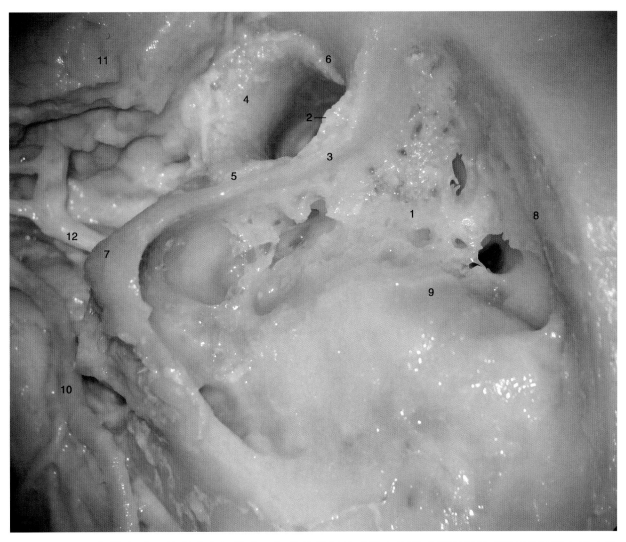

图 14-10 行扩大的开放式乳突切除术。与传统的开放式乳突切除术不同的是,颞下窝径路中需去除的骨质范围更广泛,包括乙状窦表面、乙状窦前方及乙状窦后方以及覆盖颅中窝脑板外侧 2 ~ 3cm 范围的骨质都应该磨除。本图所示为开始步骤,先行完壁式乳突皮质切除术

Körner 隔尚未打开,未暴露深部的鼓窦。Körner 隔是在鼓窦水平分隔乳突气房与深部气房的一薄骨板。初学者可能会将 Körner 隔误认为鼓窦内侧壁,致使浪费了手术时间。手术开始磨除乳突皮质及气房时,应采用大号切割钻头。首先需辨认颅中窝脑板,在颞线水平磨出一条骨槽,代表颅中窝脑板的高度。然后在预计的乙状窦方向磨除骨质,钻头移动方向应平行于乙状窦,在颅中窝脑板平面的后缘到乳突尖间的连线附近磨除骨质。最后平行于外耳道后壁磨一条骨沟,将已经磨出的两条骨槽连接起来,从而形成一个三角形的手术区域。将三角形区域内的皮质骨用相同的大号切割钻去除,此步骤要求均匀地、逐渐地深入,切忌在一点上深入而形成一个深洞。要充分轮廓化乳突,充分暴露窦膜角和术腔边缘的悬垂骨质,从而获得一个碟形术腔。注意在窦膜角区域操作,钻头移动方向应由内向外,以避免钻头向内滑动损伤重要结构

1. Körner 隔 Körner septum;2. Henle 棘 Henle's spine;3. 外耳道后壁 posterior wall of external acoustic meatus;4. 颞骨鼓部 tympanic part;5. 鼓乳缝 tympanomastoid suture;6. 鳞鼓缝 squamotympanic suture;7. 乳突尖 mastoid tip;8. 颅中窝脑板 middle fossa plate;9. 乙状窦骨板 sigmoid sinus plate;10. 枕动脉 occipital artery;11. 腮腺 parotid gland;12. 面神经颞外段 extratemporal facial nerve

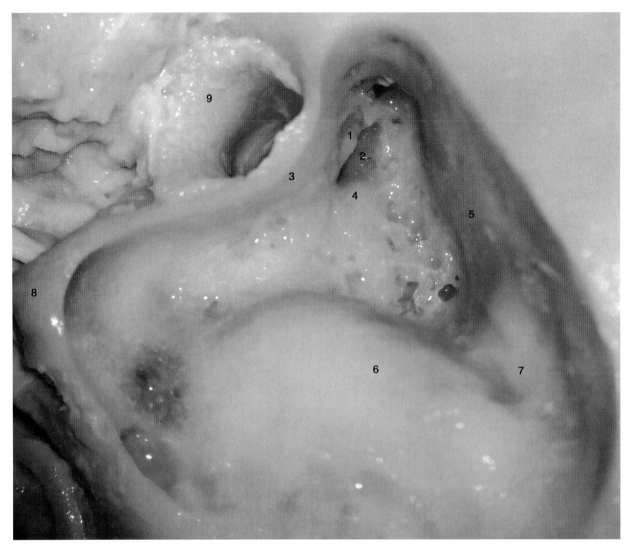

图 14-11 Körner 隔已经打开,暴露出鼓窦入口,鼓窦位于上鼓室的后方、颅中窝底板的下方以及迷路的外侧。因鼓窦位置恒定,且鼓窦外侧无重要结构,所以鼓窦成为乳突切除术开始阶段重要的标志之一。外半规管隆凸位于鼓窦的内侧壁。此图中窦膜角已经充分开放,颅中窝脑板和乙状窦表面骨质已蛋壳化。上鼓室已暴露,可见位于砧骨窝内的砧骨短脚

1. 砧骨短脚 short process of incus;2. 鼓窦 antrum;3. 外耳道后壁 posterior wall of external acoustic meatus;4. 外半规管隆凸 prominence of lateral semicircular canal;5. 颅中窝脑板 middle fossa plate;6. 乙状窦骨板 sigmoid sinus plate;7. 窦脑膜角 sinodural angle;8. 乳突尖 mastoid tip;9. 颞骨鼓部 tympanic part

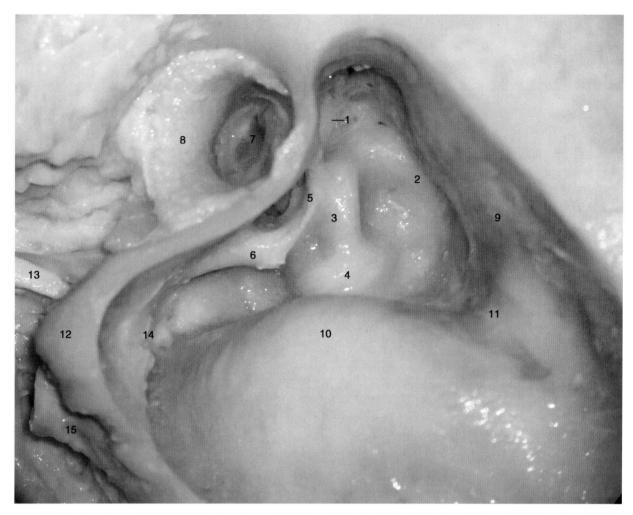

图 14-12　进一步充分磨除乳突气房,轮廓化三个骨性半规管。辨认并轮廓化二腹肌嵴,轮廓化面神经乳突段

1. 砧骨短脚 short process of incus;2. 前半规管 anterior semicircular canal;3. 外半规管 lateral semicircular canal;4. 后半规管 posterior semicircular canal;5. 面神经鼓室段 tympanic segment of facial nerve;6. 面神经乳突段 mastoid segment of facial nerve;7. 鼓膜 tympanic membrane;8. 颞骨鼓部 tympanic part;9. 颅中窝脑板 middle fossa plate;10. 乙状窦骨板 sigmoid sinus plate;11. 窦脑膜角 sinodural angle;12. 乳突尖 mastoid tip;13. 面神经颞外段 extratemporal facial nerve;14. 二腹肌嵴 digastric ridge;15. 二腹肌后腹 posterior belly of digastric muscle

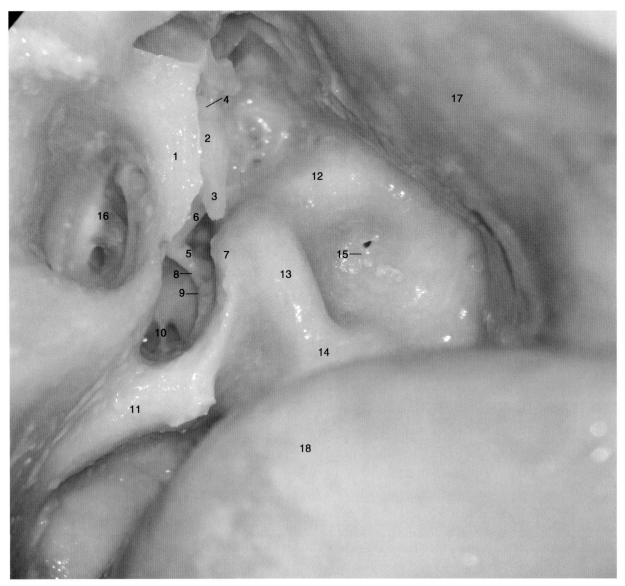

图 14-13 采用大号切削钻头磨低外耳道后壁和上壁,直至平于面神经走行的高度。注意要在听骨链表面保留一薄层骨板(即面神经桥)。通过面神经隐窝可见上方的镫骨和下方的蜗窗龛

1. 面神经桥 facial bridge;2. 砧骨体 body of incus;3. 砧骨短脚 short process of incus;4. 锤骨头 head of malleus;5. 镫骨 stapes;6. 砧骨长脚 long process of incus;7. 面神经鼓室段 tympanic segment of facial nerve;8. 镫骨肌肌腱 stapedius muscle tendon;9. 锥隆起 pyramidal eminence;10. 蜗窗 cochlear window;11. 面神经乳突段 mastoid segment of facial nerve;12. 前半规管 anterior semicircular canal;13. 外半规管 lateral semicircular canal;14. 后半规管 posterior semicircular canal;15. 弓状下动脉 subarcuate artery;16. 鼓膜 tympanic membrane;17. 颅中窝脑板 middle fossa plate;18. 乙状窦骨板 sigmoid sinus plate

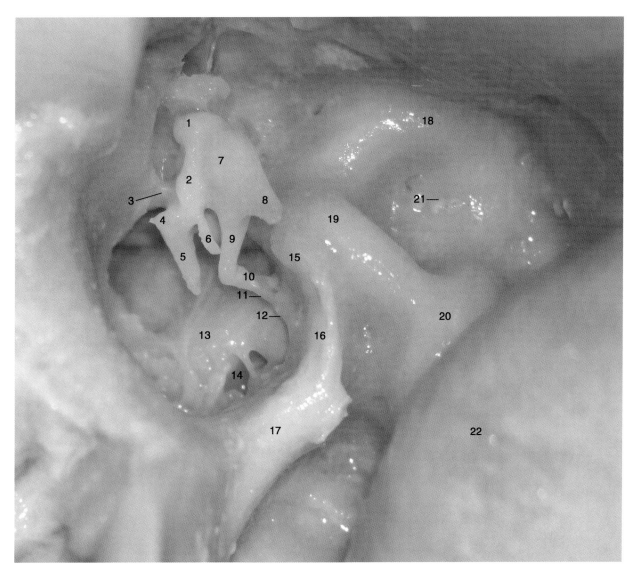

图 14-14　已去除鼓膜和面神经桥，鼓索已切断。鼓索行于砧骨长脚的外侧、锤骨颈的内侧，由岩鼓裂出鼓室

　　1. 锤骨头 head of malleus；2. 锤骨颈 neck of malleus；3. 锤骨前韧带 anterior suspensory ligament；4. 锤骨短突 lateral process of malleus；5. 锤骨柄 manubrium of malleus；6. 鼓索 chorda tympani；7. 砧骨体 body of incus；8. 砧骨短脚 short process of incus；9. 砧骨长脚 long process of incus；10. 镫骨 stapes；11. 镫骨肌肌腱 stapedius muscle tendon；12. 锥隆起 pyramidal eminence；13. 鼓岬 promontory；14. 蜗窗 cochlea window；15. 面神经鼓室段 tympanic segment of facial nerve；16. 面神经第二膝 second genu of facial nerve；17. 面神经乳突段 mastoid segment of facial nerve；18. 前半规管 anterior semicircular canal；19. 外半规管 lateral semicircular canal；20. 后半规管 posterior semicircular canal；21. 弓状下动脉 subarcuate artery；22. 乙状窦骨板 sigmoid sinus plate

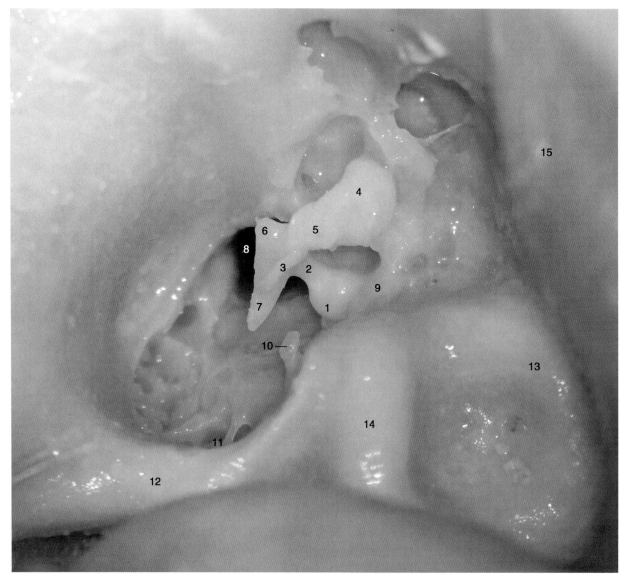

图 14-15　摘除砧骨,暴露出前方的匙突和鼓膜张肌肌腱,此图非常清楚地显示了鼓膜张肌肌腱附着于锤骨颈的内侧。匙突位于前庭窗的前上方和面神经鼓室段的下外方。鼓室前壁可见咽鼓管鼓室口

　　1. 匙突 cochleariform process;2. 鼓膜张肌肌腱 tendon of tensor tympani muscle;3. 鼓索 chorda tympani;4. 锤骨头 head of malleus;5. 锤骨颈 neck of malleus;6. 锤骨短突 lateral process of malleus;7. 锤骨柄 manubrium of malleus;8. 咽鼓管 eustachian tube;9. 面神经鼓室段 tympanic segment of facial nerve;10. 镫骨头 head of stapes;11. 蜗窗 cochlear window;12. 面神经乳突段 mastoid segment of facial nerve;13. 前半规管 anterior semicircular canal;14. 外半规管 lateral semicircular canal;15. 颅中窝脑板 middle fossa plate

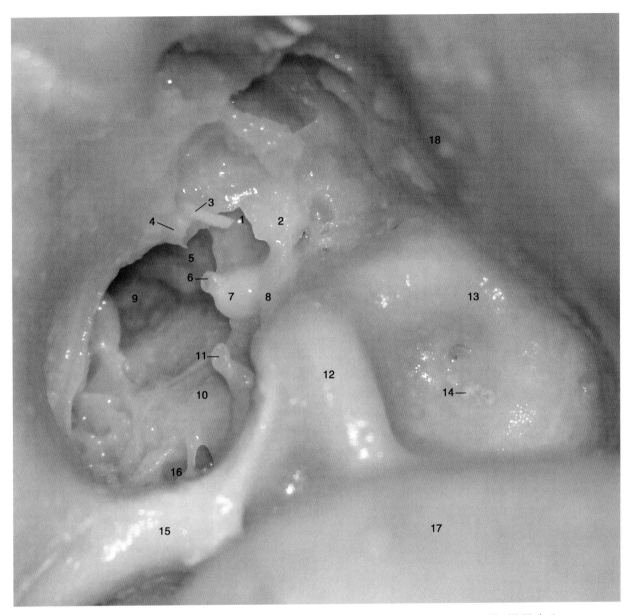

图 14-16　切断附着于锤骨颈上的鼓膜张肌肌腱和前方的锤骨前韧带,摘除锤骨,暴露齿突

齿突是鼓室天盖垂直向下的骨性隆起,尖端恰好指向锤骨头的前方。齿突将上鼓室分为前、后两部分,前方亦称为咽鼓管上隐窝。由于齿突位于面神经的上方,且齿突尖指向面神经,所以齿突成为一个定位面神经的标志

1. 咽鼓管上隐窝 supratubal recess;2. 齿突 cog;3. 鼓索 chorda tympani;4. 锤骨前韧带 anterior suspensory ligament;5. 鼓膜张肌半管 semicanal of tensor tympani muscle;6. 鼓膜张肌肌腱 tendon of tensor tympani muscle;7. 匙突 cochleariform process;8. 面神经鼓室段 tympanic segment of facial nerve;9. 咽鼓管 eustachian tube;10. 鼓岬 promontory;11. 镫骨头 head of stapes;12. 外半规管 lateral semicircular canal;13. 前半规管 anterior semicircular canal;14. 弓状下动脉 subarcuate artery;15. 面神经乳突段 mastoid segment of facial nerve;16. 蜗窗 cochlear window;17. 乙状窦骨板 sigmoid sinus plate;18. 颅中窝脑板 middle fossa plate

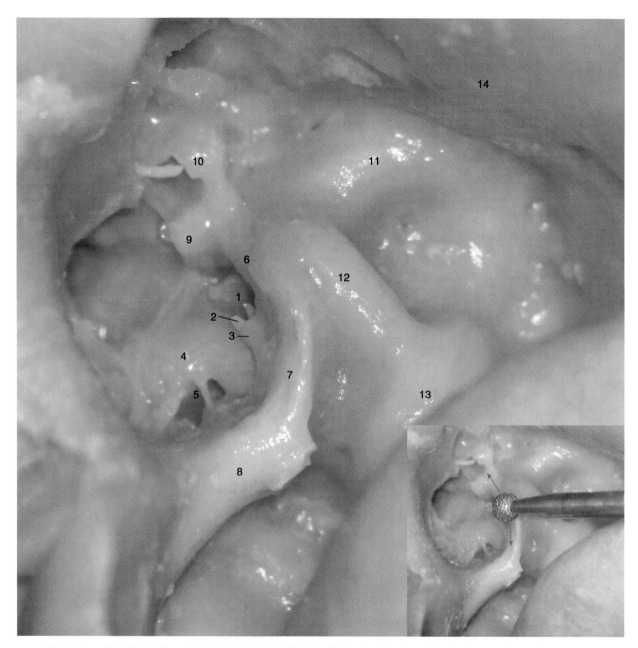

图 14-17 使用显微剪刀去除镫骨上结构,剪断镫骨前后弓是为了避免在磨除面神经表面骨质进行减压时钻头触碰到镫骨结构,这一步骤是不可缺少的,以免在面神经减压向前改道的过程由于镫骨底板的移位所造成对内耳的损伤。插图显示了进行面神经减压的时候钻头平行于面神经管走行方向移动

1. 镫骨足板 footplate of stapes;2. 镫骨肌肌腱 stapedius muscle tendon;3. 锥隆起 pyramidal eminence;4. 鼓岬 promontory;5. 蜗窗 cochlear window;6. 面神经鼓室段 tympanic segment of facial nerve;7. 面神经第二膝 second genu of facial nerve;8. 面神经乳突段 mastoid segment of facial nerve;9. 匙突 cochleariform process;10. 齿突 cog;11. 前半规管 anterior semicircular canal;12. 外半规管 lateral semicircular canal;13. 后半规管 posterior semicircular canal;14. 颅中窝脑板 middle fossa plate

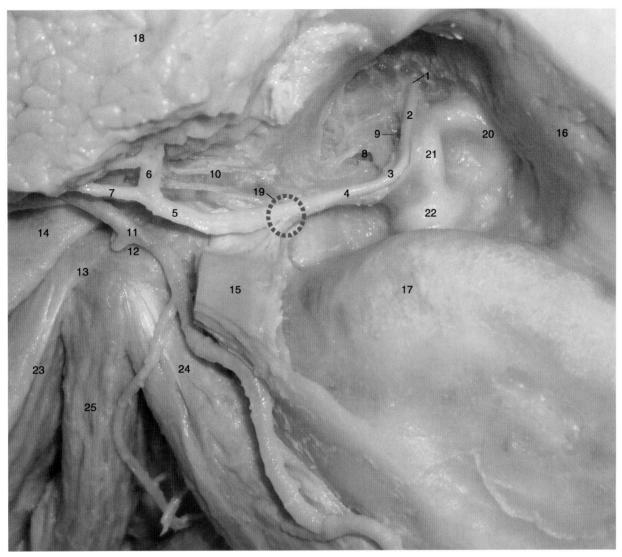

图 14-18 面神经从膝状神经节到茎乳孔处的全程减压已经完成。用咬骨钳咬去乳突尖,进行此步操作时,为了避免损伤邻近乳突尖的面神经,应将乳突尖向茎乳孔后方远离神经的方向撕脱

轮廓化面神经是一项非常精细的操作,要求在高倍镜下进行,使用大号的金刚砂钻头,钻头的移动方向要始终平行于神经的走行方向。磨除的过程中要大量冲水,既可提供清晰的术野,又可防止神经的热损伤。轮廓化后使用剥离子仔细地剥除面神经表面残余的薄层骨片。注意一定要去除膝状神经节上覆盖的骨质,以防止面神经在进行向前改道时残留的尖骨片损伤面神经

1. 膝状神经节 geniculate ganglion;2. 面神经鼓室段 tympanic segment of facial nerve;3. 面神经第二膝 second genu of facial nerve;4. 面神经乳突段 mastoid segment of facial nerve;5. 面神经颞外段 extratemporal facial nerve;6. 面神经颞面干 temporofacial trunk of facial nerve;7. 面神经颈面干 cervicofacial trunk of facial nerve;8. 蜗窗 cochlear window;9. 镫骨足板 footplate of stapes;10. 茎突 styloid process;11. 枕动脉 occipital artery;12. 头后外直肌 rectus capitis posterior lateralis muscle;13. 寰椎横突 atlas transverse process;14. 颈内静脉 internal jugular vein;15. 二腹肌后腹 posterior belly of digastric muscle;16. 颅中窝脑板 middle fossa plate;17. 乙状窦骨板 sigmoid sinus plate;18. 腮腺 parotid gland;19. 茎乳孔 stylomastoid foramen;20. 前半规管 anterior semicircular canal;21. 外半规管 lateral semicircular canal;22. 后半规管 posterior semicircular canal;23. 肩胛提肌 levator scapular muscle;24. 上斜肌 superior oblique muscle;25. 下斜肌 inferior oblique muscle

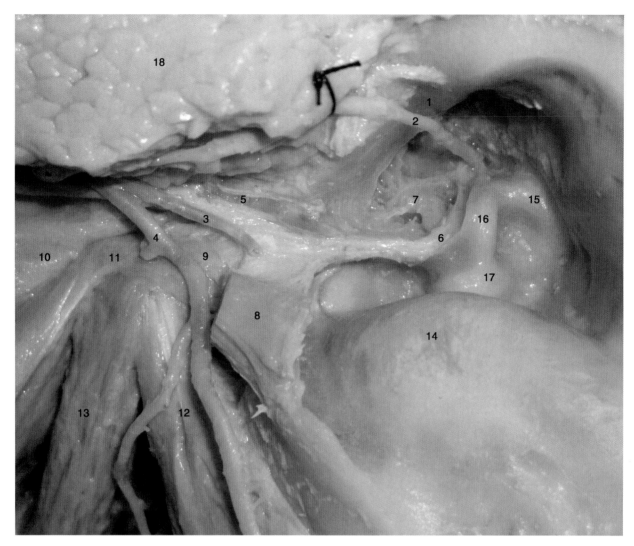

图 14-19　面神经向前改道已完成。将面神经移位是该手术的关键点,因为这样做可以使得对颈静脉孔区和岩骨段颈内动脉的控制变得没有任何阻碍

面神经前移之前首先在咽鼓管上方,颧弓根处磨出一个新的骨管以容纳改道的面神经。用解剖剪在腮腺组织中做一隧道以容纳改道后的面神经。用剪刀自茎乳孔处开始游离面神经,需要保留面神经出茎乳孔处的结缔组织,这样对面神经会起保护作用。然后游离面神经乳突段,用尖刀切断面神经与乳突段骨管之间的纤维连接。最后小心地游离面神经鼓室段直至膝状神经节处。将改道后的面神经用丝线固定于腮腺中新做的隧道内

1. 新的骨管 new groove;2. 改道后的面神经 rerouted part of facial nerve;3. 茎乳动脉 stylomastoid artery;4. 枕动脉 occipital artery;5. 茎突 styloid process;6. 面神经管 fallopian canal;7. 鼓岬 promontory;8. 二腹肌后腹 posterior belly of digastric muscle;9. 头后外直肌 rectus capitis posterior lateralis muscle;10. 颈内静脉 internal jugular vein;11. 寰椎横突 atlas transverse process;12. 上斜肌 superior oblique muscle;13. 下斜肌 inferior oblique muscle;14. 乙状窦骨板 sigmoid sinus plate;15. 前半规管 anterior semicircular canal;16. 外半规管 lateral semicircular canal;17. 后半规管 posterior semicircular canal;18. 腮腺 parotid gland

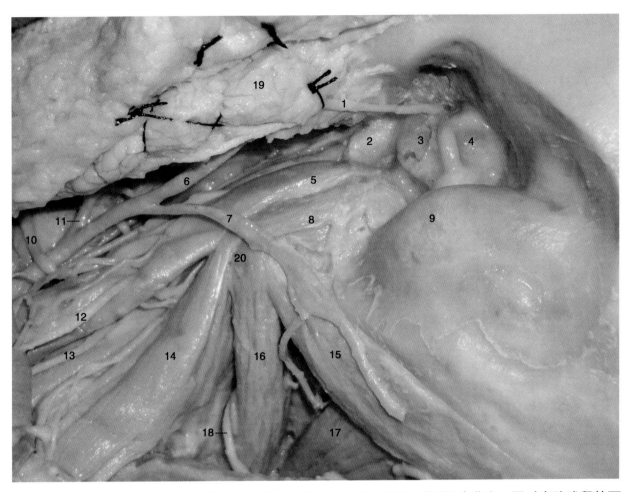

图 14-20　游离茎突表面附着的肌肉后磨除鼓骨和茎突的连接处,然后取出茎突。同时去除残留的面神经骨管,暴露出深面的颈内动脉。颈静脉球部被其外侧的头后外直肌所覆盖,尚未暴露完全。注意保持骨迷路的完整性

1. 改道后的面神经 rerouted part of facial nerve;2. 颈内动脉 internal carotid artery;3. 鼓岬 promontory;4. 半规管 semicircular canals;5. 颈内静脉 internal jugular vein;6. 颈外动脉 external carotid artery;7. 枕动脉 occipital artery;8. 头后外直肌 rectus capitis posterior lateralis muscle;9. 乙状窦骨板 sigmoid sinus plate;10. 舌下神经 hypoglossal nerve;11. 面动脉 facial artery;12. 副神经 accessory nerve;13. 迷走神经 vagus nerve;14. 肩胛提肌 levator scapular muscle;15. 上斜肌 superior oblique muscle;16. 下斜肌 inferior oblique muscle;17. 头后大直肌 rectus capitis posterior major muscle;18. 颈 2 神经背侧支 C₂ dorsum ramus;19. 腮腺 parotid gland;20. 寰椎横突 atlas transverse process

301

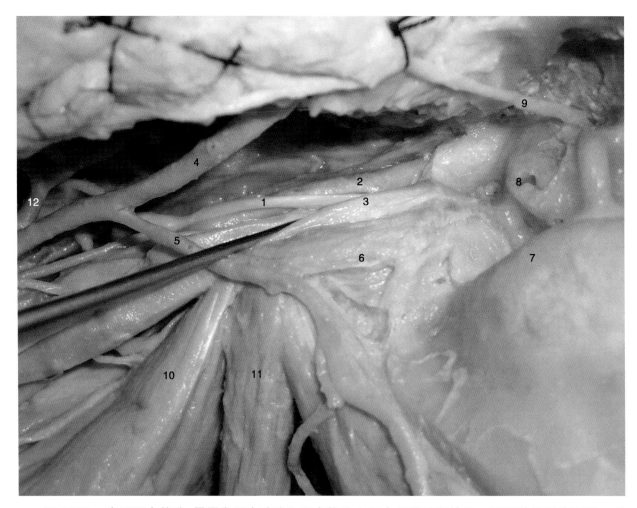

图 14-21 牵开颈内静脉,暴露出颈内动脉和颈内静脉之间走行的舌咽神经。舌咽神经垂直下降一段距离后,跨过颈内动脉外侧向前走行

1. 舌咽神经 glossopharyngeal nerve;2. 颈内动脉 internal carotid artery;3. 颈内静脉 internal jugular vein;4. 颈外动脉 external carotid artery;5. 枕动脉 occipital artery;6. 头后外直肌 rectus capitis posterior lateralis muscle;7. 乙状窦骨板 sigmoid sinus plate;8. 蜗窗 cochlear window;9. 改道后的面神经 rerouted part of facial nerve;10. 肩胛提肌 levator scapular muscle;11. 下斜肌 inferior oblique muscle;12. 面动脉 facial artery

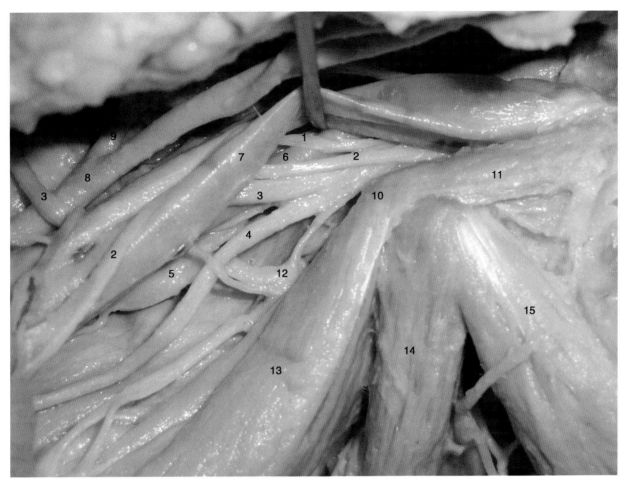

图 14-22　向前方牵开颈内静脉,可暴露后组脑神经出颅后的走行关系。其位置关系从前向后依次为:舌咽神经、舌下神经、迷走神经和副神经。在此标本中,由于副神经自颈内静脉开窗中穿过,所以在向前牵拉时导致副神经向前移位,失去了正常的位置关系

1. 舌咽神经 glossopharyngeal nerve;2. 副神经 accessory nerve;3. 舌下神经 hypoglossal nerve;4. 迷走神经 vagus nerve;5. 颈上神经节 superior cervical ganglion;6. 颈内动脉 internal carotid artery;7. 颈内静脉 internal jugular vein;8. 颈外动脉 external carotid artery;9. 面动脉 facial artery;10. 寰椎横突 atlas transverse process;11. 头后外直肌 rectus capitis posterior lateralis muscle;12. 颈丛 cervical plexus;13. 肩胛提肌 levator scapular muscle;14. 下斜肌 inferior oblique muscle;15. 上斜肌 superior oblique muscle

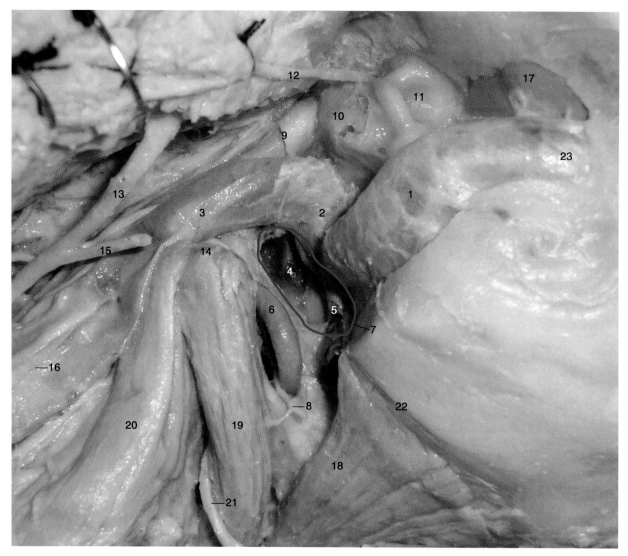

图 14-23 去掉头后外直肌,暴露内侧的颈静脉球,切断上斜肌,暴露枕下三角内位于寰椎横突上表面的椎动脉和 C₁ 神经背根。蓝色实线所围区域为磨除的枕髁位置。磨除颈静脉球下方的枕髁骨质,可暴露出走行于枕髁中的舌下神经管,轮廓化该管仅在其表面保留菲薄骨质,可见舌下神经周围有静脉丛包裹

舌下神经管的颅外端恰位于枕髁前中 1/3 交界处的上方,位于颈静脉孔的内侧。舌下神经管由皮质骨包裹,管内有舌下神经、咽升动脉脑膜支、舌下神经管周围静脉丛,后者连接基底静脉丛和围绕枕大孔的边缘窦。枕髁后方有一个凹陷称为髁窝,若穿透则成为髁后管,该处有髁后导静脉通过,使颈静脉球与颅外的椎动脉周围静脉丛相交通

1. 乙状窦 sigmoid sinus;2. 颈静脉球 jugular bulb;3. 颈内静脉 internal jugular vein;4. 舌下神经管 hypoglossal canal;5. 髁导静脉 condylar emissary vein;6. 椎动脉水平段 horizontal segment of vertebral artery;7. 枕髁 occipital condyle;8. C₁神经背侧支 C₁ dorsum ramus;9. 颈内动脉 internal carotid artery;10. 鼓岬 promontory;11. 半规管 semicircular canals;12. 改道后的面神经 rerouted part of facial nerve;13. 颈外动脉 external carotid artery;14. 寰椎横突 atlas transverse process;15. 枕动脉 occipital artery;16. 副神经 accessory nerve;17. 颅中窝硬膜 middle fossa dura;18. 头后大直肌 rectus capitis posterior major muscle;19. 下斜肌 Inferior oblique muscle;20. 肩胛提肌 levator scapular muscle;21. C₂神经背侧支 C₂dorsum ramus;22. 下项线 inferior nuchal line;23. 横窦 transverse sinus

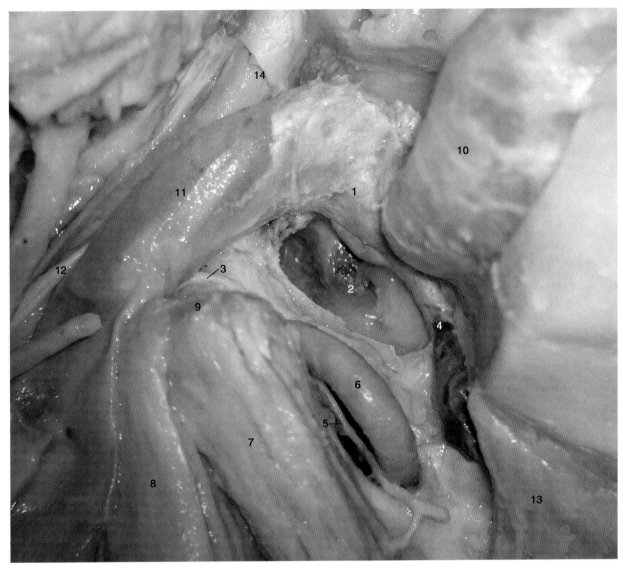

图 14-24　枕髁区域放大观。磨除覆盖在枕髁表面的浅层皮质骨后,可遇到松软的网状骨质。在枕髁后 1/3 及其上方磨除网状松质骨可暴露出围绕在舌下神经管周围的第二层致密的皮质骨。进一步磨除皮质骨将暴露出舌下神经管内包绕舌下神经的静脉丛

　　枕髁位于枕大孔前半的外侧缘,其关节面凸出,面向下外侧,与寰椎侧块的上关节面形成关节。舌下神经管与正中矢状面约呈 45° 角,指向前外方。舌下神经管位于枕髁中 1/3 的上方,其走行方向从后向前,从内向外。髁窝内经常有内容髁后导静脉的髁后管穿过,连接椎静脉丛和颈静脉球近端的乙状窦。髁后管经过舌下神经管上方,通常不与舌下神经管交通

　　1. 颈静脉球 jugular bulb;2. 舌下神经管 hypoglossal canal;3. C_1 神经腹侧支 C_1 ventral ramus;4. 髁导静脉 condylar emissary vein;5. C_1 神经背侧支 C_1 dorsum ramus;6. 椎动脉水平段 horizontal segment of vertebral artery;7. 下斜肌 inferior oblique muscle;8. 肩胛提肌 levator scapular muscle;9. 寰椎横突 atlas transverse process;10. 乙状窦 sigmoid sinus;11. 颈内静脉 internal jugular vein;12. 舌咽神经 glossopharyngeal nerve;13. 头后大直肌 rectus capitis posterior major muscle;14. 颈内动脉 internal carotid artery

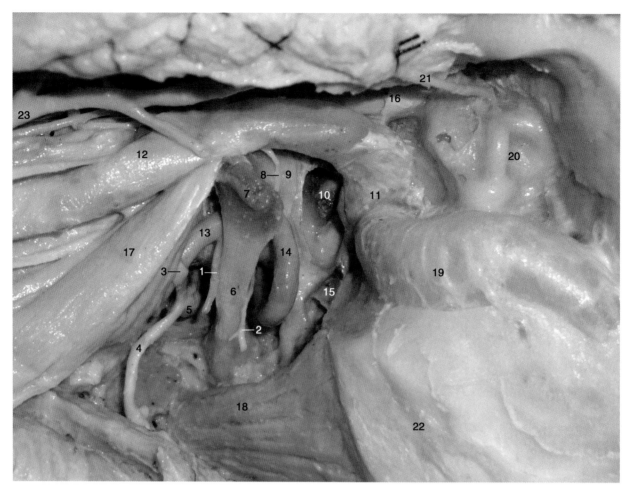

图 14-25 去除下斜肌,清除椎动脉周围静脉丛。暴露寰椎后弓和横突。可暴露出椎动脉水平段和垂直段以及 C_2 神经节及其背侧根和腹侧根。椎动脉垂直段发出肌支后继续向上走行,位于寰枕关节的后面和寰椎后弓的上方,转向前上穿入硬膜

在枢椎横突孔的上方,椎动脉转向外侧至寰椎的横突孔,经过寰椎的横突孔上升后,椎动脉走行于头后外直肌的内侧,由此在寰椎侧块和寰枕关节的后方转向内侧,行于寰椎后弓表面的椎动脉切迹上。C_1 神经背侧根位于寰椎后弓和椎动脉之间,C_2 腹侧根自神经节发出后向外侧绕过椎动脉垂直段的后方,然后向前走行

1. 肌支 muscular branch;2. 颈 1 神经背侧支 C_1 dorsum ramus;3. 颈 2 神经腹侧支 C_2 ventral ramus;4. 颈 2 神经背侧支 C_2 dorsum ramus;5. 颈 2 神经节 C_2 ganglion;6. 寰椎后弓 posterior arch of atlas;7. 寰椎横突 atlas transverse process;8. 颈 1 神经腹侧支 C_1 ventral ramus;9. 侧块 lateral mass;10. 舌下神经管 hypoglossal canal;11. 颈静脉球 jugular bulb;12. 颈内静脉 internal jugular vein;13. 椎动脉垂直段 vertical segment of vertebral artery;14. 椎动脉水平段 horizontal segment of vertebral artery;15. 髁导静脉 condylar emissary vein;16. 颈内动脉 internal carotid artery;17. 肩胛提肌 levator scapular muscle;18. 头后大直肌 rectus capitis posterior major muscle;19. 乙状窦 sigmoid sinus;20. 半规管 semicircular canals;21. 改道后的面神经 rerouted part of facial nerve;22. 枕骨鳞部 squamosal part of occipital bone;23. 颈外动脉 external carotid artery

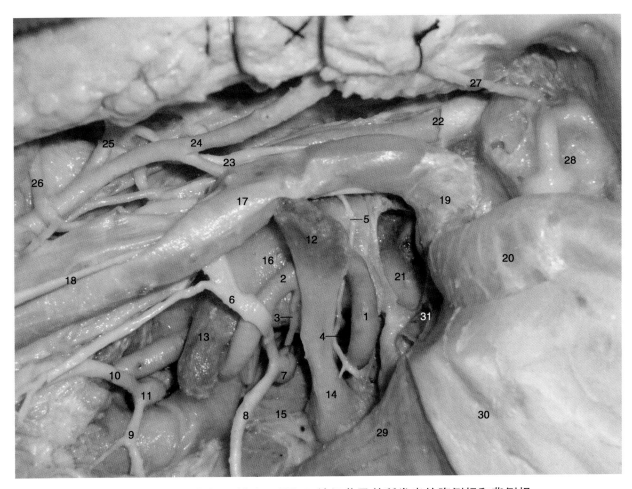

图 14-26 去除肩胛提肌,暴露 C_2 横突,以及 C_3 神经节及其所发出的腹侧根和背侧根

1. 椎动脉水平段 horizontal segment of vertebral artery;2. 椎动脉垂直段 vertical segment of vertebral artery;3. 肌支 Muscular branch;4. C_1 神经背侧支 C_1 dorsum ramus;5. C_1 神经腹侧支 C_1 ventral ramus;6. C_2 神经腹侧支 C_2 ventral ramus;7. 颈 2 神经节 C_2 ganglion;8. C_2 神经背侧支 C_2 dorsum ramus;9. C_3 神经背侧支 C_3 dorsum ramus;10. C_3 神经腹侧支 C_3 ventral ramus;11. 颈 3 神经节 C_3 ganglion;12. 寰椎横突 atlas transverse process;13. C_2 横突 C_2 transverse process;14. 寰椎后弓 posterior arch of atlas;15. 硬脊膜 spinal dura mater;16. 侧块 lateral mass;17. 颈内静脉 internal jugular vein;18. 副神经 accessory nerve;19. 颈静脉球 jugular bulb;20. 乙状窦 sigmoid sinus;21. 枕髁 occipital condyle;22. 颈内动脉 internal carotid artery;23. 舌咽神经 glossopharyngeal nerve;24. 颈外动脉 external carotid artery;25. 面动脉 facial artery;26. 舌下神经 hypoglossal nerve;27. 改道后的面神经 rerouted part of facial nerve;28. 半规管 semicircular canals;29. 头后大直肌 rectus capitis posterior major muscle;30. 枕骨鳞部 squamosal part of occipital bone;31. 髁导静脉 condylar emissary vein

307

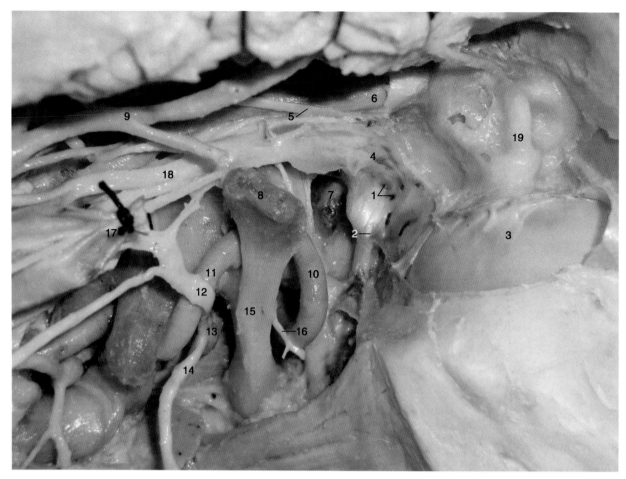

图14-27　自寰椎横突下方结扎颈内静脉,同时去除颈静脉球、乙状窦的外侧壁

在颈静脉球的内侧壁上可见许多小孔,为岩下窦在颈静脉球前壁上的开口,同时可见颈静脉球后壁上的髁后导静脉开口。透过颈静脉球前壁上的硬膜可以隐约看到颈静脉孔神经部的后组脑神经,岩下窦的数个开口就是从这些神经纤维之间的缝隙通过颈静脉球前壁的。所以在切除颈静脉球瘤的时候,需要保证颈静脉球前壁硬膜的完整性,否则会导致后组脑神经损伤

1. 岩下窦开口 opening of inferior petrosal sinus;2. 髁导静脉开口 opening of condylar emissary vein; 3. 乙状窦窦腔 lumen of sigmoid sinus;4. 颈静脉球前壁 anterior wall of jugular bulb;5. 舌咽神经 glossopharyngeal nerve;6. 颈内动脉 internal carotid artery;7. 舌下神经管 hypoglossal canal;8. 寰椎横突 atlas transverse process;9. 颈外动脉 external carotid artery;10. 椎动脉水平段 horizontal segment of vertebral artery; 11. 椎动脉垂直段 vertical segment of vertebral artery;12. C_2神经腹侧支 C_2 ventral ramus;13. C_2神经节 C_2 ganglion;14. C_2神经背侧支 C_2 dorsum ramus;15. 寰椎后弓 Posterior arch of atlas;16. C_1神经背侧支 C_1 dorsum ramus;17. 颈内静脉(结扎并切断) internal jugular vein(ligated and transected);18. 后组脑神经 lower cranial nerves;19. 半规管 semicircular canals

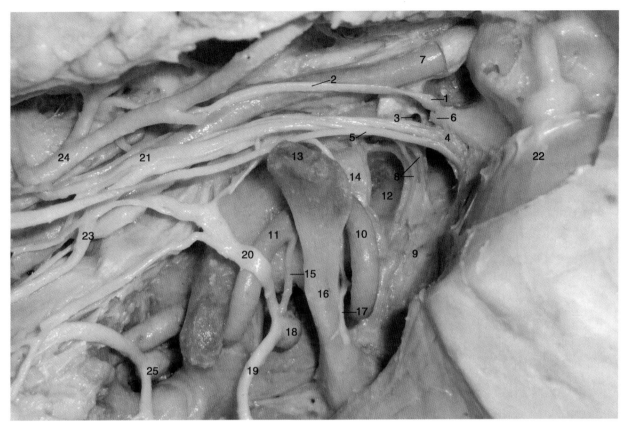

图 14-28　去除颈内静脉和颈静脉球前壁的硬膜,暴露出后组脑神经出颅后的走行。去除舌下神经管周围静脉丛,暴露出走行其中的舌下神经。该标本中舌下神经分两束进入舌下神经管内,中间有骨嵴相隔,在出颅时汇成一束。在舌咽神经通道和迷走神经通道之间有一骨嵴(颈内嵴)相隔

　　舌咽神经穿行颈静脉孔的过程中依次形成上、下神经节。上神经节位于颈内嵴内侧面的舌咽神经沟内,是一模糊的膨大,没有分支。下神经节位于上神经节下方数毫米,并发出鼓室神经,即 Jackobson 神经。Jackobson 神经起自锥形切迹下缘舌咽神经下神经节,同样位于颈静脉孔前壁硬膜的外面,斜行向上进入鼓室,接受颈上交感神经节纤维并与迷走神经耳支和上神经节相联系形成鼓室丛,在颞骨穿行过程中鼓室神经有节细胞形成膨大,是颈静脉球瘤好发部位。Arnoid 神经(迷走神经耳支)自锥形切迹骨板的下方起自迷走上神经节,紧贴颈静脉孔穹窿的前壁,横行向外到达颈静脉窝外侧壁,经乳突小管升向面神经垂直段,并汇入面神经。迷走神经耳支有数个类似于舌咽神经鼓支的膨大,也是球瘤的起源。下神经节为迷走神经在颈静脉孔外口下缘的增粗,咽支起自下神经节的下端

　　1. 舌咽神经下神经节 inferior ganglion of glossopharyngeal nerve;2. 舌咽神经 glossopharyngeal nerve;3. 岩下窦开口 opening of inferior petrosal sinus;4. 迷走上神经节 superior ganglion of vagus nerve;5. 副神经 accessory nerve;6. 颈内嵴 intrajugular ridge;7. 颈内动脉 internal carotid artery;8. 舌下神经管 hypoglossal canal;9. 寰枕筋膜 atlanto-occipital membrane;10. 椎动脉水平段 horizontal segment of vertebral artery;11. 椎动脉垂直段 vertical segment of vertebral artery;12. 枕髁 occipital condyle;13. 寰椎横突 atlas transverse process;14. 侧块 lateral mass;15. 肌支 muscular branch;16. 寰椎后弓 posterior arch of atlas;17. 颈 1 神经背侧支 C_1 dorsum ramus;18. 颈 2 神经节 C_2 ganglion;19. 颈 2 神经背侧支 C_2 dorsum ramus;20. 颈 2 神经腹侧支 C_2 ventral ramus;21. 舌下神经 hypoglossal nerve;22. 乙状窦内侧壁 medial wall of sigmoid sinus;23. 迷走神经 vagus nerve;24. 颈外动脉 external carotid artery;25. 颈 3 神经节 C_3 ganglion

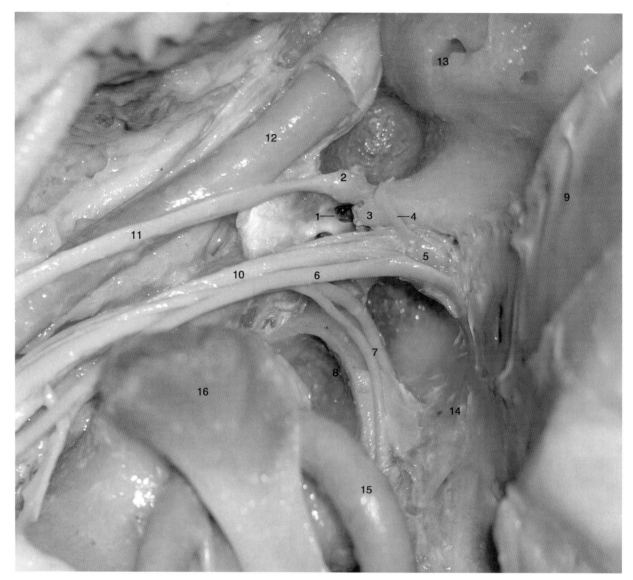

图 14-29 颈静脉孔区和舌下神经管的局部放大观。舌下神经自舌下神经管穿出后行于副神经的内侧

1. 岩下窦开口 opening of inferior petrosal sinus；2. 舌咽神经下神经节 inferior ganglion of glossopharyngeal nerve；3. 颈内嵴 intrajugular ridge；4. 迷走神经耳支 Arnoid's nerve；5. 迷走上神经节 superior ganglion of vagus nerve；6. 副神经 accessory nerve；7. 舌下神经 hypoglossal nerve；8. 枕髁 occipital condyle；9. 乙状窦内侧壁 medial wall of sigmoid sinus；10. 迷走下神经节 inferior ganglion of vagus nerve；11. 舌咽神经 glossopharyngeal nerve；12. 颈内动脉 internal carotid artery；13. 蜗窗 cochlear window；14. 寰枕筋膜 atlanto-occipital membrane；15. 椎动脉水平段 horizontal segment of vertebral artery；16. 寰椎横突 atlas transverse process

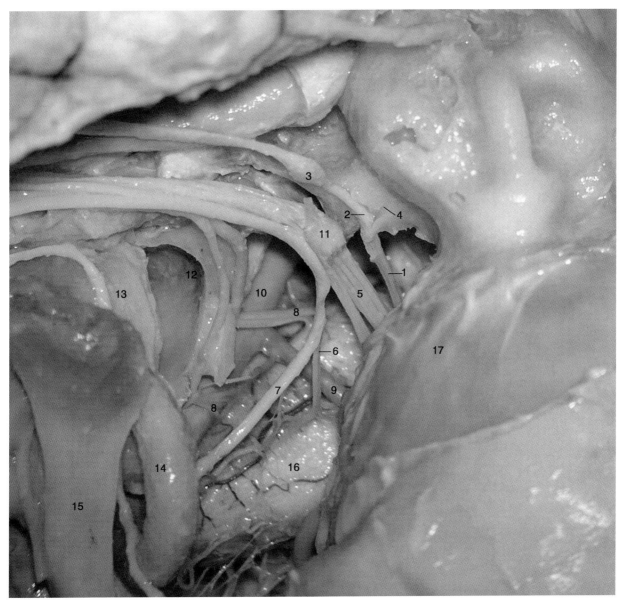

图 14-30　打开寰枕筋膜和迷路下方的颅后窝硬膜,暴露颅内结构。可见后组脑神经自脑干发出后到出颅后的全部走行。椎动脉水平段入寰枕筋膜后走向延髓腹侧面,可见椎动脉颅内段在舌下神经管上方水平发出小脑后下动脉(PICA)

　　舌咽神经、迷走神经和副神经起自一排在橄榄后沟内沿下橄榄的后缘自延髓发出的根丝。舌下神经的根丝也排成一排,在橄榄前沟内沿着橄榄前缘的下 2/3 起自脑干,橄榄前沟位于橄榄和延髓锥体之间。舌咽神经穿过舌咽神经通道,向前下方,沿着颈内崎的内侧,经颈静脉孔行于锥状窝内蜗导水管开口的下方

　　1. 舌咽神经 glossopharyngeal nerve;2. 舌咽神经上神经节 superior ganglion of glossopharyngeal nerve;3. 舌咽神经下神经节 inferior ganglion of glossopharyngeal nerve;4. 蜗导水管 cochlear aqueduct;5. 迷走神经根丝 vagus rootlets;6. 副神经颅根 cranial rootlets of accessory nerve;7. 副神经脊髓根 spinal root of accessory nerve;8. 舌下神经根丝 hypoglossal rootlets;9. 小脑后下动脉 PICA;10. 椎动脉 vertebral artery;11. 迷走上神经节 superior ganglion of vagus nerve;12. 枕髁 occipital condyle;13. 侧块 lateral mass;14. 椎动脉水平段 horizontal segment of vertebral artery;15. 寰椎后弓 posterior arch of atlas;16. 延髓 medulla oblongata;17. 乙状窦内侧壁 medial wall of sigmoid sinus

311

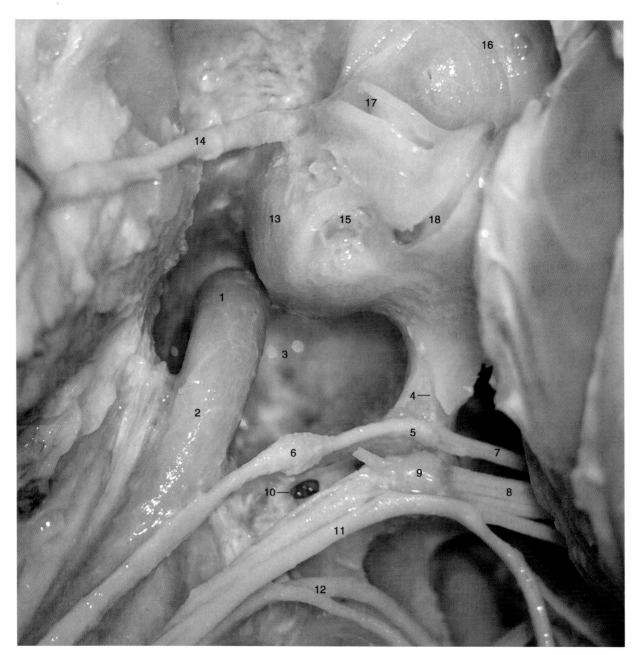

图 14-31 向前方磨除岩骨段颈内动脉周围的岩尖骨质,直至到达岩骨段颈内动脉移行为海绵窦段,即岩舌韧带的位置。因为颈静脉球瘤经常会向前侵犯岩骨段颈内动脉和岩尖区骨质,所以颞下窝入路 A 型能够提供比远外侧经髁扩展入路更佳的暴露范围

1. 岩骨段颈内动脉后膝 posterior genu of petrous carotid artery;2. 岩骨段颈内动脉后垂直段 posterior vertical segment of petrous carotid artery;3. 岩尖 petrous apex;4. 蜗导水管 cochlear aqueduct;5. 舌咽神经上神经节 superior ganglion of glossopharyngeal nerve;6. 舌咽神经下神经节 inferior ganglion of glossopharyngeal nerve;7. 舌咽神经 glossopharyngeal nerve;8. 迷走神经根丝 vagus rootlets;9. 迷走上神经节 superior ganglion of vagus nerve;10. 岩下窦开口 opening of inferior petrosal sinus;11. 副神经 accessory nerve;12. 舌下神经 hypoglossal nerve;13. 耳蜗 cochlea;14. 改道后的面神经 rerouted part of facial nerve;15. 蜗窗 cochlear window;16. 前半规管 anterior semicircular canal;17. 外半规管 lateral semicircular canal;18. 后半规管 posterior semicircular canal

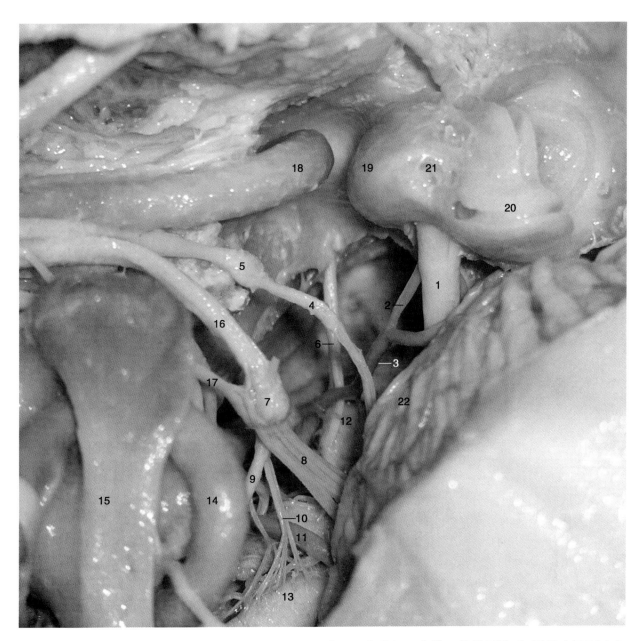

图 14-32　进一步磨除位于后半规管下方和舌咽神经上方的蜗导水管及其周围骨质,暴露出面听束和小脑前下动脉(AICA)。同时,可暴露出前方的展神经自桥延沟发出的部位以及进入斜坡硬膜的部位。**AICA 起始于基底动脉,向外侧走行于展神经自脑干发出处的下方,继续向外于内耳道附近形成一个向外凸出的袢,并发出一支迷路动脉进入内耳道**

1. 面听束 acousticofacial bundle;2. 迷路动脉 labyrinthine artery;3. 小脑前下动脉 anteroinferior cerebellar artery(AICA);4. 舌咽神经上神经节 superior ganglion of glossopharyngeal nerve;5. 舌咽神经下神经节 inferior ganglion of glossopharyngeal nerve;6. 展神经 abducent nerve;7. 迷走上神经节 superior ganglion of vagus nerve;8. 迷走神经根丝 vagus rootlets;9. 副神经脊髓根 spinal root of accessory nerve;10. 副神经颅根 cranial rootlets of accessory nerve;11. 小脑后下动脉 posteroinferior cerebellar artery(PICA);12. 脑桥 pons;13. 延髓 medulla oblongata;14. 椎动脉水平段 horizontal segment of vertebral artery;15. 寰椎后弓 posterior arch of atlas;16. 迷走神经 vagus nerve;17. 副神经 accessory nerve;18. 岩骨段颈内动脉后膝 posterior genu of petrous carotid artery;19. 耳蜗 cochlea;20. 后半规管 posterior semicircular canal;21. 蜗窗 cochlear window;22. 小脑 cerebellum

313

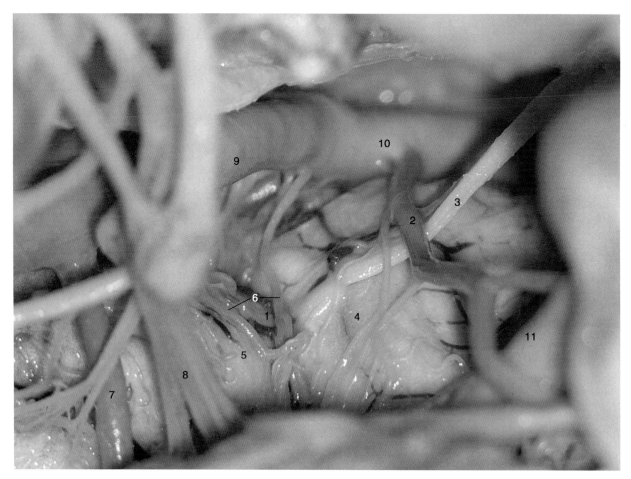

图 14-33　放大观,可同时观察到小脑后下动脉(PICA)在椎动脉的起始部位以及小脑前下动脉(AI-CA)在基底动脉的起始部位。椎动脉向脑桥和延髓发出数条穿支动脉。AICA 的脑桥前段与展神经相接触,并发出穿支进入脑桥外侧区域。展神经自桥延沟发出向前进入桥前池,沿枕骨斜坡上行进入鞍背下方的硬脑膜,进入 Dorello 管

　　1. 桥延沟 pontomedullary sulcus;2. 小脑前下动脉 anteroinferior cerebellar artery(AICA);3. 展神经 ab-ducent nerve;4. 脑桥 pons;5. 延髓 medulla oblongata;6. 穿支动脉 perforating artery;7. 小脑后下动脉 pos-teroinferior cerebellar artery(PICA);8. 迷走神经根丝 vagus rootlets;9. 椎动脉 vertebral artery;10. 基底动脉 basilar artery;11. 面听束 acousticofacial bundle

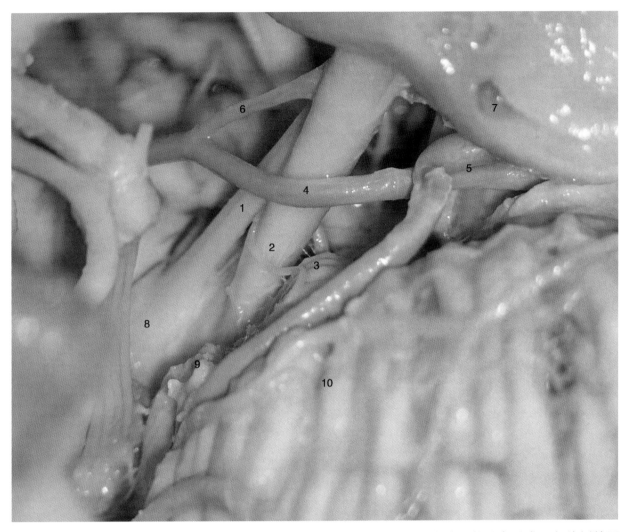

图 14-34 变换显微镜的角度,可见小脑前下动脉在位于内耳道后上方的弓状下窝形成凸向外侧的弓状下袢。袢的方向指向弓状下窝,位于前庭蜗神经的后方。袢的尖端与弓状下窝处的颅后窝硬膜粘连接触,并发出弓状下动脉。同时可观察到面神经和前庭蜗神经自脑桥发出的部位

迷路动脉起源于内耳道前段,进入内耳道,发出分支到内耳道的骨和硬膜、内耳道内的神经,终支供应前庭和耳蜗。面神经在桥延沟的外侧端起自脑干,它与脑干的连接处位于前庭蜗神经与脑干连接处的前方 1~2mm。面神经起自舌咽神经和迷走神经根丝最头侧纤维上方的 2~3mm 处。在前庭蜗神经的后方可以看到部分绒球所形成的凸起。与面神经和前庭蜗神经有恒定关系的第四脑室外侧隐窝相关结构包括 Luschka 孔、脉络丛和绒球

1. 面神经 facial nerve;2. 前庭蜗神经 vestibulocochlear nerve;3. 绒球 flocculus;4. 小脑前下动脉 anteroinferior cerebellar artery(AICA);5. 弓状下袢 subarcuate loop;6. 迷路动脉 labyrinthine artery;7. 后半规管 posterior semicircular canal;8. 脑桥 pons;9. 脉络丛 choroid plexus;10. 小脑 cerebellum

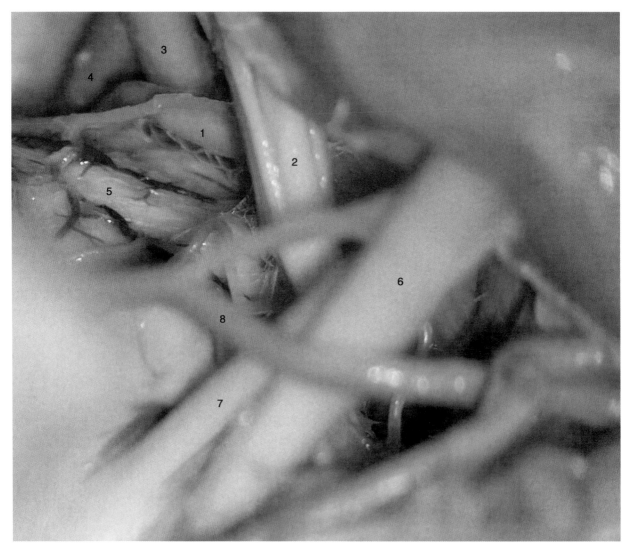

图 14-35 进一步向深处观察,可见三叉神经后根、动眼神经、大脑后动脉(PCA)以及小脑上动脉(SCA)等结构

三叉神经的后根在脑桥上下缘的中间与脑干相连。通常,小脑向前发出的唇样凸起遮盖了三叉神经后根在脑桥的连接处,其硬膜内部分从脑桥的外侧部发出后,斜向上行到达岩尖。在小脑幕附着缘的下方前行进入 Meckel 囊。小脑上动脉通常与三叉神经后根关系密切,正常情况下,小脑上动脉在三叉神经上方环绕脑干,通常在脑桥的外侧向下形成一个浅袢。如果此袢向尾侧凸出的非常明显,则小脑上动脉可能会与三叉神经发生接触,其压迫是导致三叉神经痛的主要原因。在视野的最深处可以观察到动眼神经自脚间窝的外侧部发出后走行于大脑后动脉和小脑上动脉之间

1. 小脑上动脉 superior cerebellar artery;2. 三叉神经后根 posterior root of trigeminal nerve;3. 动眼神经 oculomotor nerve;4. 大脑后动脉 posterior cerebral artery;5. 脑桥 pons;6. 前庭蜗神经 vestibulocochlear nerve;7. 面神经 facial nerve

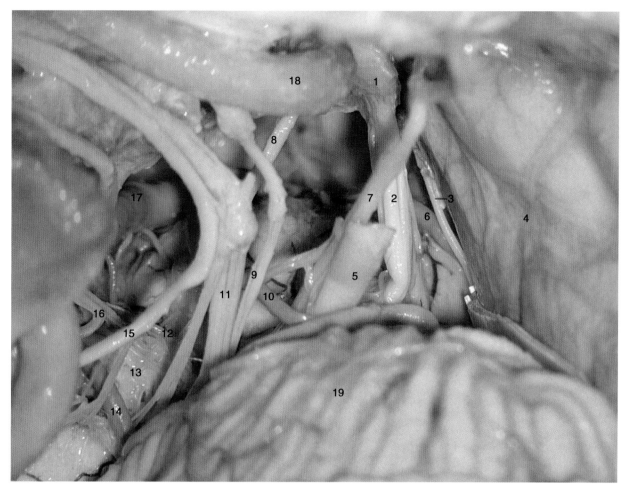

图 14-36　将迷路去除并剪开小脑幕,可以对脑桥和延髓的腹外侧面以及颅后窝的神经血管有一个整体的观察

视野的上方在去除了颞部硬膜和小脑幕之后,可暴露出大脑的颞叶底面,以及位于环池内的滑车神经环池段和小脑上动脉的脑桥中脑外侧段。滑车神经的脑池段穿小脑中央前膜从后方的四叠体池部进入前方的环池部。小脑上动脉的脑桥中脑外侧段始于脑干的前外侧缘,它的尾襻对着且常到达脑桥中部水平的三叉神经入脑处,滑车神经位于此段中部的上方。此段的前部常位于幕上,而尾襻常降至幕下。在去除了 Meckel 囊周围的硬膜后,可暴露出三叉神经半月结

1. 三叉神经节 trigeminal ganglion;2. 三叉神经后根 posterior root of trigeminal nerve;3. 滑车神经 trochlear nerve;4. 颞叶 temporal lobe;5. 前庭蜗神经 vestibulocochlear nerve;6. 小脑上动脉 superior cerebellar artery;7. 面神经 facial nerve;8. 展神经 abducent nerve;9. 舌咽神经根 glossopharyngeal rootlet;10. 小脑前下动脉 anteroinferior cerebellar artery(AICA);11. 迷走神经根丝 vagus rootlets;12. 桥延沟 pontomedullary sulcus;13. 延髓 medulla oblongata;14. 小脑后下动脉 posteroinferior cerebellar artery(PICA);15. 副神经脊髓根 spinal root of accessory nerve;16. 舌下神经根丝 hypoglossal rootlets;17. 椎动脉 vertebral artery;18. 岩骨段颈内动脉后膝 posterior genu of petrous carotid artery;19. 小脑 cerebellum

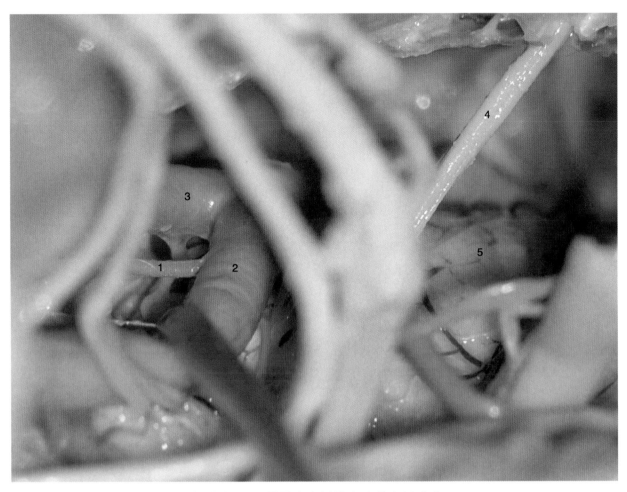

图 14-37　向外侧牵开左侧椎动脉,可以暴露出左侧的脊髓前腹侧动脉

椎动脉进入硬膜后,即从延髓下外侧上行至其腹侧。延髓外侧段沿着延髓的外侧面走向前上方到达橄榄前沟,延髓前段始于该沟,在舌下神经根丝之间或前方走行,而后跨过椎体,与另一侧的椎动脉在桥岩沟附近汇合形成基底动脉。脊髓前腹侧动脉在基底动脉起始处附近起自椎动脉的延髓前段,两侧的脊髓前腹侧动脉汇合形成脊髓前动脉。脊髓前动脉穿经枕大孔,于前正中裂内在延髓和脊髓的前面下行。在延髓部,该动脉供应椎体和锥体交叉、内侧丘系、橄榄间束、舌下神经核以及后纵束。它和进入颈段椎孔的根动脉前支发生吻合

1. 脊髓前腹侧动脉 anterior ventral spinal artery;2. 左侧椎动脉 left vertebral artery;3. 右侧椎动脉 right vertebral artery;4. 展神经 abducent nerve;5. 脑桥 pons

第十五章　远外侧入路

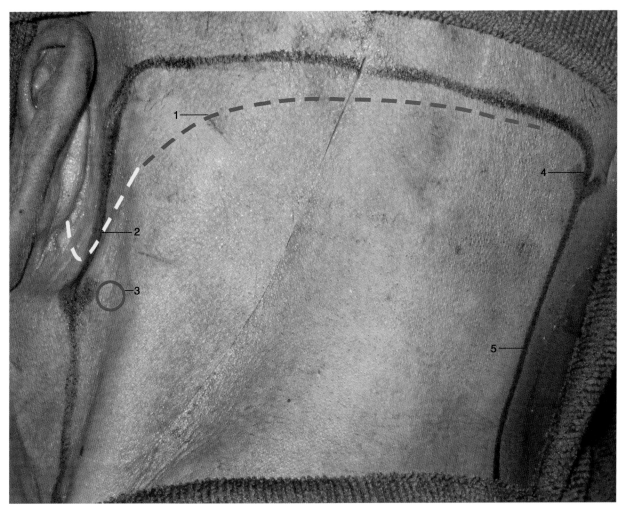

图 15-1　远外侧入路通常选用枕下马蹄形皮瓣,这样可以更好地展示枕部肌肉的解剖层次和神经血管结构

　　切口始于中线(枕外隆凸下方约5cm处),由此向上至枕外隆凸上,在上项线上方转向外并到达乳突,在胸锁乳突肌后缘的前方转向下,至乳突尖端下方约5cm处的颈外侧面,在此处可通过皮肤触及寰椎横突

　　1. 上项线 superior nuchal line;2. 乳突 mastoid process;3. 寰椎横突 atlas transverse process;4. 枕外隆凸 external occipital protuberance,inion;5. 后正中线 posterior midline

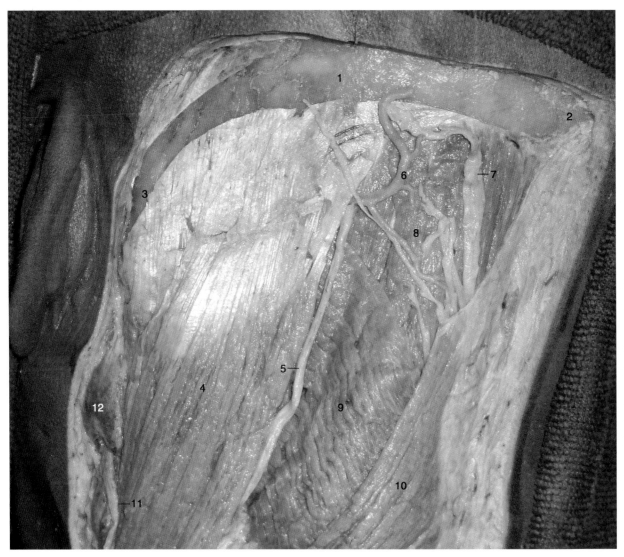

图 15-2 将马蹄形皮瓣翻向内下,暴露出最浅层的肌肉,包括外侧的胸锁乳突肌和头夹肌以及内侧的斜方肌和头半棘肌

本次解剖中,我们将肌肉按层次翻开,目的是显示它们之间的解剖关系;然而在实际手术当中,我们将枕下三角浅层的肌群作为一层从枕下区分开,仅保留深层围成枕下三角的三块小肌肉,以保护椎动脉,沿着上项线留下一条枕下肌肉和筋膜的附着点,以利于术终时的缝合。胸锁乳突肌和斜方肌位于颅颈交界区肌肉的第一层,头夹肌位于二者中间深面。枕动脉于上项线的下方,穿头夹肌底面向内,到达头半棘肌表面。枕大神经穿头半棘肌也到达其表面。而枕小神经则于胸锁乳突肌后缘上升,勾绕肩胛提肌下缘向内上,到达头夹肌表面

1. 上项线 superior nuchal line;2. 枕外隆凸 external occipital protuberance, inion;3. 乳突 mastoid process;4. 胸锁乳突肌 sternocleidomastoid muscle;5. 枕小神经 lesser occipital nerve;6. 枕动脉 occipital artery;7. 枕大神经 greater occipital nerve;8. 头半棘肌 semispinalis capitis muscle;9. 头夹肌 splenius capitis muscle;10. 斜方肌 trapezius muscle;11. 耳大神经 greater auricular nerve;12. 颈外侧上浅淋巴结 superior superficial lateral cervical lymph nodes

320

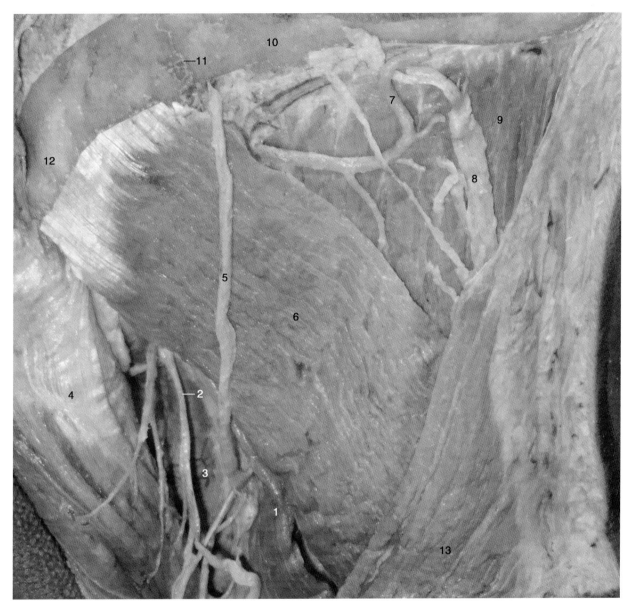

图 15-3 向外侧翻开胸锁乳突肌，暴露下方的头夹肌和肩胛提肌。从肩胛提肌和胸锁乳突肌之间可见由副神经所发出的支配胸锁乳突肌的胸锁乳突肌支，在前方可见颈内静脉后壁

头夹肌为夹肌上部的大部分肌束，起自项韧带的下部(约第三颈椎以下)至第三胸椎棘突，肌纤维斜向外上，止于上项线的外侧部分，并于胸锁乳突肌深面止于乳突的后缘。在头夹肌上缘内侧中线两旁，可见头半棘肌、枕大神经和第 3 枕神经自头半棘肌的肌束间穿出向外上。半棘肌起自第二颈椎至第 12 胸椎横突，按其止点和位置可分为头半棘肌、颈半棘肌和胸半棘肌。头半棘肌起自枕部上下项线之间，位于头夹肌和颈夹肌的深面，项韧带两侧。颈半棘肌起自 $C_2 \sim C_7$，位于头半棘肌的深部，大部分肌束止于第二颈椎棘突

1. 肩胛提肌 levator scapular muscle；2. 副神经 accessory nerve；3. 颈内静脉 internal jugular vein；4. 胸锁乳突肌 sternocleidomastoid muscle；5. 枕小神经 lesser occipital nerve；6. 头夹肌 splenius capitis muscle；7. 枕动脉 occipital artery；8. 枕大神经 greater occipital nerve；9. 头半棘肌 semispinalis capitis muscle；10. 上项线 superior nuchal line；11. 枕乳缝 occipitomastoid suture；12. 乳突 mastoid process；13. 斜方肌 trapezius muscle

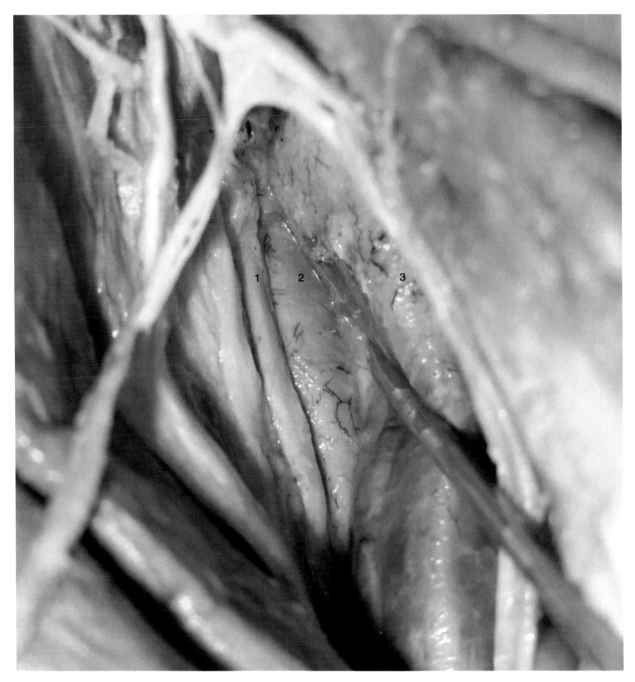

图 15-4 向前深入由外侧的胸锁乳突肌和内侧的肩胛提肌和头夹肌所构成的间隙,向内侧牵开颈内静脉,可见前方的迷走神经和颈内动脉

1. 迷走神经 vagus nerve;2. 颈内动脉 internal carotid artery;3. 颈内静脉 internal jugular vein

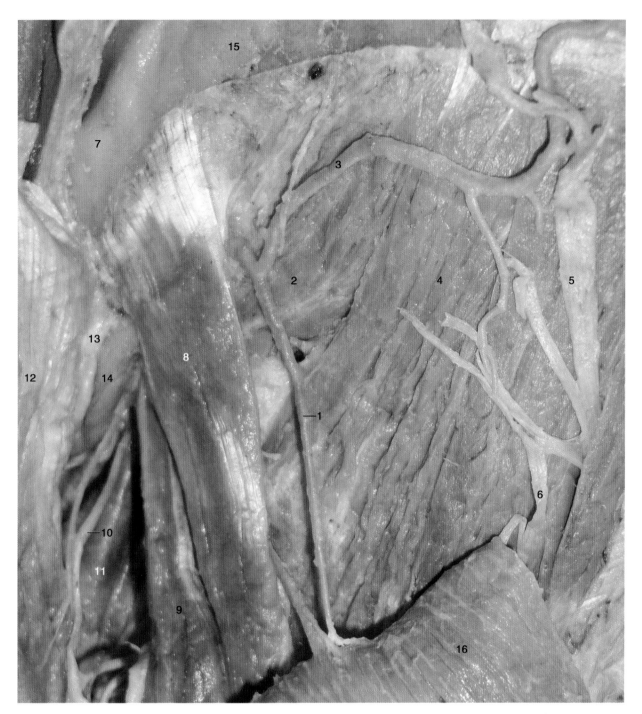

图 15-5　将头夹肌翻向下方，可见由枕动脉所发出的供应该肌的分支。头最长肌位于头夹肌深面，附着于乳突后缘。在头最长肌和肩胛提肌上端外侧深面可见部分二腹肌后腹以及腮腺。枕动脉行于上斜肌表面

1. 头夹肌支 splenius capitis branch；2. 上斜肌 superior oblique muscle；3. 枕动脉 occipital artery；4. 头半棘肌 semispinalis capitis muscle；5. 枕大神经 greater occipital nerve；6. 第 3 枕神经 third occipital nerve；7. 乳突 mastoid process；8. 头最长肌 longissimus capitis muscle；9. 肩胛提肌 levator scapular muscle；10. 副神经 accessory nerve；11. 颈内静脉 internal jugular vein；12. 胸锁乳突肌 sternocleidomastoid muscle；13. 腮腺 parotid gland；14. 二腹肌后腹 posterior belly of digastric muscle；15. 上项线 superior nuchal line；16. 头夹肌 splenius capitis muscle

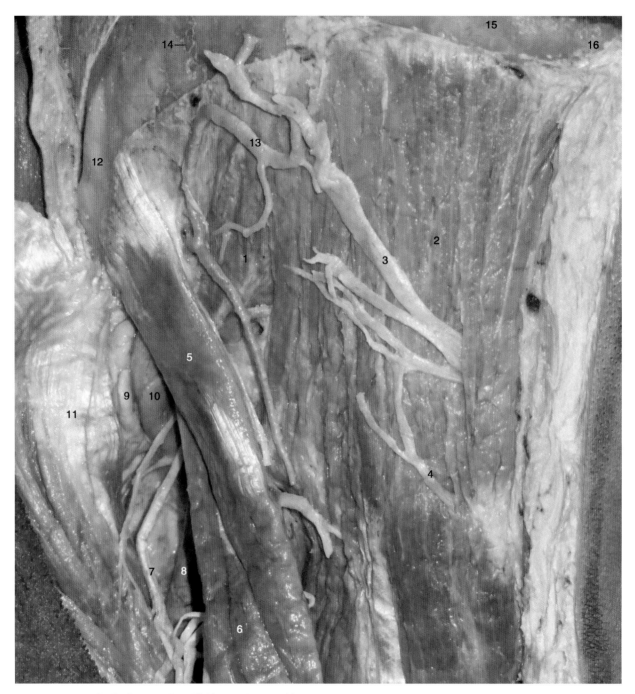

图 15-6 切断支配头夹肌的神经和供血血管

头最长肌起自颞骨乳突的后缘,下端与颈半棘肌粘着并向下延续,受脊神经(C$_1$ ～ L$_4$)支配

1. 上斜肌 superior oblique muscle;2. 头半棘肌 semispinalis capitis muscle;3. 枕大神经 greater occipital nerve;4. 第 3 枕神经 third occipital nerve;5. 头最长肌 longissimus capitis muscle;6. 肩胛提肌 levator scapular muscle;7. 副神经 accessory nerve;8. 颈内静脉 internal jugular vein;9. 腮腺 parotid gland;10. 二腹肌后腹 posterior belly of digastric muscle;11. 胸锁乳突肌 sternocleidomastoid muscle;12. 乳突 mastoid process;13. 枕动脉 occipital artery;14. 枕乳缝 occipitomastoid suture;15. 上项线 superior nuchal line;16. 枕外隆凸 external occipital protuberance,inion

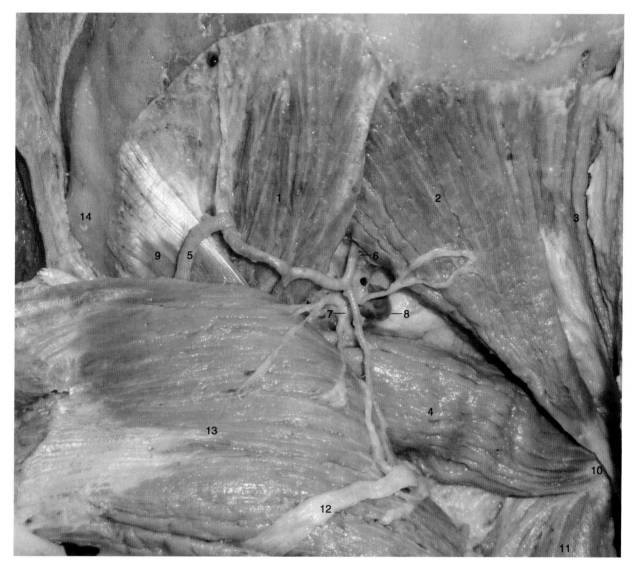

图 15-7　向外下方掀开头半棘肌,暴露深面的枕下三角结构,可见支配头后肌群的颈 1 神经背根,在枕下三角内,椎动脉被静脉丛所包绕。图中可见枕动脉与椎动脉硬膜外段所发出的肌支形成吻合

枕下三角由上斜肌、下斜肌和头后大直肌所围成,为手术中定位椎动脉的重要解剖标志。上斜肌起自下项线,止于寰椎横突的后上缘,形成枕下三角的上外侧壁;下斜肌起自寰椎横突的下后面,止于枢椎的棘突,形成枕下三角的下外侧壁;头后大直肌起自下项线,同样止于枢椎的棘突,形成枕下三角的上内侧壁。三角内容纳寰椎一侧的后弓、C_1 神经背支、椎动脉和椎静脉丛

位于 C_1 横突和寰枕筋膜之间的椎动脉常发出肌支和脑膜后动脉,而寰椎和枢椎之间的垂直段也常有肌支发出。肌支多供应深部肌肉,并常与枕动脉、咽升动脉和颈深动脉的分支相吻合,这些分支在椎动脉移位时需要切断

1. 上斜肌 superior oblique muscle;2. 头后大直肌 rectus capitis posterior major muscle;3. 头后小直肌 rectus capitis posterior minor muscle;4. 下斜肌 inferior oblique muscle;5. 枕动脉 occipital artery;6. 肌支 muscular branch;7. 颈 1 神经背侧支 C_1 dorsum ramus;8. 静脉丛 venous plexus;9. 头最长肌 longissimus capitis muscle;10. 枢椎棘突 axis spine;11. 颈半棘肌 semispinalis cervicalis muscle;12. 枕大神经 greater occipital nerve;13. 头半棘肌 semispinalis capitis muscle;14. 乳突 mastoid process

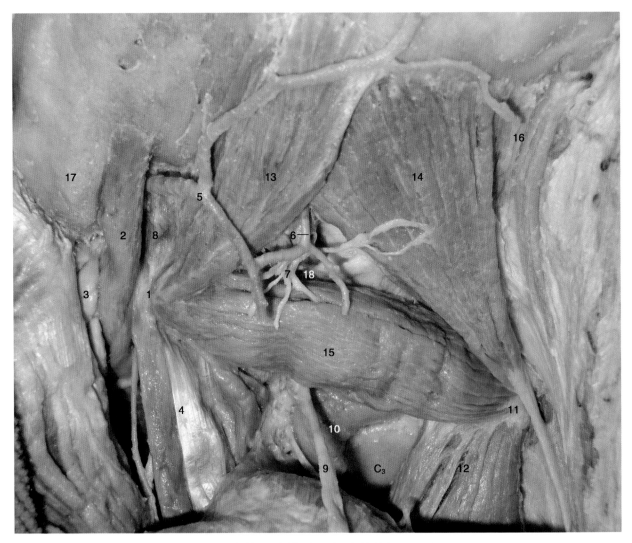

图 15-8 向下翻开头最长肌和头半棘肌,暴露出深部完整的枕下三角

枕动脉起自下颌角水平颈外动脉的后壁,位于颈外动脉内侧并与之平行上升,于颈内静脉的外侧达茎突的后内侧,先行于头后外直肌和二腹肌后腹之间,而后行于上斜肌和二腹肌后腹之间,再向内入二腹肌沟内侧的枕动脉沟。如果枕动脉沟存在,则枕动脉位于头最长肌的深面;若枕动脉沟不存在,则枕动脉位于头最长肌的浅面。而后继续沿上项线向内,经头半棘肌的表面,达斜方肌的深面,穿上项线斜方肌附着筋膜上升于枕后浅筋膜内。细致的肌肉解剖有利于枕动脉的保留,特别是对于术中有可能进行后循环的动脉搭桥者则更有意义。肩胛提肌的上端和上斜肌均附着于寰椎横突的后缘,寰椎后弓及其上方的椎动脉水平段位于上斜肌上方内侧,而寰枢椎之间的椎动脉垂直段则位于下斜肌和肩胛提肌之间的夹角处

1. 寰椎横突 atlas transverse process;2. 二腹肌后腹 posterior belly of digastric muscle;3. 腮腺 parotid gland;4. 肩胛提肌 levator scapular muscle;5. 枕动脉 occipital artery;6. 肌支 muscular branch;7. 颈1 神经背侧支 C_1 dorsum ramus;8. 头后外直肌 rectus capitis posterior lateralis muscle;9. 颈2 神经背侧支 C_2 dorsum ramus;10. 枢椎 axis;11. 枢椎棘突 axis spine;12. 颈半棘肌 semispinalis cervicalis muscle;13. 上斜肌 superior oblique muscle;14. 头后大直肌 rectus capitis posterior major muscle;15. 下斜肌 inferior oblique muscle;16. 头后小直肌 rectus capitis posterior minor muscle;17. 乳突 mastoid process;18. 静脉丛 venous plexus

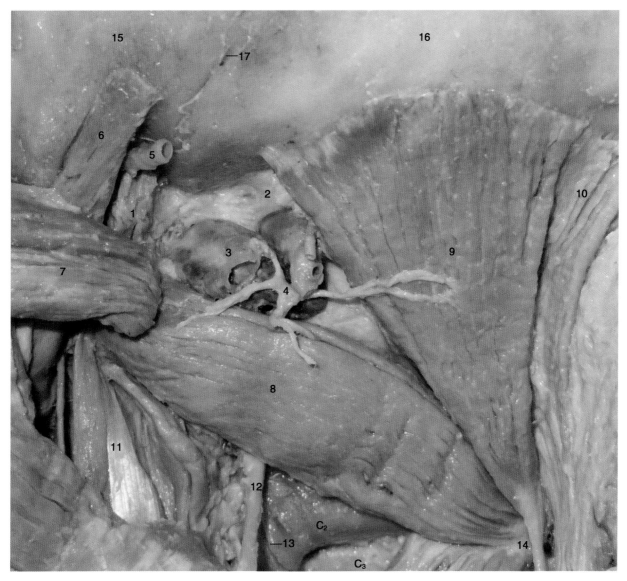

图 15-9　切断并向外侧牵开上斜肌,暴露寰枕关节囊和椎静脉丛

头后大直肌自枕骨延伸至颈 2 棘突。头后小直肌自枕骨延伸至寰椎后结节。下斜肌自颈 2 棘突延伸至颈 1 横突。枕动脉行于二腹肌的内侧和头后外直肌的外侧。椎动脉走行在寰枕关节的后方并在枕下三角中被密集的静脉丛所包绕。寰椎横突较其他颈椎的横突更靠外侧,可以用手指于乳突和下颌角之间的区域触及,为一些有重要解剖意义的肌肉的附着点。头后外直肌止于其前部上表面,恰位于颈静脉孔和颈内静脉的后缘。上斜肌附着于其上表面的后部,而下斜肌则附着于其外侧面。肩胛提肌、头前直肌、颈夹肌和中斜角肌也起自颈 1 横突。头前直肌(the rectus capitis anterior)位于头长肌后方,起自寰椎侧块及邻近的部分横突,止于枕骨前面枕髁上方的髁上沟

1. 头后外直肌 rectus capitis posterior lateralis muscle;2. 寰枕关节 atlanto-occipital joint;3. 静脉丛 venous plexus;4. 颈 1 神经背侧支 C_1 dorsum ramus;5. 枕动脉 occipital artery;6. 二腹肌后腹 posterior belly of digastric muscle;7. 上斜肌 superior oblique muscle;8. 下斜肌 inferior oblique muscle;9. 头后大直肌 rectus capitis posterior major muscle;10. 头后小直肌 rectus capitis posterior minor muscle;11. 肩胛提肌 levator scapular muscle;12. 颈 2 神经背侧支 C_2 dorsum ramus;13. 关节突关节 zygapophyseal joint;14. 枢椎棘突 axis spine;15. 颞骨 temporal bone;16. 枕骨 occipital bone;17. 枕乳缝 occipitomastoid suture

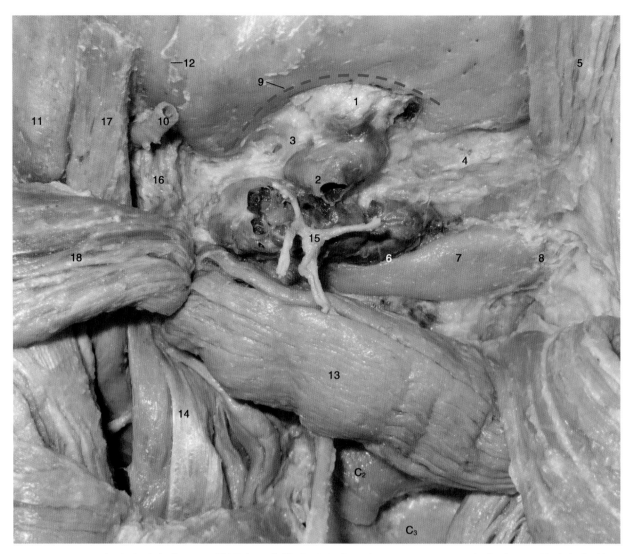

图 15-10　去除头后大直肌,可暴露出下方的头后小直肌全貌,可见位于髁窝内的髁导静脉与椎静脉丛相交通

　　椎动脉周围有丰富的静脉丛包裹,其中部的前方形成髁后导静脉,俗称髁静脉,向前经髁孔,髁导静脉管入颈静脉球,是远外侧入路中的解剖标志,也是术中需要处理的重要结构,其内侧部分与围绕枕骨大孔边缘的环窦相交通。手术中的静脉出血主要以可吸收性明胶海绵压迫为主,过多的电凝可能导致椎动脉及其分支的损伤。头后小直肌起于寰椎后结节,肌纤维向上,止于下项线的内侧

　　1. 髁导静脉 condylar emissary vein;2. 静脉丛 venous plexus;3. 寰枕关节 atlanto-occipital joint;4. 寰枕筋膜 atlanto-occipital membrane;5. 头后小直肌 rectus capitis posterior minor muscle;6. 椎动脉沟 groove for vertebral artery;7. 寰椎后弓 posterior arch of atlas;8. 寰椎后结节 posterior tubercle of atlas;9. 髁窝 condylar fossa;10. 枕动脉 occipital artery;11. 乳突 mastoid process;12. 枕乳缝 occipitomastoid suture;13. 下斜肌 inferior oblique muscle;14. 肩胛提肌 levator scapular muscle;15. 颈 1 神经背侧支 C_1 dorsum ramus;16. 头后外直肌 rectus capitis posterior lateralis muscle;17. 二腹肌后腹 posterior belly of digastric muscle;18. 上斜肌 superior oblique muscle

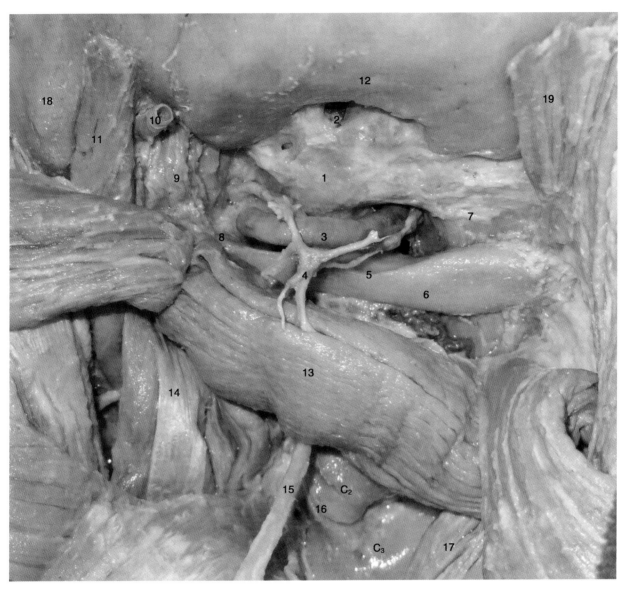

图 15-11 清除椎动脉水平段周围的静脉丛,暴露出椎动脉和寰枕关节囊

1. 寰枕关节 atlanto-occipital joint;2. 髁管 condylar canal;3. 椎动脉水平段 horizontal segment of vertebral artery;4. 颈 1 神经背侧支 C_1 dorsum ramus;5. 椎动脉沟 groove for vertebral artery;6. 寰椎后弓 posterior arch of atlas;7. 寰枕筋膜 atlanto-occipital membrane;8. 寰椎横突 atlas transverse process;9. 头后外直肌 rectus capitis posterior lateralis muscle;10. 枕动脉 occipital artery;11. 二腹肌后腹 posterior belly of digastric muscle;12. 枕骨 occipital bone;13. 下斜肌 inferior oblique muscle;14. 肩胛提肌 levator scapular muscle;15. 颈 2 神经背侧支 C_2 dorsum ramus;16. 关节突关节 zygapophyseal joint;17. 颈半棘肌 semispinalis cervicalis muscle;18. 乳突 mastoid process;19. 头后小直肌 rectus capitis posterior minor muscle

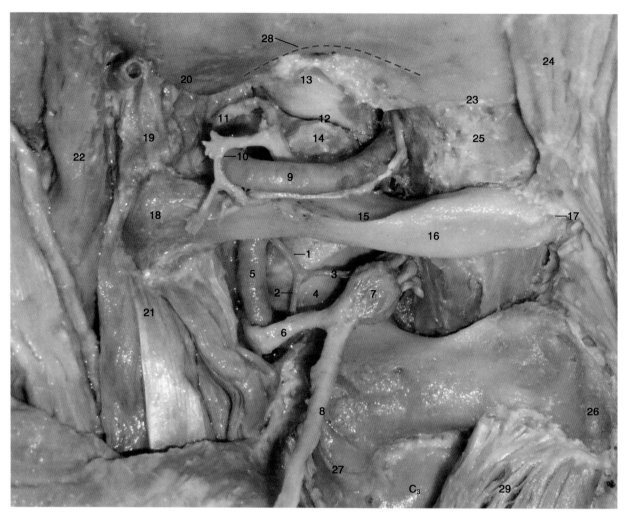

图 15-12　去除构成枕下三角的三块肌肉,暴露出椎动脉垂直段及其分支。同时暴露出寰枕关节和寰枢关节以及 $C_2 \sim C_3$ 关节

椎动脉起自锁骨下动脉,穿过上6个颈椎横突孔到达颅颈交界处,穿过寰枕筋膜后进入颅后窝延髓腹侧面。在远外侧入路手术中,一般需要暴露到 C_2 横突孔以上,由于此区域内椎动脉形成不同平面内的弯曲,故解剖关系极为复杂。寰椎和枢椎之间的椎动脉处于垂直位,穿出枢椎横突孔以后其先向后,然后弓形向前,经 C_2 神经腹侧支的前方,常在此处形成神经根压迹,向上并略向外弯曲进入寰椎横突孔。穿出寰椎横突孔后,椎动脉经头后外直肌的内侧成90°向内水平位,绕寰椎侧块和寰枕关节后方,行于寰椎后弓上面的椎动脉沟内

1. 神经根肌支 radiculo-muscular branch;2. 肌支 muscular branch;3. 神经根支(脊髓外侧支)radicular branch(lateral spinal branch);4. 寰枢关节 joint of atlas and axis;5. 椎动脉垂直段 vertical segment of vertebral artery;6. 颈2 神经腹侧支 C_2 ventral ramus;7. 颈2 神经节 C_2 ganglion;8. 颈2 神经背侧支 C_2 dorsum ramus;9. 椎动脉水平段 Horizontal segment of vertebral artery;10. 颈1 神经背侧支 C_1 dorsum ramus;11. 颈1 神经腹侧支 C_1 ventral ramus;12. 寰枕关节 atlanto-occipital joint;13. 枕髁 occipital condylar process;14. 侧块 lateral mass;15. 椎动脉沟 groove for vertebral artery;16. 寰椎后弓 posterior arch of atlas;17. 寰椎后结节 posterior tubercle of atlas;18. 寰椎横突 atlas transverse process;19. 头后外直肌 rectus capitis posterior lateralis muscle;20. 颈静脉突 jugular process;21. 肩胛提肌 levator scapular muscle;22. 二腹肌后腹 posterior belly of digastric muscle;23. 枕骨大孔 foramen magnum;24. 头后小直肌 rectus capitis posterior minor muscle;25. 寰枕筋膜 atlanto-occipital membrane;26. 枢椎棘突 axis spine;27. C_2 和 C_3 关节 Joint of C_2 and C_3;28. 髁窝 condylar fossa;29. 颈半棘肌 semispinalis cervicalis muscle

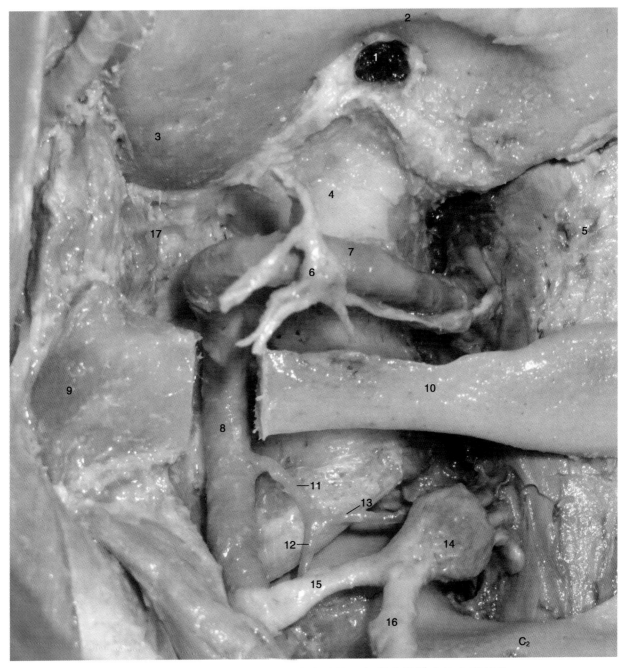

图 15-13 磨除寰椎横突孔后缘,准备进行椎动脉移位。保留寰椎横突的尖端部分

　　椎动脉遮挡了前方的枕髁的暴露,阻碍了经髁入路中磨除枕髁的路径。因此,需要切除横突孔的后根以暴露椎动脉自 C₂ 横突孔至寰枕筋膜入口处的全部行程。这样做可以将椎动脉向内下从寰枕关节处移位,暴露出枕髁

　　1. 髁导静脉 condylar emissary vein;2. 髁窝 condylar fossa;3. 颈静脉突 jugular process;4. 枕髁 occipital condylar process;5. 寰枕筋膜 atlanto-occipital membrane;6. 颈 1 神经背侧支 C₁ dorsum ramus;7. 椎动脉水平段 horizontal segment of vertebral artery;8. 椎动脉垂直段 vertical segment of vertebral artery;9. 寰椎横突 atlas transverse process;10. 寰椎后弓 posterior arch of atlas;11. 神经根肌支 radiculo-muscular branch;12. 肌支 muscular branch;13. 神经根支(脊髓外侧支) radicular branch(lateral spinal branch);14. 颈 2 神经节 C₂ ganglion;15. 颈 2 神经腹侧支 C₂ ventral ramus;16. 颈 2 神经背侧支 C₂ dorsum ramus;17. 头后外直肌 rectus capitis posterior lateralis muscle

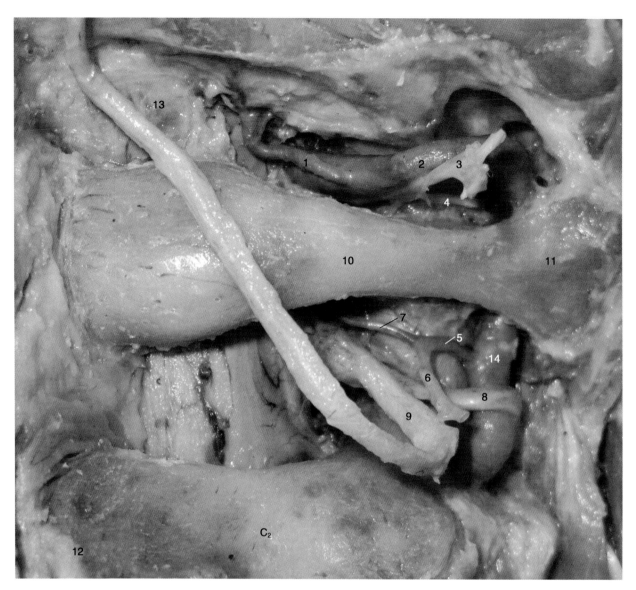

图 15-14 另一右侧标本,显示出由椎动脉水平段所发出的脑膜后动脉以及椎动脉垂直段所发出的神经根支和肌支。颈 1 神经背支位于寰椎后弓椎动脉沟和椎动脉水平段之间

脑膜后动脉多起自椎动脉水平段穿寰枕筋膜前的后壁上。椎动脉垂直段发出一明显的神经根肌支,而后分为神经根支和肌支。C_1 神经在枕骨和寰椎之间离开椎管,其背侧支较粗大、腹侧支细小,背侧支到达枕下三角,在此发出分支至头后大直肌、头后小直肌、上斜肌、下斜肌和头半棘肌;腹侧支经过寰椎后弓和椎动脉之间走向前方,在寰椎侧块的外侧发出分支至头后外直肌,同时发出分支向前至舌下神经,随舌下神经降支下行,支配甲状舌骨肌。C_2 神经自寰椎后弓和枢椎椎板之间发出,此处的神经节位于硬脊膜外,位于 C_1 下关节面和椎动脉内侧。在神经节的远端,分为较大的背侧支和较小的腹侧支。背侧支构成枕大神经,斜向上方行于下斜肌和头半棘肌之间

1. 脑膜后动脉 posterior meningeal artery;2. 椎动脉水平段 horizontal segment of vertebral artery;3. 颈 1 神经背侧支 C_1 dorsum ramus;4. 颈 1 神经腹侧支 C_1 ventral ramus;5. 神经根肌支 radiculo-muscular branch;6. 肌支 muscular branch;7. 神经根支(脊髓外侧支)radicular branch(lateral spinal branch);8. 颈 2 神经腹侧支 C_2 ventral ramus;9. 颈 2 神经背侧支 C_2 dorsum ramus;10. 寰椎后弓 posterior arch of atlas;11. 寰椎横突 atlas transverse process;12. 枢椎棘突 axis spine;13. 寰枕筋膜 atlanto-occipital membrane;14. 椎动脉垂直段 vertical segment of vertebral artery

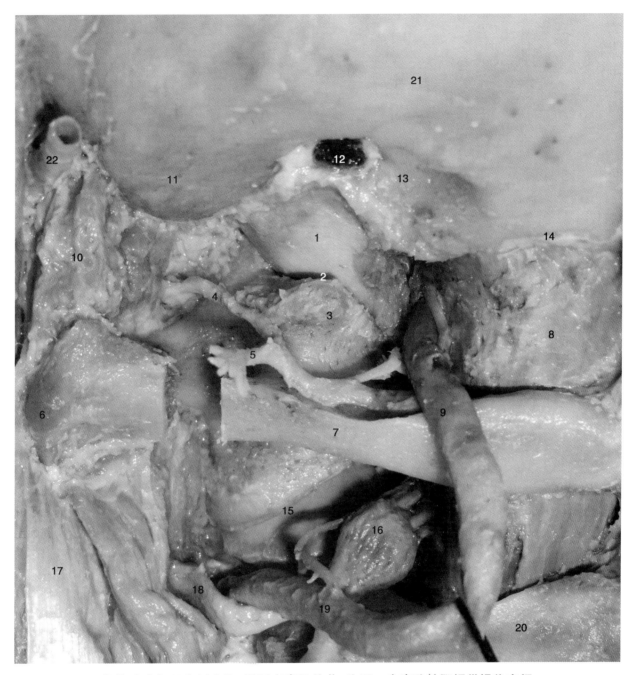

图 15-15　将椎动脉向下内侧移位,暴露出寰枕关节,为下一步磨除枕髁提供操作空间

1. 枕髁 occipital condylar process;2. 寰枕关节 atlanto-occipital joint;3. 侧块 lateral mass;4. 颈 1 神经腹侧支 C₁ Ventral ramus;5. 颈 1 神经背侧支 C₁ dorsum ramus;6. 寰椎横突 atlas transverse process;7. 寰椎后弓 posterior arch of atlas;8. 寰枕筋膜 atlanto-occipital membrane;9. 椎动脉水平段 horizontal segment of vertebral artery;10. 头后外直肌 rectus capitis posterior lateralis muscle;11. 颈静脉突 jugular process;12. 髁导静脉 condylar emissary vein;13. 髁窝 condylar fossa;14. 枕骨大孔 foramen magnum;15. 寰枢关节 joint of atlas and axis;16. 颈 2 神经节 C₂ganglion;17. 肩胛提肌 levator scapular muscle;18. 颈 2 神经腹侧支 C₂ventral ramus;19. 椎动脉垂直段 vertical segment of vertebral artery;20. 枢椎 axis;21. 枕骨 occipital bone;22. 枕动脉 occipital artery

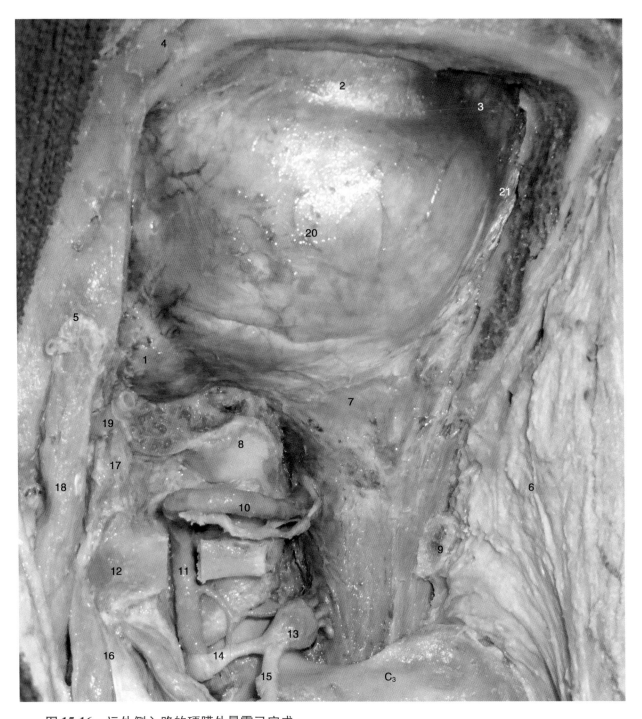

图 15-16　远外侧入路的硬膜外暴露已完成

　　远外侧入路的硬膜外暴露主要包括枕骨切除或颅骨成形,枕髁的暴露,寰椎后弓的切除和横突孔后壁的切开。该入路颅骨成形与乙状窦后入路相似,只是枕骨大孔边缘一定要打开。星点和枕外粗隆是枕下开颅的重要骨性标志

　　1. 乙状窦 sigmoid sinus;2. 横窦 transverse sinus;3. 窦汇 torcular herophili;4. 星点 asterion;5. 二腹肌切迹 mastoid notch;6. 项韧带 nuchal ligament;7. 寰枕筋膜 atlanto-occipital membrane;8. 枕髁 occipital condylar process;9. 寰椎后弓 posterior arch of atlas;10. 椎动脉水平段 horizontal segment of vertebral artery;11. 椎动脉垂直段 vertical segment of vertebral artery;12. 寰椎横突 atlas transverse process;13. 颈 2 神经节 C_2 ganglion;14. 颈 2 神经腹侧支 C_2 ventral ramus;15. 颈 2 神经背侧支 C_2 dorsum ramus;16. 肩胛提肌 levator scapular muscle;17. 头后外直肌 rectus capitis posterior lateralis muscle;18. 二腹肌后腹 posterior belly of digastric muscle;19. 枕动脉 occipital artery;20. 硬脑膜 dura;21. 小脑镰 falx cerebelli

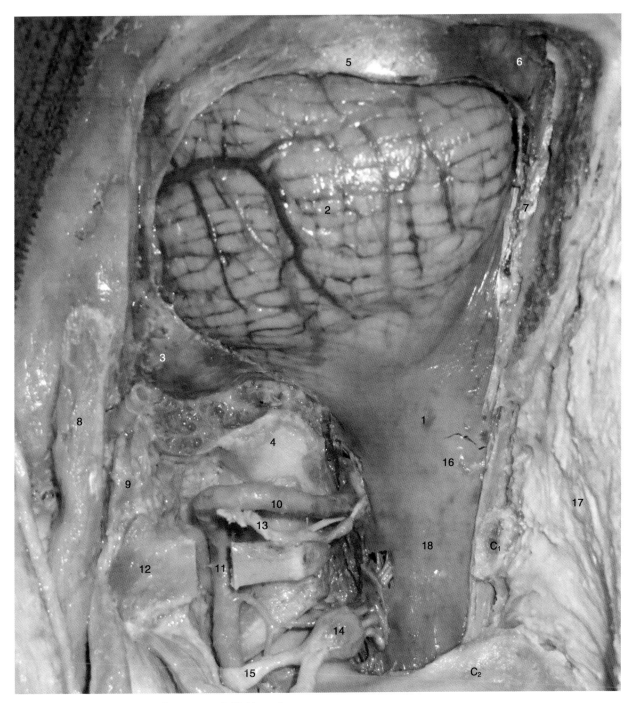

图 15-17　去除硬脑膜，暴露下方的蛛网膜

　　枕大池位于延髓和小脑蚓部的背侧，它的后壁由形状与枕骨大孔上方枕骨内侧面相吻合的蛛网膜构成。向下方，枕大池与脊髓后池之间在没有梗阻的情况下相交通。枕大池的蛛网膜小梁非常致密，此处的小梁将 PICA 的分支固定于延髓和小脑扁桃体上

　　1. 枕大池 cisterna magna；2. 小脑枕下面 suboccipital surface of cerebellum；3. 乙状窦 sigmoid sinus；4. 枕髁 occipital condylar process；5. 横窦 transverse sinus；6. 窦汇 torcular herophili；7. 小脑镰 falx cerebelli；8. 二腹肌后腹 posterior belly of digastric muscle；9. 头后外直肌 rectus capitis posterior lateralis muscle；10. 椎动脉水平段 horizontal segment of vertebral artery；11. 椎动脉垂直段 vertical segment of vertebral artery；12. 寰椎横突 atlas transverse process；13. 颈 1 神经背侧支 C₁ dorsum ramus；14. 颈 2 神经节 C₂ ganglion；15. 颈 2 神经腹侧支 C₂ ventral ramus；16. 蛛网膜 arachnoid membrane；17. 项韧带 nuchal ligament；18. 脊髓后池 posterior spinal cistern

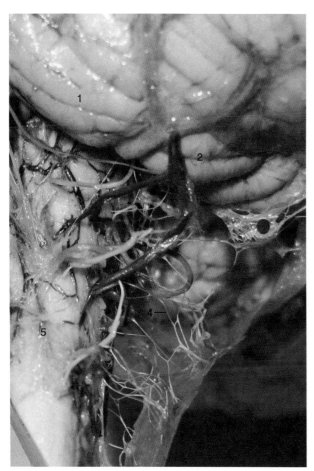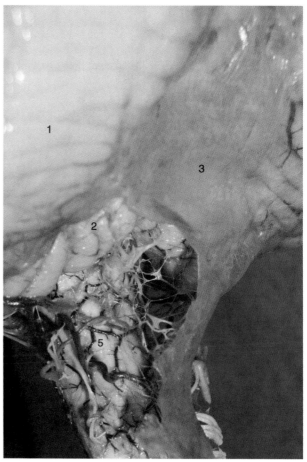

图 15-18　枕大池内的蛛网膜小梁放大观

枕大池位于延髓和小脑蚓部的背侧,它的后壁由形状与枕骨大孔上方枕骨内侧面相吻合的蛛网膜构成。枕大池的特征是一个致密的、网孔小梁样蛛网膜,由小脑扁桃体延至延髓和正中孔的边缘

枕大池的下部位于延髓的后面。在上方,枕大池突向小脑蚓部的前方和后方;在前方,枕大池开口于小脑延髓裂;在后面,枕大池在小脑蚓部开口于小脑后切迹,切迹表面的蛛网膜在小脑镰处形成反折,小脑蚓部后方枕大池的上极为小脑幕。如果小脑镰较小或缺如,枕大池的上部可以很大。PICA 向后绕延髓走行,通常在分为外侧干和内侧干的附近进入枕大池,外侧干供应小脑半球和扁桃体,内侧干供应蚓部

1. 二腹小叶 biventral lobule;2. 扁桃体 tonsil;3. 蛛网膜 arachnoid membrane;4. 蛛网膜小梁 arachnoid trabeculae;5. 延髓 medulla oblongata

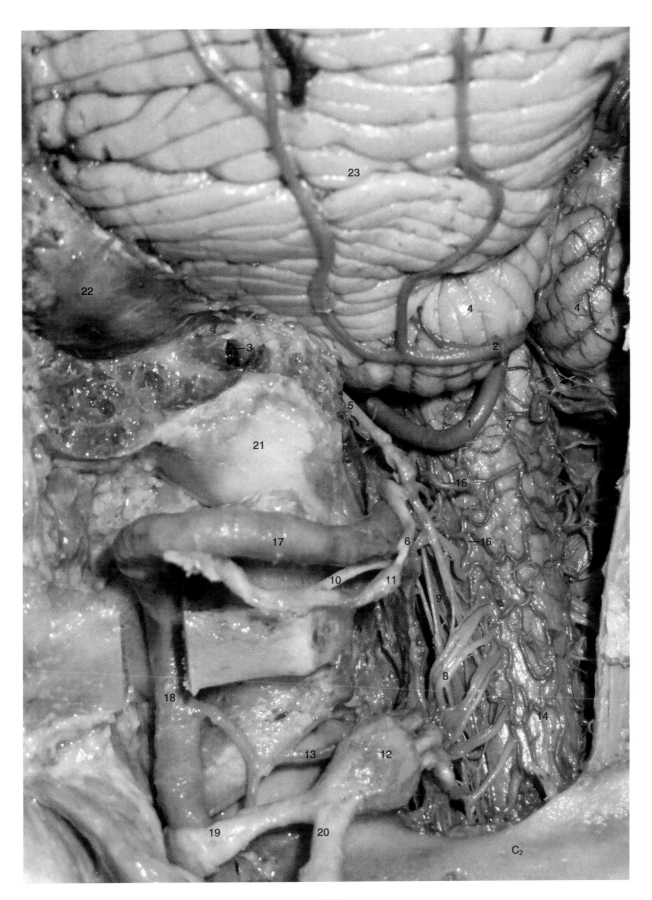

图 15-19 去除枕大池蛛网膜和蛛网膜小梁,暴露其内容物。图中可见枕髁阻碍了对于延髓腹外侧的暴露

远外侧入路硬膜的切开位于乙状窦后,向下沿椎动脉后方达上颈部,切口的上缘依据桥小脑角暴露的需要而定,硬膜切开时可能会遇到来自环绕枕骨大孔的环窦和脑膜后动脉。椎动脉穿寰枕筋膜周围形成的纤维环,纤维环将脊髓后动脉、第一齿状韧带、颈 1 神经、副神经的脊髓根和椎动脉捆绕在一起。椎动脉移位或硬脑膜切开时需要注意保护脊髓后动脉,因为此动脉有可能与硬脑膜粘连在一起。脊髓后动脉通常起自椎动脉的后内侧,恰于硬膜外,但也可以起自椎动脉在硬膜内的起始段或 PICA。每侧脊髓后动脉穿过硬膜后,即被椎动脉和颈 1 神经根周围的同一纤维隧道包围。在蛛网膜下腔内,脊髓后动脉在齿状韧带最嘴侧附着点的后面向内走行,在到达延髓下部时分为升支和降支。升支经过枕大孔,供应绳状体、薄束结节和楔束结节、副神经的根丝和第四脑室外侧孔附近的脉络丛,并可发出分支与 PICA 的分支吻合。降支向下在脊髓的后外侧面行于后根和齿状韧带之间,供应颈段脊髓背侧半的浅部,与进入椎孔的根动脉后支在较低水平上发生吻合

椎动脉穿入硬膜之后,多数位于舌下神经根丝和副神经脊髓根的腹侧,少数穿神经根丝之间和后面达桥延沟水平形成基底动脉。小脑后下动脉(PICA)大多于双侧椎动脉汇合前发出,向后绕延髓的侧方,穿迷走神经、舌咽神经和副神经根丝之间向后,经延髓侧方绕小脑下脚达延髓背侧,继而小脑下脚背侧向上,沿正中孔两侧入小脑延髓沟。PICA 于小脑延髓沟顶端、扁桃体与小脑蚓垂之间分支为蚓支和半球支。蚓支向上供应小脑蚓部,半球支向外供应小脑半球皮层表面

C$_1$ 神经根是与枕骨大孔关系最为密切的颈神经,恰好位于枕骨大孔的前缘,与其他脊神经所不同的是其后根的组成。C$_1$ 的腹侧根一般由 4~8 条神经根丝组成,出硬膜前腹侧根连同背侧根粘着在硬膜内椎动脉起始部的后下方,同椎动脉一起出硬膜孔后沿椎动脉沟底部的前方达 C$_1$ 横突的外侧面下行与颈神经丛相交通。C$_1$ 的背侧根远较腹侧根复杂,发出后于硬膜孔周围并入腹侧根,其组成与副神经脊髓根有密切关系,接受来自副神经脊髓根的纤维

齿状韧带为白色纤维片,内侧附着于脊髓,外侧附着于硬膜。齿状韧带的内侧缘沿每侧脊髓的全长附着于脊髓软膜,在每侧都呈一系列三角形的齿状突起,相距一定间隔附着于硬膜。第一齿状韧带外缘以三角形的纤维突附着在枕骨大孔周围的硬膜上,最头侧的纤维突位于枕骨大孔水平颅内椎动脉起始部之上,稍尾侧的纤维突位于颅内椎动脉起始部下方,两者之间的齿状韧带外侧缘与椎动脉、脊髓后动脉和 C$_1$ 神经根粘着在一起,术中难以互相分离。颈 1 神经在穿经硬膜时沿椎动脉的后下面走行,腹侧根位于齿状韧带前方,而背侧根则位于齿状韧带的后方。切断齿状韧带的三角形突起可增加对脊髓腹侧面的暴露。延髓下部在 C$_1$ 神经根水平移行为上颈髓,二者之间没有明显分界

PICA 的延髓扁桃体段始于舌咽神经、迷走神经和副神经的后方,向内于扁桃体尾部附近经过延髓的背面,然后上升止于扁桃体内侧中部水平。其近端通常行于外侧隐窝附近,并向后到达扁桃体的下极,然后向内位于扁桃体下缘和延髓之间,再沿扁桃体的内侧面转向头侧走行。经过扁桃体下部的袢称为尾袢或扁桃体下袢,为凸向尾侧的袢,与扁桃体的下极相吻合,但也可能行至扁桃体尾部的上方或下方而不形成袢

1. 小脑后下动脉尾袢或扁桃体下袢 caudal or infratonsillar loop of PICA;2. 半球支 hemispheric branch;3. 髁导静脉 condylar emissary vein;4. 扁桃体 tonsil;5. 副神经脊髓根 spinal root of accessory nerve;6. 颈 1 神经背侧根 dorsal root of C$_1$;7. 延髓 medulla oblongata;8. 颈 2 神经背侧根 dorsal root of C$_2$;9. 齿状韧带 dentate ligament;10. 颈 1 神经腹侧根 ventral roots of C$_1$;11. 颈 1 神经节 C$_1$ganglion;12. 颈 2 神经节 C$_2$ ganglion;13. 神经根支(脊髓外侧支)radicular branch(lateral spinal branch);14. 上颈髓 upper spinal cord;15. 脊髓后动脉升支 ascending branch of posterior spinal artery;16. 脊髓后动脉降支 descending branch of posterior spinal artery;17. 椎动脉水平段 horizontal segment of vertebral artery;18. 椎动脉垂直段 vertical segment of vertebral artery;19. 颈 2 神经腹侧支 C$_2$ ventral ramus;20. 颈 2 神经背侧支 C$_2$ dorsum ramus;21. 枕髁 occipital condylar process;22. 乙状窦 sigmoid sinus;23. 小脑枕下面 suboccipital surface of cerebellum

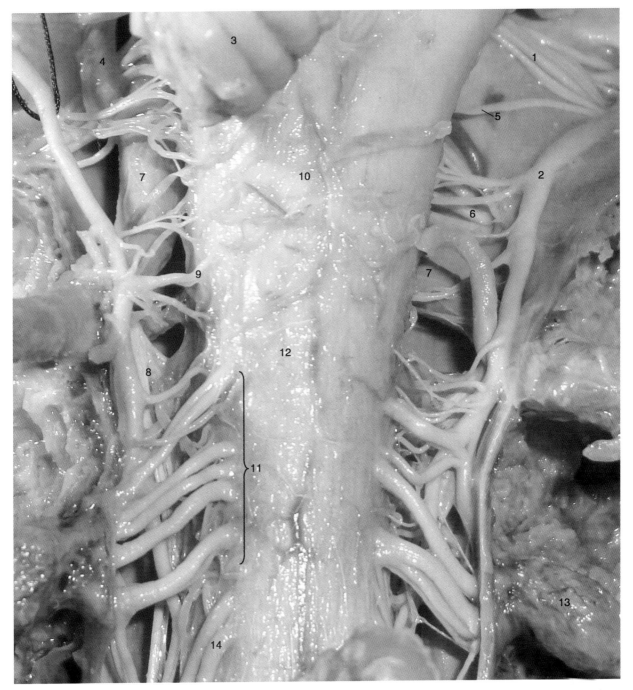

图 15-20　另一标本枕后正中放大观，暴露出 $C_1 \sim C_3$ 神经根自上段颈髓发出处，以及 C_1 和 C_2 的背侧根与副神经脊髓根之间的复杂交通关系。第一齿状韧带外缘以三角形的纤维突附着在枕骨大孔周围的硬膜上，最头侧的纤维突位于枕骨大孔水平颅内椎动脉起始部之上，稍尾侧的纤维突位于颅内椎动脉起始部下方，两者之间的齿状韧带外侧缘与椎动脉、脊髓后动脉和 C_1 神经根粘着在一起

1. 迷走神经 vagus nerve；2. 副神经脊髓根 spinal root of accessory nerve；3. 扁桃体 tonsil；4. 小脑后下动脉 posteroinferior cerebellar artery（PICA）；5. 副神经颅根 cranial rootlets of accessory nerve；6. 舌下神经 hypoglossal nerve；7. 椎动脉 vertebral artery；8. 齿状韧带 dentate ligament；9. 颈 1 神经背侧根 dorsal root of C_1；10. 延髓 medulla oblongata；11. 颈 2 神经背侧根 dorsal root of C_2；12. 上颈髓 upper spinal cord；13. 颈 2 神经节 C_2 ganglion；14. 颈 3 神经背侧根 dorsal root of C_3

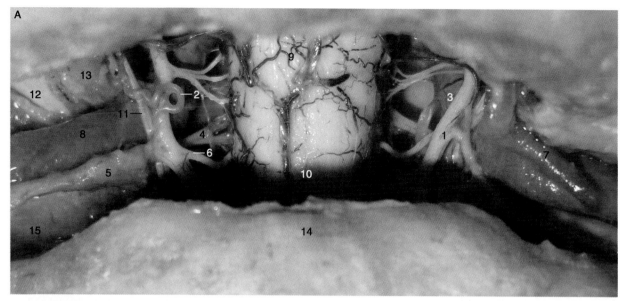

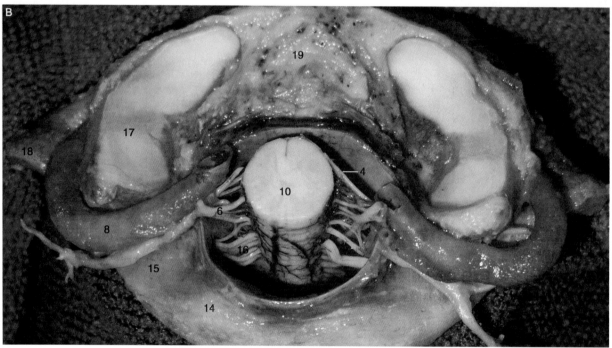

图 15-21 **A.** 去除寰枕筋膜后,枕骨大孔后面观。**B.** 同一标本,离断寰枕关节,切断脊髓后,寰椎及周围结构上面观

1. 副神经脊髓根 spinal root of accessory nerve;2. 脊髓后动脉 posterior spinal artery;3. 椎动脉硬膜内段 intradural segment of vertebral artery;4. 颈 1 神经腹侧根 ventral roots of C_1;5. 颈 1 神经节 C_1 ganglion;6. 颈 1 神经背侧根 dorsal root of C_1;7. 脑膜后动脉 posterior meningeal artery;8. 椎动脉水平段 horizontal segment of vertebral artery;9. 延髓 medulla oblongata;10. 上颈髓 upper spinal cord;11. 齿状韧带 dentate ligament;12. 寰枕关节 atlanto-occipital joint;13. 枕髁 occipital condylar process;14. 寰椎后弓 posterior arch of atlas;15. 椎动脉沟 groove for vertebral artery;16. 颈 2 神经背侧根 dorsal root of C_2;17. 侧块 lateral mass;18. 寰椎横突 atlas transverse process;19. 尖韧带 apical ligament

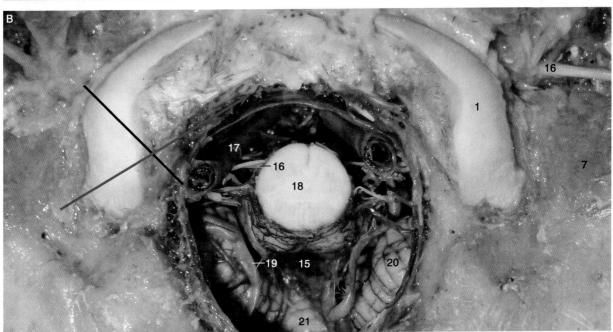

图 15-22　A. 骨性解剖关系,枕髁和枕骨大孔下面观。B. 尸头枕髁和枕骨大孔下面观

枕髁为一卵圆形结构,位于枕骨大孔前半的外侧缘。其关节面凸出,面向下外侧,与 C₁ 的上关节面形成寰枕关节。舌下神经管(黑色实线)与正中矢状面(黑色虚线)约呈 45°角,指向前外方。舌下神经管位于枕髁中 1/3 的上方,其走行方向从后向前,从内向外。蓝色大箭头所指为经髁入路的方向,阴影区域为枕髁在术中可被磨除,而不会暴露出舌下神经管内的舌下神经。髁窝内经常有内容髁后导静脉的髁管穿过,连接椎静脉丛和颈静脉球近端的乙状窦。髁管经过舌下神经管上方,通常不与舌下神经管交通。颈静脉突位于颈静脉孔后方的部分为头后外直肌的附着点,茎乳孔位于颈静脉孔的外侧

1. 枕髁 occipital condylar process;2. 枕骨大孔 foramen magnum;3. 髁窝 condylar fossa;4. 斜坡 clivus;5. 颈动脉管 carotid canal;6. 颈静脉窝 jugular fossa;7. 颈静脉突 jugular process;8. 二腹肌沟 digastric groove;9. 舌下神经管 hypoglossal canal;10. 枕骨鳞部 squamosal part of occipital bone;11. 髁导静脉孔 condylar emissary vein foramen;12. 乳突 mastoid process;13. 茎突 styloid process;14. 茎乳孔 stylomastoid foramen;15. 第四脑室正中孔 foramen of Magendie;16. 舌下神经 hypoglossal nerve;17. 椎动脉 vertebral artery;18. 延髓 medulla oblongata;19. 小脑后下动脉 posteroinferior cerebellar artery(PICA);20. 扁桃体 tonsil;21. 小脑蚓部 vermis

341

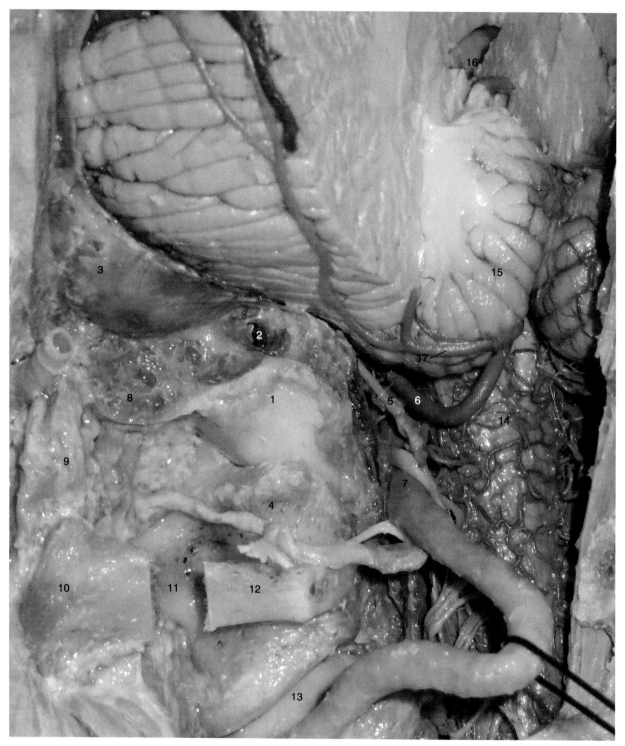

图 15-23 已将椎动脉从横突孔内移出,牵向内下方,准备磨除枕髁。切除部分小脑半球,暴露第四脑室

1. 枕髁 occipital condylar process;2. 髁导静脉 condylar emissary vein;3. 乙状窦 sigmoid sinus;4. 侧块 lateral mass;5. 副神经脊髓根 spinal root of accessory nerve;6. 小脑后下动脉尾袢或扁桃体下袢 caudal or in-fratonsillar loop of PICA;7. 椎动脉 vertebral artery;8. 颈静脉突 jugular process;9. 头后外直肌 rectus capitis posterior lateralis muscle;10. 寰椎横突 atlas transverse process;11. 横突孔 transverse foramen;12. 寰椎后弓 posterior arch of atlas;13. 寰枢关节 joint of atlas and axis;14. 延髓 medulla oblongata;15. 扁桃体 tonsil;16. 第四脑室 fourth ventricle;17. 半球支 hemispheric branch

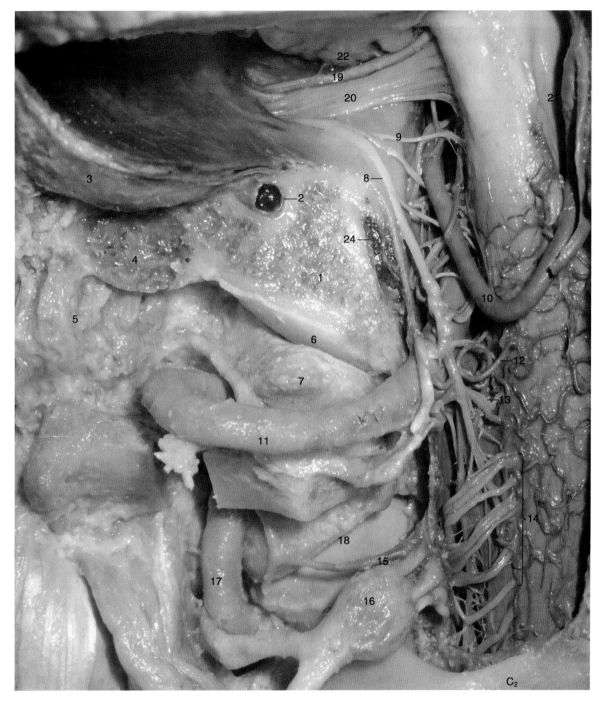

图 15-24 磨除部分枕髁,以便更好地显示寰枕关节面及其周围结构关系。切除部分小脑半球下部,暴露出颈静脉孔及其出入的脑神经根,可见髁导静脉与乙状窦交通,环窦围绕于枕骨大孔边缘

1. 枕髁 occipital condylar process;2. 髁导静脉 condylar emissary vein;3. 乙状窦 sigmoid sinus;4. 颈静脉突 jugular process;5. 头后外直肌 rectus capitis posterior lateralis muscle;6. 寰枕关节 atlanto-occipital joint;7. 侧块 lateral mass;8. 副神经脊髓根 spinal root of accessory nerve;9. 副神经颅根 cranial rootlets of accessory nerve;10. 小脑后下动脉尾袢或扁桃体下袢 caudal or infratonsillar loop of PICA;11. 椎动脉水平段 horizontal segment of vertebral artery;12. 脊髓后动脉 posterior spinal artery;13. 颈 1 神经背侧根 dorsal root of C_1;14. 颈 2 神经背侧根 dorsal root of C_2;15. 神经根支(脊髓外侧支) radicular branch (lateral spinal branch);16. 颈 2 神经节 C_2 ganglion;17. 椎动脉垂直段 vertical segment of vertebral artery;18. 寰枢关节 joint of atlas and axis;19. 舌咽神经 glossopharyngeal nerve;20. 迷走神经 vagus nerve;21. 第四脑室底 floor of the fourth ventricle;22. 绒球 flocculus

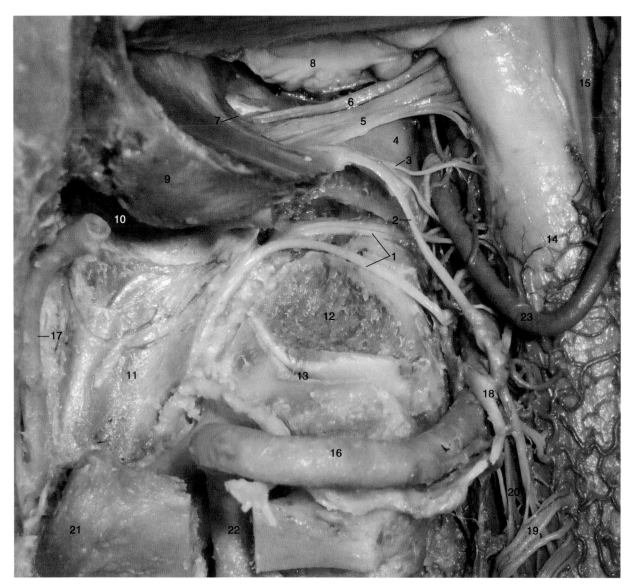

图 15-25　远外侧经髁入路,磨除部分枕髁和颈静脉突,去除头后外直肌,暴露出舌下神经管和颈内静脉

在枕髁磨除的过程中,首先磨除的是其表面的皮质骨,接下来是松质骨,然后是形成舌下神经管壁的第二层皮质骨,而舌下神经管打开后暴露的是围绕在舌下神经周围的静脉丛。在手术磨除过程中,枕髁后方髁后导静脉的出血,需要与舌下神经管内静脉丛的出血相鉴别,同时,避免损伤枕髁上方硬膜内的副神经脊髓根。术中磨除枕髁呈一骨腔道,同时保留部分枕髁下缘的骨皮质和关节面部分,可在不影响关节稳定性的前提下达到斜坡外侧和舌下神经管的暴露。术中在不需要舌下神经管的暴露时可保留舌下神经管内层皮质的完整。将头后外直肌自颈静脉突上剥离,磨除颈静脉突,打开颈静脉孔后壁,即可暴露乙状窦、颈静脉球与颈内静脉的延续部分

1. 舌下神经 hypoglossal nerve;2. 副神经脊髓根 spinal root of accessory nerve;3. 副神经颅根 cranial rootlets of accessory nerve;4. 颈静脉结节 jugular tubercle;5. 迷走神经 vagus nerve;6. 舌咽神经 glossopharyngeal nerve;7. 颈静脉孔 jugular foramen;8. 绒球 flocculus;9. 乙状窦 sigmoid sinus;10. 颈静脉球 jugular bulb;11. 颈内静脉 internal jugular vein;12. 枕髁 occipital condylar process;13. 寰枕关节 atlanto-occipital joint;14. 延髓 medulla oblongata;15. 第四脑室底 floor of the fourth ventricle;16. 椎动脉水平段 horizontal segment of vertebral artery;17. 枕动脉 occipital artery;18. 颈 1 神经背侧根 dorsal root of C_1;19. 颈 2 神经背侧根 dorsal root of C_2;20. 齿状韧带 dentate ligament;21. 寰椎横突 atlas transverse process;22. 椎动脉垂直段 vertical segment of vertebral artery;23. 小脑后下动脉尾袢或扁桃体下袢 caudal or infratonsillar loop of PICA

344

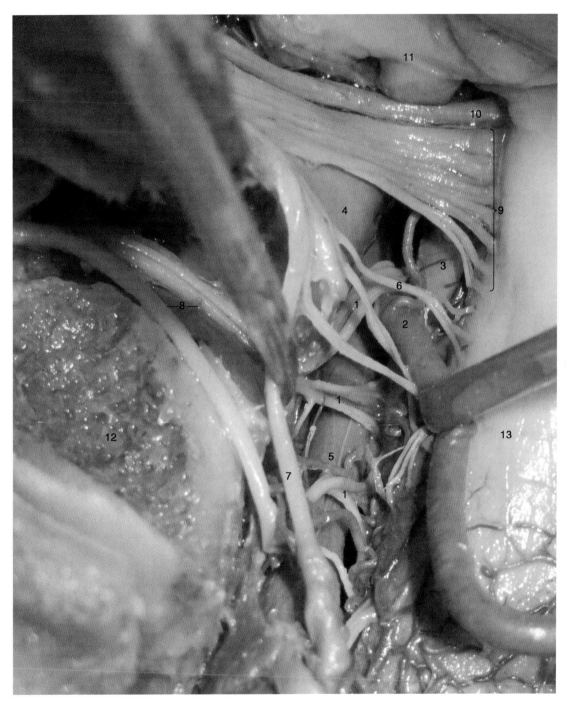

图 15-26　向内侧牵开 PICA, 向外侧牵开副神经脊髓根, 可暴露出下方的舌下神经根丝以及走行于舌下神经根丝腹侧的椎动脉硬膜内段。可见两束舌下神经小根进入位于枕髁上方的双开口型舌下神经管内, 并在神经管的终末段汇合并下行于颈动脉鞘内。**PICA** 的延髓外侧段经过橄榄的最突出处, 终止于舌咽神经、迷走神经和副神经根的起点水平, 并向下延续为延髓扁桃体段

1. 舌下神经 hypoglossal nerve; 2. 小脑后下动脉延髓外侧段 lateral medullary segment of PICA; 3. 橄榄 olive; 4. 颈静脉结节 jugular tubercle; 5. 椎动脉 vertebral artery; 6. 副神经颅根 cranial rootlets of accessory nerve; 7. 副神经脊髓根 spinal root of accessory nerve; 8. 舌下神经管 hypoglossal canal; 9. 迷走神经 vagus nerve; 10. 舌咽神经 glossopharyngeal nerve; 11. 绒球 flocculus; 12. 枕髁 occipital condylar process; 13. 延髓 medulla oblongata

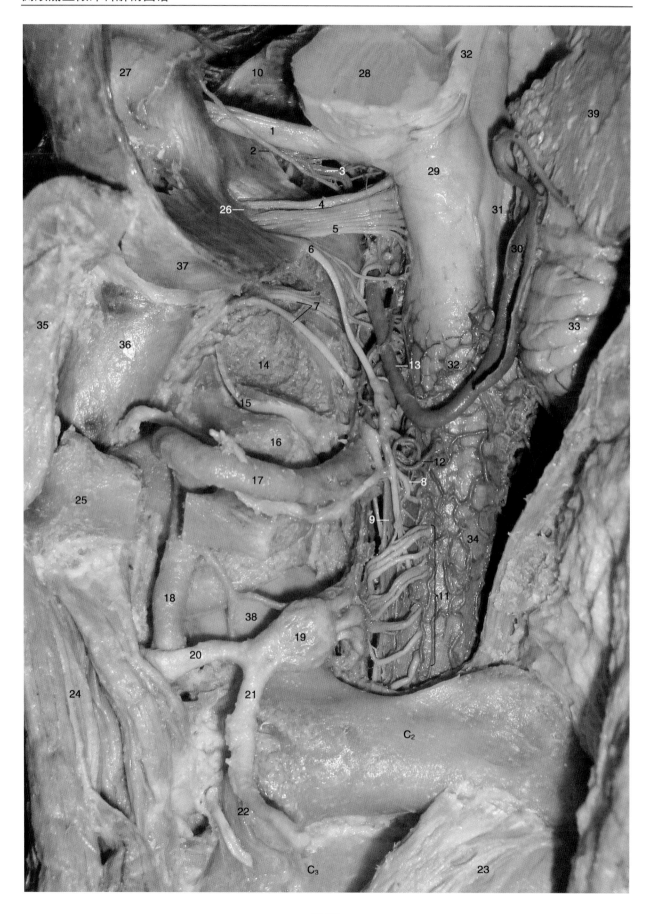

图 15-27　已将整个左侧小脑半球切除,暴露出小脑脚和第四脑室以及整个桥小脑角区结构

1. 面听束 acousticofacial bundle;2. 弓状下动脉 subarcuate artery;3. 小脑前下动脉 anteroinferior cerebellar artery(AICA);4. 舌咽神经 glossopharyngeal nerve;5. 迷走神经 vagus nerve;6. 副神经脊髓根 spinal root of accessory nerve;7. 舌下神经 hypoglossal nerve;8. 颈 1 神经背侧根 dorsal root of C₁;9. 齿状韧带 dentate ligament;10. 三叉神经 trigeminal nerve;11. 颈 2 神经背侧根 dorsal root of C₂;12. 脊髓后动脉 posterior spinal artery;13. 小脑后下动脉延髓扁桃体段 tonsillo-medullary segment of PICA;14. 枕髁 occipital condylar process;15. 寰枕关节 atlanto-occipital joint;16. 侧块 lateral mass;17. 椎动脉水平段 horizontal segment of vertebral artery;18. 椎动脉垂直段 vertical segment of vertebral artery;19. 颈 2 神经节 C₂ ganglion;20. 颈 2 神经腹侧支 C₂ ventral ramus;21. 颈 2 神经背侧支 C₂ dorsum ramus;22. C₂ 和 C₃ 关节 joint of C₂ and C₃;23. 颈半棘肌 semispinalis cervicalis muscle;24. 肩胛提肌 levator scapular muscle;25. 寰椎横突 atlas transverse process;26. 颈静脉孔 jugular foramen;27. 后半规管 posterior semicircular canal;28. 小脑中脚 middle cerebellar peduncle;29. 小脑下脚 inferior cerebellar peduncle;30. 小脑后下动脉膜帆扁桃体段 telovelotonsillar segment of PICA;31. 第四脑室底 floor of the fourth ventricle;32. 延髓 medulla oblongata;33. 扁桃体 tonsil;34. 上颈髓 upper spinal cord;35. 二腹肌后腹 posterior belly of digastric muscle;36. 颈内静脉 internal jugular vein;37. 乙状窦 sigmoid sinus;38. 寰枢关节 joint of atlas and axis;39. 小脑 cerebellum

第十六章　颈部解剖

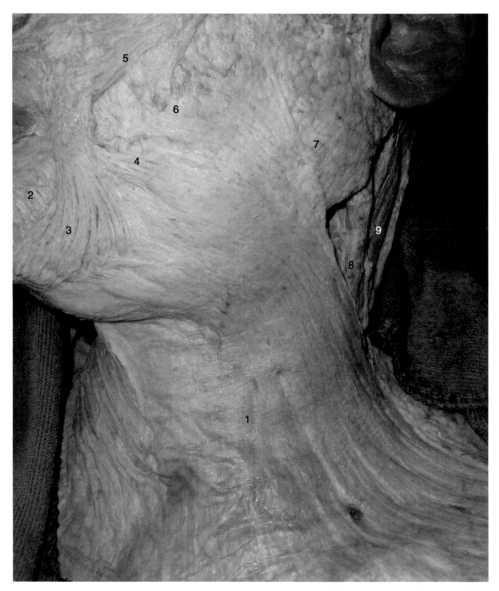

图 16-1　自颈前正中线切口剥离颈部皮瓣,显露颈阔肌。观察该肌的纤维走向和起止

该肌属皮肌,位于颈部浅筋膜内,薄而宽阔,起自胸大肌和三角肌筋膜,越过锁骨斜向上内方,其前部纤维附着于下颌骨下缘,后部纤维附着于腮腺咬肌筋膜,并向前移行于降口角肌和笑肌。颈阔肌深面有浅静脉和皮神经等结构。该肌受面神经颈支支配,作用为拉口角和下颌向下

1. 颈阔肌 platysma muscle;2. 降下唇肌 depressor labii inferioris;3. 降口角肌 depressor anguli oris;4. 笑肌 risorius;5. 颧大肌 zygomaticus major;6. 颊脂体 buccal fat pad;7. 腮腺筋膜 parotid fascia;8. 下颌后静脉 retromandibular vein;9. 胸锁乳突肌 sternocleidomastoid muscle

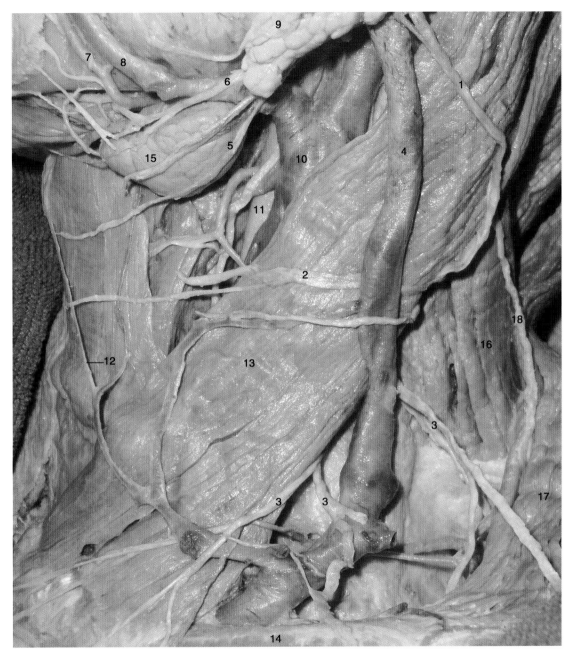

图 16-2 去除颈阔肌,显露下方深层结构

在颈前正中线旁浅筋膜内自上而下解剖出颈前静脉,自下颌角后方向下,沿胸锁乳突肌表面解剖出颈外静脉。在胸锁乳突肌后缘中点附近的浅筋膜内,分别向前、向上及向下寻找由此浅出的颈丛皮支:颈横神经越过胸锁乳突肌表面至颈前部;耳大神经沿该肌表面上行至耳前;枕小神经沿此肌后缘上升至耳后枕部;锁骨上神经向外下方分为三个支分布于颈外侧及胸、肩部

1. 耳大神经 greater auricular nerve;2. 颈横神经 transverse cervical nerve;3. 锁骨上神经 supraclavicular nerves;4. 颈外静脉 external jugular vein;5. 面神经颈支 cervical branches of facial nerve;6. 面神经下颌缘支 marginal mandibular branches of facial nerve;7. 面动脉 facial artery;8. 面静脉 facial vein;9. 腮腺 parotid gland;10. 颈内静脉 internal jugular vein;11. 颈总动脉 common carotid artery;12. 颈前静脉 anterior jugular vein;13. 胸锁乳突肌 sternocleidomastoid muscle;14. 锁骨 clavicle;15. 下颌下腺 submandibular gland;16. 肩胛提肌 levator scapular muscle;17. 斜方肌 trapezius;18. 副神经 accessory nerve

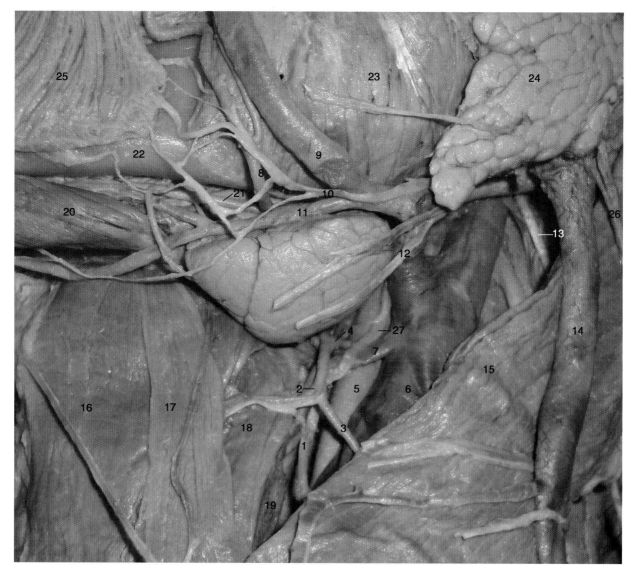

图 16-3　解剖颈动脉三角,该三角由胸锁乳突肌上份前缘、肩胛舌骨肌上腹后缘和二腹肌后腹所围成

于颈外动脉起点处寻找甲状腺上动脉及其分支,该动脉为颈外动脉第 1 个分支,动脉内侧是咽下缩肌和喉外神经。舌下神经降支包含来自 C₁ 神经的纤维。舌下神经降支在成为颈袢上根前发出一肌支,与甲状腺上动脉发出的舌骨下动脉伴行,支配肩胛舌骨肌上腹。颏下动脉是面动脉颈部的最大分支,位于下颌下三角内,它起于面动脉和下颌下腺分离处,在下颌骨下缘沿下颌舌骨肌表面前行

1. 颈袢上根 superior root of ansa cervicalis;2. 舌骨下动脉 infrahyoid artery;3. 胸锁乳突肌动脉 sterno-cleidomastoid artery;4. 甲状腺上动脉 superior thyroid artery;5. 颈总动脉 common carotid artery;6. 颈内静脉 internal jugular vein;7. 甲状腺上静脉 superior thyroid vein;8. 面动脉 facial artery;9. 面静脉 facial vein;10. 面神经下颌缘支 marginal mandibular branches of facial nerve;11. 颏下静脉 submental vein;12. 面神经颈支 cervical branches of facial nerve;13. 副神经 accessory nerve;14. 颈外静脉 external jugular vein;15. 胸锁乳突肌 sternocleidomastoid muscle;16. 胸骨舌骨肌 sternohyoid muscle;17. 肩胛舌骨肌上腹 superior belly of omohyoid;18. 胸骨甲状肌 sternothyroid muscle;19. 甲状腺侧叶 lateral lobe of thyroid gland;20. 二腹肌前腹 anterior belly of digastric;21. 颏下动脉 submental artery;22. 下颌骨体 body of mandible;23. 咬肌 masseter muscle;24. 腮腺 parotid gland;25. 降口角肌 depressor anguli oris;26. 耳大神经 greater auricular nerve;27. 舌下神经降支 descendens hypoglossi

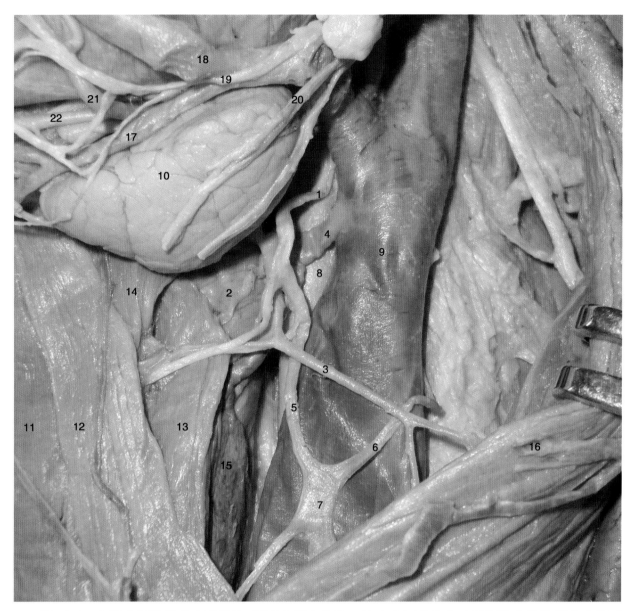

图 16-4 向后牵开胸锁乳突肌前缘,暴露出颈内静脉。注意由甲状腺上动脉所发出的胸锁乳突肌动脉

颈袢由第 1~3 颈神经前支的纤维组成。第 1 颈神经前支的部分纤维随舌下神经走行,在颈动脉三角内离开舌下神经,称舌下神经降支,沿颈内动脉及颈总动脉浅面下行,又称颈袢上根。第 2、3 颈神经前支的纤维经过颈丛联合发出降支,称为颈袢下根

1. 舌下神经降支 descendens hypogloss;2. 咽下缩肌 inferior pharyngeal constrictor;3. 胸锁乳突肌动脉 sternocleidomastoid artery;4. 甲状腺上静脉 superior thyroid vein;5. 颈袢上根 superior root of ansa cervicalis;6. 颈袢下根 inferior root of ansa cervicalis;7. 颈袢 ansa cervicalis;8. 颈总动脉 common carotid artery;9. 颈内静脉 internal jugular vein;10. 下颌下腺 submandibular gland;11. 胸骨舌骨肌 sternohyoid muscle;12. 肩胛舌骨肌上腹 superior belly of omohyoid;13. 胸骨甲状肌 sternothyroid muscle;14. 甲状舌骨肌 thyrohyoid muscle;15. 甲状腺侧叶 lateral lobe of thyroid gland;16. 胸锁乳突肌 sternocleidomastoid muscle;17. 颏下静脉 submental vein;18. 面静脉 facial vein;19. 面神经下颌缘支 marginal mandibular branches of facial nerve;20. 面神经颈支 cervical branches of facial nerve;21. 面动脉 facial artery;22. 颏下动脉 submental artery

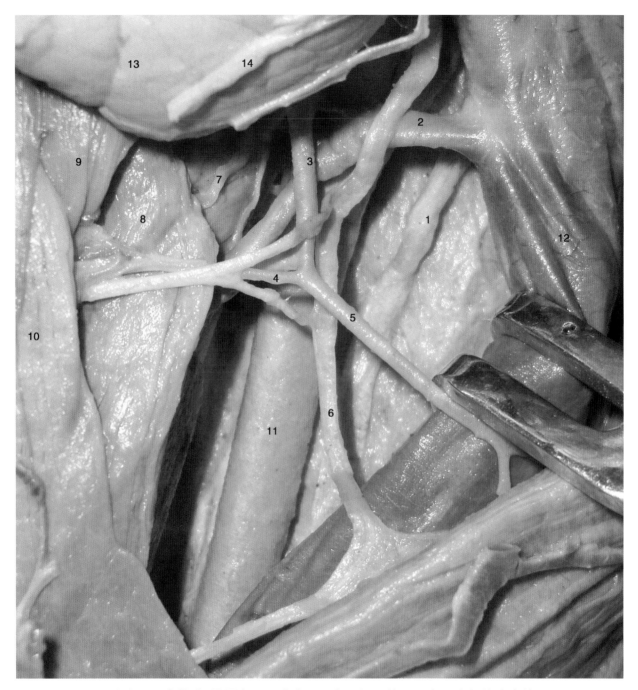

图 16-5　向外牵开颈内静脉,暴露出颈总动脉以及在两根血管之间内侧走行的迷走神经

1. 迷走神经 vagus nerve;2. 甲状腺上静脉 superior thyroid vein;3. 甲状腺上动脉 superior thyroid artery;
4. 舌骨下动脉 infrahyoid artery;5. 胸锁乳突肌动脉 sternocleidomastoid artery;6. 颈袢上根 superior root of
ansa cervicalis;7. 喉外神经 external laryngeal nerves;8. 胸骨甲状肌 sternothyroid muscle;9. 甲状舌骨肌 thy-
rohyoid muscle;10. 肩胛舌骨肌上腹 superior belly of omohyoid;11. 颈总动脉 common carotid artery;12. 颈内
静脉 internal jugular vein;13. 下颌下腺 submandibular gland;14. 面神经颈支 cervical branches of facial nerve

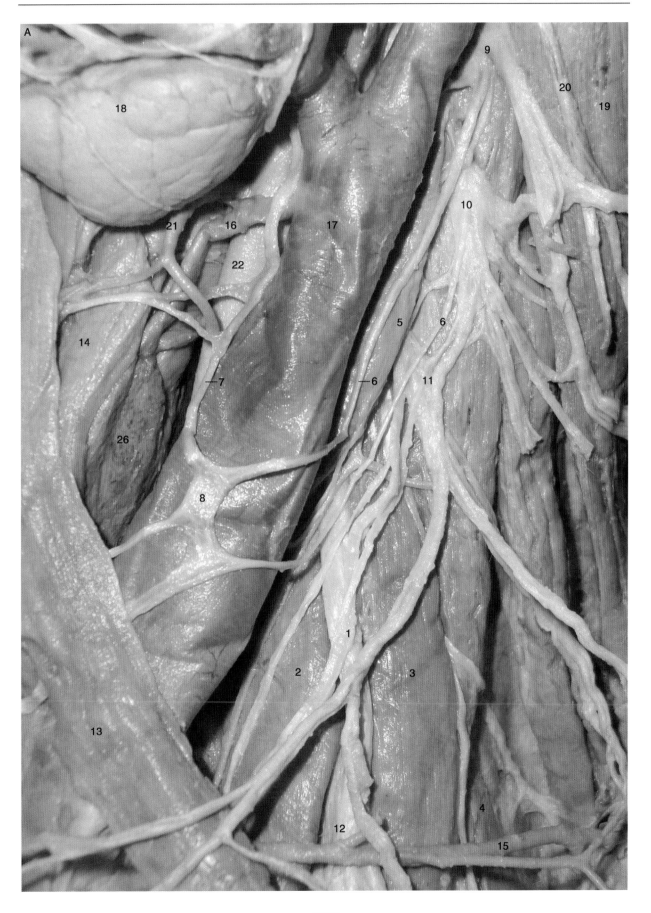

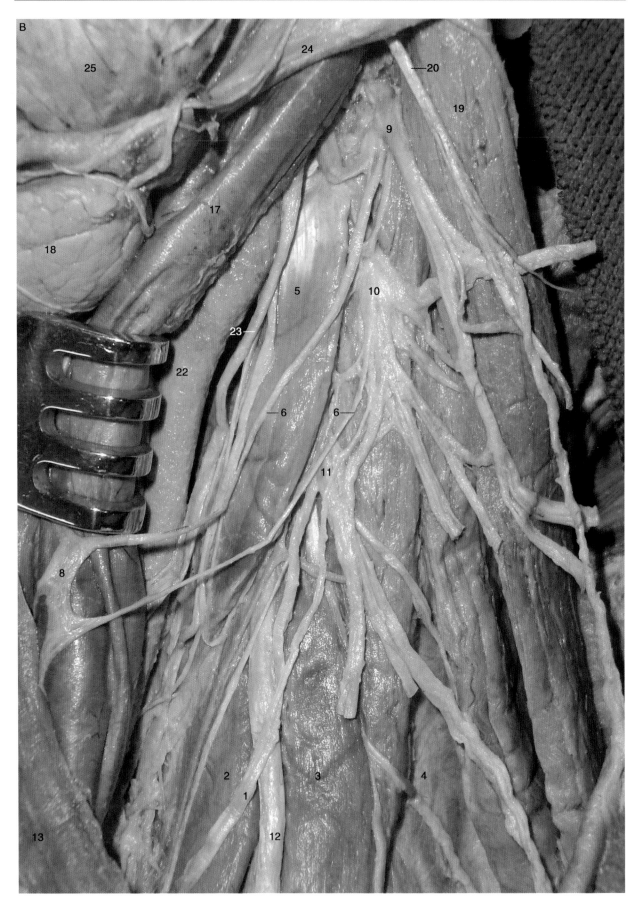

图 16-6　A. 去除胸锁乳突肌,暴露其下方的颈丛和臂丛等深部结构。B. 向内侧牵拉颈内静脉,暴露颈总动脉和迷走神经

颈丛(cervical plexus)由第 1~4 颈神经前支相互交织构成。该丛位于胸锁乳突肌上部的深面,中斜角肌和肩胛提肌起始端的前方。颈丛神经可分为三类:分布于皮肤的皮支、至深层的肌支和与其他神经相互连接的交通支。颈丛主要分支包括枕小神经、耳大神经、颈横神经和锁骨上神经,以上四条神经均为皮神经

膈神经(phrenic nerve)(C$_3$~C$_5$)起初在前斜角肌上端的外侧下行,继而沿该肌前面下降至该肌的内侧,在锁骨下动、静脉之间经胸廓上口进入胸腔

臂丛(branchial plexus)由第 5~8 颈神经前支和第 1 胸神经前支的大部分纤维交织汇集而成。臂丛主要结构先经由前、中斜角肌和第 1 肋所组成的斜角肌间隙向外穿出,继而在锁骨后方行向外下进入腋窝。进入腋窝之前,神经丛恰好位于锁骨下动脉的后上方

副神经实际上是由两种起源不同的成分所构成。副神经脑神经根较脊髓根细小,它与脊髓根同行,一起经颈静脉孔穿出颅腔。此后脑神经根与脊髓根纤维分离,独自加入到迷走神经中,这些纤维随迷走神经咽支分布,它们起源于脑干中的疑核,支配除腭帆张肌以外的咽和腭肌。其他纤维进入喉返神经,支配声带的内收肌。副神经脊髓根起自颈髓的副神经核,由躯体运动纤维组成。神经根丝从脊髓离开之后,在椎管内上行,经枕骨大孔入颅腔。在颅腔内脊髓根和脑神经根一并穿颈静脉孔神经部出颅,出颅后脊髓根独自绕颈内静脉向下外走行,在胸锁乳突肌深面分出一支进入该肌后,终支在胸锁乳突肌后缘上、中 1/3 交界处继续向外下方斜行,于斜方肌前缘中、下 1/3 交界处进入斜方肌深面

甲状颈干为一短而粗的动脉干,近前斜角肌的内侧缘,起于锁骨下动脉第一段的前壁,几乎立即分成甲状腺下动脉、肩胛上动脉等

1. 膈神经 phrenic nerve;2. 前斜角肌 anterior scalene muscle;3. 中斜角肌 middle scalene muscle;4. 后斜角肌 posterior scalene muscle;5. 头长肌 longus capitis;6. 颈袢下根 inferior root of ansa cervicalis;7. 颈袢上根 superior root of ansa cervicalis;8. 颈袢 ansa cervicalis;9. 第 2 颈神经前支 anterior branch of 2nd cervical nerve;10. 第 3 颈神经前支 anterior branch of 3rd cervical nerve;11. 第 4 颈神经前支 anterior branch of 4th cervical nerve;12. 臂丛 branchial plexus;13. 肩胛舌骨肌上腹 superior belly of omohyoid;14. 胸骨甲状肌 sternothyroid muscle;15. 肩胛上动脉 suprascapular artery;16. 甲状腺上静脉 superior thyroid vein;17. 颈内静脉 internal jugular vein;18. 下颌下腺 submandibular gland;19. 肩胛提肌 levator scapular muscle;20. 副神经 accessory nerve;21. 甲状腺上动脉 superior thyroid artery;22. 颈总动脉 common carotid artery;23. 迷走神经 vagus nerve;24. 二腹肌后腹 posterior belly of digastric muscle;25. 咬肌 masseter muscle;26. 甲状腺侧叶 lateral lobe of thyroid gland

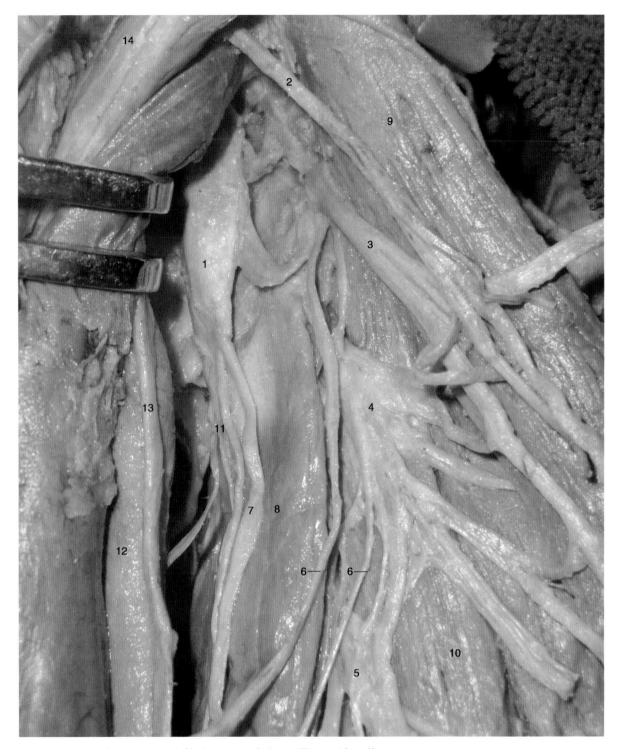

图 16-7　向内侧牵开颈内静脉和颈总动脉,显露颈上神经节

颈上神经节位于脊柱颈部两侧,椎前筋膜后方,第 2、3 颈椎横突前方,呈梭形,体积较大,长约 3cm。该神经节与颈中神经节和颈下神经节之间形成颈交感干,同时三个神经节各发出一心支参与心丛的组成

1. 颈上神经节 superior cervical ganglion;2. 副神经 accessory nerve;3. 第 2 颈神经前支 anterior branch of 2nd cervical nerve;4. 第 3 颈神经前支 anterior branch of 3rd cervical nerve;5. 第 4 颈神经前支 anterior branch of 4th cervical nerve;6. 颈袢下根 inferior root of ansa cervicalis;7. 颈交感干 cervical sympathetic trunk;8. 头长肌 longus capitis;9. 肩胛提肌 levator scapular muscle;10. 中斜角肌 middle scalene muscle;11. 心丛 cardiac plexus;12. 颈总动脉 common carotid artery;13. 迷走神经 vagus nerve;14. 二腹肌后腹 posterior belly of digastric muscle

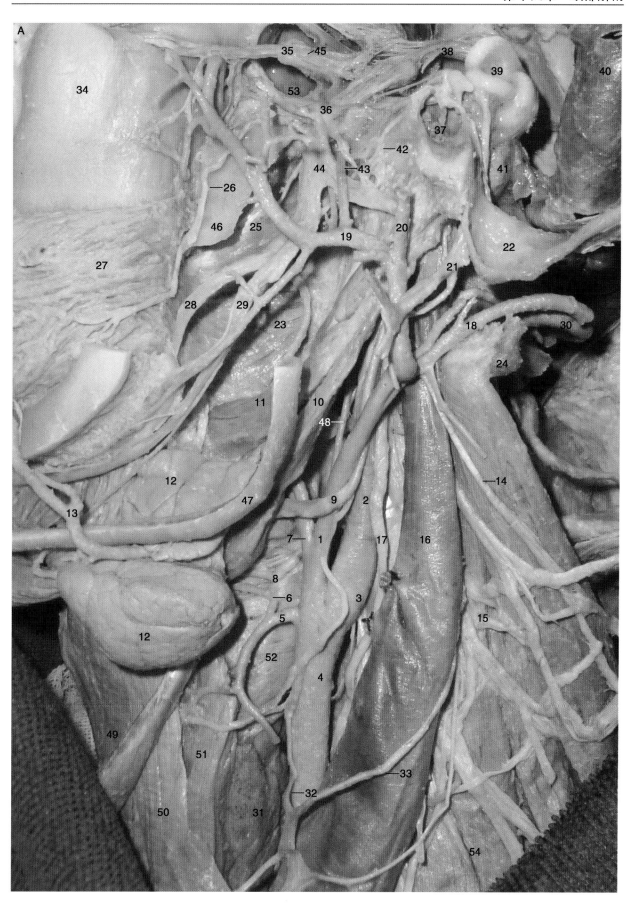

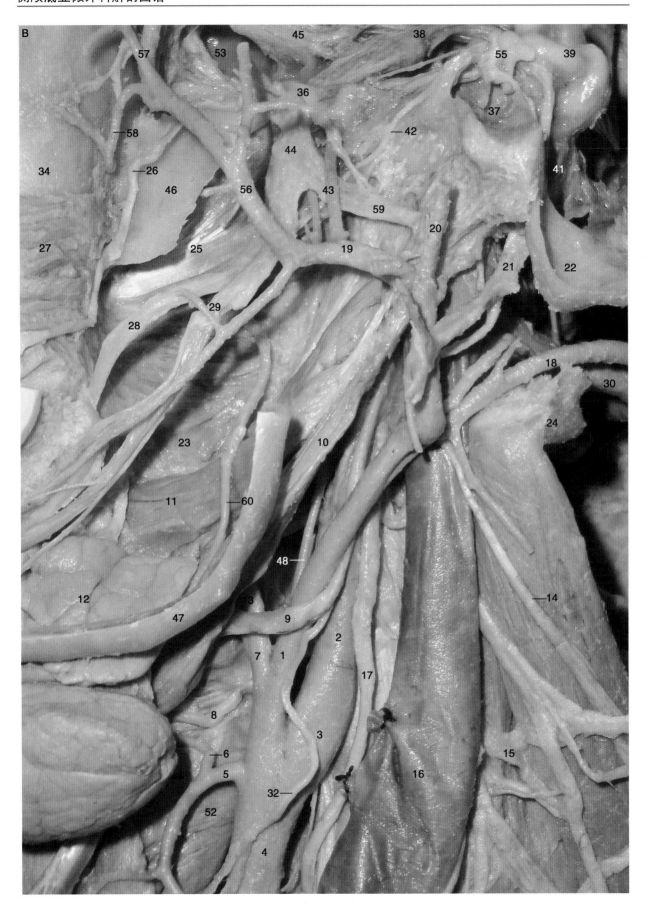

图 16-8　A. 颅颈交界区域结构整体观;B. 局部放大观

颅颈交界区域结构复杂,涉及神经、血管结构众多,许多颅底病变可同时侵及颅内和颅外,从而形成颅内外沟通肿瘤,为了尽可能全切肿瘤,采取联合入路在所难免,因此,全面了解侧颅底和颅颈交界区域的立体解剖关系至关重要

颅颈交界区域涉及前上方的海绵窦、颅中窝底以及颞下窝,后上方的颞骨迷路和颈静脉孔区,前下方的咽旁间隙和后下方的上颈部。了解这一区域的结构关系是对涉及该区域众多入路的开展所必须掌握的。涉及该区域的入路包括了扩大颅中窝入路、颞下窝入路、耳后经颞入路、幕上-下联合乙状窦前入路以及远外侧入路等

本例标本中舌动脉与面动脉共用一干,在舌下神经内下方由颈外动脉发出

颈总动脉是头颈部的主要动脉干,左侧发自主动脉弓,右侧起于头臂干。两侧颈总动脉均经胸锁关节后方,沿食管、气管和喉的外侧上行,至甲状软骨上缘高度分为颈内动脉和颈外动脉。颈外动脉最初位于颈内动脉的前内侧,后经其前方转至外侧,上行穿腮腺至下颌颈处分为颞浅动脉和上颌动脉两个终支。其主要分支自下而上包括:甲状腺上动脉、咽升动脉、舌动脉、面动脉、上颌动脉、颞浅动脉、枕动脉和耳后动脉等。颈内动脉自颈总动脉发出后,垂直上升至颅底,经颈动脉管外口入颅腔,沿途没有发出分支

颈内静脉于颈静脉孔处延续自乙状窦,在颈动脉鞘内沿颈内动脉和颈总动脉外侧下行,至胸锁关节后方与锁骨下静脉汇合成头臂静脉。颈内静脉的颅内属支有乙状窦和岩下窦,颅外属支包括面静脉、舌静脉、咽静脉、甲状腺上静脉和甲状腺中静脉等

喉上神经起自迷走下神经节中间部,沿着咽侧壁下行,最初在颈内动脉后方,而后行于其内侧,分为喉内神经和喉外神经。喉内神经是下达声襞水平喉黏膜的感觉神经,喉上神经下行至甲状舌骨膜,在喉上动脉上方穿入甲状舌骨膜,分成上下两支。喉外神经比喉内神经细小些,它与甲状腺上动脉伴行,但比动脉位置稍深,下行于胸骨甲状肌后方

腭升动脉(ascending palatine artery)靠近面动脉起始处发出,在茎突舌肌和茎突咽肌之间上升到达咽外侧,沿咽侧壁在咽上缩肌和翼内肌之间上行达颅底。邻近腭帆提肌处动脉分为两支,一支分布腭帆提肌,绕过咽上缩肌上缘分布于软腭并与周围血管及上颌动脉发出的腭大动脉形成吻合;另一支穿过咽上缩肌供应腭扁桃体、咽鼓管并与扁桃体动脉和咽升动脉分支相吻合

1. 颈外动脉 external carotid artery;2. 颈内动脉 internal carotid artery;3. 颈动脉窦 carotid sinus;4. 颈总动脉 common carotid artery;5. 甲状腺上动脉 superior thyroid artery;6. 喉上动脉 superior laryngeal artery;7. 总干 common trunk;8. 喉上神经内支 internal branch of superior laryngeal nerve;9. 舌下神经 hypoglossal nerve;10. 茎突舌骨肌 stylohyoid muscle;11. 茎突舌肌 styloglossus;12. 下颌下腺 submandibular gland;13. 面动脉 facial artery;14. 副神经 accessory nerve;15. 颈丛 cervical plexus;16. 颈内静脉 internal jugular vein;17. 迷走神经 vagus nerve;18. 枕动脉 occipital artery;19. 上颌动脉下颌段 mandibular segment of maxillary artery;20. 颞浅动脉 superficial temporal artery;21. 面神经 facial nerve;22. 乳突 mastoid process;23. 咽上缩肌 superior pharyngeal constrictor;24. 颈1横突 C_1 transverse process;25. 腭帆张肌 tensor veli palatini;26. 颊神经 buccal nerve;27. 颊肌 buccinator muscle;28. 舌神经 lingual nerve;29. 下牙槽神经 inferior alveolar nerve;30. 椎动脉 vertebral artery;31. 甲状腺侧叶 lateral lobe of thyroid gland;32. 颈袢上根 superior root of ansa cervicalis;33. 颈袢下根 inferior root of ansa cervicalis;34. 上颌骨 maxilla;35. 圆孔 foramen rotundum;36. 卵圆孔 foramen ovale;37. 鼓室 tympanic cavity;38. 三叉神经 trigeminal nerve;39. 半规管 semicircular canal;40. 乙状窦 sigmoid sinus;41. 颈静脉球 jugular bulb;42. 鼓索 chorda tympani;43. 脑膜中动脉 middle meningeal artery;44. 下颌神经 mandibular nerve;45. 上颌神经 maxillary nerve;46. 翼突外侧板 lateral pterygoid plate;47. 下颌角 angle of mandible;48. 咽升动脉 ascending pharyngeal artery;49. 胸骨舌骨肌 sternohyoid muscle;50. 肩胛舌骨肌上腹 superior belly of omohyoid;51. 胸骨甲状肌 sternothyroid muscle;52. 咽下缩肌 inferior pharyngeal constrictor;53. 蝶窦 sphenoid sinus;54. 中斜角肌 middle scalene muscle;55. 听小骨 auditory ossicles;56. 上颌动脉翼段 pterygoid segment of maxillary artery;57. 上颌动脉翼腭段 pterygopalatine segment of maxillary artery;58. 后上牙槽动脉 posterior superior alveolar artery;59. 耳颞神经 auriculotemporal nerve;60. 腭升动脉 ascending palatine artery

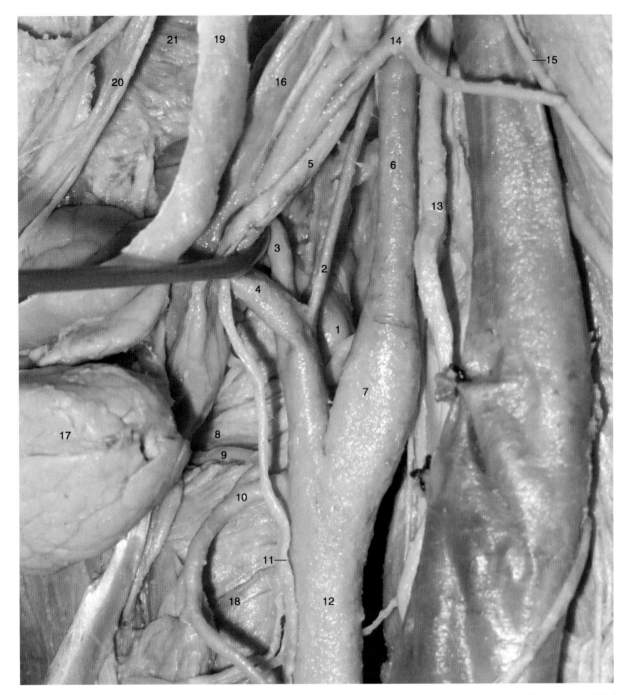

图 16-9 向前方牵开颈外动脉,暴露由其内侧壁发出的咽升动脉。咽升动脉发出处恰好位于舌骨大角外侧

舌骨位于第 3、4 颈椎间盘水平,舌骨体两侧可扪到舌骨大角,它是寻找舌动脉的标志。咽升动脉起自颈外动脉起始部的内侧面,沿咽侧壁直行上升达颅底,在颅底外科手术中有着重要的临床意义,许多颅底肿瘤由其供血,并在脑血管造影中明显显示

1. 舌骨大角 greater horn of hyoid;2. 咽升动脉 ascending pharyngeal artery;3. 面动脉 facial artery;4. 颈外动脉 external carotid artery;5. 舌下神经 hypoglossal nerve;6. 颈内动脉 internal carotid artery;7. 颈动脉窦 carotid sinus;8. 喉上神经内支 internal branch of superior laryngeal nerve;9. 喉上动脉 superior laryngeal artery;10. 甲状腺上动脉 superior thyroid artery;11. 颈袢上根 superior root of ansa cervicalis;12. 颈总动脉 common carotid artery;13. 迷走神经 vagus nerve;14. 枕动脉 occipital artery;15. 副神经 accessory nerve;16. 茎突舌骨肌 stylohyoid muscle;17. 下颌下腺 submandibular gland;18. 咽下缩肌 inferior pharyngeal constrictor;19. 下颌支 ramus of mandible;20. 下牙槽神经 inferior alveolar nerve;21. 咽上缩肌 superior pharyngeal constrictor

360

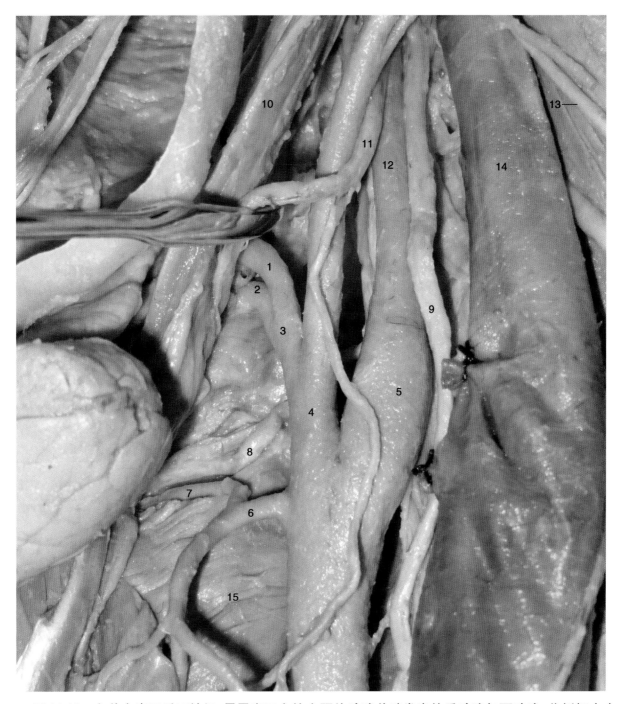

图 16-10　向前方牵开舌下神经,暴露出下方的由颈外动脉前壁发出的舌动脉与面动脉,此例标本中两动脉共干发出

　　舌动脉于甲状腺上动脉的上方、舌骨大角附近发出,先向内上,再向前下,至舌骨舌肌的后缘,经该肌的深面向前,达舌下方,迂曲向前至舌尖。面动脉由舌动脉的上方、舌骨大角的上方发出,行向内上,穿下颌下腺或行于该腺体外侧,至咬肌前缘越过下颌骨下缘达面部,并向上至内眦,与眼动脉的分支——鼻背动脉相吻合

　　1. 面动脉 facial artery;2. 舌动脉 lingual artery;3. 总干 common trunk;4. 颈外动脉 external carotid artery;5. 颈动脉窦 carotid sinus;6. 甲状腺上动脉 superior thyroid artery;7. 喉上动脉 superior laryngeal artery;8. 喉上神经内支 internal branch of superior laryngeal nerve;9. 迷走神经 vagus nerve;10. 茎突舌骨肌 stylohyoid muscle;11. 舌下神经 hypoglossal nerve;12. 颈内动脉 internal carotid artery;13. 副神经 accessory nerve;14. 颈内静脉 internal jugular vein;15. 咽下缩肌 inferior pharyngeal constrictor

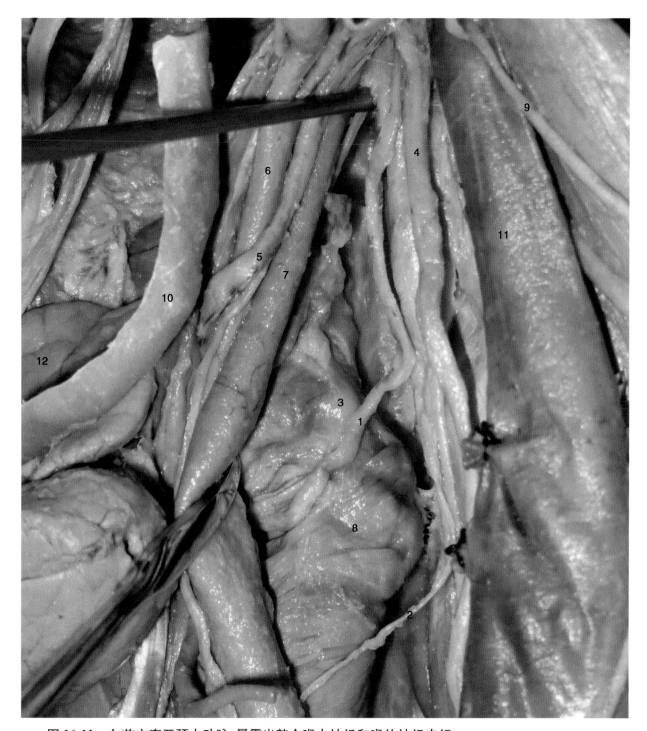

图 16-11　向前方牵开颈内动脉，暴露出整个喉内神经和喉外神经走行

喉上神经起自迷走下神经节中间部，沿着咽侧壁下行，最初在颈内动脉后方，而后行于其内侧，分为喉内神经和喉外神经。喉内神经是下达声襞水平喉黏膜的感觉神经，喉上神经下行至甲状舌骨膜，在喉上动脉上方穿入甲状舌骨膜，分成上下两支。喉外神经比喉内神经细小，它与甲状腺上动脉伴行，但比动脉位置稍深，下行于胸骨甲状肌后方

1. 喉上神经内支 internal branch of superior laryngeal nerve；2. 喉上神经外支 external branch of superior laryngeal nerve；3. 舌骨大角 greater horn of hyoid；4. 迷走神经 vagus nerve；5. 舌下神经 hypoglossal nerve；6. 颈外动脉 external carotid artery；7. 颈内动脉 internal carotid artery；8. 咽下缩肌 inferior pharyngeal constrictor. 9. 副神经 accessory nerve；10. 下颌角 angle of mandible；11. 颈内静脉 internal jugular vein；12. 下颌下腺 submandibular gland

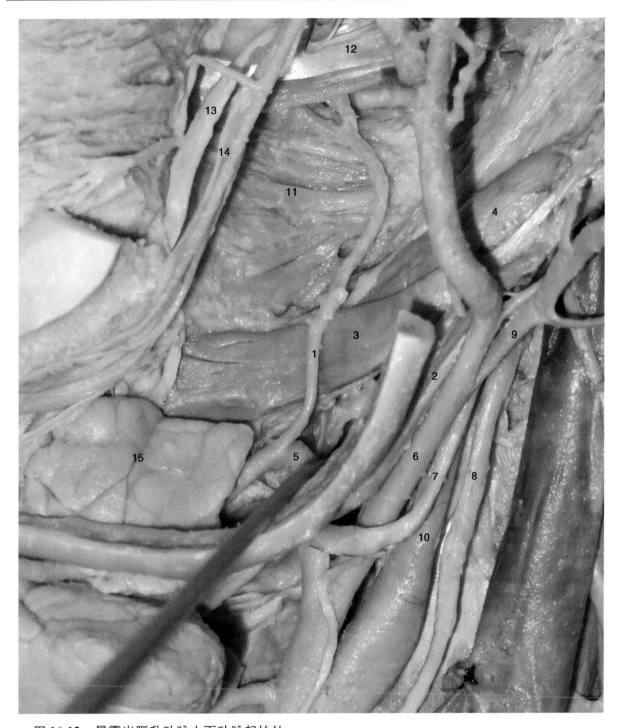

图 16-12　暴露出腭升动脉由面动脉起始处

腭升动脉(ascending palatine artery)靠近面动脉起始处发出,在茎突舌肌和茎突咽肌之间上升到达咽外侧,沿咽侧壁在咽上缩肌和翼内肌之间上行达颅底。邻近腭帆提肌处动脉分支,一支分布于腭帆提肌,绕过咽上缩肌上缘分布软腭并与周围血管及上颌动脉发出的腭大动脉形成吻合;另一支穿过咽上缩肌供应腭扁桃体、咽鼓管,并与扁桃体动脉和咽升动脉分支相吻合

1. 腭升动脉 ascending palatine artery;2. 茎突舌骨肌 stylohyoid muscle;3. 茎突舌肌 styloglossus;4. 茎突咽肌 stylopharyngeus;5. 面动脉 facial artery;6. 颈外动脉 external carotid artery;7. 舌下神经 hypoglossal nerve;8. 迷走神经 vagus nerve;9. 枕动脉 occipital artery;10. 颈内动脉 internal carotid artery;11. 咽上缩肌 superior pharyngeal constrictor;12. 腭帆张肌 tensor veli palatini;13. 舌神经 lingual nerve;14. 下牙槽神经 inferior alveolar nerve;15. 下颌下腺 submandibular gland

363

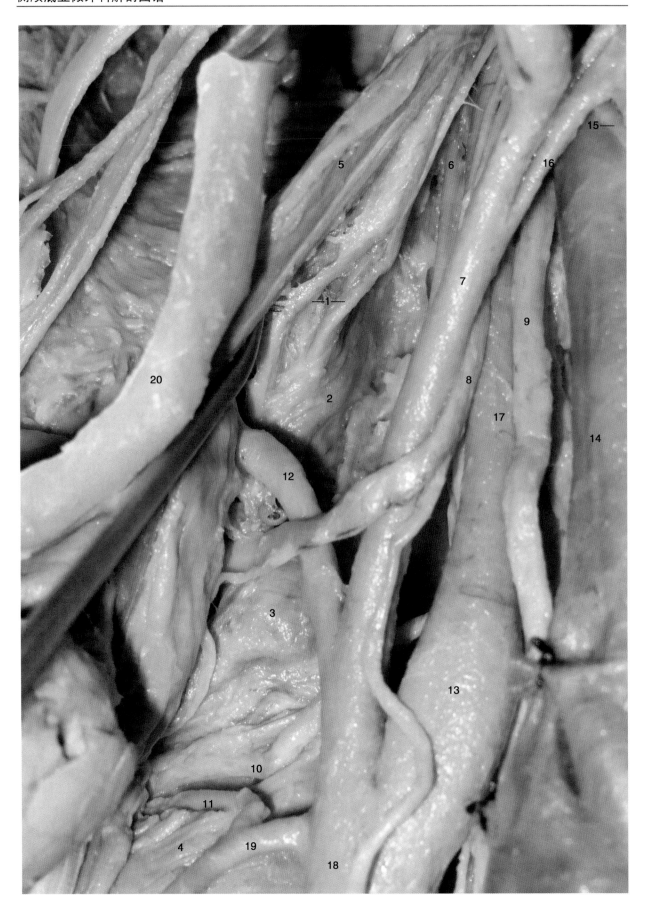

图 16-13　牵开茎突肌,暴露其内侧的舌咽神经

舌咽神经既包含运动纤维又包含感觉纤维。运动纤维支配茎突咽肌,副交感纤维司腮腺分泌(起自下泌涎核),感觉纤维分布于鼓室,咽鼓管、咽峡、腭扁桃体、鼻咽部、腭垂和舌后 1/3,以及舌后 1/3 的味觉

舌咽神经自颈静脉孔神经部出颅后,起初行于颈内静脉和颈内动脉之间,然后在颈内动脉前方下行,此段位于茎突及附着于此突的肌肉深面,到达茎突咽肌的后缘。在茎突咽肌处弯向前,或穿过咽上缩肌下部纤维,或在咽上缩肌和咽中缩肌之间通过,分布至腭扁桃体,咽与界沟后部舌黏膜等区域

茎突在鼓部后方向下突出,有三条茎突肌附着其上,包括茎突舌肌、茎突咽肌和茎突舌骨肌

1. 舌咽神经 glossopharyngeal nerve;2. 咽上缩肌 superior pharyngeal constrictor;3. 咽中缩肌 middle pharyngeal constrictor;4. 咽下缩肌 inferior pharyngeal constrictor;5. 茎突舌骨肌 stylohyoid muscle;6. 咽升动脉 ascending pharyngeal artery;7. 颈外动脉 external carotid artery;8. 舌下神经 hypoglossal nerve;9. 迷走神经 vagus nerve;10. 喉上神经内支 internal branch of superior laryngeal nerve;11. 喉上动脉 superior laryngeal artery;12. 面动脉 facial artery;13. 颈动脉窦 carotid sinus;14. 颈内静脉 internal jugular vein;15. 副神经 accessory nerve;16. 枕动脉 occipital artery;17. 颈内动脉 internal carotid artery;18. 颈总动脉 common carotid artery;19. 甲状腺上动脉 superior thyroid artery;20. 下颌角 angle of mandible

参考文献

1. Rhoton AL Jr, Natori Y. The Orbit and Sellar Region: Microsurgical Anatomy and Operative Approaches. New York: Thieme Medical. 1996.

2. Yasuda A, Campero A, Martins C, et al. The medial wall of the cavernous sinus: microsurgical anatomy. Neurosurgery. 2004; 55(1): 179-189; discussion 189-190.

3. Rhoton AL Jr. The orbit. Neurosurgery. 2002; 51(4 Suppl): S303-334.

4. Rhoton AL Jr. The anterior and middle cranial base. Neurosurgery. 2002; 51(4 Suppl): S273-302.

5. Natori Y, Rhoton AL Jr. Microsurgical anatomy of the superior orbital fissure. Neurosurgery. 1995, 36(4): 762-775.

6. Natori Y, Rhoton AL Jr. Transcranial approach to the orbit: microsurgical anatomy. J Neurosurg. 1994, 81(1): 78-86.

7. Campero A, Campero AA, Socolovsky M, et al. The transzygomatic approach. J Clin Neurosci. 2010, 17(11): 1428-1433.

8. Campero A, Martins C, Socolovsky M, et al. Three-piece orbitozygomatic approach. Neurosurgery. 2010, 66(3 Suppl Operative): E119-120, discussion E120.

9. Tanriover N, Ulm AJ, Rhoton AL Jr, et al. One-piece versus two-piece orbitozygomatic craniotomy: quantitative and qualitative considerations. Neurosurgery. 2006, 58(4 Suppl 2): ONS-229-237, discussion ONS-237.

10. Shimizu S, Tanriover N, Rhoton AL Jr, et al. MacCarty keyhole and inferior orbital fissure in orbitozygomatic craniotomy. Neurosurgery. 2005, 57(1 Suppl): 152-159.

11. Cappabianca P, Califano L, Iaconetta G. Cranial, Craniofacial and Skull base surgery. Milan: Springer-Verlag. 2010.

12. Yaşargil MG, Smith RD, Young PH, et al. Microneurosurgery Vol I . Stuttgart: Georg Thieme Verlag. 1984.

13. Yaşargil MG, Curcic M, Valavanis A, et al. Microneurosurgery Vol IV B. Stuttgart: Georg Thieme Verlag. 1996.

14. Fox JL. Atlas of neurosurgical anatomy: the pterional perspective. New York: Springer-Verlag. 1989.

15. Wanibuchi M, Friedman AH, Fukushima T. Photo atlas of skull base dissection: techniques and operative approaches. New York: Thieme Medical Publishers. 2009.

16. Froelich SC, Aziz KM, Levine NB, et al. Refinement of the extradural anterior clinoidectomy: surgical anatomy of the orbitotemporal periosteal fold. Neurosurgery. 2007, 61(5 Suppl 2): 179-185, discussion 185-186.

17. De Battista JC, Zimmer LA, Theodosopoulos PV, et al. Anatomy of the inferior orbital fissure: implications for endoscopic cranial base surgery. J Neurol Surg B Skull Base. 2012; 73(2): 132-138.

18. Coscarella E, Başkaya MK, Morcos JJ. An alternative extradural exposure to the anterior clinoid process: the superior orbital fissure as a surgical corridor. Neurosurgery. 2003, 53(1): 162-166, discussion 166-167.

19. Coscarella E, Vishteh AG, Spetzler RF, et al. Subfascial and submuscular methods of temporal muscle dissection and their relationship to the frontal branch of the facial nerve: Technical note. J Neurosurg. 2000, 92(5): 877-880.

20. Ammirati M, Spallone A, Ma J, et al. An anatomicosurgical study of the temporal branch of the facial nerve. Neurosurgery. 1993; 33(6): 1038-1043, discussion 1044.

21. Krisht AF, Kadri PA. Surgical clipping of complex basilar apex aneurysms: a strategy for successful outcome using the pretemporal transzygomatic transcavernous approach. Neurosurgery. 2005; 56(2 Suppl): 261-273, discussion 261-273.

22. Seoane E, Tedeschi H, de Oliveira E, et al. The pretemporal transcavernous approach to the interpeduncular and prepontine cisterns: microsurgical anatomy and technique application. Neurosurgery. 2000, 46(4): 891-898, discussion 898-899.

23. Seoane E, Rhoton AL Jr, de Oliveira E. Microsurgical anatomy of the dural collar(carotid collar) and rings around the clinoid segment of the internal carotid artery. Neurosurgery. 1998, 42(4): 869-884, discussion 884-886.

24. Rhoton AL Jr. The posterior fossa cisterns. Neurosurgery. 2000, 47(3 Suppl): S287-97.

25. Rhoton AL Jr, Inoue T. Microsurgical approaches to the cavernous sinus. Clin Neurosurg. 1991, 37: 391-439.

26. Inoue T, Rhoton AL Jr, Theele D, et al. Surgical approaches to the cavernous sinus: a microsurgical study. Neurosurgery. 1990, 26

（6）:903-32.

27. Figueiredo EG,Tavares WM,Rhoton AL Jr,et al. Nuances and technique of the pretemporal transcavernous approach to treat low-lying basilar artery aneurysms. Neurosurg Rev. 2010,33（2）:129-35,discussion 135.

28. Yasuda A,Campero A,Martins C,et al. Microsurgical anatomy and approaches to the cavernous sinus. Neurosurgery. 2008,62（6 Suppl 3）:1240-63.

29. Dolenc VV. Microsurgical anatomy and surgery of the central skull base. Wien New York:Springer-Verlag. 2003.

30. Dolenc VV,Rogers L. Cavernous sinus:developments and future perspectives. Wien New York:Springer-Verlag. 2009.

31. Dolenc VV. A combined transorbital-transclinoid and transsylvian approach to carotid-ophthalmic aneurysms without retraction of the brain. Acta Neurochir Suppl. 1999,72:89-97.

32. Dolenc VV,Skrap M,Sustersic J,et al. A transcavernous-transsellar approach to the basilar tip aneurysms. Br J Neurosurg. 1987, 1（2）:251-259.

33. 刘承基,凌锋. 脑脊髓血管外科学. 北京:中国科学技术出版社. 2013.

34. 石祥恩. 显微神经外科解剖与手术技术要点. 北京:中国科学技术出版社. 2004.

35. Sanna M,Khrais T,Falcioni M,et al. The temporal bone:a manual for dissection and surgical approaches. Stuttgart:Georg Thieme Verlag. 2006.

36. Sanna M,Khrais T,Mancini F,et al. The facial nerve in temporal bone and lateral skull base microsurgery. Stuttgart:Georg Thieme Verlag. 2006.

37. Colletti V,Benecke JE Jr. Colour atlas of micro-oto-neurosurgical procedures. Berlin Heidelberg:Springer-Verlag. 1989.

38. Pellet W,Cannoni M,Pech A. Otoneurosurgery. Berlin Heidelberg:Springer-Verlag. 1990.

39. Jackler RK. Atlas of skull base surgery and neurotology. New York:Thieme Medical Publishers. 2009.

40. Rhoton AL Jr. The cavernous sinus,the cavernous venous plexus,and the carotid collar. Neurosurgery. 2002,51（4 Suppl）:S375-410.

41. Rhoton AL Jr. The temporal bone and transtemporal approaches. Neurosurgery. 2000,47（3 Suppl）:S211-65.

42. Joo W,Yoshioka F,Funaki T,et al. Microsurgical anatomy of the trigeminal nerve. Clin Anat. 2014,27（1）:61-88.

43. Osawa S,Rhoton AL Jr,Seker A,et al. Microsurgical and endoscopic anatomy of the vidian canal. Neurosurgery. 2009,64（5 Suppl 2）:385-411,discussion 411-412.

44. Osawa S,Rhoton AL Jr,Tanriover N,et al. Microsurgical anatomy and surgical exposure of the petrous segment of the internal carotid artery. Neurosurgery. 2008,63（4 Suppl 2）:210-238,discussion 239.

45. Kakizawa Y,Abe H,Fukushima Y,et al. The course of the lesser petrosal nerve on the middle cranial fossa. Neurosurgery. 2007, 61（3 Suppl）:15-23,discussion 23.

46. Martins C,Yasuda A,Campero A,et al. Microsurgical anatomy of the oculomotor cistern. Neurosurgery. 2006,58（4 Suppl 2）:ONS-220-227,discussion ONS-227-228.

47. Iaconetta G,de Notaris M,Cavallo LM,et al. The oculomotor nerve:microanatomical and endoscopic study. Neurosurgery. 2010, 66（3）:593-601,discussion 601.

48. House WF. Surgical exposure of the internal auditory canal and its contents through the middle,cranial fossa. Laryngoscope. 1961,71:1363-1385.

49. Kawase T. Anatomical and surgical note:anterior transpetrosal approach. No Shinkei Geka. 1998,26（4）:304-313.

50. Kanzaki J,Kawase T,Sano K,et al. A modified extended middle cranial fossa approach for acoustic tumors. Arch Otorhinolaryngol. 1977,217（1）:119-121.

51. Ichimura S,Kawase T,Onozuka S,et al. Four subtypes of petroclival meningiomas:differences in symptoms and operative findings using theanterior transpetrosal approach. Acta Neurochir（Wien）. 2008,150（7）:637-645.

52. Kawase T,Shiobara R,Toya S. Anterior transpetrosal-transtentorial approach for sphenopetroclival meningiomas:surgical method and results in 10 patients. Neurosurgery. 1991,28（6）:869-875,discussion 875-876.

53. Hitselberger WE,Horn KL,Hankinson H,et al. The middle fossa transpetrous approach for petroclival meningiomas. Skull Base Surg. 1993,3（3）:130-135.

54. Naguib MB,Aristegui M,Saleh E,et al. Surgical anatomy of the petrous apex as it relates to the enlarged middle cranial fossa ap-

proaches. Otolaryngol Head & Neck Surg. 1994,111(4):488-493.

55. Naguib MB,Sanna M. Subtemporal exposure of the intrapetrous internal carotid artery:An anatomical study with surgical application. J Laryngol Otol. 1999,113(8):717-720.

56. Sanna M,Flanagan S. Surgical management of lesions of the internal carotid artery using a modified Fisch Type A infratemporal approach. Otol Neurotol. 2007,28(7):994.

57. Cokkeser Y,Aristegui M,Naguib MB,et al. Identification of internal acoustic canal in the middle cranial fossa approach:a safe technique. Otolaryngol Head Neck Surg. 2001,124(1):94-98.

58. Arìstegui M,Cokkeser Y,Saleh E,et al. Surgical anatomy of the extended middle cranial fossa approach. Skull Base Surg. 1994,4(4):181-188.

59. Day JD,Fukushima T,Giannotta SL. Microanatomical study of the extradural middle fossa approach to the petroclival and posterior cavernous sinus region:description of the rhomboid construct. Neurosurgery. 1994,34(6):1009-1016,discussion 1016.

60. Fukushima T,Day JD,Hirahara K. Extradural total petrous apex resection with trigeminal translocation for improved exposure of the posterior cavernous sinus and petroclival region. Skull Base Surg. 1996,6(2):95-103.

61. Angeli S. Middle fossa approach:indications,technique,and results. Otolaryngol Clin North Am. 2012,45(2):417-438.

62. Joo W,Yoshioka F,Funaki T,et al. Microsurgical anatomy of the abducens nerve. Clin Anat. 2012,25(8):1030-1042.

63. El-Khouly H,Fernandez-Miranda J,Rhoton AL Jr. Blood supply of the facial nerve in the middle fossa:the petrosal artery. Neurosurgery. 2008,62(5 Suppl 2):ONS297-303,discussion ONS303-304.

64. Tanriover N,Sanus GZ,Ulu MO,et al. Middle fossa approach:microsurgical anatomy and surgical technique from the neurosurgical perspective. Surg Neurol. 2009,71(5):586-596,discussion 596.

65. Iaconetta G,de Notaris M,Benet A,et al. The trochlear nerve:microanatomic and endoscopic study. Neurosurg Rev. 2013,36(2):227-237,discussion 237-238.

66. Iaconetta G,Fusco M,Cavallo LM,et al. The abducens nerve:microanatomic and endoscopic study. Neurosurgery. 2007,61(3 Suppl):7-14,discussion 14.

67. Iaconetta G,Fusco M,Samii M. The sphenopetroclival venous gulf:a microanatomical study. J Neurosurg. 2003,99(2):366-375.

68. Wanibuchi M,Murakami G,Yamashita T,et al. Midsubtemporal ridge as a predictor of the lateral loop formed by the maxillary nerve and mandibular nerve:a cadaveric morphological study. Neurosurgery. 2011,69(1 Suppl Operative):ons95-98,discussion ons98.

69. Liu JK,Fukushima T,Sameshima T,et al. Increasing exposure of the petrous internal carotid artery for revascularization using the transzygomatic extended middle fossa approach:a cadaveric morphometric study. Neurosurgery. 2006,59(4 Suppl 2):ONS309-318,discussion ONS318-319.

70. Sharma M,Ambekar S,Guthikonda B,et al. A Comparison between the Kawase and Extended Retrosigmoid Approaches(Retrosigmoid Transtentorial and Retrosigmoid Intradural Suprameatal Approaches)for Accessing the Petroclival Tumors. A Cadaveric Study. J Neurol Surg B Skull Base. 2014,75(3):171-176.

71. Forbes JA,Rivas A,Tsai B,et al. Microsurgical localization of the cochlea in the extended middle fossa approach. J Neurol Surg B Skull Base. 2012,73(6):410-414.

72. Day JD. The middle fossa approach and extended middle fossa approach:technique and operative nuances. Neurosurgery. 2012,70(2 Suppl Operative):192-201.

73. Pichierri A,D'Avella E,Ruggeri A,et al. Endoscopic assistance in the epidural subtemporal approach and Kawase approach:anatomic study. Neurosurgery. 2010,67(3 Suppl Operative):ons29-37,discussion ons37.

74. Shiobara R,Ohira T,Inoue Y,et al. Extended middle cranial fossa approach for vestibular schwannoma:technical note and surgical results of 896 operations. Prog Neurol Surg. 2008,21:65-72.

75. Ozveren MF,Erol FS,Alkan A,et al. Microanatomical architecture of Dorello's canal and its clinical implications. Neurosurgery. 2007,60(2 Suppl 1):ONS1-7,discussion ONS7-8.

76. Eller JL,Sasaki-Adams D,Abdulrauf SI,et al. Localization of the Internal Maxillary Artery for Extracranial-to-Intracranial Bypass

through the Middle Cranial Fossa: A Cadaveric Study. J Neurol Surg B Skull Base. 2012, 73(1):48-53.

77. Abdulrauf SI, Sweeney JM, Mohan YS, et al. Short segment internal maxillary artery to middle cerebral artery bypass: a novel technique for extracranial-to-intracranial bypass. Neurosurgery. 2011, 68(3):804-808, discussion 808-809.

78. Rhoton AL Jr. Tentorial incisura. Neurosurgery. 2000, 47(3 Suppl): S131-153.

79. Komune N, Komune S, Morishita T, et al. Microsurgical anatomy of subtotal temporal bone resection en bloc with the parotid gland and temporomandibular joint. Neurosurgery. 2014, 10 Suppl 2:334-56, discussion 356.

80. Joo W, Funaki T, Yoshioka F, et al. Microsurgical anatomy of the infratemporal fossa. Clin Anat. 2013, 26(4):455-469.

81. Ohue S, Fukushima T, Kumon Y, et al. Preauricular transzygomatic anterior infratemporal fossa approach for tumors in or around infratemporal fossa lesions. Neurosurg Rev. 2012, 35(4):583-592, discussion 592.

82. Ozveren MF, Türe U, Ozek MM, et al. Anatomic landmarks of the glossopharyngeal nerve: a microsurgical anatomic study. Neurosurgery. 2003, 52(6):1400-10, discussion 1410.

83. 刘庆良. 实用颅底显微解剖. 北京: 中国科学技术出版社. 2004.

84. Hitselberger WE, House WF. Surgical approaches to acoustic tumors. Arch Otolaryngol. 1966, 84(3):286-291.

85. Sanna M, Mancini F, Russo A, et al. Atlas of acoustic neurinoma microsurgery. Stuttgart: Georg Thieme Verlag. 2011.

86. Sanna M, Saleh E, Khrais T, et al. Atlas of Microsurgery of the lateral skull base. Stuttgart: Georg Thieme Verlag. 2008.

87. Friedman RA, Slattery WH, Brackmann DE, et al. Lateral Skull Base Surgery: the House clinic atlas. New York: Thieme Medical Publishers. 2012.

88. Brackmann DE, Shelton C, Arriaga MA, et al. Otologic Surgery. Philadelphia: Saunders Elsevier. 2010.

89. Sanna M, Russo A, Taibah A, et al. Enlarged translabyrinthine approach for the management of large and giant acoustic neuromas: a report of 175 consecutive cases. Ann Otol Rhinol Laryngol. 2004, 113(4):319-328.

90. Falcioni M, Russo A, Mancini F, et al. Enlarged translabyrinthine approach in large acoustic neurinomas. Acta Otorhinolaryngol Ital. 2001, 21(4):226-236.

91. Sanna M, Falcioni M, De Donato G, et al. Facial nerve identification in the translabyrinthine approach: an alternative method. Acta Otorhinolaryngol Ital. 1999, 19(1):1-5.

92. Ben Ammar M, Piccirillo E, Topsakal V, et al. Surgical results and technical refinements in translabyrinthine excision of vestibular schwannomas: the Gruppo Otologico experience. Neurosurgery. 2012, 70(6):1481-1491, discussion 1491.

93. Saleh EA, Aristegui M, Taibah AK, et al. Management of the high jugular bulb in the translabyrinthine approach. Otolaryngol Head Neck Surg. 1994, 110(4):397-399.

94. Arriaga MA, Lin J. Translabyrinthine approach: indications, techniques, and results. Otolaryngol Clin North Am. 2012, 45(2):399-415.

95. Angeli RD, Piccirillo E, Di Trapani G, et al. Enlarged translabyrinthine approach with transapical extension in the management of giant vestibular schwannomas: personal experience and review of literature. Otol Neurotol. 2011, 32(1):125-131.

96. Naguib MB, Saleh E, Cokkeser Y, et al. The enlarged translabyrinthine approach for removal of large vestibular schwannomas. J Laryngol Otol. 1994, 108(7):545-550.

97. Sincoff EH, McMenomey SO, Delashaw JB Jr. Posterior transpetrosal approach: less is more. Neurosurgery. 2007, 60(2 Suppl 1): ONS53-8, discussion ONS58-59.

98. Tubbs RS, Griessenauer C, Loukas M, et al. Trautmann's triangle anatomy with application to posterior transpetrosal and other related skull base procedures. Clin Anat. 2014, 27(7):994-998.

99. 王正敏. 王正敏耳显微外科学. 上海: 上海科技教育出版社. 2004.

100. 韩东一, 戴朴. 耳显微外科立体手术图谱. 北京: 人民卫生出版社. 2009.

101. 殷善开. 颞骨与侧颅底手术解剖图谱. 西安: 世界图书出版公司. 2004.

102. House WF, Hitselberger WE. The transcochlear approach to the skull base. Arch Otolaryngol. 1976, 102(6):334-342.

103. Sanna M, Mazzoni A, Saleh EA, et al. Lateral approaches to the median skull base through the petrous bone: the system of the modified transcochlear approach. J Laryngol Otol. 1994, 108(12):1036-1044.

104. Sanna M,Agarwal M,Mancini F,et al. Transapical extension in difficult cerebellopontine angle tumors. Ann Otol Rhinol Laryngol. 2004,113(8):676-682.

105. Sanna M,Mazzoni A,Gamoletti R. The system of the modified transcochlear approaches to the petroclival area and the prepontine cistern. Skull Base Surg. 1996,6(4):237-248.

106. Nonaka Y,Fukushima T,Watanabe K,et al. Less invasive transjugular approach with Fallopian bridge technique for facial nerve protection and hearing preservation in surgery of glomus jugulare tumors. Neurosurg Rev. 2013,36(4):5795-86,discussion 586.

107. Browne JD,Fisch U. Transotic approach to the cerebellopontine angle. Neurosurg Clin N Am. 2008,19(2):265-278.

108. Browne JD,Fisch U. Transotic approach to the cerebellopontine angle. Otolaryngol Clin North Am. 1992,25(2):331-346.

109. Gantz BJ,Fisch U. Modified transotic approach to the cerebellopontile angle. Arch Otolaryngol. 1983,109(4):252-256.

110. Jenkins HA,Fisch U. The transotic approach to resection of difficult acoustic tumors of the cerebellopontine angle. Am J Otol. 1980,2(2):70-76.

111. Fisch U,Mattox D. Microsurgery of the skull base. Stuttgart:Georg Thieme Verlag. 1988.

112. Day JD,Kellogg JX,Fukushima T,et al. Microsurgical anatomy of the inner surface of the petrous bone:neuroradiological and morphometric analysis as an adjunct to the retrosigmoid transmeatal approach. Neurosurgery. 1994,34(6):1003-1008.

113. Rhoton AL Jr. The cerebellopontine angle and posterior fossa cranial nerves by the retrosigmoid approach. Neurosurgery. 2000, 47(3 Suppl):S93-129.

114. Rhoton AL Jr. Cerebellum and fourth ventricle. Neurosurgery. 2000,47(3 Suppl):S7-27.

115. Rhoton AL Jr. The cerebellar arteries. Neurosurgery. 2000,47(3 Suppl):S29-68.

116. Seoane E,Rhoton AL Jr. Suprameatal extension of the retrosigmoid approach:microsurgical anatomy. Neurosurgery. 1999,44 (3):553-560.

117. Yagmurlu K,Rhoton AL Jr,Tanriover N,et al. Three-dimensional microsurgical anatomy and the safe entry zones of the brainstem. Neurosurgery. 2014,10 Suppl 4:602-620.

118. Matsushima K,Kohno M,Komune N,et al. Suprajugular extension of the retrosigmoid approach:microsurgical anatomy. J Neurosurg. 2014,121(2):397-407.

119. Matsushima K,Matsushima T,Kuga Y,et al. Classification of the superior petrosal veins and sinus based on drainage pattern. Neurosurgery. 2014,10 Suppl 2:357-67,discussion 367.

120. Funaki T,Matsushima T,Peris-Celda M,et al. Focal transnasal approach to the upper,middle,and lower clivus. Neurosurgery. 2013,73(2 Suppl Operative):ons155-90,discussion ons190-191.

121. Takemura Y,Inoue T,Morishita T,et al. Comparison of microscopic and endoscopic approaches to the cerebellopontine angle. World Neurosurg. 2014,82(3-4):427-441.

122. Monroy-Sosa A,Mendoza-Falcón G,Macías-Duvignau MA,et al. Neurosurgical importance of the superior petrosal venous complex. Neurocirugia(Astur). 2013,24(2):70-77.

123. Rodríguez-Hernández A,Rhoton AL Jr,Lawton MT. Segmental anatomy of cerebellar arteries:a proposed nomenclature. Laboratory investigation. J Neurosurg. 2011,115(2):387-397.

124. Campero A,Martins C,Rhoton A Jr,et al. Dural landmark to locate the internal auditory canal in large and giant vestibular schwannomas:the Tübingen line. Neurosurgery. 2011,69(1 Suppl Operative):ons99-102,discussion ons102.

125. Rhoton AL Jr,Tedeschi H. Microsurgical anatomy of acoustic neuroma. Neurosurg Clin N Am. 2008,19(2):145-174.

126. Tanriover N,Abe H,Rhoton AL Jr,et al. Microsurgical anatomy of the superior petrosal venous complex:new classifications and implications for subtemporal transtentorial and retrosigmoid suprameatal approaches. J Neurosurg. 2007,106(6):1041-1050.

127. Abe H,Rhoton AL Jr. Microsurgical anatomy of the cochlear nuclei. Neurosurgery. 2006,58(4):728-39,discussion 728-739.

128. Ribas GC,Rhoton AL Jr,Cruz OR,et al. Suboccipital burr holes and craniectomies. Neurosurg Focus. 2005 15,19(2):E1.

129. Tanriover N,Rhoton AL Jr. The anteroinferior cerebellar artery embedded in the subarcuate fossa:a rare anomaly and its clinical significance. Neurosurgery. 2005,57(2):314-319,discussion 314-319.

130. Alimohamadi M, Samii M. Suprajugular extension of the retrosigmoid approach. J Neurosurg. 2014,121(3):764-765.

131. Samii M, Alimohamadi M, Gerganov V. Endoscope-assisted retrosigmoid intradural suprameatal approach for surgical treatment of trigeminal schwannomas. Neurosurgery. 2014,10 Suppl 4:565-575.

132. Samii M, Metwali H, Samii A, et al. Retrosigmoid intradural inframeatal approach: indications and technique. Neurosurgery. 2013,73(1 Suppl Operative):ons53-59, discussion ons60.

133. Samii M, Tatagiba M, Carvalho GA. Retrosigmoid intradural suprameatal approach to Meckel's cave and the middle fossa: surgical technique and outcome. J Neurosurg. 2000,92(2):235-241.

134. Wanibuchi M, Fukushima T, Friedman AH, et al. Hearing preservation surgery for vestibular schwannomas via the retrosigmoid transmeatal approach: surgical tips. Neurosurg Rev. 2014,37(3):431-444, discussion 444.

135. Ohue S, Fukushima T, Friedman AH, et al. Retrosigmoid suprafloccular transhorizontal fissure approach for resection of brainstem cavernous malformation. Neurosurgery. 2010,66(6 Suppl Operative):306-312, discussion 312-3.

136. Elhammady MS, Telischi FF, Morcos JJ. Retrosigmoid approach: indications, techniques, and results. Otolaryngol Clin North Am. 2012,45(2):375-397.

137. Hitotsumatsu T, Matsushima T, Inoue T. Microvascular decompression for treatment of trigeminal neuralgia, hemifacial spasm, and glossopharyngeal neuralgia: three surgical approach variations: technical note. Neurosurgery. 2003,53(6):1436-41, discussion 1442-1443.

138. Abolfotoh M, Dunn IF, Al-Mefty O. Transmastoid retrosigmoid approach to the cerebellopontine angle: surgical technique. Neurosurgery. 2013,73(1 Suppl Operative):ons16-23, discussion ons23.

139. Samii M, Gerganov V. Surgery of Cerebellopontine Lesions. Berlin Heidelberg: Springer-Verlag. 2013.

140. Koos WT, Matula C, Lang J. Color atlas of microneurosurgery of acoustic neurinomas. Stuttgart: Georg Thieme Verlag. 2002.

141. Bambakidis NC, Megerian CA, Spetzler RF. Surgery of the cerebellopontine angle. Hamilton: BC Decker. 2009.

142. Samii M, Draf W. Surgery of the skull base: an interdisciplinary approach. Berlin Heidelberg: Springer-Verlag. 1989.

143. Rhoton AL Jr. Jugular foramen. Neurosurgery. 2000,47(3 Suppl):S267-285.

144. Katsuta T, Rhoton AL Jr, Matsushima T. The jugular foramen: microsurgical anatomy and operative approaches. Neurosurgery. 1997,41(1):149-201, discussion 201-202.

145. Sanna M, Piazza P, Shin SH, et al. Microsurgery of skull base paragangliomas. Stuttgart: Georg Thieme Verlag. 2013.

146. Sanna M, Shin SH, Piazza P, et al. Infratemporal fossa approach type a with transcondylar-transtubercular extension for Fisch type C2 to C4 tympanojugular paragangliomas. Head & Neck. 2014,36(11):1581-1588.

147. Sanna M, Jain Y, De Donato G, et al. Management of jugular paragangliomas: the Gruppo Otologico experience. Otol Neurotol. 2004,25(5):797-804.

148. Fisch U, Fagan P, Valavanis A. The infratemporal fossa approach for the lateral skull base. Otolaryngol Clin North Am. 1984,17(3):513-552.

149. Fisch U. Infratemporal fossa approach for lesions in the temporal bone and base of the skull. Adv Otorhinolaryngol. 1984,34:254-266.

150. Fisch U. Infratemporal fossa approach for glomus tumors of the temporal bone. Ann Otol Rhinol Laryngol. 1982,91(5 Pt 1):474-479.

151. Fisch U, Pillsbury HC. Infratemporal fossa approach to lesions in the temporal bone and base of the skull. Arch Otolaryngol. 1979,105(2):99-107.

152. Fisch U. Infratemporal fossa approach to tumours of the temporal bone and base of the skull. J Laryngol Otol. 1978,92(11):949-967.

153. Rhoton AL Jr. The cerebral veins. Neurosurgery. 2002,51(4 Suppl):S159-205.

154. Liu JK, Sameshima T, Gottfried ON, et al. The combined transmastoid retro-and infralabyrinthine transjugular transcondylar transtubercular high cervical approach for resection of glomus jugulare tumors. Neurosurgery. 2006,59(1 Suppl 1):ONS115-25, discussion ONS115-125.